专科技能培训教程

麻醉学与急危重症医学分册

总 主 编　陈　翔　吴　静　陈俊香

主　　　编　郭曲练　李湘民　唐晓鸿

副 主 编　谢咏秋　李利文　王爱民　马新华

　　　　　　李云丽　张宏亮

编　　　者（按姓氏笔画排序）

万　方	马新华	王　娜	王爱民	艾美林	叶　治
白念岳	朱海燕	孙　蓓	李　津	李　莉	李云丽
李志坚	李利文	李湘民	杨　宁	杨　勇	杨胜辉
肖　兵	邱双发	何　劲	佘长寿	邹定全	邹海盯
汪赛嬴	沈金美	宋宗斌	张　重	张方杰	张宏亮
张良彬	张燕玲	陈明华	欧　鹏	罗　慧	罗剑刚
金丽艳	周利平	郑剑飞	赵春光	胡成欢	胡珊珊
段　彬	袁贵秀	莫晓叶	郭　涛	郭曲练	唐晓鸿
黄国庆	龚　勋	谢咏秋	熊建兵	潘韫丹	

人民卫生出版社

·北　京·

图书在版编目（CIP）数据

专科技能培训教程．麻醉学与急危重症医学分册 /
郭曲练，李湘民，唐晓鸿主编．—北京：人民卫生出版
社，2022.4

ISBN 978-7-117-32491-5

Ⅰ.①专… Ⅱ.①郭…②李…③唐… Ⅲ.①麻醉学
—技术培训—教材②急性病—诊疗—技术培训—教材③险
症—诊疗—技术培训—教材 Ⅳ.①R

中国版本图书馆 CIP 数据核字（2021）第 242236 号

| 人卫智网 | www.ipmph.com | 医学教育、学术、考试、健康，购书智慧智能综合服务平台 |
| 人卫官网 | www.pmph.com | 人卫官方资讯发布平台 |

专科技能培训教程
麻醉学与急危重症医学分册
Zhuanke Jineng Peixun Jiaocheng
Mazuixue yu Jiweizhongzheng Yixue Fence

主　　编：郭曲练　李湘民　唐晓鸿
出版发行：人民卫生出版社（中继线 010-59780011）
地　　址：北京市朝阳区潘家园南里 19 号
邮　　编：100021
E - mail：pmph @ pmph.com
购书热线：010-59787592　010-59787584　010-65264830
印　　刷：北京盛通印刷股份有限公司
经　　销：新华书店
开　　本：787 × 1092　1/16　印张：23
字　　数：560 千字
版　　次：2022 年 4 月第 1 版
印　　次：2022 年 4 月第 1 次印刷
标准书号：ISBN 978-7-117-32491-5
定　　价：85.00 元

序

2020年，国务院办公厅《关于加快医学教育创新发展的指导意见》明确提出要"深化住院医师培训和继续医学教育改革"。临床医师在完成住院医师规范化培训后，需要进一步完成专科医师规范化培训，才能成为能独立从事某一专科临床医疗工作的专科医师。而专科技能作为临床实践能力的一环，在专科医师规范化培训及医护人员的继续医学教育中尤为重要。

中南大学湘雅医学院是久负盛名的老校，创办于1914年，是我国第一所中外合办的医学院，具备医学本科生、研究生、进修生、住院医师规范化培训等完整的学位教育和继续教育教学体系。中南大学湘雅医学院素来治学严谨，坚持把培养具有扎实的临床实践能力和高尚的职业精神作为教学的根本任务；各附属医院历来重视住院医师规范化培训，尤其在专科医师规范化培训上投入大量的人力和物力，培养了一大批专科高端人才，积累了丰富的专科培训经验。

目前尚无一套涵盖临床医学各专科的专科技能培训教材，为了更好地帮助医护人员提高专科技能操作水平，中南大学湘雅医学院召集各附属医院的临床专科教师，讨论需要撰写的专科技能培训项目和内容，编写了这套《专科技能培训教程》系列教材。

《专科技能培训教程》系列丛书涵盖范围广、系统性强，综合了各专科的临床技能培训内容。丛书包括临床各专科和护理共12分册，是一套系统的临床专科技能培训教材。内容不但包括常见的各专科技能操作的规范流程、评估标准及操作易犯错误分析，还列出了目前常用的训练方法和相关知识测试题。每一个分册均附有操作视频等数字化资源，生动直观地将专科技能操作全方位多角度展示给学员，让学员有更加身临其境的感受。

本丛书汇聚了湘雅医学院各附属医院临床专家的智慧，紧跟各专科新技术的前沿，对提高各专科医师的专业技能水平有很大的帮助。适用于住院医师及专科医师规范化培训，亦可以用作高等医学院校的专科技能教学的指导用书。

本套丛书由于首次编写，难免有遗漏或错误之处，敬请读者及同仁不吝赐教，予以斧正，以资完善。

陈　翔　吴　静　陈俊香
2021年10月

前　言

目前，国家已经建立了规范的住院医师培训制度。我国为夯实住院医师医学理论基础、强化临床思维、培养临床实践能力、推进医学继续教育创新发展已经做了大量工作，取得了显著的成绩。但是，仍缺乏完整、系统的针对住院医师和专科医师的操作技能培训教材。鉴于此种情况，编写一套涵盖各临床专科相关操作技能的培训教材十分必要。本书是《专科技能培训教程》系列丛书中的一部。麻醉与急危重症的临床技能操作有很多共性与交融部分，因此该分册由麻醉科、急诊科和重症医学科相关专家共同编写完成。

根据目前国家住院医师规范化培训大纲、专科医师要求规范和国内、国际专家共识，本书将麻醉与急危重症的主要临床操作规范进行了整合编写。全书分为两大部分，第一部分是器官功能监测与诊断相关操作技能，第二部分是专科治疗相关操作技能，基本涵盖了目前麻醉、急诊和危重症3个专业的主要操作技能。本教材不仅从每项操作的适应证、禁忌证、操作规范流程进行了详细阐述，更创新性地分析了每个技能操作易犯错误和原因、处理措施，并对每个技能操作制订了评价标准和理论试题。本书图文并茂，部分操作录制了视频，使教材内容更加直观、易懂。因此，本书不仅对住院医师和专科医师有指导作用，还可成为临床带教和考核规范的重要参考书。

此书完成之际，感谢中南大学和中南大学湘雅医学院具有远见卓识领导的大力支持，感谢我校麻醉学科、急诊科、重症医学科和临床技能中心所有相关专家的辛勤劳动和努力付出。我们也会珍惜读者的意见，再版时进行完善和改进。

郭曲练　李湘民　唐晓鸿

2021 年 10 月

目 录

第一篇　器官功能监测与诊断相关操作技能

第一章

多模态脑功能监测

第一节　脑血流监测

一、概述

脑血流是颅内容积的重要组成部分,与颅内压力和颅脑代谢密切相关,脑血流的改变和脑血流的自动调节能力改变是重症神经患者继发性脑损伤常见的病理生理机制之一,与重症神经患者的预后密切相关,因此脑血流监测在重症神经患者的管理中具有重要的临床意义。脑血流的监测包括无创监测和有创监测,无创监测包括经颅多普勒超声(transcranial Doppler sonography,TCD)、计算机体层成像(computed tomography,CT)灌注成像、磁共振灌注成像、正电子发射体层成像(positron emission tomography,PET)等,有创监测包括激光多普勒和热弥散等。对于神经系统危急重症患者,转运风险高,影像学检查可作为床旁检查的补充,不适合连续动态观察,因此本节主要讲述床旁无创的脑血流监测方法——TCD。TCD是利用低频探头的多普勒技术探测颅内血流动力学的方法,它能根据不同的监测部位、频谱形态、血流方向及血流状态、声频并结合压颈试验综合识别监测血管,并判断有无病变发生。

二、脑血流监测操作规范流程

(一) 适应证

1. 原发性中枢神经系统疾病,包括有明确的缺血性或出血性脑血管疾病、血管畸形、脑外伤、癫痫、颅内感染等。

2. 原因不明的意识障碍。

3. 有脑血管病相关症状,如头痛、头晕、眩晕、晕厥,一侧肢体麻木、无力,一过性眼前发黑等。

4. 有脑血管疾病高危因素的人群,如高血压、糖尿病、高血脂等。

5. 神经内外科治疗后随访。

6. 动脉血管支架成形术、机械动脉取栓术、颈动脉内膜剥脱术等,术前、术中和术后的血管评估。

7. 血管痉挛和高颅压的动态监测。

8. 脑微栓子监测。

9. 脑死亡的监测。

10. 脑血管调节功能的监测。

(二) 禁忌证

无明显的禁忌证。

(三) 操作前准备

1. 患者准备　检查前向患者做好解释工作,消除患者的恐惧感,嘱其取仰卧位,平静呼吸,身体放松。

2. 物品(器械)准备

(1)TCD 相关设备正常,探头、显示器、消毒纸巾。

(2)图像采集系统及图文报告系统操作正常。

3. 操作者准备

(1)核对患者信息,包括姓名、性别、年龄、主诉。

(2)了解患者的简要病史及其他头部影像学资料。

(四) 操作步骤

1. 基本参数

(1)深度:是指被检血管(取样容积)与探头(距离头皮)之间的距离,是识别颅内血管非常重要的参数。

(2)血流方向:指被监测血管内血液流动方向相对于探头发射声波的方向。朝向探头为正向血流(位于基线以上),远离探头为负向血流(位于基线以下),是识别颅内血管非常重要的参数。

(3)包络线:包围在血流频谱最外围的一条清晰光滑的白色曲线,代表该心动周期某一时刻的最快血流速度。

(4)增益:频谱信号显示在屏幕的强弱程度,即亮暗程度。

(5)取样容积:是指脉冲超声波在某一深度时所能监测到的范围,一般取样容积范围为10~15mm。

(6)功率:是指仪器输出的超声波能量的大小,增大发射功率可以增强超声波的穿透力,更容易获得血流信号,但是功率不能无限增大,原则是在血流频谱基本显示清楚的前提下,最好使用较低的输出功率,有利于延长仪器和探头的使用寿命。

(7)基线:即零位线,代表此处的血流速度为零,通过调整基线可以使血流频谱完整、适当地显示在屏幕上。

(8)刻度尺:表示所能监测的最大的血流速度范围,单位一般为 cm/s,通过调整刻度尺的比例可以缩小或放大血流速度的显示方式,使血流频谱信号尽可能清楚完整地显示。

2. 监测部位及监测动脉参数

(1)颞窗:被检查者取仰卧位或坐位,检查者位于被检查者头端或身后,颞窗位于颧弓上缘,眼眶外侧缘到耳屏前方的区域,一般在耳前1~5cm 颞骨鳞部范围内,又可将此区划分前、中、后 3 个监测区域,称颞前、颞中和颞后窗,一般中青年在前中窗,老年人在后窗。前、中、后 3 个声窗中,通常后窗是监测大脑半球动脉的最佳选择,易于声波穿透颅骨及多普勒探头监测角度的调整,通过颞窗分别监测大脑中动脉(middle cerebral artery,MCA)、大脑前动脉(anterior cerebral artery,ACA)、大脑后动脉(posterior cerebral artery,PCA)和颈内动脉末段(terminal internal carotid artery,TICA)(若有可能)。

(2)动脉监测鉴别

1)MCA:经颞窗监测,取样容积深度为30~60mm,主干M1段位于40~60mm,血流方向朝向探头,正向频谱。压迫同侧颈总动脉(common carotid artery,CCA),血流速度明显减慢但血流信号不消失。对于MCA的监测要求在主干信号的基础上逐渐减低深度连续探测到30~40mm的MCA远端M2分支水平,要注意血流信号的连续性。

2)TICA:沿MCA主干连续加深监测深度在60~70mm,调整声束角度,使ACA负向血流信号接近消失;获得单纯的正向血流频谱为TICA。压迫同侧的CCA时,血流消失并出现短暂尖小的负向血流信号即可确定TICA。当进一步向下调整探查角度时,可以获得颈内动脉虹吸部的血流频谱,经同侧CCA压迫试验与同侧的PCA相鉴别。

(3)正常脑动脉功能的评价:TCD对脑动脉功能监测评价主要通过以下几个方面完成。

1)取样深度:双侧半球同名动脉监测取样深度基本对称。

2)血流速度:通常血流速度的计量单位是cm/s,包括峰值流速(peak velocity或systolic velocity,Vp或Vs)、平均血流速度(mean velocity,Vm)、舒张末期流速(end of diastolic velocity,Vd)。

3)血流方向:朝向探头的血流为正向,频谱位于基线上方;背离探头的血流为负向,频谱位于基线下方;当多普勒取样容积位于血管的分支处或血管走行弯曲时,可以监测到双向血流频谱。

4)血管搏动指数(pulsatility index,PI)和血管阻力指数(resistance index,RI):是评价颅内动脉弹性、血管阻力及脑血流灌注状态的指标,$PI=(Vp-Vd)/Vm$,$RI=(Vp-Vd)/Vp$;常规TCD监测结果分析以PI更准确,正常颅内动脉的PI为0.65~1.10。

5)颈动脉压迫试验:压迫颈动脉的位置,应在锁骨上窝水平颈总动脉的近段、甲状软骨水平下方、气管旁、胸锁乳头肌内侧,注意不要在甲状软骨水平,避免压迫颈动脉球部,引起不良反应。通过颈动脉压迫试验可鉴别所检查的动脉和颅内动脉侧支循环功能状态。

6)血流频谱形态分析:TCD正常血流频谱周边显示为明亮色彩(如红色或粉黄色),中间接近基线水平为相对低流速状态,显示为蓝绿色或相对周边色减低形成"频窗"特征(频窗形成的原理为血流在血管内是层流)。正常TCD频谱特征为收缩期S_1峰(心脏收缩后形成收缩峰)、S_2峰(血液进入大动脉后出现的血管搏动波)及心脏舒张早期形成的波峰D峰(主动脉瓣关闭形成的峰)。

3. 拍照留图　如脑血流监测无明显异常,每条血管需要留取一张图片即可。如监测血管血流信号异常,如频谱形态改变、音频改变、血流方向或血流状态改变,对该血管需要每间隔5mm留取一张图片。颈动脉压迫试验有异常的血管也需要留图。

(五) 并发症及处理

1. 感染　由于TCD是无创监测,无严重的并发症,主要为监测设备消毒不严格容易造成患者交叉感染,故监测前后需要对设备进行规范消毒,监测者注意手卫生。

2. 压疮　长时间监测容易导致监测部位出现压疮,需要注意监测部位的皮肤护理。

（六）操作注意事项

1. 在学习脑血流操作监测前,需要学习 TCD 操作的相关理论和知识,包括 TCD 检查的适应证、禁忌证等;掌握脑血管解剖结构和脑血流动力学的知识;熟悉神经科常见的疾病及对脑血管结构和脑血流动力学的影响。

2. 操作前后注意设备的消毒,避免交叉感染;操作过程中应尽量轻柔,以免造成被检查者不适,影响监测结果。

3. 在操作过程中发现异常血流信号,需要双侧同名血管对比,对血管进行全长段监测,必要时结合其他影像学结果进行综合判断。

4. 颈动脉压迫试验是判断监测血管和分析监测结果的重要方法。

（七）相关知识

目前临床进行 TCD 主要有传统的 TCD 机器和可视化的 TCD 机器 2 种类型。

1. 传统的 TCD 机器 需要专门的 TCD 机器,在神经内科和神经外科等科室较常见。

通过该机器仅可得到超声波形,结合头架可实现连续动态监测,结合其他软件和手段可实现脑血流调节功能的监测。

2. 可视化的 TCD 机器 即经颅彩色多普勒超声(transcranial color Doppler ultrasound, TCCD),可利用床旁便携式超声机。

床旁超声设备心脏探头的经颅模式探测颅内血流,二维超声可见颅内血管显像,在多普勒模式下可得到超声波形,在有便携式超声机的急危重症科室较常用。由于超声设备的可视化,相比 TCD 来说,初学者对 TCCD 更容易学习和掌握。

三、脑血流监测操作规范核查表

脑血流监测操作规范的等级评分见表 1-1-1,共分为 5 个等级,分别为优秀、良好、一般、差和很差。评分标准如下。

5 分:优秀。操作过程清晰流畅,颞窗能准确定位,能迅速显示脑血流信号频谱图,能找到最大的血流深度,能辨别所显示的血管名称;人文关怀到位,有操作前交流、操作中安慰及一些注意事项的交代。

4 分:良好。介于 5 分与 3 分之间。

3 分:一般。操作过程基本熟练,显示的脑血流信号不稳定,信号容易丢失,操作 3 次后才能达到最大的血流速度,血管的辨别不熟练;有部分操作前交流、操作中安慰及注意事项的交代。

2 分:差。介于 3 分与 1 分之间。

1 分:很差。多次操作均未能显示血流信号,操作粗暴,无人文关怀。

表 1-1-1 脑血流监测操作规范核查表

项目	5分	4分	3分	2分	1分
操作过程流畅度					
操作检查熟练度					
人文关怀					

四、常见操作错误及分析

1. 操作时难以找到颅内的血流信号,可能是因为检查者未找到合适声窗的位置,也可能是被检查者声窗不佳。10%~20% 的正常人无声窗,也可能是因为患者颅内无血流经过(脑死亡),需要结合其他声窗或其他检查结果进行综合判断。

2. 操作时未找到被检查者的最大血流,由于血流速度受超声波方向和颅内血管夹角的影响,操作时需要动作轻柔、缓慢,记录最大血流速度。

五、目前常用训练方法简介

(一)模型训练

由于 TCD 操作无创、方便、简单,目前训练可以找正常成人。对于初学者需要找声窗比较好的模特进行操作手法的训练。TCD 的学习曲线较长,需要反复不断地训练基本操作手法和波形的解读。

(二)虚拟训练

借助模拟训练器培训,可以让学员很好地感受超声探头的操作要点、超声波方向与血管走行对波形的影响,还可以帮助学员学习常见的异常波形特点。

(三)其他

自己作为模特,进行 TCD 操作训练。

六、相关知识测试题

1. 有创的脑血流监测包括

    A. 经颅多普勒超声   B. 激光多普勒   C. CT 灌注成像

    D. 磁共振灌注成像   E. 正电子发射体层成像

2. 患者,男,16 岁。因"突发一过性剧烈头痛"就诊。以下 TCD 能辅助诊断的疾病是

    A. 动静脉畸形   B. 动脉瘤   C. 颅内肿瘤

    D. 脑积水   E. 脑出血

3. TCD 和 TCCD 比较,TCCD 的优点是

    A. 血流频谱监测   B. 血流方向监测   C. 可视化

    D. 连续动态监测   E. 脑血流调节功能监测

4. 下列选项中,**不属于**大脑基底动脉环(Willis 环)组成的是

    A. 前交通动脉和双侧后交通动脉   B. 双侧大脑前动脉始段

    C. 双侧大脑中动脉   D. 双侧两侧颈内动脉末段

    E. 双侧大脑后动脉

5. 患者,男,30 岁。因"严重颅脑外伤"入院。TCD 监测**不能**间接得到的信息有

    A. 颅内压力   B. 血管痉挛   C. 脑死亡

    D. 脑缺血   E. 颅内血肿的大小

答案:1. B   2. A   3. C   4. C   5. E

(艾美林)

推荐阅读资料

［1］刘娟.经颅多普勒超声对重型颅脑创伤去骨瓣减压术患者脑血流动力学的监测效果.实用医技杂志,2020,27(6):711-713.

［2］王钊,吴华,陈金龙,等.TCD脑血流微栓子信号监测在急性缺血性卒中的应用价值.影像研究与医学应用,2019,17(3):227-228.

［3］张丽娜,艾宇航.超声与颅内压监测和脑血流动力学评估.中国实用内科杂志,2017,37(8):686-689.

第二节　麻醉深度监测

一、概述

准确监测麻醉深度有助于提高麻醉质量,可以为患者提供更为舒适安全的体验并促进其康复。麻醉药物的浓度或剂量、生命体征的变化、其他神经反射活动的表现(如浅麻醉下出汗增多、分泌物增多等)、未用肌松药或肌松药未及时追加时的体动等都是重要参考指标,临床上必须综合分析评判麻醉深度。1937年,Gibbs夫妇首次将脑电应用于麻醉中监测,与传统麻醉监测指标相比,脑电变化可以更直接且敏感地反映麻醉药物对中枢神经系统的作用,具有里程碑意义。随着时代的发展和科学技术的进步,许多脑电波形自动化处理技术应运而生,将现有的各项参数组合在一起进行综合判断,并通过数据分析,提供麻醉的实时状态及下一步的给药方案,实现了麻醉的最优化控制和自动控制。

二、麻醉深度监测操作规范流程

(一)适应证
在全身麻醉状态下进行检查、治疗或手术。

(二)禁忌证
1. 电极贴附部位皮肤有感染或损伤。
2. 不同麻醉深度监测仪器所对应的相对禁忌证。

(三)操作前准备
1. 患者准备
(1)根据患者病情及手术需要完善术前检查。
(2)若发现手术禁忌证,应暂缓手术。
(3)签署知情同意书:患者本人或法定监护人或授权委托人签字。
(4)择期或限期手术按照相关规定禁食、禁饮。
(5)向患者做好解释工作,减轻患者焦虑,嘱其仰卧位、平静呼吸。

2. 物品(器械)准备
(1)麻醉深度监测仪器相关设备正常。
(2)监护设备、氧气、麻醉机、负压抽吸装置、麻醉药品、急救药品及气道开放设备(开口器、喉镜、气管导管、喉罩等)准备妥当。

3. 操作者准备
(1)核对患者信息,包括但不限于姓名、性别、年龄、拟行手术名称、禁食和禁饮时间等。

（2）详细询问既往有无心脑血管系统、呼吸系统、泌尿系统、血液系统疾病等病史,有无麻醉手术史及药物过敏史。

（3）查看检查检验结果,包括血常规、凝血功能、心电图等。

（4）明确患者有无禁忌证。

（5）确定患者或其授权委托人（法定监护人）已签署麻醉知情同意书等。

（6）建立静脉通路,常规心电监护、脉搏血氧饱和度、无创血压监测。

（四）操作步骤

1. 设备安装

（1）连接电源线。

（2）酒精棉球擦拭患者头部皮肤并晾干,按要求安放电极或传感器探头并确保其与皮肤接触良好。

（3）将电极或传感器接头与主机相连。

2. 记录数据

（1）录入患者相关信息。

（2）仪器对电极或传感器自检。

（3）仪器上显示脑电及相关数据,保存并打印。

（五）并发症及处理

无明显并发症。

（六）操作注意事项

1. 在学习操作前,需学习相关理论知识;熟悉相关解剖结构,掌握常见数据分析及处理原则,轻柔操作,并进行人文关怀。

2. 在使用仪器前,应仔细通读使用手册,操作过程中循序渐进。

3. 按照术后常规处理,还需关注电极或传感器所接触的皮肤状况。

（七）相关知识

目前临床应用的麻醉深度监测仪器主要有以下 6 种类型。

1. 脑电双频指数（bispectral index,BIS）　通过四导联的前额集成电极采集脑电波（electroencephalogram, EEG）并处理运算。BIS 的范围是 0~100,100 对应完全清醒,0 对应深昏迷或深度意识消失,40~60 表示达到了合适的麻醉深度（即意识消失）（图 1-2-1）。

2. 患者安全指数（patient safety index,PSI）　PSI 的范围是 0~100,但 PSI 维持患者意识消失的数值范围是 25~50。通过前额四导联 EEG 集成电极,监护仪可实时显示 PSI、头部左右两侧未经处理的 EEG 及其频谱图、伪迹指数、肌电活动及抑制率。

3. Narcotrend 监护仪　使用光谱分析自动分析原始 EEG,并将其转化为患者不同的意识状态,以 A~F 表示。A 代表患者完全清醒,F 代表暴发抑制增加直至进

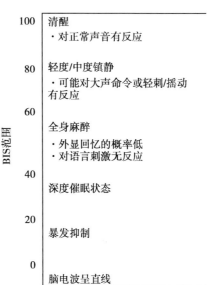

图 1-2-1　麻醉深度和脑电双频指数
（BIS）

入等电位状态。新版本的 Narcotrend 监护仪设有 Narcotrend 指数,范围是 0~100(表 1-2-1)。

表 1-2-1　麻醉深度、Narcotrend 分级和 Narcotrend 指数

状态	Narcotrend 分级	Narcotrend 指数
清醒	A	95~100
镇静	B_0	90~94
	B_1	85~89
	B_2	80~84
浅麻醉	C_0	75~79
	C_1	70~74
	C_2	65~69
全身麻醉	D_0	57~64
	D_1	47~56
	D_2	37~46
全身麻醉伴深度催眠	E_0	27~36
	E_1	20~26
	E_2	13~19
全身麻醉伴暴发抑制增多	F_0	5~12
	F_1	1~4

4. 熵监测仪　全身麻醉患者进入到较深的意识消失状态时,EEG 信号的熵明显下降。熵监测仪设有反应熵(response entropy,RE)和状态熵(state entropy,SE)。RE 反映较高频范围(0.8~47Hz)内 EEG 功率的变化,而 SE 反映较低频范围(0.8~32Hz)内 EEG 功率的变化。RE 和 SE 的相对变化有助于区别真正的脑状态改变和肌电活动引起的熵值改变。一般而言,肌电活动通常在 RE 监测的高频范围内。当患者进入深度意识消失时,RE 比 SE 下降得更快,这有助于鉴别意识消失和体动干扰。

5. 听觉诱发电位(auditory evoked potential,AEP)　听觉系统在接受声音刺激后,从耳蜗毛细胞至各级中枢产生的相应电活动,包括脑干听觉诱发电位、中潜伏期听觉诱发电位及长潜伏期听觉诱发电位。对 AEP 曲线连续片段的不同振幅进行处理,衍化出 AEP 指数(AEP index,AEPI 或 AAI),数值为 0~100,60~100 为清醒状态,40~60 为睡眠状态,30~40 为浅麻醉状态,<30 为临床麻醉状态。AEP 不仅能监测麻醉中的镇静变化,还能监测手术伤害性刺激引起的镇痛和体动等的变化。

6. 呼气末麻醉药标准　是一种间接的、不精确的意识水平监测方法,最大缺陷是不能用于全凭静脉麻醉患者。

三、麻醉深度监测操作规范核查表

麻醉深度监测操作规范核查表主要用于帮助初学者熟悉流程,掌握重要的内容和步骤,见表 1-2-2。

表 1-2-2 麻醉深度监测操作规范核查表

项目	内容	是	部分	否
操作前准备	核对患者信息,包括但不限于姓名、性别、年龄、拟行手术名称、禁食和禁饮时间等			
	详细询问既往有无心脑血管系统、呼吸系统、泌尿系统、血液系统疾病等病史,有无麻醉手术史及药物过敏史			
	查看血常规、凝血功能、心电图等结果			
	明确患者有无禁忌证			
	确定患者或其授权委托人(法定监护人)已签署麻醉知情同意书等			
	建立静脉通路,常规监护			
	物品(器械)准备:确定麻醉深度监测仪器相关设备正常;监护设备、氧气、麻醉机、负压抽吸装置、麻醉药品、急救药品及气道开放设备准备妥当			
操作过程	**设备安装**			
	连接电源线			
	酒精棉球擦拭患者头部皮肤并晾干,按要求安放电极或传感器探头并确保其与皮肤接触良好			
	将电极或传感器接头与主机相连			
	记录数据			
	录入患者相关信息			
	仪器对电极或传感器自检			
	仪器上显示脑电及相关数据			
操作后事项	整理用物			
	向患者及家属交代麻醉后注意事项			

四、常见问题及分析

1. BIS 主要监测麻醉中的镇静变化,对麻醉中的镇痛监测不敏感;监测意识水平存在滞后现象,敏感性相对较低;监测氯胺酮、氧化亚氮、右美托咪定麻醉患者时,其给出的信息有争议;不适用于新生儿、神经系统疾病患者和服用精神活性药物的患者。

2. PSI 在临床研究中的使用频率较低,临床应用也不及 BIS 广泛;在监测氯胺酮、氧化亚氮、右美托咪定麻醉患者和小儿患者时,其给出的信息仍有争议。

3. 熵监测仪不适用于神经障碍的患者和服用精神活性药物的患者。

4. AEPI 监测仪对环境要求较高;不适用于听力障碍患者;易受其他电器的电波干扰。

5. 麻醉深度是对镇静水平、镇痛水平、刺激反应程度等指标的综合反映,体温、组织灌注、血氧水平、通气、麻醉药物、血压及神经系统自身的功能状态都可能对其有所影响,临床上需要对多指标、多方法监测结果综合分析判断麻醉深度。

五、相关知识测试题

1. 最常用来监测全身麻醉过程中麻醉深度的指标是

　　A. 脑电双频谱分析（BIS）　　　　　　B. 体感诱发电位（SEP）

　　C. 脑干听觉诱发电位（BAEP）　　　　D. 麻醉药呼出气浓度

　　E. 心率

2. 患者麻醉过程中维持合适的深度时 BIS 范围是

　　A. 20~40　　　　　　B. 40~60　　　　　　C. 60~80

　　D. 80~100　　　　　E. 0~20

3. 临床上在全身麻醉中监测意识水平变化更灵敏的是

　　A. AEP　　　　　　B. BIS　　　　　　C. SEP

　　D. VEP　　　　　　E. ERP

4. 限制 BIS 应用的因素有

　　A. BIS 不能全面监测麻醉深度

　　B. BIS 只反映患者镇静和催眠状态

　　C. BIS 监测不能完全避免术中知晓的发生

　　D. BIS 对不同麻醉药物或不同患者不具有相同的敏感性

　　E. 电刀、激光和加温设备都能使数值被误读

5. 镇静期间应用 Narcotrend 监护仪进行监测时，应维持分级所在的阶段是

　　A. A 阶段　　　　　　B. B~C 阶段　　　　　　C. D~E 阶段

　　D. E~F 阶段　　　　　E. F 阶段

答案: 1. A　2. B　3. A　4. ABCDE　5. B

（王　娜）

推荐阅读资料

［1］郭曲练, 姚尚龙. 临床麻醉学. 4 版. 北京: 人民卫生出版社, 2016.

［2］GROPPER M A, ERIKSSON L I, FLEIShER L A. Miller's Anesthesia. 9th ed. Philadelphia: Elsevier, 2019.

第二章

快速经胸心脏超声评估基础

第一节　经胸心脏超声基础平面

一、概述

快速经胸心脏超声是评估心脏功能的有效手段,以定性评估为主,必要时可行简单测量。经胸心脏超声最常用的 5 个基础平面包括胸骨旁左心室长轴平面、胸骨旁左心室短轴平面、心尖四腔心平面、剑突下四腔心平面、剑突下下腔静脉长轴平面。通过获取心脏的基础超声平面,可以了解患者是否存在慢性心脏基础疾病,评估容量状态、右心室大小、左心室收缩及舒张功能,为急危重症患者的临床决策提供关键信息。基础心脏超声通过获取不同二维平面来反映心脏的整体情况,因此,二维平面角度的偏差均可能造成对心脏结构、功能情况的误判。故需要统一平面标准,使结果具有参照性、对比性和可重复性。获取标准的经胸心脏超声平面是保证临床解读结果正确的基础。

二、解剖及体表定位

心脏位于中纵隔,外形近似倒立的圆锥体,大小如本人紧握的拳头。心底朝向右后方,大部分由左心房构成,小部分由右心房及出入心脏的大血管构成。心尖朝向左前下方,主要由左心室构成。心脏的表面分为胸肋面、膈面及侧面。心脏在胸壁上的投影范围虽大,但由于肺的遮挡,胸前壁能测及心脏的范围很小,临床常用的区域为胸骨旁区(胸骨左缘第 3、4、5 肋间隙)、心尖区和剑突下区。

由于心脏的轴向与人体的轴向存在夹角,通常采用相互垂直的长轴平面、短轴平面与四腔心平面来定义心脏的超声平面。心脏的长轴指心尖与心底的连线,所以,心脏的长轴平面定义为与右肩和左腰连线平行而垂直于前胸壁的下切平面,与人体的矢状面约成逆时针 45°;短轴平面与长轴平面垂直,为平行于左肩与右腰连线且垂直于前胸壁下切的平面,与人体矢状面成顺时针 45°;四腔心平面与人体解剖冠状面成一个较小的角度,同时垂直于长轴、短轴平面。心脏超声平面的命名多采用区域加轴向的方法,如胸骨旁长轴平面、心尖四腔心平面。

三、经胸心脏超声基础平面操作规范流程

(一) 适应证

1. 评估心脏大体结构及有无慢性基础疾病。
2. 需要快速识别导致心搏骤停、休克、呼吸衰竭等临床急危重症的病因。
3. 评估容量反应性、左心室和右心室功能、左心室充盈压等。
4. 监测容量状态、心脏功能等,以动态评估治疗反应性。

(二) 禁忌证

1. 相对禁忌证　①心脏前胸壁皮肤及软组织破损、感染等;②心脏前胸壁肋骨骨折、连枷胸等。
2. 绝对禁忌证　无。

(三) 操作前准备

1. 患者准备　取平卧或半坐卧位,平静呼吸。为了增大肋间隙的宽度,可使左臂尽量抬起。胸骨旁和心尖平面不清楚时,可取左侧卧位(危重患者活动不便时,可在右侧背部垫一枕头),以增加心包裸区的范围。

2. 物品(器械)准备　超声机运转正常、心脏探头(3~5Hz 相控阵探头)及图像采集系统正常、耦合剂准备妥当。

3. 操作者准备　核对患者信息,包括姓名、性别、年龄、主诉等;询问患者有无心血管疾病史,查看心电图等检查结果。

(四) 操作步骤

1. 检查方法　经胸心脏超声探头一端有凸起或凹槽为标记点,国内通常将标记点对应于超声屏幕的左侧。超声探头有两种握持方法,即执笔式和握持式,适当用力使超声探头完全接触皮肤。执笔式如执毛笔,用拇指与示指、中指轻微控制探头,指腹接触探头,掌心中空;以掌根尺侧或小指接触患者胸廓作为支点,常用于剑突下平面的获取。握持式如握手,拇指与其余四指分开,控制探头,指腹接触探头,常用于胸骨旁、心尖平面的获取。

操作超声探头时,动作幅度应尽量小,常用的是"滑、摇、倾、转"4 个动作。"滑"是指超声探头沿一定方向在皮肤表面滑动(发生位移);"摇"是指以超声探头与胸壁的接触点为支点,将探头左右摇摆(朝向或背离标记点);"倾"是以超声探头与胸壁的接触点为支点,将超声探头前后倾斜(沿垂直于探头标记点的轴线);"转"是以超声探头与胸壁的接触点为支点,探头以自身长轴线为轴顺时针或逆时针方向旋转一定角度。获取不同的平面有不同的动作流程,一次只做一个动作。

获得所需平面后,需要优化图像。首先调节探测深度,使所需观察的结构占据屏幕扇形区域的 2/3 左右。深度过浅时,图像过大,无法显示周围结构;深度过深时,图像过小,难以分辨毗邻结构。然后,调整增益使得图像对比度合适。增益过高时,图像回声增强;增益过低时,图像回声减弱,均易造成误诊。

2. 经胸心脏超声基础平面

(1)剑突下四腔心平面:握持式拿超声探头,探头置于剑突下,声束向上倾斜,标记点指向患者左侧肋弓。可通过轻微"倾、摇"探头以获取最佳标准图像,调节深度使四个腔室完整显示(图 2-1-1)。

1）平面结构及标准：完整显示四个心腔，能够同时显示二尖瓣、三尖瓣，未见心尖轴向收缩运动。图像的最上方是右心室，左下侧是左心室，右心房、左心房分别位于在屏幕右侧的上方、下方。

2）临床意义：了解有无心包积液；观察四个腔室及二尖瓣、三尖瓣的结构与运动；是评估右心室室壁厚度、房间隔缺损的最佳平面。对于消瘦、机械通气患者，该平面可能是最容易获取且最清晰的平面，也是心肺复苏过程中超声筛查心搏骤停病因的首选平面。

（2）剑突下下腔静脉长轴平面：在剑突下四腔心平面的基础上，采用"摇"的动作使右心房位于屏幕正中央，逆时针旋转探头约 90° 后（探头标记点朝头侧）可观察到下腔静脉长轴平面。调节合适的深度（可完整显示下腔静脉的最浅深度）（图 2-1-2）。

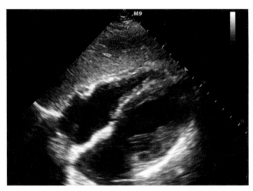

图 2-1-1　剑突下四腔心平面

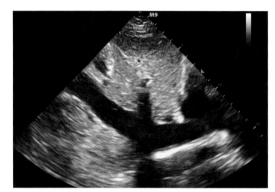

图 2-1-2　剑突下下腔静脉长轴平面

1）平面结构及标准：显示下腔静脉全长，清晰显示下腔静脉汇入右心房和 / 或肝静脉汇入下腔静脉；静脉壁回声清晰、锐利。

2）临床意义：下腔静脉宽度及呼吸变异度是评估患者容量状态、右心功能的常用指标。

（3）胸骨旁左心室长轴平面：探头紧贴胸骨旁左侧，标记点指向右肩，声束指向患者背侧，沿胸骨左缘第 2 肋间向足侧滑动探头，显示心脏影像后通过小幅度"倾、转"探头获取最佳的长轴切面，将深度调节至可显示降主动脉的最浅深度（图 2-1-3）。

1）平面结构及标准：能清楚显示右心室流出道、左心室、主动脉根部、主动脉瓣、升主动脉、二尖瓣、左心房及降主动脉短轴；二尖瓣位于屏幕中央、室间隔与左心室后壁起始部平行；未见心尖部横向运动。

2）临床意义：此平面可用于评价右心室

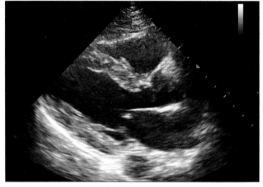

图 2-1-3　胸骨旁左心室长轴平面

流出道大小，主动脉根部（主动脉环、主动脉窦、升主动脉起始部）的形态和内径，二尖瓣、主动脉瓣的形态、开闭情况，左心房内径及其腔内占位病变。此平面是常用的评估左心室大小、室壁厚度、左心室收缩功能及左心房大小的平面，亦可评估心包腔有无积液或占位病变。

（4）胸骨旁短轴平面（左心室乳头肌水平）：该平面与胸骨旁长轴相垂直，在获得胸骨旁左心室长轴平面后,顺时针旋转探头约 90°至标记点朝向左肩,可以获得胸骨旁二尖瓣水平短轴平面,将超声探头尾部向心底部倾斜,可获得胸骨旁左心室乳头肌水平的短轴平面(图 2-1-4)。调节深度至可显示完整的左心室短轴图像的最浅深度。在此位置,通过"倾"的手法可分别获取大动脉水平、二尖瓣水平、乳头肌水平和心尖水平的左心室短轴切面。

1)平面结构及标准:正常的右心室呈薄壁"C"形,左心室呈厚壁正圆形;前、后乳头肌分别位于 3 点、8 点钟位置,与室壁不分离。

2)临床意义:定性评估左心室圆周收缩功能的主要平面,观察有无室壁节段运动障碍;观察右心室大小;评估有无室间隔矛盾运动。

(5)心尖四腔心平面:在胸骨旁长轴平面的基础上,将探头沿左心室长轴向心尖方向(左下方)滑动。当心尖显示在探头正下方即扇形图像顶点处时,将探头顺时针旋转90°~120°,使探头标记点朝向患者左肩,再将探头尾部向患者的背侧倾斜,显示心尖四腔心平面(图 2-1-5)。合适的图像应使室间隔直立位于屏幕中央,深度应可完整显示四个心腔的最浅深度。

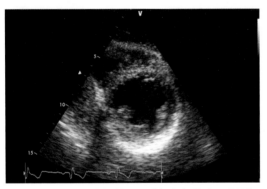

图 2-1-4　胸骨旁短轴平面(左心室乳头肌水平)

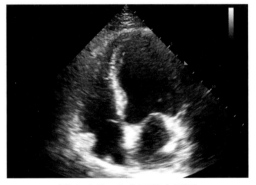

图 2-1-5　心尖四腔心平面

1)平面结构及标准:室间隔居中竖直;完整显示双心房和双心室;全心动周期内,二尖瓣、三尖瓣显示清晰,与室间隔呈十字交叉;左心室壁的内膜显示清晰;心尖部无轴向运动。正常情况下,左心室呈子弹型,右心室呈三角形,心室长轴占整个图像长度的 2/3,心房长轴占整个图像长度的 1/3。

2)临床意义:观察比较各房室大小;了解二尖瓣、三尖瓣的附着位置及其结构的完整性。该平面是经胸心脏超声测量最常用的平面,能定量评估心室收缩、舒张功能,显示二尖瓣、三尖瓣反流情况,是获取信息最多的一个平面。

(五) 并发症及处理

经胸心脏超声检查一般无特殊并发症,少数患者可能感觉疼痛。

(六) 操作注意事项

1. 操作超声探头时,动作幅度应尽量小,操作手保持稳定,动作轻柔,熟练运用"滑、摇、倾、转"4 个动作。

2. 仔细辨别平面的解剖结构,以达到上述标准平面的要求。

(七) 相关知识

除了经胸心脏超声,还有经食管心脏超声检查。后者是将探头置于食管或胃,从心脏后方观察心脏内部的病变。其优势是可以减少肺部对心脏的干扰,从而使图像更加清晰,不足是操作具有侵入性,检查前需充分做好准备。

四、经胸心脏超声基础平面操作规范核查表

经胸心脏超声基础平面操作规范核查表见表 2-1-1。如每一条项目完全达标,在"是"的一列打"√";如完全不达标或部分不达标,在"否"的一列打"√"。根据"是"的数目评分,一个"是"记为 1 分,每个平面满分为 5 分。规定 4 分及以上为合格,≤3 分均为不合格。

表 2-1-1　经胸心脏超声基础平面操作规范核查表

平面	平面标准及评分事项	是否达标	
		是	否
剑突下四腔心平面	深度合适:能够完整显示四个心腔的最浅深度		
	增益合适,图像稳定性好		
	完整显示四个心腔		
	全心动周期内,二尖瓣、三尖瓣显示清晰		
	未见心尖轴向运动		
剑突下下腔静脉长轴平面	深度合适:下腔静脉位于屏幕的正中央		
	增益合适,图像稳定性好		
	显示下腔静脉的全长		
	显示下腔静脉汇入右心房和/或肝静脉汇入下腔静脉		
	静脉壁的回声清晰、锐利		
胸骨旁左心室长轴平面	深度合适:能够显示降主动脉的最浅深度		
	增益合适,图像稳定性好		
	清晰显示右心室流出道、左心室、主动脉、主动脉瓣、二尖瓣和左心房		
	二尖瓣位于屏幕中央,纵切升主动脉		
	室间隔与左心室后壁平行		
胸骨旁短轴平面(左心室乳头肌水平)	深度合适:左心室位于屏幕的中上 2/3		
	增益合适,图像稳定性好		
	右心室呈薄壁"C"形,左心室呈厚壁正圆形		
	可见前、后乳头肌,分别位于 3 点、8 点钟位置		
	乳头肌与室壁不分离		
心尖四腔心平面	深度合适:完整显示四个心腔的最浅深度		
	增益合适,图像稳定性好		
	心尖位于屏幕的顶点,室间隔居中竖直		
	完整显示双心房和双心室		
	全心动周期二尖瓣、三尖瓣显示清晰,与室间隔呈十字交叉		

五、常见操作错误及分析

1. 操作者动作幅度过大,不能对图像进行微调,不能熟练运用"滑、摇、倾、转"基本动作,从而不能得到标准的基础平面。

2. 对标准基础平面的解剖结构不熟悉,不能辨别图像上的解剖结构。

3. 各切面常见错误及分析见表 2-1-2。

表 2-1-2 经胸心脏超声基础平面常见错误及分析

基础平面	常见错误	错误分析
剑突下四腔心平面	四个心腔或二尖瓣、三尖瓣显示不全;可见心尖轴向运动	探头倾斜不够或过度;声束切面未与四腔心冠状面平行
剑突下下腔静脉长轴平面	未显示下腔静脉全长;未见下腔静脉显示汇入右心房	声束切面未与下腔矢状面平行,需要适当旋转、倾斜探头
胸骨旁左心室长轴平面	间隔和后壁未平行;二尖瓣未位于屏幕中央	声束切面未与心脏长轴平行,需要适当旋转、倾斜探头;探头过于远离或靠近胸骨
胸骨旁短轴平面(左心室乳头肌水平)	左心室不圆	声束切面未与心脏短轴平行,需要适当旋转、倾斜探头
心尖四腔心平面	室间隔不竖直;未完整显示双心房	声束切面未与心脏冠状面平行,需要适当摇探头或旋转、倾斜探头

六、目前常用训练方法简介

经胸心脏超声是非侵入性检查,故其练习主要为实践练习。练习者可相互配合,一方扮演患者,另一方行经胸心脏超声检查,然后互换角色。

七、相关知识测试题

1. 经胸心脏超声探头使用的相控阵探头频率范围是
   A. 3~5MHz
   B. 5~7MHz
   C. 1~3MHz
   D. 30~50MHz
   E. 7~9MHz

2. 获得所需平面后需要调节探测深度,使所需观察的结构占据屏幕扇形区域的
   A. 1/2
   B. 1/3
   C. 3/4
   D. 2/3
   E. 2/5

3. 操作超声探头时,动作幅度应尽量小,常用的 4 个动作分别是
   A. 滑
   B. 摇
   C. 压
   D. 转
   E. 倾

4. 经胸心脏超声的基础平面有
   A. 剑突下下腔静脉长轴平面
   B. 剑突下四腔心平面
   C. 心尖四腔心平面

　　D. 胸骨旁左心室长轴平面

　　E. 胸骨旁左心室短轴平面

5. 下腔静脉宽度及呼吸变异度可用于评估患者的

　　A. 容量状态　　　　　　　B. 右心功能　　　　　　C. 左心收缩功能

　　D. 左心舒张功能　　　　　E. 左心室后负荷

答案: 1. A　2. D　3. ABDE　4. ABCDE　5. AB

（李　莉　唐晓鸿）

推荐阅读资料

［1］刘大为 , 王小亭 . 重症超声 . 北京 : 人民卫生出版社 , 2017.

［2］尹万红 , 王小亭 , 刘大为 , 等 . 重症超声临床应用技术规范 . 中华内科杂志 , 2018, 57 (6): 397-417.

第二节　经胸心脏超声心功能评估

一、概述

　　因经胸心脏超声可在床旁实施、可反复操作、无创等,已逐渐成为评估急危重症患者心脏功能的首选方法。通过经胸心脏超声,临床医生可以直视心脏室壁运动、心脏腔室大小,从而快速获取左心室收缩功能异常的类型及程度、室壁节段运动异常、左心室舒张是否受损及右心室功能等信息。本节将重点阐述经胸心脏超声评估右心室收缩功能、左心室收缩及舒张功能的要点。

二、经胸心脏超声心功能评估操作规范流程

(一) 适应证

各种类型的休克、呼吸困难患者,以及临床医生认为需要评估心功能的急危重症情况。

(二) 禁忌证

无。

(三) 操作前准备

超声机、心脏超声探头和超声耦合剂。

(四) 操作步骤

1. 右心室收缩功能评估

(1)右心室大小:右心室的室壁较薄,形状不规则,顺应性好,当出现急性右心室功能不全时,往往首先出现右心室代偿性扩大。右心室的大小是评估右心室功能较为敏感且容易识别的指标。心尖四腔心切面是定性评估右心室大小的参考切面,以右心室舒张末期面积与左心室舒张末期面积的比例作为右心室大小的评估标准。正常情况下,二者的比例<0.6,若二者的比例为 0.6~1,则为中度右心室功能不全;若二者的比例 ≥1,则为严重右心室功能不全。需要注意的是,右心室的明显扩大可以是急性的,也可以是慢性的,若合并右心房明显扩大和 / 或右心室壁明显增厚,多提示为慢性改变。

(2)室间隔运动:对于右心室功能不全的患者,必须在胸骨旁短轴乳头肌水平切面评估

室间隔的运动形态。正常情况下,该切面可见室间隔凸向右侧,若右心室功能不全,可能出现室间隔的矛盾运动,即室间隔在舒张期或收缩、舒张双期变平,呈现"D"字征,提示右心室压力增加。进一步评估三尖瓣反流速度及肺动脉瓣血流频谱可协助定量评估右心室后负荷。

(3)右心室收缩运动:右心室以长轴收缩运动为主,肉眼评估右心室各部分的收缩运动可以判断收缩功能的强弱及节段特点。临床上常在心尖四腔心切面测量三尖瓣环收缩期位移(tricuspid annular plane systolic excursion,TAPSE)以定量评估右心室的收缩功能,TAPSE正常大于 2cm/s。一般将 TAPSE<1.6cm/s 视为右心室长轴收缩功能下降。结合右心室收缩运动的评估,有助于判断右心室收缩功能不全的病因。

2. 左心室功能评估

(1)左心室收缩功能定性评估:对急危重症患者首先应该定性评估左心整体收缩功能,有助于临床快速鉴别血流动力学紊乱的病因。在进行左心室收缩功能的定性评估之前,首先应明确心脏是否存在如心腔大小、瓣膜、心肌厚薄等基础结构改变,这有助于判断心脏收缩功能的异常是由急性还是慢性因素所致,如左心室明显扩大或左心室壁明显增厚提示存在慢性心脏疾病,如扩张型心肌病、原发性高血压、肥厚型心肌病等。

通过目测法对左心室收缩功能进行定性评估时,重点关注每次心动周期时左心室室壁的增厚和向心性运动位移的幅度,可快速将左心室收缩功能分为正常、增强、减弱。与舒张期比较,若收缩期左心室室壁增厚>50%、内膜向心性运动大于30%内径,认为左心室收缩功能正常;若左心室室壁收缩期明显增厚、内膜向心性运动大于50%内径,认为左心室收缩功能增强;若左心室室壁增厚30%~50%、内膜向心性运动为内径的20%~30%,认为左心室收缩功能轻度减弱;若左心室室壁增厚<30%、内膜向心性运动<20%内径(肉眼评估几乎不动),认为左心室收缩功能重度减弱。左心室收缩功能的快速定性具有重要的临床意义,有助于快速鉴别休克的类型,评估容量反应性,协助诊断左心室收缩功能异常的病因。一旦发现左心室收缩功能减弱,需要明确是急性还是慢性,是弥漫性还是节段性收缩减弱。急性弥漫性左心室收缩功能减弱常见于心肺复苏后、脓毒性心肌病、镇痛镇静药物或抗心律失常药物应用后的副作用。急性节段性左心室收缩功能减弱需要鉴别是冠状动脉缺血性心脏病还是应激性心肌病,前者多表现为纵形节段受累,与冠状动脉的走行、分布相对应;后者多表现为环形节段收缩功能减弱,以心尖气球样改变为最常见。

(2)左心室收缩功能定量评估:左心室收缩功能的定量评估主要包括左心室缩短分数(left ventricular fraction shortening,LVFS)、左心室射血分数(left ventricular ejection fraction,LVEF)、心排血量(cardiac output,CO)。

1)LVFS:主要反映左心室径向收缩功能,一般在胸骨旁左心室长轴切面二尖瓣瓣尖水平和/或胸骨旁左心室短轴切面乳头肌水平进行测量,将取样线通过左心室内径最长径线,并垂直于室间隔和左心室后壁。准确测量的前提是内膜显示清晰,分别测量左心室舒张末期内径(left ventricular end-diastolic dimension,LVEDd)和左心室收缩末期内径(left ventricular end-systolic dimension,LVESd),可计算得出 LVFS,计算公式为:$LVFS=(LVEDd-LVESd)/LVEDd \times 100\%$,正常参考范围为 25%~45%,扩张型心肌病、缺血性心肌病 $LVFS$ 下降。

2)LVEF:是最常用的反映左心室收缩功能的指标,表示每次左心室收缩泵出的血液量占左心室舒张末期左心室总容量的比例,测量 LVEF 的金标准为 Simpson 法,如需要快速评估,可与测量 LVFS 一样,在标准胸骨旁左心室长轴切面二尖瓣瓣尖水平和 / 或胸骨旁左心室短轴切面乳头肌水平将取样线垂直于室间隔和左心室后壁,测量左心室舒张末期内径和左心室收缩末期内径,代入校正的立方体公式: $V=7/(2.4+D)\pi D^3$,分别计算出左心室舒张末期和收缩末期容积,LVEF 等于二者之差与左心室舒张末期容积的比值。

3)CO:为每搏输出量(stroke volume,SV)与心率(heart rate,HR)的乘积,采用脉冲多普勒方法测量左心室流出道的血流频谱可以计算 CO。根据"流量 = 左心室流出道横截面积 × 流速"的原理,由于左心室搏出的血流速度是变化的,所以需用速度时间积分(velocity time integrat,VTI)的形式表示,首先在左心室长轴平面测量左心室流出道的内径(D),假设左心室流出道为圆形,则左心室流出道面积 $=\pi(D/2)^2$。然后,在标准的心尖五腔心切面获得左心室流出道频谱并描记 VTI。VTI 指左心室流出道血流频谱的曲线下面积,再推导 $SV=\pi(D/2)^2 \times VTI$,$CO=SV \times HR$。测量 VTI 时,选择脉冲多普勒模式,将取样容积置于主动脉瓣下 0.5cm 处,调整声束方向与血流方向平行,但调整的角度不宜超过 20°,以保证测量的准确性。标准的 VTI 图像应为形态一致的中空直角三角形,随后沿着三角形边缘描记 VTI 轨迹,计算机可自动得出 VTI,单位为厘米(cm),以此方法计算呼气末连续 3~5 个 VTI,取平均数作为最终 VTI。

CO 正常范围为 3.5~5.5L/min。值得注意的是,CO 不等同于心功能,如心功能受损、SV 降低,心率可代偿性增快,此时 CO 可能维持在正常范围。

(3)左心室舒张功能评估:左心室舒张功能不全在临床上非常常见,尤其对于高龄、高血压、糖尿病患者。左心室收缩功能不全的患者一定伴随舒张功能的下降,但约一半的心力衰竭患者为单纯的左心室舒张功能不全。根据美国心脏协会(American Heart Association,AHA)/ 美国心脏病学会(American College of Cardiology,ACC)指南定义,单纯的舒张功能不全是指存在心力衰竭的症状和体征,但射血分数在正常范围,因此又被称作射血分数保留的心力衰竭,其中包括左心室肥厚患者早期,射血分数正常,但左心室的顺应性下降。心脏超声是定性评估患者有无左心室舒张功能不全的有力工具,结合二尖瓣血流频谱、E 峰减速时间、组织多普勒等测量技术可定量评估左心室的充盈压,对舒张功能不全进行分级。

左心室舒张早期充盈和舒张晚期充盈的血流速度可以反映左心室与左心房的压力差,从而评估舒张功能不全的严重程度。运用脉冲多普勒测量二尖瓣瓣口血流频谱,取样容积置于二尖瓣瓣尖水平,根据早期快速充盈形成的二尖瓣血流频谱 E 峰和左心房收缩形成的晚期充盈 A 峰的比值来评估。正常情况下,E 峰最大流速平均 73cm/s,A 峰最大流速平均 40cm/s,E/A 比值正常为 1.0~1.5。还可以通过测量 E 峰减速时间(E deceleration time,EDT)来评估舒张功能,EDT 指从 E 峰顶点到 E 峰回落至基线之间的时间,正常范围为 160~240ms。在左心室僵硬度增加的患者,左心室充盈早期二尖瓣 E 峰下降速度加快,EDT 缩短。左心室舒张功能不全的分级及充盈压评估不能通过单一的指标进行判定,需要综合多个指标,但不属于基础评估的范围,故不在本节讨论。

(五)操作注意事项

1. 在学习经胸心脏超声评估心功能之前,需掌握心脏结构及血流动力学的理论知识,熟悉心脏超声的标准切面,熟悉心脏超声各参数正常值范围。

2. 评估心脏功能时,必须重视右心功能的评估,且优先评估右心室的大小,评估左心室功能时,必须评价左心室舒张功能。

3. 显示心尖四腔心切面时,如不能清晰地显示房室瓣或心房,可能是由于探头向背部倾斜不足,相反,如果可以显示主动脉根部,则说明探头倾斜过度。

4. 心率>100 次/min 时可能出现 E 峰与 A 峰融合,心房颤动患者没有 A 峰,因此无法用 E/A 评估左心室舒张功能。

5. 二尖瓣血流频谱评估左心室舒张功能的前提是得到清晰的血流频谱。

三、经胸心脏超声心功能评估操作规范核查表

经胸心脏超声心功能评估操作规范核查表见表 2-2-1。评分表中如每一条项目完全正确,在"是"的一列打"√";如完全不正确或部分不正确,在"否"的一列打"√"。根据"是"的数目评分,一个"是"记为 1 分,满分 20 分。

表 2-2-1 经胸心脏超声心功能评估操作规范核查表

项目	内容	是	否
操作前准备	核对患者信息,包括姓名、性别、年龄、主诉		
	询问患者既往有无高血压和心、肺、脑疾病等病史		
	查看患者心电图、心肌坏死标志物、脑钠肽(BNP)等结果		
	物品(器械)准备:超声机,心脏超声探头,超声耦合剂		
切面	图像增益、稳定性、深度		
	切面结构完整且显示清晰		
右心室	右心室大小		
	室间隔运动		
	右心室收缩功能		
左心室	左心室大小、瓣膜异常、占位		
	左心室收缩功能评估		
	左心室舒张功能评估		

四、常见操作错误及分析

1. 切面标准是超声评估心功能的基础,如心尖四腔心切面评估右心室大小时,心尖需位于屏幕的顶点,室间隔需直立,否则会发生心尖短缩效应,使右心室大小测量不准确。

2. 心率可能影响左心收缩功能定性评估,当心率快时将导致左心室收缩功能被高估,心率慢时导致被低估。

3. LVEF 往往会受心脏前后负荷影响,需要观察不同前后负荷情况下的射血分数才可以准确判断真实 LVEF。例如,当二尖瓣关闭不全时,左心室收缩期会有部分左心室血液回流至左心房,导致 LVEF 假性升高。

五、常见训练方法及培训要点介绍

经胸心脏超声心功能评估训练时,建议首先采取学员相互练习的形式,相互充当正常的

参考标准,熟悉心脏超声各个切面及相关参数的测量。随后可以在带教老师的指导下,并取得患者或家属同意后为患者行心脏超声检查,病种需要涵盖心源性休克、急性肺心病、低血容量性休克、分布性休克、慢性心脏基础疾病等典型病例,每个病种不少于 3 例。

六、相关知识测试题

1. 目前公认的可以较好反映左心室收缩功能的指标是

　　A. 心脏指数　　　　　　　　B. 每搏输出量　　　　　　C. 左心室射血分数

　　D. 心排血量　　　　　　　　E. 左心室缩短分数

2. 下列选项中,**不属于**肺动脉高压时的心脏超声征象的是

　　A. 心尖四腔心平面见右心室 : 左心室<0.6

　　B. 心尖四腔心平面见右心室和左心室一样大

　　C. 肺动脉明显增宽

　　D. 胸骨旁短轴切面见室间隔 D 字征

　　E. 三尖瓣最大反流速度为 3.3m/s

3. 下列选项中,**不能**反映左心室舒张功能的是

　　A. 二尖瓣中度反流　　　　　　　　B. 左心室壁明显增厚

　　C. E/A　　　　　　　　　　　　　　D. 左心室收缩功能减弱

　　E. 左心房增大

4. 二尖瓣前叶运动曲线上 A 峰对应的时相是

　　A. 等容舒张期　　　　　　　　　　B. 快速舒张期

　　C. 心房收缩期　　　　　　　　　　D. 缓慢舒张期

　　E. 心室射血期

5. 下列选项中,**不属于**弥漫性左心室收缩功能减弱的疾病是

　　A. 心肺复苏后　　　　　　　　　　B. 脓毒性心肌病

　　C. 冠状动脉粥样硬化性心脏病　　　D. 大剂量 β 受体阻滞剂应用后

　　E. 扩张性心肌病

答案: 1. C　2. A　3. A　4. C　5. C

(李　莉)

推荐阅读资料

[1] 刘大为 , 王小亭 . 重症超声 . 北京 : 人民卫生出版社 , 2017.

[2] 王小亭 , 刘大为 , 于凯江 , 等 . 中国重症超声专家共识 . 中华内科杂志 , 2016, 55 (11): 900-912.

[3] 尹万红 , 王小亭 , 刘大为 , 等 . 重症超声临床应用技术规范 . 中华内科杂志 , 2018, 57 (6): 397-417.

[4] FRANKEL H L, KIRKPATRICK A W, ELBARBARY M, et al. Guidelines for the appropriate use of bedside general and cardiac ultrasonography in the evaluation of critically ill patients-part Ⅰ: general ultrasonography. Crit Care Med, 2015, 43 (11): 2479-2502.

[5] LEVITOV A, FRANKEL H L, BLAIVAS M, et al. Guidelines for the appropriate use of beside general and cardiac ultrasonography in the evaluation of critically ill patients-part Ⅱ: cardiac ultrasonography. Crit Care Med, 2016, 44 (6): 1206-1227.

第三章

血流动力学监测评估

第一节　肺动脉导管置入

一、概述

侵入性血流动力学监测的概念在 19 世纪中叶就已经产生,但直到 1970 年,Swan 和 Ganz 发明了尖端带有球囊的肺动脉漂浮导管,该技术才在临床上得以广泛应用,因此肺动脉漂浮导管也被称为 Swan-Ganz 导管。目前,肺动脉漂浮导管主要在手术室、重症监护病房(intensive care init,ICU)中用于血流动力学监测。肺动脉漂浮导管使得临床医生可以在床旁监测右心房压、肺动脉压和肺毛细血管楔压(pulmonary capillary wedge pressure,PCWP)。2013 年一项 Cochrane 系统评价了 13 项随机对照试验(randomized controlled trial,RCT),共纳入 5 686 例患者,发现在病死率、ICU 入住时间和住院时间方面,用或不用肺动脉漂浮导管并无差异,使肺动脉漂浮导管的应用大大下降,但这种高级血流动力学监测设备仍为医生管理血流动力学不稳定的患者提供了帮助。在无创血流动力学监测技术不断进步的今天,肺动脉漂浮导管在复杂病例的监测中仍有重要价值。

二、肺动脉导管置入操作规范流程

肺动脉导管置入(视频)

(一) 适应证

1. 复杂的心肌梗死,包括难治性低血压或左心衰竭、因机械性并发症(如二尖瓣反流、室间隔穿孔)导致的血流动力学恶化。

2. 其他心脏情况,包括心脏压塞的诊断与治疗、鉴别心源性与非心源性肺水肿、严重心肌病的管理、严重肺高压的诊断与治疗。

3. 在脓毒症、创伤、烧伤、多器官功能衰竭等严重状态下,同时出现低血压、少尿、低灌注(皮肤冷、意识障碍、乳酸酸中毒)、严重低氧血症需要高水平呼气末正压(positive end-expiratory pressure,PEEP)(>10cmH$_2$O)(1cmH$_2$O=0.098kPa)。

4. 高危心脏手术,如高龄患者的冠状动脉旁路移植术、多瓣膜置换术、室壁瘤切除术等。

5. 复杂的血管外科手术,如动脉瘤切除术、胸腹主动脉置换术等。

6. 其他存在高危因素的手术患者,如最近 6 个月内的心肌梗死、左心室功能低下等。

（二）禁忌证

1. 绝对禁忌证

（1）三尖瓣或肺动脉瓣狭窄。

（2）三尖瓣或肺动脉瓣置换术。

（3）三尖瓣或肺动脉瓣心内膜炎。

（4）右心房或右心室肿物（肿瘤或血栓）。

（5）法洛四联症（肺动脉漂浮导管刺激右心室流出道会导致流出道痉挛）。

2. 相对禁忌证

（1）高级别心律失常，尤其是完全性左束支传导阻滞，由于肺动脉漂浮导管尖端可刺激右心室导致一过性右束支传导阻滞，进而可能出现完全性房室传导阻滞。

（2）凝血功能异常，其不仅可以增加导管置入时的出血，还可以增加导管留置时的气道内出血。

（3）新植入的起搏导线。起搏导线在放置 4~6 周后才能牢固地植入心内膜或心肌内，该时间之前插入肺动脉漂浮导管存在使起搏导线移位的风险。

（三）操作前准备

1. 患者准备

（1）操作前与患者及家属签署知情同意书。

（2）操作前常规获取血常规、凝血常规、电解质、心电图等检查结果。严重的血小板和凝血异常会使出血风险增加；电解质失衡使心律失常发生风险增加；心电图异常，尤其是存在左束支传导阻滞者应谨慎施行本操作。

（3）患者常规连接心电监护，包括心电图、血氧饱和度和动脉血压监测。

（4）患者存在紧张、焦虑或无法长时间保持固定配合操作时，可给予适量抗焦虑或镇静药物。

（5）入路：肺动脉漂浮导管穿刺最常选用右颈内静脉或左锁骨下静脉，这两个位置导管置入最容易；其次，可选择左侧颈内静脉或右锁骨下静脉；股静脉在没有介入引导的情况下置入难度较大。

（6）操作过程中，患者面部被覆盖，同时由于并存的心、肺疾病等会加重患者的不适及心理恐惧感，在操作过程中应经常询问患者感受，及时发现患者病情恶化。

（7）患者去枕平卧，头部左偏，操作过程中保持该体位，必须变换体位或移动时需与操作者沟通。

2. 物品准备

（1）一次性静脉穿刺包：内含穿刺所需的消毒刷、无菌孔巾、注射器、穿刺针等设备（图 3-1-1）。

（2）漂浮导管鞘管：肺动脉漂浮导管置入前一般需置入鞘管，该鞘管外径约 2.3mm（7F），带有一个侧孔。将扩张器经鞘管插入后备用（图 3-1-2）。此鞘管除了用于置入漂浮导管外，

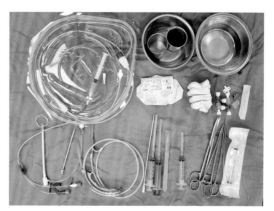

图 3-1-1　穿刺前准备

还可以用于快速输液,主管的输液速度可以达到 15ml/s,但侧孔的速度仅为主管速度的 25%。

(3)漂浮导管:目前临床常用的肺动脉漂浮导管有 6 种,分别为二腔[测定肺动脉压(pulmonary artery pressure,PAP)和肺毛细血管楔压(pulmonary capillary wedge pressure,PCWP)]、三腔[在二腔基础上增加中心静脉压(central venous pressure,CVP)监测]、四腔[增加心排血量(cardiac output,CO)和监测]、五腔[增加静脉血氧饱和度(oxygen saturation in venous blood,SvO_2)监测]和六腔[两种类型,其中一种增加连续心排血量(continuous cardiac output,CCO)的监测功能;另一种除 CCO 监测功能外,还增加了 RVEF 和 RVEDV 的监测功能]。此处以四腔肺动脉漂浮导管为例(图 3-1-3)。首先检查漂浮导管气囊的密闭性,用导管包内准备好的注射器抽入 1.5ml 空气,将该注射器与红色接口旋转连接好,导管远端球囊置入无菌生理盐水后,将 1.5ml 气体注入球囊,检查球囊是否漏气,再将卡扣卡紧,检查卡扣是否密闭良好;然后以肝素盐水经肺动脉(pulmonary artery,PA)端(黄色)及中心静脉导管(central venous catheter,CVC)端(蓝色)预充排气。

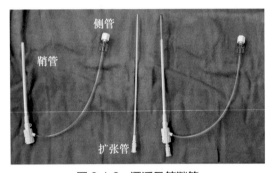

图 3-1-2　漂浮导管鞘管

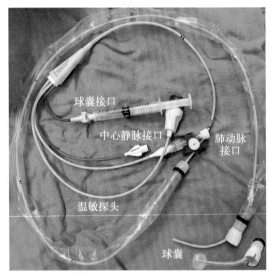

图 3-1-3　肺动脉漂浮导管

(4)漂浮导管无菌保护套:漂浮导管鞘管包内有无菌保护套,该保护套用于导管留置期间保持导管处于无菌环境。在准备好漂浮导管后,将漂浮导管插入无菌保护套内,前段适当露出备用,旋紧保护套尾端旋钮使导管与保护套不会相对滑动。

(5)2% 利多卡因,穿刺时用于局部麻醉。

(6)抢救设备:肺动脉漂浮导管置入期间可能出现严重并发症,应事先准备好抢救设备,包括球囊面罩、气管插管等气道管理设备;除颤仪用于复律或除颤;必要时应备好经皮或经静脉临时起搏器。

(7)测压套件:选择合适接口的测压套件,将测压套件连接好,备好 250ml 肝素盐水用于冲管,将测压套件与肝素冲管液连接好后排气、调零后备用。

3. 操作者准备

(1)核对患者信息,包括姓名、性别、年龄、主诉。

(2)确认禁食、禁饮时间。

（3）询问患者既往有无高血压和心、肺、脑疾病等病史，有无服用抗血小板药物、抗凝药物如阿司匹林、氯吡格雷等的情况及有无出凝血异常疾病病史。

（4）有无麻醉药物过敏史。

（5）查看患者血常规、凝血功能、心电图及既往检查结果。

（6）明确患者有无肺动脉漂浮导管检查禁忌证。

（7）确定患者已签署肺动脉漂浮导管检查同意书。

（四）操作步骤

1. 患者取平卧位或 15°~20° 头低足高位，头偏向左侧。如果患者颈部较短，可以在肩下垫小枕。

2. 穿刺置入鞘管的方法同颈内静脉置管，即在胸锁乳突肌的胸骨头、锁骨头和锁骨围成的三角形的顶端触诊颈动脉搏动，可以用左手指将颈内动脉轻轻向内侧推移，以 22G 小针在颈内动脉外侧缘穿刺。穿刺针与皮肤成 45°，并指向同侧乳头。穿刺到暗红色血液后，可以移去注射器，观察血流形态，辅助判断是否为静脉。

3. 上述步骤完成后，即确认颈内静脉的走行及穿刺深度，此时以 18G 穿刺针穿刺颈内静脉，并将导丝沿穿刺针置入颈内静脉，导丝置入深度以距皮肤 12~15cm 为宜，用刀片将导丝入口的皮肤及皮下处切开，以便于鞘管置入。

4. 将带扩张管的鞘管沿导丝置入，当扩张管进入颈内静脉 2~3cm 后，此时鞘管已经进入颈内静脉，保持导丝及扩张管不动，将鞘管完全置入。置入后拔除导丝及扩张管，将鞘管留置在颈内静脉内。回抽侧管通畅后，以肝素盐水冲管。将鞘管缝合固定于颈部皮肤。

5. 鞘管置入后，更换手套，取出漂浮导管，保持漂浮导管的自然弯曲度，此弯度有助于将导管置入到位。将漂浮导管 PA 端连接在压力换能器，使导管尖端指向心脏方向并沿鞘管置入，将导管无菌保护套处的卡扣与鞘管卡牢。将换能器于腋中线第 4 肋间隙水平调零。

6. 漂浮导管置入 15~20cm 后，将气囊充气并锁定。持续监测波形变化，以压力波形变化指导导管依次通过右心房、右心室、肺动脉并最终嵌顿（图 3-1-4）。导管位于右心房时，压力波形与中心静脉压波形相同；导管进入右心室时会出现压力波形的急剧升高，舒张压一般低于 10mmHg；导管进入肺动脉后，收缩压变化不大，但舒张压升高（大于 10mmHg）；当导管嵌顿后，压力波形再次转为 PCWP 波形，球囊放气后再次恢复为肺动脉压波形（图 3-1-4）。

在心脏大小正常时，导管进入右心房时深度为 20~25cm，置入右心室时深度为 30~35cm，置入肺动脉时深度为 40~45cm。但当存在右心房或右心室扩大时，导管在该扩大心腔内的深度增加。当导管深度异常增加仍不能进入肺动脉内时，可能表明导管在心腔内盘旋或打折，此时应将球囊内气体抽尽后回退导管至上一个心腔。

7. 一旦波形显示为 PCWP 波形时，回抽球囊内气体，再将保护套前段旋钮旋紧使导管位置固定。如果球囊内充气量小于 0.75ml 即出现 PCWP 波形，则表明导管置入过深，需要将导管回退至恰当位置。

（五）并发症及处理

肺动脉漂浮导管的并发症包括中心静脉穿刺并发症、导管置入时的并发症和导管留置期间并发症。

1. 穿刺并发症　包括误穿颈内动脉、出血、气胸、血胸、心脏穿孔等。

2. 导管置入时的并发症

（1）心律失常：穿刺过程中房性期前收缩、室性期前收缩较常见，一般不需处理。但当心律失常持续存在时，尤其是伴有血流动力学恶化时，可以实施电复律。完全性房室传导阻滞是严重并发症，尤其是在先前存在左束支传导阻滞时。

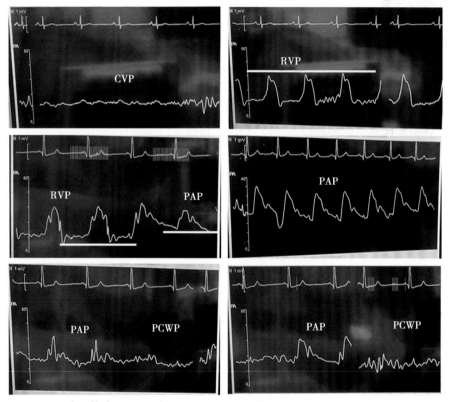

CVP. 中心静脉压；RVP. 右心室压；PAP. 肺动脉压；PCWP. 肺毛细血管楔压。

图 3-1-4　肺动脉漂浮导管置入过程中波形变化

（2）瓣膜损伤：球囊未排空时回退导管可能造成肺动脉瓣及三尖瓣的机械损害。

（3）导管打结：可发生在任何部位，常见于右心室，其次为肺动脉，主要是导管在相应部位置入过深所致。

（4）导管位置异常：患者存在房间隔缺损或室间隔缺损时，导管可能通过缺损进入左心，进而进入主动脉。

（5）心脏穿孔和心脏压塞：该并发症罕见但危重。

（6）支气管内出血：球囊在肺动脉远端充气可能会导致相应血管破裂。

3. 导管留置期间并发症

（1）肺梗死：导管留置期间球囊未放气，导致远端肺血管血流堵塞，可造成肺梗死。

（2）血栓形成：导管留置时间较长时有血栓形成风险，尤其是当进行抗纤溶治疗时，血栓形成的风险更高。

（3）肺动脉破裂：导管置入早期及晚期均可发生肺动脉破裂，其病死率可达 30%~70%。主要因为导管过分嵌入或球囊嵌顿时间过长。

（4）感染性心内膜炎：导管留置时间较长时发生感染、肺动脉破裂、血栓形成等风险均增加。一般导管留置时间不超过 72 小时。

（5）感染或脓毒症。

（6）球囊破裂或导管折断。

（六）操作注意事项

1. 肺动脉漂浮导管鞘管扩张管置入时应避免将鞘管和扩张管同时完全置入,这样易造成颈内静脉损伤,术后颈内静脉血栓形成风险较高。

2. 导管置入时保持其自然弯曲度,此弯曲度与心脏解剖结构相适应,可以提高置管成功率。

3. 如果导管由右心房进入右心室时困难,可以将患者体位改为头高位；如果导管由右心室进入肺动脉困难,可以将患者体位改为头高并右侧位,此时导管漂流方向与肺动脉起始处方向一致。

4. 如果置入困难,或患者存在复杂心内畸形,如大房间隔缺损、大室间隔缺损、单心室、右心室双出口等,可以通过经胸心脏超声或经食管心脏超声辅助提高成功率(图 3-1-5)。

5. 熟记导管位于每个心腔时的置入深度,当置入深度远超该深度仍未能通过此腔时不要盲目置入,以免导管打结、盘旋、心脏或肺动脉穿孔。

6. 导管置入完成后,常规行床旁胸片检查,明确导管位置。漂浮导管的最佳位置是肺的 west 分区 Ⅲ 区,此处的压力由高到低为肺动脉压（P_a）、肺静脉压（P_v）、肺泡压（P_A）,因此左心房压估测的准确度相对较高(图 3-1-6)。

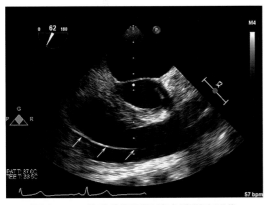

图 3-1-5　肺动脉漂浮导管食管超声影像
白色箭头示经右心室向肺动脉走行的肺动脉导管。

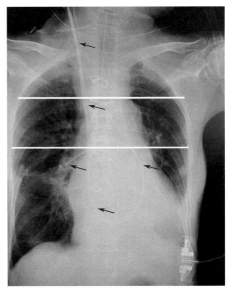

图 3-1-6　漂浮导管置入至正确位置的胸片表现
黑色箭头示肺动脉导管。

（七）相关知识

1. 肺动脉漂浮导管全长 110cm,外径 2.3mm(约 7F),自尖端开始每 10cm 处有一细线标记,50cm 处为粗线标记。导管有两个内腔,一个位于导管尖端,另一个距离导管尖端 30cm,

正常情况下位于右心房内。导管尖端附近有一温敏探头,可以感知血液温度及其变化,是测量心排血量的必备元件。导管远端有 4 个接口,分别连接温敏探头、肺动脉腔、右心房腔和球囊(图 3-1-2)。目前,在这种常规漂浮导管基础上开发了一些含有更多功能的漂浮导管,包括带有起搏功能、能连续测量心排血量及连续测量混合静脉血氧饱和度的导管。

2. 肺动脉漂浮导管能够测量多种参数,同时可以通过公式计算出更多的衍生参数。压力参数包括中心静脉压(central venous pressure,CVP)、肺动脉压(PAP)、肺毛细血管楔压(PCWP);循环功能参数包括心排血量(CO)、心脏指数(cardiac index,CI)、每搏量(stroke volume,SV)、每搏量指数(stroke volume index,SVI)、体循环血管阻力(systemic vascular resistance,SVR)(指数)、肺血管阻力(pulmonary vascular resistance,PVR)(指数);氧代谢参数包括混合静脉血氧饱和度(SvO_2)、氧输送、氧摄取、氧摄取率等。

3. 肺动脉漂浮导管的重要功能之一是测量心排血量,所采用的方法是热稀释法,为目前测量心排血量的金标准。根据肺动脉漂浮导管生产厂家的说明书要求,将一定容积的室温或冰盐水快速注入右心房,与右心房的血液混合后导致血液温度下降,流经肺动脉漂浮导管后,导管尖端的温敏探头探测到温度的改变,并记录其随时间变化的曲线,最后根据 Steward-Hamilton 公式计算获得心排血量。该心排血量与曲线下面积成反比。

4. 肺动脉漂浮导管相关参数正常值及解释

(1)CVP:肺动脉导管的一个通道位于上腔静脉或右心房时,可以直接测定 CVP 和右心房压力(right atrium pressure,RAP),正常值范围 6~10mmHg。RAP<4mmHg 通常表示心腔充盈欠佳或血容量不足,RAP >12mmHg 通常表示右心功能不全或输液超负荷。

(2)PAP:目前仅能通过肺动脉导管直接测定肺动脉压,其正常值为 15~28/8~15mmHg,平均肺动脉压(mean pulmonary artery pressure,MPAP)10~25mmHg。如果静态下 MPAP >25mmHg,动态下 MPAP >30mmHg,即可诊断肺动脉高压。PAP 受胸腔内压力的影响,测定压力时应在呼气相开始时进行。

(3)PCWP:由于左心房和肺静脉之间不存在瓣膜,左心房压可逆向经肺静脉传至肺毛细血管,如无肺血管病变,PCWP 可反映左心房压。如无二尖瓣病变,PCWP 可间接反映左心室舒张末期压力(left ventricular end diastolic pressure,LVEP),用于判定左心室的前负荷,其正常值范围 6~12mmHg。

(4)SVR:为了维持全身组织器官的血液灌注,必须维持一定的组织灌注压,血管内容量、心肌收缩力和外周血管阻力是决定灌注压的主要因素。SVR 的正常值为 800~1 200dyn/($s \cdot cm^5$)。SVR<800dyn/($s \cdot cm^5$)提示全身血管阻力低,可能使血压降低,如药物影响、败血症等;SVR>1 200dyn/($s \cdot cm^5$)提示全身血管阻力高,可能会影响心脏射血功能和组织器官的血液灌注。

(5)PVR:PVR 正常值为 120~240dyn/($s \cdot cm^5$)。PVR>250dyn/($s \cdot cm^5$)提示肺血管阻力增高,如原发性或继发性肺动脉高压(慢性肺部疾病、肺水肿、左心衰竭、急性呼吸窘迫综合征)。

(6)SV 和 SVI:SV 是指心脏每次收缩的射血量,正常值为 60~90ml;SVI 正常值为 25~45ml/($b \cdot m^2$),主要反映心脏的射血功能,取决于心室前负荷、心肌收缩力及全身血管阻力,是血流动力学重要的参数。

(7)CO 和 CI:CO 是指左心室或右心室每分钟射入主动脉或肺动脉的血量。正常成人的 CO 为 5~6L/min,CI 的正常值为 2.5~4.0L/($min \cdot m^2$)。CO 反映心肌的射血功能,测定 CO

对判断心功能、计算血流动力学其他参数如 CI、外周血管总阻力等,对指导临床治疗具有十分重要的意义。

三、肺动脉漂浮导管置入操作规范评分表

肺动脉漂浮导管置入操作规范评分表见表 3-1-1。评分标准如下。

5 分:操作过程流畅,无卡顿,检查熟练,导管置入及退出方法正确,能及时发现并正确处理并发症,参数测量正确,人文关怀到位,有术前交流、术中安慰及术后注意事项的交代。

4 分:介于 5 分与 3 分之间。

3 分:操作过程能整体完成,错误次数少于 3 次,导管置入方法基本正确,可发现严重并发症,并能提出大致的治疗方案,能基本正确测量相关参数,有部分术前交流、术中安慰及术后注意事项的交代。

2 分:介于 3 分与 1 分之间。

1 分:操作过程错误次数大于 5 次,操作粗暴,严重并发症发生时未能正确发现及处理,不能正确测量相关参数,无人文关怀。

表 3-1-1 肺动脉漂浮导管置入操作规范评分表

项目	内容	分值	得分
操作前准备	核对患者信息,包括姓名、性别、年龄、主诉	2	
	询问禁食、禁饮情况	1	
	询问患者既往有无心律失常、法洛四联症、深静脉血栓及肺栓塞等病史	2	
	询问有无服用抗血小板药物,抗凝药物如阿司匹林、氯吡格雷等情况及有无出凝血异常疾病病史,询问有无麻醉药物过敏史	4	
	查看患者血常规、凝血功能、心电图、心脏超声及既往检查结果	2	
	明确患者有无漂浮导管置入禁忌证	2	
	确定患者已签署肺动脉漂浮导管置入知情同意书	2	
	物品(器械)准备:一次性深静脉穿刺包、漂浮导管鞘管、漂浮导管、压力换能器、肝素盐水、利多卡因。监护设备、氧气、球囊面罩系统、气管插管包、除颤仪及急救药品准备妥当	5	
置入鞘管	顺利穿刺至右侧颈内静脉	2	
	18G 穿刺针穿刺至颈内静脉并顺利置入导丝	5	
	刀片切开导丝入口处皮肤及皮下组织	2	
	将鞘管及扩张管置入颈内静脉3cm	5	
	将鞘管完全置入颈内静脉,并拔除导丝及扩张管	2	
	将鞘管固定在皮肤上	2	

续表

项目	内容	分值	得分
置入漂浮导管	检查漂浮导管套囊,并以肝素盐水预充排气	2	
	将导管 PA 端与换能器相连,定标后调零	2	
	漂浮导管尖段弯曲朝向 10~11 点方向置入	3	
	漂浮导管置入 15~20cm 后球囊充气 1.5ml	3	
	依据压力波形依次置入右心房、右心室、肺动脉	5	
	波形转为肺毛细血管楔压波形后,松开气囊,波形转为肺动脉压力波形	5	
	松开气囊后,将漂浮导管无菌保护套与鞘管连接	3	
	记录漂浮导管置入深度	2	
	无菌敷料覆盖好穿刺点	2	
	操作规范熟练,一次成功记为 10 分,2~3 次成功记为 5 分,未成功记为 0 分	10	
能正确测量和记录肺动脉漂浮导管参数			
参数获取	右心房压	2	
	肺动脉压	2	
	肺毛细血管楔压	2	
	心排血量	5	
	心脏指数	4	
	每搏量	2	
	体循环阻力	2	
	肺循环阻力	2	
操作后事项	密切监护患者生命体征	2	
	行床旁胸片检查,确定肺动脉漂浮导管位置	2	
总分		100	

四、常见操作错误及分析

1. 肺动脉漂浮导管进入下腔静脉。这往往是由于未将导管弯曲度朝向患者左侧所致。漂浮导管的自然弯折是依据右心解剖结构设计的,置入时导管尖端朝向 10~11 点方向,可以使导管更易进入右心室和肺动脉。

2. 肺动脉漂浮导管进入左心系统。常见于存在先天性心内分流的患者,当缺损较大或存在右向左分流时,导管沿血流方向进入左心系统。

3. 导管留置期间未将套囊放气。未严格按照操作流程进行,或测量肺毛细血管楔压后忘记将套囊放气,往往会造成肺梗死、肺动脉破裂等严重并发症。

4. 回退导管时未将套囊放气。未严格按照操作流程进行,拔除导管或回退导管调整位置时,忘记将套囊放气,可能会导致导管拔除困难,或损伤肺动脉瓣及三尖瓣。

五、相关知识测试题

1. 下列选项中,属于置入肺动脉漂浮导管禁忌证的是
   A. 窦性心动过速
   B. 完全性左束支传导阻滞
   C. 房间隔缺损
   D. 主动脉瓣狭窄
   E. 二尖瓣狭窄

2. 下列选项中,描述正确的是
   A. 置入漂浮导管鞘管时,应将鞘管和扩张管一同完全置入颈内静脉,然后再拔除扩展管
   B. 当漂浮导管位于肺的 I 区时,所测的肺毛细血管楔压最准确
   C. 漂浮导管嵌顿到位的标志是肺动脉压力波形转变为左心房压波形,松开套囊后再次转变为肺动脉压力波形
   D. 导管位于右心房时的深度是 30~35cm
   E. 漂浮导管通过右心室时需要尽可能缓慢通过

3. 在置入漂浮导管的过程中,导管置入了 60cm,波形显示仍为右心室压。此时应该
   A. 继续置入导管直到出现肺动脉压波形
   B. 将套囊抽气后再继续置入直到出现肺动脉压波形
   C. 将套囊抽气后回退至右心房再尝试置入
   D. 行床旁胸片检查确认导管位置
   E. 将套囊进一步充气以增强漂浮引导效果

4. 在漂浮导管置入到右心室时,心电监护突然出现频发室性心律失常,患者诉有明显的心悸不适。此时应该
   A. 不做处理,继续置入导管
   B. 立即进行电复律治疗
   C. 将导管气囊排气后退出,待心律失常消失后再尝试置入
   D. 导管留在右心室内等待心律失常消失
   E. 立即使用抗心律失常药物

5. 下列选项中,**不属于**肺动脉漂浮导管能够获取的参数是
   A. 肺动脉压
   B. 心排血量
   C. 体循环阻力(指数)
   D. 血管外肺水指数
   E. 中心静脉压

答案:1. B 2. C 3. C 4. C 5. D

(宋宗斌)

推荐阅读资料

[1] 中华医学会麻醉学分会. 围术期肺动脉导管临床专家共识. 临床麻醉学杂志 2009, 25 (3): 196-199.

[2] CHATTERJEE K. The Swan-Ganz catheters: past, present, and future. A viewpoint. Circulation, 2009, 119 (1): 147-152.

[3] RAJARAM S S, DESAI N K, KALRA A, et al. Pulmonary artery catheters for adult patients in intensive care. Cochrane Database Syst Rev, 2013, 2013 (2): D3408.

［4］IKUTA K, WANG Y, ROBINSON A, et al. National trends in use and outcomes of pulmonary artery catheters among medicare beneficiaries, 1999-2013. JAMA Cardiol, 2017, 2 (8): 908-913.

第二节　脉搏指示剂连续心排血量测定

一、概述

脉搏指示剂连续心排血量(pulse indicator continous cadiac output,PICCO)测定是经肺温度稀释心排血量测定和脉搏轮廓连续心排血量联合应用技术,PICCO 技术在热稀释测量的同时,分析动脉脉搏轮廓并计算出主动脉顺应性。根据校正动脉脉搏轮廓公式,计算个体化的每搏量(SV)、连续心排血量(continuous cardiac output,CCO)和每搏量变异(stroke volume variation,SVV),以达到多数据联合应用监测血流动力学变化的目的。

二、脉搏指示剂连续心排血量测定操作规范流程

(一) 适应证

1. 指导容量管理。
2. 休克的鉴别诊断与指导治疗。

(二) 禁忌证

1. 肝素过敏。
2. 局部穿刺位置感染。

(三) 操作前准备

1. 签署知情同意书。
2. 术前镇静、镇痛。
3. 置管用品及 PICCO 测定准备。
4. 测压装置准备。
5. 穿刺部位血管评估。

(四) 操作步骤

1. 无菌操作(洗手,戴口罩、帽子、手套)。
2. 术区消毒铺巾。
3. 再次确认手术部位。
4. 局部麻醉和穿刺。
5. 置入导丝,扩张皮肤和皮下。
6. 沿导丝置入 PICCO 导管。
7. 连接测压及测温器,明确管路位置。
8. 监测血流动力学。
9. 完善医嘱及病历。

(五) 操作注意事项

早期并发症与插管置入直接相关,包括导引钢丝打折、血管撕裂、导丝不能到达正确位置、血管内膜剥脱、血管穿孔等。应在穿刺前详细评估血管,并在超声引导下进行穿刺置管。

由于胸腔内血容量（intrathoracic blood volume，ITBV）等参数测定依赖单一温度稀释技术获得，其准确性易受外源性液体、注射不当、心内分流、温度额外丢失、体温变化过大、非规范的注射部位、主动脉瓣关闭不全、心脏压塞等因素不同程度的影响。

在对左心室功能减退伴有中度容量不足的患者补充液体时，发现 ITBV 和全心舒张末期容积（global end-dilution volume，GEDV）不如肺动脉阻塞压（pulmonary artery obstruction pressure，PAOP）、中心静脉压（central venous pressure，CVP）敏感，其机制可能与左心室功能减退患者心腔多有扩大和顺应性降低、腔径变化不如压力变化明显有关，因此仍应注重对充盈压监测。

（六）相关知识

1. 心排血量 / 心脏指数（CO/CI） 注射一次冰水就可以显示两者的精确数值；以后仅需每 6~8 小时校正一次就可以连续显示。有资料介绍其变异度只有 3.58%。

2. 胸腔内血容量（ITBV） 由指示剂稀释 CO 测定中左 / 右心腔舒张末期容量和肺血容量组成，即注入点到探测点之间心、肺血管腔内的血容量。大量研究证明，ITBV 是一项比 PAOP、RVEDP 和 CVP 更好的心脏前负荷指标。

计算单一冷指示剂胸腔内血容量（ITBVST）的函数公式：$ITBVST=a \times (ITTV–PTV)+b$，其中 a 和 b 是从温度 - 染料双指示剂（TD）测定单一冷指示剂血管外肺水（EVLWTD）和 $ITTV–PTV$ 的线性回归分析中推导出来的系数。2000 年，Sakka 提出的修正系数：$ITBVST=1.06 \times ITBVTD–124.3（ml）$。

3. 心脏舒张末总容积量（global end diastolic volume，GEDV） 该参数可较准确地反映心脏前负荷，可以不受呼吸和心脏功能的影响。

4. 血管外肺水（extravascular lung water，EVLW） 是指分布于肺血管外的液体，该液体由血管滤出进入组织间隙的量由肺毛细血管内静水压、肺间质静水压、肺毛细血管内胶体渗透压和肺间质胶体渗透压所决定，是目前监测肺水肿较好的量化指标。

任何原因引起的肺毛细血管滤出过多或液体排出受阻都会使 EVLW 增加，导致肺水肿，超过正常 2 倍的 EVLW 就会影响气体弥散和肺功能，出现肺水肿的症状与体征。

计算 EVLWST 的函数公式：$EVLWST=ITTV–ITBVST$。2000 年 Sakka 等提出的修正系数：$EVLWST=0.83 \times EVLWTD+133.9（ml）$ 或（1.6ml/kg）（$EVLWI > 7ml/kg$ 作为肺水肿阈值的敏感度为 86%）。

临床可用的肺血管通透性指标是肺水同胸腔内血容量之比（EVLW/ITBV），正常比值是 0.25，肺血管严重损伤比值可高达 1.5。

5. 每搏量变异（SVV） SVV 是由正压通气引起左心室搏出量发生的周期性改变，可用来判断容量反应性。

SVV 的测定除要求呼吸机控制通气外，还易受潮气量及心肌收缩力的影响，对呼吸机控制通气的患者，SVV 比 CVP、GEDI 等静态指标更能反映容量反应性。因为心排血量与前负荷之间不是线性关系，因此准确判断扩容后心排血量能否增加至关重要。通过监测 SVV 而不是通过容量负荷试验，就可评估容量负荷，对心功能或肾功能不全的患者尤为重要。

SVV 是指在机械通气期间，最大 SV（SV_{max}）与最小 SV（SV_{min}）的差值与 SV 平均值（SV_{mean}）相比获得，计算公式：$SVV=(SV_{max}–SV_{min})/SV_{mean} \times 100\%$，其中 $SV_{mean}=(SV_{max}+SV_{min})/2$。SVV 来自心脏和肺的相互作用，正压通气过程中随胸腔内压力升高或降低的周期性变化，

左心室 SV 也发生相应的周期性改变。机械通气期间,吸气相时胸膜腔压力增加,从而使静脉回流减少,右心房和右心室前负荷降低,继而右心室 SV 减少。通过肺循环传递这一效应,左心室的 SV 在吸气相达到峰值,而在呼气相降至最低。当血容量不足(左心室前负荷低)时,左心室处于 Frank-starling 曲线的上升段,由机械通气导致的 SV 变化比血容量正常时更为显著。根据此原理,还可以监测收缩压力变异(systolic pressure variation,SPV)和脉搏压力变异(pulse pressure variation,PPV)等指标,后两者也具有与 SVV 相似的临床意义。

SVV 的局限性:①SVV 不能用于有自主呼吸及心律失常的患者;②受机械通气的影响,因此设定不同的潮气量会影响 SVV 的阈值,当潮气量<8ml/kg 时,不能作为预测液体治疗效果的指标;③若是患者有肺源性心脏病,尚不能解释 SVV 的意义;④不同的监测系统进行动脉波形计算方法不同,得出的 SVV 不同。因此,不能仅仅依靠 SVV 预测液体治疗的效果,还要根据患者的病情及其他血流动力学参数作出综合判断。目前,尚无大规模的临床研究报道以 SVV 为指导进行液体治疗与患者预后的关系,有待针对 SVV 进行更加深入的研究,以更加有效地指导临床。

6. 全心射血分数 / 心功能指数　全心射血分数(GEF)主要依靠左、右心室的收缩力来决定并用于判断左、右心室的功能失常。GEF 来源于在全心舒张末期容量(GEDV)四个每搏输出量的比率。心功能指数(CFI)代表心排血量与 GEDV 的比率。

7. dPmx　dPmx 是 $\Delta P/\Delta tmax$ 的缩写。该参数表明在收缩期左心室压力上升的速度,是左心室收缩力的近似值。除 CFI,dPmx 也可以用于指导正性肌力和血管活性药物的临床应用。

三、脉搏指示剂连续心排血量测定操作规范核查表

PICCO 测定操作规范核查表见表 3-2-1。如表中每一条项目完全正确,在"是"的一列打"√";如完全不正确或部分不正确,在"否"的一列打"√"。根据"是"的数目评分,一个"是"记为 1 分,满分 20 分。

表 3-2-1　脉搏指示剂连续心排血量(PICCO)测定操作规范核查表

项目		内容	是	否
患者准备	沟通	与患者及医护沟通		
	文件	患者签署知情同意书		
	评估	评估患者血管情况、适应证、禁忌证		
	体位	取平卧位,暴露手术穿刺部位		
	皮肤	提前备皮、消毒		
PICCO 管路建立	镇静镇痛	给予患者适度镇静镇痛		
	穿刺	进针角度正确并负压操作		
		超声下血管穿刺成功		
		植入导丝		
	扩张	使用扩皮器扩张		
	置管	置入 PICCO 管道		
	固定	将管路妥善固定于皮肤上并覆盖敷料		

续表

项目	内容		是	否
血流动力学评估	连接仪器	置管成功后,连接监测仪		
	热稀释法	按照要求向 CVC 内注入冷水		
	记录参数	记录患者血流动力学参数并干预		
撤离 PICCO	明确患者信息			
	确定循环稳定,无 PICCO 监测必要			
	断开连接,撤除 PICCO 导管			
	敷料包扎			
	开具医嘱,完善病历			

四、常见操作错误及分析

1. 血管建立失败　主要因未充分评估血管及未熟练掌握超声引导下穿刺技术。应加强超声技术学习,熟练操作技术。

2. 创面出血　主要因多次穿刺失败。同"血管建立失败"处置流程。

五、相关知识测试题

1. 在热稀释法测量心排血量时,常规注射冰盐水量为
   A. 2ml B. 5ml C. 10ml
   D. 12ml E. 15ml

2. 采用非热稀释法测量可以得出的指标是
   A. PPV B. ITBV C. GEDI
   D. GEDV E. EVLW

3. SVV 的局限**不包括**
   A. SVV 不能用于自主呼吸和心律失常的患者
   B. 受到机械通气的影响,因此设定不同的潮气量会影响 SVV 的阈值,当潮气量<8ml/kg 时,不能作为预测液体治疗效果的指标
   C. 若患者有肺源性心脏病,尚能解释 SVV 的意义
   D. 不同的监测系统,进行动脉波形计算方法不同,得出的 SVV 不同
   E. 不受呼吸影响

4. GEDV 代表的是测量参数是
   A. 全心舒张末期容积 B. 全心射血分数
   C. 每搏变异率 D. 脉压变异率
   E. 右心收缩率

5. 采用经脉搏轮廓法测量可以得出的指标是
   A. SVV B. ITBV C. CO

D. GEDV　　　　　　　　　　E. EVLW

答案：1. E　2. A　3. E　4. A　5. A

（赵春光）

推荐阅读资料

［1］于凯江，杜斌. 重症医学. 北京：人民卫生出版社，2015.

［2］MARINO P L. Marino's the ICU book. 4th ed. Philadelphia: Lippincott Williams & Wilkins Press, 2013.

第三节　超声引导下中心静脉置管术

一、概述

超声引导下中心静脉置管是在超声可视化引导下完成中心静脉穿刺置管。中心静脉置管是急危重症患者维持血流动力学稳定和高级血流动力学监测的常用方法之一，不仅能连续动态地进行高级有创血流动力学监护，也能用于急危重症患者输注微量的血管活性药物及一些刺激性药物，从而获得血流动力学监测的相关指标并维持患者的血流动力学稳定。传统的盲法中心静脉置管依赖解剖标志进行定位，但该方法无法有效应对解剖变异、深静脉血栓等复杂临床情况，容易造成各种并发症。采用超声引导下中心静脉置管可以大大提高操作的安全性、缩短操作时间、减轻患者痛苦。该方法可帮助临床医生规范使用床旁超声技术进行中心静脉穿刺置管，提高穿刺成功率，减少并发症的发生。因超声引导下中心静脉置管具有较好的安全性，成功率较高，且随着床旁超声的普及，使该技术在临床的应用越来越广泛。

二、超声引导下中心静脉置管术操作规范流程

(一) 适应证

1. 血流动力学不稳定，需要行高级血流动力学监测，如监测中心静脉压（central venous pressure，CVP）、中心静脉血氧饱和度（systemic central venous oxygen saturation，$ScvO_2$）、二氧化碳分压差（CO_2 gap）。

2. 血流动力学不稳定，需要使用调节血管活性药物（升压药物）或血管刺激性药物。

3. 传统盲法中心静脉穿刺可能有困难的患者，如肥胖、水肿、创伤、瘢痕、血管变异等。

(二) 禁忌证

1. 绝对禁忌证

(1) 穿刺部位皮肤或软组织创伤、瘢痕、感染、敷料覆盖。

(2) 严重的外周血管疾病（如静脉血栓等）。

2. 相对禁忌证　严重的凝血功能异常。

(三) 操作前准备

1. 患者准备

(1) 为避免职业暴露，制订合理的消毒措施。根据消毒措施，检查前完善乙型肝炎表面

抗原(hepatitis B surface antigen,HbsAg)、抗丙型肝炎病毒(hepatitis C,HCV)、抗人类免疫缺陷病毒(human immunodeficiency virus,HIV)等相关检查。

(2)患者或家属知情同意,并签署知情同意书。

(3)对于清醒患者,检查前应向患者做好解释工作,消除患者的恐惧感并取得配合穿刺体位。

(4)对于害怕疼痛的患者,穿刺前使用1%利多卡因进行局部麻醉。

2. 物品(器械)准备

(1)超声机运转正常,必须配备评估血管的超声线阵探头,对于特别肥胖的患者,股静脉置管需要配备凸阵探头,同时备好超声探头无菌保护套、超声探头消毒液、耦合剂。

(2)备好中心静脉穿刺包,包括穿刺针、导丝、扩皮器、缝针、缝线、刀片和稀释的肝素盐水。

(3)备好局部麻醉药(1%利多卡因)及注射器。

(4)常规无菌操作物品,包括无菌手套、口罩、帽子、纱布、无菌手术衣、无菌巾、消毒皮肤的物品(棉签和络合碘)。

(5)准备用于固定导管的无菌贴膜。

(6)需要监测CVP时准备压力袋、压力传感器及相匹配的监护仪。

3. 操作者准备

(1)核对患者信息,包括姓名、性别、年龄、主诉。

(2)询问患者既往有无高血压和心、肺、脑疾病等病史,有无服用抗血小板药物、抗凝药物(如阿司匹林、氯吡格雷)等情况及有无出凝血异常疾病病史。

(3)查看患者血常规、凝血功能、心电图及既往检查结果。

(4)明确患者有无超声引导下中心静脉置管的禁忌证。

(5)接触患者前应洗手、戴口罩和帽子,调整患者的穿刺体位,戴无菌手套、穿无菌衣。

(四)操作步骤

1. 确认穿刺部位解剖、定位静脉　根据临床监测的需求及患者自身情况选择穿刺的血管,如颈内静脉、锁骨下静脉或股静脉。然后确认动静脉及附近解剖结构,明确是否有解剖变异,分别进行短轴、长轴扫查,无菌贴膜覆盖穿刺部位。

2. 确认静脉通畅　按压探头排除血栓,通过彩色多普勒及多普勒血流测定确定静脉通畅并定量评估血流速度。

3. 实时超声引导穿刺静脉　于无菌条件下,使用平面内或平面外穿刺技术,进针过程中实时确定针尖位置,观察刺入静脉。

4. 确认穿刺针在静脉内　在进入导丝之前确定针尖在静脉中间位置。

5. 确认导丝在静脉内　通过长轴、短轴扫查确定导丝在位。

6. 确认导管在静脉内　通过长轴、短轴扫查确定静脉内的中心静脉导管在位。

(五)并发症及处理

1. 穿刺损伤　可导致气胸、血胸、穿刺部位血肿、穿刺失败。需要进行超声实时引导穿刺置管而不是超声定位置管减少穿刺损伤。如误伤动脉则需要更长时间的压迫止血。如穿刺部位出现血肿应再次在近心端重新确定穿刺点或换至其他穿刺部位。

2. 血栓形成　由于中心静脉置管时间较长导致置管部位血栓形成或肺栓塞等。每次使用导管后需要及时用肝素盐水封管,尽量缩短置管时间,如需长期留置导管可以更换置管部位。

3. 感染 导管相关性血流感染是血管导管放置的常见并发症。严格按照血管导管相关性血流感染规范,进行预防和处置,条件允许时尽早拔除导管。

（六）操作注意事项

1. 在学习超声引导下中心静脉置管的操作前,需学习中心静脉置管、血流动力学监测和超声机使用的相关理论知识,包括超声机的原理、操作方法和图像的识别,熟悉血管的解剖结构及变异,掌握血管穿刺的方法和血流动力学监测的适应证、禁忌证及适用疾病等。

2. 由于该操作属于有创操作,操作过程中需严格遵循无菌操作原则。

3. 在穿刺过程中,动作应轻柔,尽量避免反复穿刺导致的并发症。

（七）相关知识

目前临床上常用的超声机探头主要有以下几种类型,其对应的频率和检查部位均不同。探头频率越高,分辨率越高,穿透力越低,反之亦然。

1. 凸阵探头 频率 3.5MHz 左右,主要用于腹腔脏器和肺部检查。

2. 线阵探头 频率 3.5MHz 左右,主要用于血管和浅表小器官检查。

3. 相控阵探头 频率 3.0MHz 左右,主要用于心脏检查。

4. 腔内探头 频率 6.5MHz 左右,主要用于宫腔内检查。

5. 高频线阵探头 频率 7.5MHz 左右,主要用于血管检查。

6. 三维探头 频率 3.5MH 左右,主要用于心脏和胎儿检查。

三、超声引导下中心静脉置管术操作规范评分表

超声引导下中心静脉置管术操作规范评分表见表 3-3-1。

表 3-3-1 超声引导下中心静脉置管术操作规范评分表

项目	内容	分值	得分
操作前准备	核对患者姓名、性别、年龄、诊断	2	
	询问患者既往有无高血压、冠心病、脑血管疾病、神经系统疾病病史,有无服用抗血小板、抗凝药物及有无出凝血异常疾病病史	2	
	询问患者有无麻醉药物过敏史	1	
	查看患者血常规、凝血功能、心电图及既往检查结果	2	
	明确患者有无中心静脉置管禁忌证	2	
	确定患者已签署知情同意书	2	
	连接心电监护,进行脉搏血氧饱和度、无创血压监测,开放静脉通路	2	
	穿刺相关物品、麻醉药品准备,急救物品准备,监护仪器、超声机、超声探头无菌保护套准备齐全	2	

续表

项目	内容	分值	得分
操作过程	正确摆放患者体位	3	
	超声引导下定位穿刺点,判断血管有无解剖变异等	5	
	使用稀释的肝素盐水湿润穿刺针和导管	2	
	消毒顺序由穿刺点中心向外 5cm,消毒 3 次	3	
	戴无菌手套	3	
	穿无菌衣	2	
	铺无菌单	2	
	严格按照无菌操作原则抽取药液	2	
	抽取药液前后核对药名和有效期	2	
	正确配制药物浓度,做好药物标识	2	
	局部麻醉	2	
	使用超声探头无菌保护套	3	
	超声引导下确认穿刺静脉	5	
	穿刺针进针角度正确	5	
	超声实时引导静脉穿刺	4	
	确认穿刺针在静脉内	4	
	确认导丝在静脉内	4	
	确认导管在静脉内	4	
	穿刺过程中严密观察患者生命体征	2	
	穿刺顺利	6	
	穿刺熟练	4	
	使用稀释的肝素盐水封管	3	
	妥善固定好穿刺导管	3	
操作后事项	穿刺后标注置管时间	3	
	严密观察生命体征,判断有无局部麻醉药中毒表现	2	
	向患者或护士(镇静/昏迷患者)告知术后注意事项	3	
	正确分类医疗垃圾	2	
总分		100	

四、常见操作错误及分析

1. 不能区分超声显示的动静脉 由于没有熟练掌握超声的基本原理,或对血管解剖知识不熟悉。

2. 穿刺针针尖位置判断 平面外置管时由于只能看到穿刺针的一个横断面,不能看到穿刺针的全长,且针尖与针体在超声上的显影一致,所以平面外置管时,不容易判断针尖的位置。

五、目前常用训练方法简介

超声引导下中心静脉置管术一般采用模型训练。穿刺插管模型采用高分子材料制成,肤质仿真度高;解剖结构精确,有明显的体表标志,包括胸骨上切迹、胸锁乳突肌、锁骨、右侧肋骨;具有逼真的血管结构,主要包括颈内静脉及锁骨下静脉等;可进行中心静脉插管、锁骨下静脉穿刺、颈内静脉穿刺,进针有明显的落空感;可进行心脏漂浮导管的插管练习;可反复进行练习;皮肤和静脉血管可更换。

六、相关知识测试题

1. 中心静脉置管**不可以**进行的高级血流动力学监测是

A. 中心静脉压　　　　　　　　　　B. 中心静脉血氧饱和度

C. 中心静脉二氧化碳　　　　　　　D. 右心房压

E. 肺动脉

2. 患者,女,56岁,体重100kg。因"外伤后休克"入院,为维持血压需要输注大剂量血管活性药物,并且需要行血流动力学监测。最合适的置管方式是

A. 超声引导下颈内静脉置管　　　　B. 超声引导下股静脉置管

C. 盲法颈内静脉置管　　　　　　　D. 盲法锁骨下静脉置管

E. 盲法股静脉置管

3. 与盲法穿刺相比,超声引导下中心静脉置管的优点**不包括**

A. 反复穿刺　　　　　B. 并发症少　　　　　C. 可视化

D. 安全性高　　　　　E. 成功率高

4. 超声引导下中心静脉置管的绝对禁忌证**不包括**

A. 穿刺部位感染　　　B. 穿刺部位血栓　　　C. 家属拒绝

D. 凝血功能障碍　　　E. 穿刺部位创伤

5. 超声引导下中心静脉置管的并发症**不包括**

A. 误穿动脉　　　　　B. 穿刺失败　　　　　C. 反复穿刺

D. 血栓形成　　　　　E. 穿刺部位感染

答案:1. E　2. A　3. A　4. E　5. C

（艾美林）

推荐阅读资料

[1] 洪娟,冯夏冰,郑洁芸.超声引导下经外周静脉置入中心静脉导管的研究.吉林医学,2015,36 (18): 4205-4206.

[2] 李铁刚,王娜娜,赵敏.急诊床旁超声引导下中心静脉置管可行性研究.中华危重病急救医学,2015, 27 (9): 724-728.

[3] 庞晓磊.超声引导下中心静脉穿刺置管的应用效果观察.河南医学研究,2018,27 (12): 2255-2256.

[4] 周跃,郭曲,孙卫健,等.超声引导下中心静脉置管术的临床应用.临床超声医学杂志,2012,14 (4): 286-287.

第四节　超声引导下动脉置管术

一、概述

超声引导下动脉置管术是在超声可视化引导下完成动脉穿刺置管。动脉置管是急危重症患者血流动力学监测的常用方法之一,不仅能进行有创血压的持续动态监护,也能用于调节急危重症患者血管活性药物剂量,维持其血流动力学稳定,也更容易获取用于血气分析和实验室检查的血液样本。传统的盲法动脉穿刺有时可能需多次尝试,易使患者不适,导致出血及动脉痉挛等。此外,对于肥胖、低血压及血管异常(如血管较迂曲)的患者,盲法置管存在很大的盲目性,而超声引导下可视置管效果可能更好。目前,麻醉科、急诊科和重症监护室等均有床旁便携式超声机器,而且超声引导下动脉置管具有较好的安全性且成功率较高,在临床的应用越来越多。

二、超声引导下动脉置管术操作规范流程

(一) 适应证

1. 血流动力学不稳定,需要行有创血压监测或高级血流动力学监测。
2. 血流动力学不稳定,需要使用调节血管活性药物(升压药物或降压药物)。
3. 传统盲法动脉穿刺可能有困难,如肥胖、低血压及血管变异。
4. 害怕疼痛又需要反复监测血气。

(二) 禁忌证

1. 绝对禁忌证

(1)穿刺部位皮肤或软组织创伤、瘢痕、感染、敷料覆盖。

(2)严重的外周血管疾病(如动脉血栓等)。

(3)穿刺动脉侧支循环受损。

2. 相对禁忌证

(1)严重的先天性凝血功能异常。

(2)溶栓治疗后或持续使用抗凝药物。

(3)血管解剖异常。

(三) 操作前准备

1. 患者准备

(1)为避免职业暴露,制订合理的消毒措施,根据消毒措施,检查前完善 HbsAg、抗HCV、抗 HIV 等相关检查。

(2)患者或家属的知情同意。

(3)对于清醒患者,检查前应向患者做好解释工作,消除患者的恐惧感并取得配合穿刺体位。

(4)对于害怕疼痛的患者,穿刺前使用 1% 利多卡因进行局部麻醉。

2. 物品(器械)准备

(1)超声机运转正常,必须配备评估血管的超声线阵探头,对于特别肥胖的患者,股动脉置管需要配备凸阵探头,同时备好超声探头无菌保护套、超声探头消毒液、耦合剂。

(2) 备好动脉穿刺针。

(3) 备好局部麻醉药(1%利多卡因)及注射器。

(4) 常规无菌操作物品,包括无菌手套、口罩、帽子、无菌手术衣、无菌巾、消毒皮肤的物品(棉签和络合碘)。

(5) 准备用于包扎、固定导管的材料和无菌纱布。

(6) 准备压力袋、压力传感器及相匹配的监护仪。

3. 操作者准备

(1) 核对患者信息,包括姓名、性别、年龄、主诉。

(2) 询问患者既往有无高血压和心、肺、脑疾病等病史,有无服用抗血小板药物、抗凝药物(如阿司匹林、氯吡格雷)等情况及有无出凝血异常疾病病史。

(3) 查看患者血常规、凝血功能、心电图及既往检查结果。

(4) 明确患者有无超声引导下动脉置管的禁忌证。

(5) 接触患者前应洗手、戴口罩和帽子,调整患者的穿刺体位,戴无菌手套、穿无菌衣。

(四) 操作步骤

1. 穿刺血管的选择 根据临床血流动力学监测的需求及患者自身情况选择穿刺血管。如需行高级血流动力学监测,首选股动脉;如需行动脉血压监测,首选桡动脉,也可以选择足背动脉和肱动脉。

2. 无菌操作准备 操作前洗手、戴口罩和帽子,调整患者的穿刺体位,消毒超声机和超声线阵探头(频率5~13MHz),超声探头涂抹耦合剂,使用无菌超声保护套包裹探头,并将包裹探头保护套中的空气挤出,以免影响超声成像。严格消毒穿刺血管部位。

3. 穿刺部位的选择 将超声探头的标志点方向指向被检查者的右侧,确保探头标志点和超声屏幕上的标志点方向一致,对所选择的穿刺动脉血管进行横断面扫查,注意区别动脉及伴行的静脉。必要时,应用血管加压法或频谱多普勒方法鉴别动脉及静脉。确定动脉后,进一步优化超声图像,使血管与周围组织对比更明显。调整深度,使动脉成像位于屏幕中央。尽量扫查血管,注意观察动脉是否存在迂曲及钙化。穿刺部位优先选择血管直径最大及钙化程度最低的部位。留置导管后可能会出现导管扭曲、打折,因此尽量先选择近心端的位置进行穿刺。

4. 穿刺方法的选择

(1) 平面外穿刺:确定穿刺点后,横断面扫查血管,移动探头位置使动脉成像位于屏幕中央。对穿刺部位皮肤进行局部麻醉后,以45°~60°插入穿刺针。轻微挑动穿刺针,并调整探头保证针尖在屏幕上清晰显影。在针尖向动脉推进的过程中,注意倾斜探头,保证针尖一直可见。每隔一定时间确定针尖位置,保证其一直处于动脉血管上方。穿刺针插入血管腔后,注意针尖在血管内的显影,或查看有无血液回流,确定针尖位置正确。压低穿刺针至水平,再次确定针尖位于血管内。保持穿刺针内细针位置不变,将套管继续向前推进,然后撤出穿刺针内的细针,并将压力传感器与穿刺针套管连接。

(2) 平面内穿刺:纵向扫查定位动脉的情况下也可进行穿刺。首先横向扫查血管确定血管穿刺位置,然后使动脉成像位于屏幕中央,旋转探头90°,可见长轴及血管最大直径处。以15°~30°进针,使针尖与血管长轴保持平行并向前推进。如果屏幕上不见针尖显影,其可能是在血管壁或血管外,回撤穿刺针,但不完全撤出,只调整角度使针尖在屏幕显影。再次向前推进,直至其进入管腔,并见回血。保持穿刺针内细针位置不变,将套管继续向前推进,然后撤出穿刺针内细针,并将压力传感器与留置针套管连接。

5. 置管后处理　确认置管成功后使用无菌贴膜固定穿刺针的位置,并标注置管时间。

(五) 并发症及处理

1. 穿刺损伤　因穿刺针的针尖和针体在屏幕上都以白点显示,所以超声引导下动脉置管的主要难点在于鉴别二者。缺少经验的医生认为的显影的通常为针体,但此时针尖很可能已经穿过动脉,引起深部组织损伤。因此,在插入留置针时,要保证针尖一直可见。

2. 动脉痉挛　动脉置管容易引起动脉痉挛,使进针存在阻力。如果发生动脉痉挛,应再次在近心端重新确定穿刺点或更换至其他穿刺部位。

3. 感染　置管部位或使用的器械消毒不严格等可引起医源性感染。预防措施为严格遵循无菌操作原则和消毒的流程。

4. 脱管　置管后由于固定欠佳或患者躁动等导致导管脱出、打折及置管处出血等。置管后需要妥善固定导管位置,定时检查导管固定情况。

5. 血栓形成　由于导管留置时间较长,易导致置管部位血栓形成,使血管远端缺血坏死。尽量缩短置管时间,如需长期留置导管可更换置管部位。

(六) 操作注意事项

1. 在学习超声引导下动脉置管的操作前,需学习动脉置管、血流动力学监测和超声机使用的相关理论知识,包括超声机的原理、操作方法和图像的识别,熟悉血管的解剖结构及变异,掌握血管穿刺的方法和血流动力学监测的适应证、禁忌证及适用疾病等。

2. 由于该操作属于有创操作,操作过程中,需严格遵循无菌操作原则。

3. 穿刺过程中应动作轻柔,尽量避免反复穿刺导致的并发症。

(七) 相关知识

熟知超声机探头的选择及调整等知识。

三、超声引导下动脉置管术操作规范评分表

超声引导下动脉置管术操作规范评分表见表3-4-1。

表3-4-1　超声引导下动脉置管术操作规范评分表

项目	内容	分值	得分
操作前准备	核对患者姓名、性别、年龄、诊断	2	
	询问患者既往有无高血压、冠心病、脑血管疾病、神经系统疾病病史,有无服用抗血小板、抗凝药物及有无出凝血异常疾病病史	2	
	询问患者有无麻醉药物过敏史	1	
	查看患者血常规、凝血功能、心电图及既往检查结果	2	
	明确患者是否有动脉置管禁忌证	2	
	连接心电监护,监测脉搏血氧饱和度,开放静脉通路	3	
	穿刺相关物品、局部麻醉药品准备,急救物品准备,监护仪器、超声机、超声探头无菌保护套准备齐全	3	

续表

项目	内容	分值	得分
操作过程	正确摆放患者体位	3	
	超声引导下定位穿刺点,判断血管有无解剖变异等	5	
	使用稀释的肝素盐水湿润穿刺针	2	
	遵循无菌消毒原则,消毒 3 次	3	
	戴无菌手套	3	
	穿无菌衣	2	
	铺无菌单	2	
	局部麻醉	2	
	使用超声探头无菌保护套	3	
	超声引导下确认穿刺动脉	5	
	穿刺针进针角度正确	5	
	超声实时引导动脉穿刺	5	
	确认穿刺针在动脉内	5	
	正确推进穿刺针,退出针芯	6	
	确认动脉导管在动脉内	4	
	穿刺过程中严密观察患者生命体征	2	
	穿刺过程顺利	6	
	穿刺技术熟练	4	
	准确连接测压套件	3	
	妥善固定好穿刺导管	3	
操作后事项	穿刺后标注置管时间	3	
	严密观察生命体征及穿刺局部有无不良反应	2	
	向患者或护士(镇静/昏迷患者)告知置管后注意事项	3	
	正确分类医疗垃圾	2	
总分		100	

四、常见操作错误及分析

同本章第三节的"四、常见操作错误及分析"。

五、目前常用训练方法简介

(一) 模型训练

模拟成人手臂的模型内有动脉,形态逼真、质感真实,由显示肘前静脉的硅胶上肢、带有悬挂输液瓶支架的托板、输液包等配套装置组成,为临床基础护理实习操作中最常用的教学模型之一,可用于动脉穿刺训练示教模型。优点是用相对真实的动脉穿刺进行反复训练,触觉反馈,立体感觉与真实操作相近;不足是操作变化相对较少,适合流程和基本操作手法的训练。

(二) 自制简易模型

可采用自制简易模型,手臂用离体动物模型(如猪肉)来训练,动脉用橡胶管模拟。

六、相关知识测试题

1. 超声引导下动脉穿刺所使用的超声探头是
   A. 相控阵探头　　　　　　B. 凸阵探头　　　　　　C. 线阵探头
   D. 腔内探头　　　　　　　E. 三维探头

2. 患者,男,42 岁。因脓毒症休克在当地医院治疗效果不佳转入上级医院急诊科继续治疗。入急诊科时血压 65/36mmHg。为行血压和高级血流动力学监测,最合适的置管方式是
   A. 超声引导下股动脉置管　　　　B. 超声引导下桡动脉置管
   C. 超声引导下足背动脉置管　　　D. 盲法股动脉置管
   E. 盲法中心静脉置管

3. 与超声引导下平面内置管有关的是
   A. 超声轴向扫查
   B. 超声横断面扫查
   C. 移动超声探头位置使动脉图像位于屏幕中央
   D. 以 45°~60° 插入穿刺针
   E. 调整探头,保证针尖在屏幕上清晰显影

4. 下列选项中,**不属于**超声引导下动脉置管的绝对禁忌证的是
   A. 穿刺部位创伤　　　　B. 穿刺部位感染　　　　C. 穿刺部位血栓
   D. 穿刺动脉侧支循环受损　　E. 凝血功能障碍

5. 下列选项中,**不属于**超声引导下动脉置管的并发症的是
   A. 误穿静脉　　　　　　B. 动脉痉挛　　　　　　C. 静脉出血
   D. 血栓形成　　　　　　E. 穿刺部位感染

答案:1. C　2. A　3. A　4. E　5. C

(艾美林)

推荐阅读资料

[1] 白冰,田园,张越伦,等.超声引导下平面外法桡动脉成功置管和并发症的相关因素.中国医学科学院学报,2020,42 (1):86-90.

[2] 曹岚,张丽娜,艾美林,等.超声引导下桡动脉穿刺置管在重症患者中的应用.中南大学学报(医学版),2018,43 (4):447-451.

[3] 何易.超声引导下桡动脉穿刺置管在休克患者中的应用.中国急救医学,2018,38 (增刊2):303.

[4] 马进.超声引导下桡动脉穿刺置管在老年患者中的应用效果.临床医学研究与实践,2020,5 (7):83-84.

第四章

经食管心脏超声监测基础

第一节　经食管心脏超声重要标准切面

一、概述

目前,麻醉学科已经开始向围手术期医学转型。经食管超声心动图检查(transesophageal echocardiography,TEE)已经成为麻醉医生尤其是心血管专科麻醉医生在围手术期监测心血管系统的结构和功能不可或缺的手段。我国早在 1998 年在《国外医学·麻醉学与复苏分册》中发表的"围术期食管超声心动图应用指南",提出 TEE 在心脏手术、非心脏手术、手术室外的麻醉及重症监护病房(ICU)患者都有非常好的应用价值。中华医师协会麻醉学分会在 2014 年发布了"围手术期经食管超声心动图监测操作的专家共识",阐述了如何采集并使用 TEE 图像来解决临床问题,并系统地提出了 20 个标准切面及 6 个基本切面的具体采集方法和临床意义。综合 2020 版中国及美国发布的所有围手术期超声培训指南和专家共识的意见,有 11 个重要切面基本可以满足临床的需求。

二、经食管心脏超声重要标准切面操作规范流程

(一) 适应证

在可能改变处理方案时,评估心脏或主动脉的结构和功能,或在经胸心脏超声诊断不清时进一步进行确诊检查。

(1)精确评估与经胸心脏超声探头距离更远的结构,如左心耳及主动脉全程。

(2)评估人工心脏瓣膜。

(3)评估自体和人工瓣膜旁脓肿。

(4)正在进行机械通气。

(5)胸壁受伤。

(6)患者个人原因导致 TTE 图像质量不好。

(7)不能左侧卧位。

(8)围手术期所有心脏的开放手术(如瓣膜)和胸主动脉手术。

(9)某些冠状动脉脉搭桥手术。

(10)非心脏手术的患者有心血管疾病或怀疑有心血管疾病且对预后有影响。

(11)引导经导管手术的操作。引导一些导管相关的心内操作如房间隔缺损封堵、室间隔缺损封堵、卵圆孔未闭封堵、左心耳封堵及经导管瓣膜手术。

(12)危重病患者,使用 TTE 后,诊断仍不清楚,但使用 TEE 可能改变患者的诊疗措施。

(二)禁忌证

TEE 无绝对禁忌证,临床中常见的相对禁忌证如下。

(1)有某些病史,如吞咽困难、吞咽痛、纵隔放疗、近期上消化道手术、近期上消化道出血、胸主动脉瘤、近期胸部创伤。

(2)某些食管病变,如食管狭窄、食管肿瘤、食管憩室、食管静脉曲张、食管炎。

(三)操作前准备

1. 患者准备

(1)行 TEE 的患者可以分为三类:①清醒患者(无论住院或门诊);② ICU 已经接受机械通气的患者;③手术室麻醉患者。多数行 TEE 检查的患者均需在适度镇静下进行,第二类和第三类患者往往已经是镇静状态,而第一类清醒患者一般需要进行中等程度的镇静,以达到保留自主呼吸、不需气道支持的情况下能对言语或触觉刺激有反应。

(2)患者在行 TEE 前至少需要禁食和牛奶等非清饮料 6 小时,禁饮任何液体 3 小时;若患者有胃肠道排空延迟或其他误吸风险增高的情况,则禁食、禁饮的时间需要适当延长或给予一些药物如甲氧氯普胺等,最大限度地排空胃内容物,以降低误吸的风险。

(3)为了评估心内分流,患者往往需要在其左上臂留置一个 20G 静脉留置针,以利于使用超声造影剂。

2. 物品和操作环境准备

(1)检查室的空间要大,需要配备检查床、监护仪、TEE 设备,另外还需配备氧源和抽吸设备。

(2)备用气道支持设备,如气管导管、喉镜等;准备抢救车和抢救药品。

(3)患者需要镇静时,准备好镇静药物和监测设备。

(4)TEE 探头、耦合剂、口塞、探头保护套、无菌手套等操作必须物品。

3. 操作者准备

(1)详细回顾患者病史,评估其是否存在 TEE 的禁忌及镇静的风险。

(2)对于美国麻醉医师学会(American Society of Anesthesiologists,ASA)分级大于 3 级的患者,在行 TEE 时要进行标准监测。

(3)了解患者是否有过敏史或长期服用药物或酒精等相关病史。

(4)对患者进行气道评估。

(5)确认操作环境、各类相关的仪器设备均正常,镇静药物和相关拮抗药物准备妥当。

(6)确认患者已经签署知情同意书。

(四)操作步骤

1. 探头置入

(1)清醒患者的探头置入:镇静前在患者口咽部给予足够的表面麻醉,并且放置口塞。患者取左侧卧位,检查者面向患者,站于其左侧;再次确认探头是否有损坏及其功能是否完好,确认探头处于未锁定的位置;对患者进行适度镇静后,检查者将探头略微前屈,置入患者咽后壁,此时要求患者吞咽,并且在其吞咽时保持探头前进过程中处于中线位置,而不是进入梨状窝;口塞置入后,可以将两个手指进入口腔帮助探头处于中线位置,并且在探头进入后压住舌体以降低阻力。

少部分患者在适度镇静后仍不能耐受探头置入,此时需要加深镇静程度,而在此过程中可能导致患者血流动力学不稳定,或患者既往存在探头置入困难的病史,此时需要麻醉医生的支持,可以考虑于麻醉后恢复室或ICU进行该操作。

(2)手术室内全身麻醉气管插管下患者的探头置入:手术室内患者的体位一般为仰卧位,因此检查者站于患者头端,将探头前倾后置入。探头置入前可以不用口塞,因为口塞会使舌体后移,并增加探头前进的阻力。检查者需要将患者下颌向前、向头端提起,使其口张开,舌体前移,此时轻柔地置入探头。当置入探头遇到阻力时,可使用喉镜来暴露,或请助手双手操作帮助抬起下颌,或将手指伸进口腔确定探头是否进入梨状窝。

(3)ICU内已经插管患者的探头置入:ICU内已经气管插管接受呼吸机支持的患者镇静深度不一,置入探头前需要额外给予镇静药。表面麻醉可能适合此类患者。对此类患者的探头置入方法与清醒患者不同,要特别注意避免气管导管移位。头部的活动过多容易导致气管导管移位,口塞仍需要常规置入,因为并非常规使用肌松药物。具体置入方式见上文"手术室内全身麻醉气管插管下患者的探头置入"。

2. 11个标准切面　检查者都要求有超声系统的知识及优化图像的能力,当探头进入食管或胃部时,需根据显示屏的图像来判断探头的位置并调整图像。

(1)经食管中段四腔心切面(图4-1-1):一般是最容易获取的一个切面,即将食管超声探头经食管置入30~35cm,即位于左心房的正后方。该切面能观察到的结构包括右心房、房间隔、左心房、二尖瓣、三尖瓣、左心室、右心室和室间隔。在该切面上可以观察到二尖瓣的前瓣和后瓣、三尖瓣隔瓣及后瓣靠近右心室游离壁的部分。通过该切面可以评估腔室的大小和功能、二尖瓣和三尖瓣功能、左心室整体功能、右心室收缩功能及左心室节段性运动功能。如果加上彩色多普勒,将尼奎斯极限设为50~60cm/s,通过观察跨二尖瓣和三尖瓣的血流可以进一步判断瓣膜的病理情况(如反流或狭窄),同样亦可以判断有无异常的分流(如室间隔缺损)。

(2)经食管中段两腔心切面(图4-1-2):在食管中段四腔心切面的基础上,将探头的角度调整为80°~100°直到右心室图像完全从四腔心的切面消失,只留下左心房和左心室的图像,则为左心室两腔心切面。在左心室两腔心切面可以观察到的结构包括左心房、二尖瓣、左心室、左心耳。通过该切面可以评估左心室整体和局部功能、二尖瓣功能、左心室前壁和下壁功能。同样在彩色多普勒下,将尼奎斯极限设为50~60cm/s可以观察二尖瓣的病变情况。

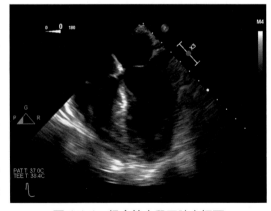

图 4-1-1　经食管中段四腔心切面

(3)经食管中段长轴切面(图4-1-3):在经食管中段两腔心切面基础上,将探头角度继续调整为120°~160°,直到左心室流出道和主动脉进入切面。可以观察到的结构包括左心房、二尖瓣、左心室、左心室流出道、主动脉瓣及升主动脉的近段。通过该切面可以评估心室腔大小和功能、二尖瓣和主动脉瓣功能、左心室流出道的病理及左心室局部收缩功能。彩色多普勒可观察二尖瓣、左心室流出道及主动脉瓣的病理类型（狭窄和／或反流）。

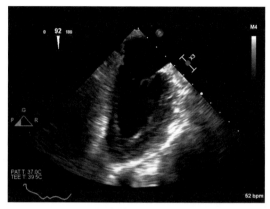

图 4-1-2　经食管超声中段两腔心切面

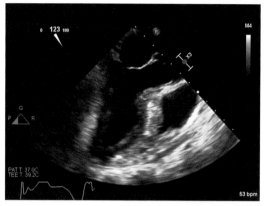

图 4-1-3　经食管中段长轴切面

（4）经食管中段升主动脉长轴切面（图 4-1-4）：在经食管中段长轴切面的基础上后退探头，可以找到升主动脉长轴切面。在升主动脉后方右肺动脉与食管毗邻。通过该切面可以观察近端主动脉的夹层等情况。

（5）经食管中段升主动脉短轴切面（图 4-1-5）：在经食管中段升主动脉长轴切面的基础上，将探头角度调小为 20°~40°，可以观察到肺动脉的分叉及升主动脉的短轴切面。该切面可以观察到升主动脉短轴、上腔静脉、肺动脉瓣、肺动脉主干。一般在该切面可观察到近端肺动脉栓塞。

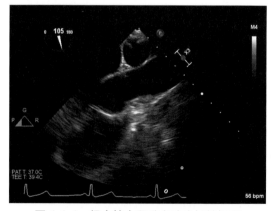

图 4-1-4　经食管中段升主动脉长轴切面

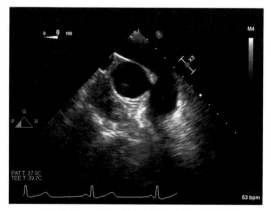

图 4-1-5　经食管中段升主动脉短轴切面

（6）经食管中段主动脉短轴切面（图 4-1-6）：在经食管中段升主动脉短轴切面的基础上，将探头继续向前推进可获得经食管中段主动脉短轴切面。在该切面可观察到正常主动脉瓣的三个瓣叶，包括无冠瓣、左冠瓣、右冠瓣。毗邻房间隔的瓣叶是无冠瓣。彩色多普勒可以观察主动脉瓣反流的情况。

(7)经食管中段右心室流入流出道切面(图4-1-7)：在经食管中段主动脉短轴切面的基础上，探头继续前进，并且逆时针方向旋转，使三尖瓣位于切面中心，角度也调大至60°左右，直到出现右心室流出道和肺动脉的影像，即获得经食管中段右心室流入流出道切面。在该切面可观察的结构包括左心房、右心房、三尖瓣、右心室、肺动脉瓣及近端肺动脉。切面的左侧可见右心室的游离壁，右侧可见右心室流出道。通过该切面可以评估右心室大小和功能及三尖瓣和肺动脉瓣功能。彩色多普勒用于观察跨三尖瓣和肺动脉瓣的流速及反流情况，以间接评估三尖瓣的狭窄或反流程度。

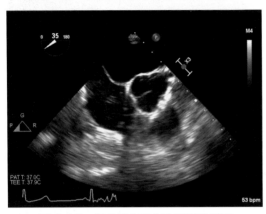

图4-1-6　经食管中段主动脉短轴切面

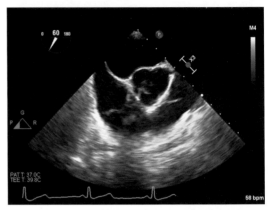

图4-1-7　经食管中段右心室流出道切面

(8)经食管中段双心房上下腔切面(图4-1-8)：在经食管中段右心室流入流出道切面的基础上，将探头的角度调大至90°~110°，将探头顺时针旋转则可获得经食管中段双心房上下腔切面。在该切面上可以很好地观察上腔静脉进入右心房的导管或起搏导线。在该切面观察到的结构包括左心房、右心房、右心耳及房间隔。使用彩色多普勒观察房间隔缺损的血流时须调低尼奎斯极限。

(9)经胃左心室短轴切面(图4-1-9)：在经食管中段四腔心切面的基础上，探头前进进入胃，然后前屈探头使之与胃壁紧贴，但角度仍为0°。首先将探头的深度调整到后内侧乳头肌进入切面的上方，如果看到腱索提示探头还需要前进，如果未观察到乳头肌则需要将探头后退；一旦找到后内侧乳头肌，则要通

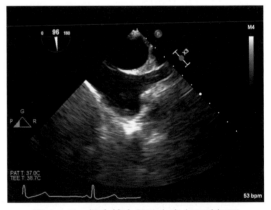

图4-1-8　经食管中段双心房上下腔切面

过合适的探头前屈来确定前外侧乳头肌。如果发现二尖瓣的腱索，则提示探头已经前屈太多，需要调整，如果未发现任何乳头肌，则提示探头还需要继续前屈。该切面非常重要，尤其在血流动力学不稳定的情况下，可以评估左心室容量、收缩功能及局部室壁运动。该切面也是唯一能同时观察左前降支、左侧回旋支及右冠动脉运动情况的切面。在该切面上观察到新出现的室壁运动障碍提示相应节段的心肌缺血。通过该切面也可很好地观察心包积液情况。

（10）降主动脉短轴切面和长轴切面：因为纵隔内主动脉在食管附近，所以胸段降主动脉的切面容易获取。只需要在经食管中段四腔心切面的基础上将探头向左旋转，即可获得降主动脉短轴切面（图 4-1-10）。此时将探头的角度增加到 90° 左右，即可获得降主动脉长轴切面（图 4-1-11）。此时将图像的深度调小，使降主动脉的图像变大，并且将聚焦调到近场，可进一步优化图像。通过该切面可以用于评估主动脉直径、主动脉粥样硬化及主动脉夹层。在该切面的基础上，旋转探头可以观察患者是否存在双侧胸腔积液。

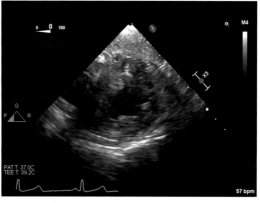

图 4-1-9　经胃左心室短轴切面

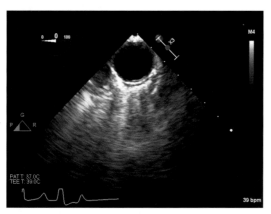

图 4-1-10　降主动脉短轴切面

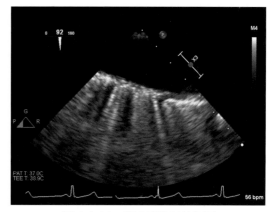

图 4-1-11　降主动脉长轴切面

3. 操作并发症　诊断性 TEE 的操作并发症和围手术期 TEE 的操作并发症略有不同，其总体并发症的发生率分别为 0.18%~2.8%、0.2%。并发症包括大出血、食管穿孔、心力衰竭、心律失常、误入气管、气管插管导管移位、喉痉挛、支气管痉挛、吞咽困难、小的咽喉部出血、咽痛、嘴唇和牙齿受伤。

避免并发症的方法：①严格把握适应证，有操作风险的患者要注意权衡利弊；②探头前进遇到阻力的时候一定要避免使用暴力。

4. 操作注意事项

（1）操作前操作者要对整个操作流程及超声基础、经食管超声基础都有全面的了解，并且进行一定程度的操作培训。

（2）操作前要注意再次核对患者的信息，确保已经签署检查知情同意书及无检查的绝对禁忌证。

（3）操作时确保探头处于非锁定的状态，在遇到较大阻力时，切忌暴力操作，应及时调整，必要时放弃操作。

（4）操作时要注意切面规范，按照一定顺序，不要遗漏。

5. 相关知识　TEE 探头运动方式有前进和后退、左转和右转、前屈和后伸，还可调角度。

（1）前进和后退：探头向前进入食管或胃称为前进，反之为后退。

（2）左转和右转：可以手动将探头左转或右转至患者的左侧或右侧；或转动探头上的小罗盘，顺时针旋转探头转向右，逆时针旋转探头转向左，称为左转和右转。

（3）前屈和后伸：顺时针转动探头上的大罗盘，探头向前屈曲，称为前屈；逆时针旋转探头上的大罗盘，探头后伸，称为后伸。

（4）调角度：直接操作探头上的按钮将角度调节至 0°~180° 的任何一个角度。

三、围手术期全身麻醉下经食管心脏超声操作规范评分表

围手术期全身麻醉下经食管心脏超声操作规范评分表见表 4-1-1。

表 4-1-1　围手术期全身麻醉下经食管心脏超声操作规范评分表

项目	内容	分值	得分
操作前准备	核对患者姓名、性别、年龄、住院号、诊断等基本信息，并签署知情同意书	1	
	核对患者是否存在绝对禁忌证和相对禁忌证，主要是食管、胃的相关病史及凝血功能的情况	5	
	操作物品是否准备齐全，如 TEE 探头、耦合剂、口塞、探头保护套、无菌手套等	5	
	确定超声机连接正常，开机后工作正常	2	
	患者已经行气管插管，且连接心电监护，生命体征平稳，麻醉机参数均正常	2	
操作过程	置入食管超声探头手法正确，第一次就顺利置入	10	
	如果第一次置入探头失败，请助手双手托下颌或置入喉镜再次尝试，成功	5	
	依次将 11 个核心切面采图，图像清晰，数据完整，能够口头描述患者最主要的病变	40	
	能对左心室和右心室功能评估及瓣膜评估进行最基本的测量	10	
操作后事项	操作结束后，拔出食管超声探头，检查探头前段无淤血	5	
	填好围手术期 TEE 报告单，将数据正确完整地填在报告单上，结论准确无误	10	
	医疗垃圾分类正确	5	
总分		100	

四、常见训练方法及培训要点介绍

围手术期 TEE 的规范化培训在我国急需开展，2006 年美国超声心动图学会（American Society of Echocardiography，ASE）/ 美国心血管麻醉医师协会（American Association of

Cardiovascular Anesthesiologists,SCA)指南明确了初级、高级的要求。目前的训练主要为开展模拟器结合理论培训,采用上课和模拟器实际操作的方法可使学员完成围手术期心脏超声的初级培训。

(一)模型训练

TEE 的培训主要通过模型进行训练,目前已经有商业化的模拟人训练系统进行实际操作。

(二)虚拟训练

加拿大多伦多总医院麻醉科开发的可视食管超声标准切面系统可以随意改变角度进行TEE 标准切面的观察和理解,可以提供很好的教学。

(三)实际操作

2002 年 ASE/SCA 关于围手术期超声培训的指南中说明,要达到基础的围手术期超声心动图的培训,需要完成 50 例围手术期 TEE 检查,至少完成 20 小时的继续教育。

五、常见操作错误分析

1. 图像质量不清晰 注意耦合剂的正确使用,并且要适当调整探头和超声机的参数。

2. 图像采集不完整 按照一定的操作顺序,规范且完整地采集所有图像,以免漏诊、误诊。

六、相关知识测试题

1. 食管超声探头上的角度调节的范围是

A. 0°~90°   B. 0°~180°   C. 0°~270°

D. 0°~360°   E. 9°~180°

2. 在经食管中段左心室长轴切面上可以观察到的结构中**除外**

A. 二尖瓣   B. 左心房   C. 左心室

D. 三尖瓣   E. 主动脉瓣

3. 用于观察卵圆孔未闭的最佳切面是

A. 经食管中段左心室长轴切面   B. 经食管中段四腔心切面

C. 经食管中段双心房上下腔切面   D. 经胃左心室短轴切面

E. 经食管中段两腔心切面

4. 能够最有效地发现肺动脉栓塞的切面是

A. 经食管中段主动脉瓣短轴   B. 经食管中段双心房上下腔切面

C. 经食管中段右心室流入流出道切面   D. 经食管中段升主动脉短轴切面

E. 经胃左心室短轴切面

5. 经食管中段的右心室流入流出道所需要探头的角度约为

A. 20°   B. 50°   C. 150°

D. 110°   E. 90°

答案:1. B 2. D 3. C 4. D 5. B

（张　重）

推荐阅读资料

［1］经食管超声心动图临床应用中国专家共识专家组.经食管超声心动图临床应用中国专家共识.中国循环杂志,2018,33(1):11-23.

［2］经食道超声心动图临床应用的中国专家共识专家组.中国经食道超声心动图探头清洗消毒指南.中国循环杂志,2020,35(5):419-426.

［3］王晟,王锷,余海,等.麻醉医生接受规范化围手术期经食管超声心动图培训势在必行.麻醉安全与质控,2017,1(3):117-119.

［4］尹万红,王小亭,刘大为,等.中国重症经食管超声临床应用专家共识.中华内科杂志,2019,58(12):869-882.

［5］BÉÏQUE F, ALI M, HYNES M, et al. Canadian guidelines for training in adult perioperative trans-esophageal echocardiography. Recommendations of the Cardiovascular Section of the Canadian Anesthesiologists' Society and the Canadian Society of Echocardiography. Can J Anaesth, 2006, 53 (10): 1044-1060.

［6］NICOARA A, SKUBAS N, AD N, et al. Guidelines for the use of transesophageal echocardiography to assist with surgical decision-making in the operating room: a surgery-based approach: from the american society of echocardiography in collaboration with the Society of Cardiovascular Anesthesiologists and the Society of Thoracic Surgeons. J Am Soc Echocardiogr, 2020, 33 (6): 692-734.

［7］REEVES S T, FINLEY A C, SKUBAS N J, et al. Council on Perioperative Echocardiography of the American Society of E and the Society of Cardiovascular A. Special article: basic perioperative transesophageal echocardiography examination: a consensus statement of the American Society of Echocardiography and the Society of Cardiovascular Anesthesiologists. Anesth Analg, 2013, 117 (3): 543-558.

第二节　经食管心脏超声下血流动力学监测

一、概述

经食管超声心动图检查(TEE)血流动力学监测是通过经食管超声切面获取血流动力学参数进行循环功能评估的监测方法。随着TEE的临床应用与普及,已经发展成为围手术期实时监测血流动力学变化和及时发现术中危及生命状况的最佳诊断手段,熟练掌握TEE血流动力学监测将成为麻醉医生的基本技能。

二、经食管心脏超声下血流动力学监测操作规范流程

(一) 适应证

1. 心力衰竭、心肌梗死、急性肺水肿、急性肺栓塞、休克。

2. 心搏和呼吸骤停、多器官功能衰竭。

3. 心脏手术、大手术及危重患者围手术期监测。

(二) 禁忌证

TEE监测无绝对禁忌证,临床中常见的相对禁忌证如下。

1. 有如下病史,包括吞咽困难、吞咽痛、纵隔放疗、近期上消化道手术、近期上消化道出血、胸主动脉瘤、近期胸部创伤。

2. 存在食管病变,如食管狭窄、食管肿瘤、食管憩室、食管静脉曲张、食管炎。

（三）操作前准备

1. 患者准备

（1）为避免交叉感染,制订合理的消毒措施,根据消毒措施检查前完善乙型肝炎表面抗原(HBsAg)、抗丙型肝炎病毒(HCV)、抗人类免疫缺陷病毒(HIV)等相关检查。

（2）签署 TEE 知情同意书。

（3）如有活动性假牙应取出。禁食 6 小时、禁饮 2 小时以上。

2. 物品(器械)准备

（1）TEE 相关设备正常。

（2）监护设备、急救药品、麻醉药品准备妥当。

（3）口垫、耦合剂、超声探头保护套准备妥当。

3. 操作者准备

（1）核对患者信息,包括姓名、性别、年龄、主诉。

（2）确认禁食、禁饮时间。

（3）询问患者既往有无高血压和心、肺、脑疾病等病史,有无服用抗血小板药物、抗凝药物如阿司匹林、氯吡格雷等情况及有无出凝血异常疾病病史。

（4）查看患者血常规、凝血功能、心电图及既往心脏超声结果。

（5）明确患者有无 TEE 禁忌证。

（6）确定患者已签署 TEE 知情同意书。

（四）操作步骤

1. 进镜方法

（1）操作者用左手抬起患者下颌,右手持探头前端约 20cm 处,使探头略弯曲,与食管方向一致,插入口腔,沿舌背、咽后壁插入食管,探头通过食管入口后会有落空感,放置有困难者,可经可视喉镜引导下置入。

（2）探头插入食管后(距门齿 15cm),观察食管上段、中段各切面图像。一般在距门齿40cm 左右探头入胃腔,应适当顺时针旋转大转盘使探头前屈,观察经胃各切面图像。

2. 多普勒血流动力学监测

（1）食管上段切面:主肺动脉切面,连续波多普勒声束通过主肺动脉长轴,软件包计算时间 - 速度积分;测量主肺动脉直径,软件包计算有效主肺动脉横截面积、每搏量、心排血量。

（2）食管中段切面

1）左心室舒张功能:①四腔心或左心室长轴平面,频谱多普勒取样容器放于二尖瓣瓣尖,测量 E/A 比值、E 峰下降时间(DT)。频谱多普勒取样容积放于连接左心房的肺静脉口内约 1cm 处,获取肺静脉频谱多普勒波形;②二尖瓣组织多普勒成像,于四腔心平面,二尖瓣环左心室侧壁处放置取样容积,声束平行于左心室长轴运动方向。

2）右心室舒张功能:于四腔心平面,采用 M 型超声取样线通过三尖瓣环右心室侧壁处测量三尖瓣瓣环垂直位移距离。

3）肺动脉压测量:连续波多普勒取样线放于三尖瓣反流中心,方向与反流束一致,测量最大流速和跨瓣压。无肺动脉瓣狭窄时,肺动脉压等于跨瓣压加右心房压;肺动脉瓣狭窄时,肺动脉压等于此结果再减去肺动脉瓣跨瓣压。

4)右心房压(right atrial pressure,RAP)测定:于下腔静脉(inferior vena cava,IVC)切面,测量 IVC 的直径和吸气塌陷率估测 RAP(表 4-2-1)。

表 4-2-1　不同下腔静脉的直径和吸气塌陷率估测右心房压

IVC 直径	吸气塌陷率	右心房压 /mmHg
<1.5cm(小)	完全塌陷	0~5
1.5~2.5cm(正常)	>50%	5~10
1.5~2.5cm(正常)	<50%	10~15
>2.5cm(扩张)	<50%	15~20
合并肝静脉扩张	无塌陷	>20

5)左心房压:于四腔心切面,在收缩期通过观察房间隔运动估测左心房压。正常房间隔舒张期弯向右心房,收缩期方向相反;房间隔收缩期呈曲折波形为左心房压低;收缩期向右心房弯曲形状不变为左心房压增高。

(3)经胃切面:监测左心室每搏量、心排血量、收缩功能。

1)经胃左心室长轴和经胃深部左心室长轴获取左心室流出道或跨主动脉瓣的血流,使血流与采样线平行,可用于计算左心室流出道每搏量、心排血量。①频谱多普勒取样容积放在左心室流出道最靠近主动脉瓣处,软件包计算时间 - 速度积分;②于食管中段左心室长轴切面,监测左心室流出道直径,软件包计算左心室流出道面积、每搏量、心排血量。

2)计算跨主动脉瓣每搏量、心排血量。①经过主动脉瓣开口进行连续波多普勒测量,软件包计算时间 - 速度积分;②于食管中段主动脉瓣短轴切面,描记收缩期瓣口等边三角形面积,软件包计算有效主动脉瓣面积、每搏量、心排血量。

3)于经胃左心室短轴乳头肌平面,使 M 型超声取样线垂直于心室壁并避开乳头肌,计算左心室收缩功能和前负荷。测量收缩末期和舒张末期心内膜到心内膜边界距离和 RR 波时间,软件包计算心内缩短分数、左心室收缩 / 舒张末期容积、射血分数、每搏量、心排血量。

3. 测量方法的选择　应根据患者的基础疾病采取正确的测量方法。

(1)无节段型室壁运动异常:M 型超声测左心容积、收缩功能。

(2)有节段型室壁运动异常:双平面 Simpson 法,三维超声测量左心容积、收缩功能。

(3)二尖瓣反流:采用左心室流出道测量值计算每搏量、心排血量。

(五) 并发症及处理

1. 消化道穿孔　由于操作经验不足,特别对消化道解剖结构不清楚,操作粗暴、不熟练或存在原发病变等出现穿孔。应操作轻柔,循腔进镜,注意深度。一旦发生穿孔,应立即中止检查,可行 X 线透视观察膈下是否存在游离气体以确诊,必要时先放胃管并请外科协助处理。

2. 出血　多发生在有凝血功能障碍的患者,也可能因为操作不当引起损伤。应操作轻柔,操作前询问病史,有出血倾向或静脉曲张可疑者应尽量避免该检查。必要时输血及外科协助处理。

3. 其他　可出现下颌关节脱臼、喉头痉挛、牙齿脱落等,还有因操作时间长,探头温度过高引起组织损伤。术前应仔细询问病史,操作前加深麻醉,动作轻柔,根据情况给予酌情处理。

(六) 操作注意事项

1. 在学习 TEE 操作前,需学习 TEE 的相关理论,包括 TEE 操作的适应证、禁忌证;熟悉心血管及相关脏器的解剖结构,掌握常见心脏疾病及相关疾病的超声表现及处理原则,轻柔操作,避免暴力进镜。

2. 操作过程中,在食管中进镜时不应弯曲探头,保持探头锁开放,常规放置保护套和口垫。

3. 检查后注意观察有无口腔、咽喉损伤、出血情况。

(七) 相关知识

目前临床应用的 TEE 探头主要有 3 种类型。

1. 普通探头　探头进入深度可以通过入口刻度进行调控;通过左右旋转探头可以控制声束的方向;调整手柄大转盘可前屈或后倾探头;调整手柄小转盘可左右侧向弯曲探头;手柄按键可以调节电子晶体扫查角度。

2. 儿童探头　用于对体重 5~25kg 的小儿患者检查。体重 5kg 以下者使用新生儿探头。

三、经食管心脏超声操作规范评分表

经食管心脏超声操作规范评分表见表 4-2-2。

表 4-2-2　经食管心脏超声操作规范评分表

项目	内容	分值	得分
操作前准备	核对患者信息,包括姓名、性别、年龄、主诉	1	
	询问患者禁食、禁饮情况	1	
	询问患者既往有无高血压和心、肺、脑疾病等病史	1	
	询问有无服用抗血小板药物,抗凝药物如阿司匹林、氯吡格雷等情况及有无出凝血异常疾病病史。麻醉胃镜需询问有无麻醉药物过敏史	1	
	查看患者血常规、凝血功能、心电图及既往检查结果	1	
	明确患者有无 TEE 禁忌证	1	
	确定患者已签署 TEE 知情同意书	2	
	物品(器械)准备:确定 TEE 相关设备正常,包括口垫、探头保护套和耦合剂等;超声机及图像采集系统操作正常。监护设备、麻醉及急救药品准备妥当	3	
操作过程	**TEE 操作过程**		
	探头顺利通过食管入口	2	
	按顺序显示食管上段、中段及经胃切面	5	
	采集食管上段切面监测指标	10	
	采集食管下段切面监测指标	10	
	采集经胃切面监测指标	10	

续表

项目	内容		分值	得分
操作过程	采图:每个部位均需留取相关静态和动态图			
	口述监测结果:主要血流动力学状态		10	
	心脏前负荷		5	
	心脏收缩功能		5	
	心脏舒张功能		5	
	容量评估		5	
	能准确描述病理性情况			
	原因		5	
	程度		5	
	可能诊断		5	
	鉴别诊断		5	
操作后事项	与相关外科医生交代血流动力学状态		1	
	向患者交代术后注意事项,如观察是否有出血、损伤等情况		1	
总分			100	

四、常见操作错误及分析

1. 操作者探头放置失败,操作技术欠熟练,操作粗暴。

2. 由于操作者获取监测指标平面、方法欠准确,TEE后不能及时判断血流动力学情况。

五、目前常用训练方法简介

目前TEE训练常用的训练模型有模拟人训练模型。模型包括TEE探头、模拟人、探头切面学习软件。可对该模型进行操作定位,查看心脏各个切面情况及包括冠心病、常见先天性心脏病等病变的超声切面。优点是可相对真实地进行训练,触觉反馈、立体感觉与真实操作相近;不足是操作变化相对较少,适合流程和基本操作手法的训练。

六、相关知识测试题

1. 患者,女,40岁。因"呕血1周"就诊。既往有心脏病史,具体用药不详。下一步处理**不恰当**的是

　　A. 告知TEE风险,患者签署知情同意书后完善检查

　　B. 心电图检查

　　C. 测量血压

　　D. 血常规检查

　　E. 凝血常规检查

2. 患者,男,20岁。准备行先天性心脏病房间隔缺损封堵术。以下最必要的检查是

　　A. 心电图检查

　　B. 大便隐血检查

C. 告知 TEE 风险,患者签署知情同意书后围手术期 TEE 检查

D. 血常规检查

E. 测量血压

3. 患者,43 岁。风湿性心脏病手术麻醉。心脏手术前 TEE 探头放置后出现心率加快,血压升高。以下处理最有效的是

A. 降血压　　　　　　　B. 吸氧　　　　　　　C. 加深麻醉

D. 补充液体　　　　　　E. 给予降心率

4. 测定每搏量和心排血量的方法**不恰当**的是

A. 经左心室流出道　　　B. 经主动脉瓣　　　　C. 经双平面法

D. 经三尖瓣　　　　　　E. 经主肺动脉

5. 食管超声探头在食管中**不可以**进行的操作是

A. 探头前屈　　　　　　B. 探头后撤　　　　　C. 探头左转

D. 探头前进　　　　　　E. 探头晶片角度改变

答案: 1. A　2. C　3. C　4. D　5. A

(潘韫丹)

推荐阅读资料

[1] 弗雷德里克·A.亨斯利,唐纳德·E.马丁,格伦·P.格雷夫利.实用心血管麻醉学.王锷,王晟,黄佳鹏,等译.北京:人民卫生出版社,2017.

[2] 皮瑞诺,李维斯.经食道超声心动图实用技术.李治安,译.天津:天津科技翻译出版公司,2011.

第三节　心脏瓣膜疾病外科手术中的诊断和评估

一、概述

经食管超声心动图检查(TEE)是将探头置于食管或胃内适当部位,从心脏的后方或下后方进行超声心动图检查的方法。TEE 是近年发展起来的心血管超声新技术,因其采用特殊的探查位置和优质的图像,开辟了心脏大血管影像学检查的新视窗。首先,TEE 解决了经胸超声心动图检查(transthoracic echocardiography,TTE)对肺气肿、肥胖、胸壁畸形患者诊断上的困难;其次,由于 TEE 明显缩短了超声探头与心脏及其周围大血管的距离,其探头从早期的单平面、双平面发展到多平面(0°~180°),同时由于其特殊的视角,可以用比经胸探头更高的频率和分辨率观察到 TTE 难以发现的组织结构和细微的病理改变(如心耳血栓、卵圆孔未闭、细小或低回声的赘生物)。此外,TEE 还用于心、胸手术的术中诊断、监护及介入性治疗的引导、定位和心脏细微结构的三维重建,因而在临床上逐渐得到较广泛应用。

二尖瓣、主动脉瓣疾病的手术治疗临床上已广泛采用,围手术期应用 TEE 可以及时、准确评估手术指征,对减少二尖瓣、主动脉瓣疾病的远期并发症有重要的意义。临床上现已取得广泛共识,只要有手术指征,均需对二尖瓣、主动脉瓣病变采取修复的手术方式。术中 TEE 亦是目前临床上对该类疾病病变治疗的最简便、最准确的评价方法。

二、心脏瓣膜疾病外科手术中的诊断和评估操作规范流程

(一) 适应证

1. 瓣膜疾病

(1) 瓣膜反流的诊断和程度判定。

(2) 瓣膜狭窄的诊断和程度判定。

(3) 确诊机械瓣瓣周漏。

(4) 感染性心内膜炎。

2. 先天性心脏病

(1) 房间隔缺损。

(2) 室间隔缺损。

(3) 动脉导管未闭。

(4) 法洛四联症。

(5) 其他(如大动脉转位、完全或部分肺静脉异位引流等)。

3. 主动脉夹层 / 主动脉瘤。

4. 左心室功能的评估(包括整体功能及节段性功能)。

5. 心内异物(肿瘤)。

6. 心内血栓。

7. 体外循环后心腔内残留气体的检测。

8. 心肌切除术后(梗阻性肥厚型心肌病)的评估。

9. 其他心脏解剖结构异常。

(二) 禁忌证

同本章第一节。

(三) 操作前准备

1. 局部麻醉、镇静和其他措施　可通过麻醉咽部肌肉,减少呕吐和喉痉挛。静脉镇静可减轻焦虑并使患者遗忘检查过程。目前尚不主张预防性使用抗生素。

(1) 局部麻醉:局部麻醉口咽部和食管可减少咳嗽、恶心和呕吐。过多的分泌物会在麻醉剂和黏膜之间形成一个屏障,或因为冲刷作用而减少局部麻醉剂的吸收,影响麻醉效果。为获得良好的麻醉效果,部分医院使用黏膜干燥剂。但黏膜干燥剂有一定的副作用,尤其在静脉给药时,可引起心动过速。患有青光眼、支气管痉挛、尿潴留的患者禁止使用此类药物。使用黏膜干燥剂后发生咽喉炎的概率会增加。

对后咽部的麻醉可使用 2%~4% 的利多卡因喷入或使用 10% 利多卡因胶浆。利多卡因是最常用的麻醉药,效果较好。其他喷入麻醉药包括苯佐卡因和丙胺卡因,其全身性的副作用是引起高铁血红蛋白症。咽部喷入麻醉药时,患者需坐位并屏气。用药后 5 分钟麻醉效果达到高峰,持续约 1 小时。若麻醉效果不理想,可以多次喷入利多卡因或挤入利多卡因胶浆,但要注意全身性的副作用。

(2) 镇静:使用镇静剂的主要目的是缓解焦虑,基本上所有清醒的患者都会有焦虑的情绪。在使用静脉镇静剂时,需要特别注意患者的意识状态并保持良好的通气。静脉用镇静剂是相对安全的,但仍应注意意外情况的发生,如低氧、心搏骤停和猝死。有研究表明,即使

有严重冠状动脉疾病的患者,使用镇静剂也是相对安全的。

但是,有心脏疾病、慢性阻塞性肺疾病的患者比普通人群更易发生心律失常,可能与潜在的低氧血症有关。连续血压监测、辅助吸氧、足够的静脉给药间歇期可以降低低氧血症的发生率。部分资料表明,慢性阻塞性肺疾病、二尖瓣疾病、心功能Ⅲ级和Ⅳ级的患者发生低氧血症的危险性增加。因此,对老年、身体虚弱、严重肝功能不全和肾功能不全的患者使用镇静剂要慎重。通常镇静剂要从小剂量开始并逐渐增加,还要有足够的间歇期。给药过于频繁会导致患者过度镇静,对外界的反应减低或造成呼吸系统的损害。给药过程中需观察患者的精神状态。当患者显示出嗜睡状态时插入探头。

2. 患者术前准备

(1)仔细询问病史,有无吞咽困难,是否有颈部、纵隔疼痛,是否有放射治疗史、消化道出血史,是否服用抗凝药,是否对药物过敏。

(2)对患者仔细解释检查过程及风险,确保患者同意并合作。

(3)术前4~6小时不能经口进食,以减少呕吐和误吸的危险。

(4)取下义齿及口腔假体,若有必要,仔细检查口腔是否有活动的牙齿和异常情况。

(5)建立静脉通路、心电监护及鼻导管吸氧。

(6)操作者佩戴手套,若有必要佩戴面罩和护目镜。

(7)仔细检查探头是否完好无损,以免造成电损伤和热损伤。

(8)患者取坐位行口咽部麻醉。检查舌后部和咽反射以判断麻醉效果。部分医生主张联合使用咪达唑仑和芬太尼。连续观察患者的生命体征和血氧饱和度,按计划静脉推注药物直到患者镇静,保证患者服从医生的指令。如果对静脉镇静没有把握,可请麻醉科医生协助。

(四) 操作步骤

1. 探头插入技术

(1)清醒患者:患者取左侧卧位,颈部弯曲,尽可能使下颌抵到胸部,髋部和膝盖弯曲并固定不动。两腿之间可放置枕头以保持舒适。为避免发生误吸,常规不使用仰卧位。探头末端使用润滑剂润滑,可加入少量利多卡因。经食管探头插入技术各个检查室有所不同,部分主张用手指引导探头。使用开口器以防伤及探头和医生的手指(无牙齿的患者可以不用)。解锁探头,末端稍微弯曲以便进入食管。左手手指插入患者口腔到舌根部,右手将探头插入患者的口腔,经过舌表面的中线到达后部,末端在左手手指的下方,轻轻下压探头。在距门齿20~25cm时嘱患者做吞咽动作,向下插入探头,经过咽喉后壁和上食管括约肌进入食管。若有较强的阻力发生,需重新调整探头的位置。

检查过程中,患者感觉恶心或开始呕吐、咳嗽时,停止操作,待其无异常反应后再继续检查。若患者咳嗽非常剧烈,通常表示探头的位置不在食管内,需要退出探头重新插入。当探头到达胃底,患者会感觉恶心或呕吐,这时应将探头退回到食管。应间断性吸引患者的分泌物,并嘱其勿吞入。完成探头插入后,TEE检查通常持续10~15分钟。

(2)气管插管的清醒患者:对ICU中有气管插管及使用呼吸机的患者,经食管超声检查前可使用静脉麻醉和镇静。需监测患者心率、血压、氧饱和度等,插管时,应注意避免气管插管移位。

(3)非清醒患者:在ICU和手术室给予昏迷患者或麻醉患者经食管超声心动图检查相比

清醒患者可能要容易,患者恶心、呕吐、咳嗽反射通常较轻。患者可侧卧或平卧,将头放于中线位置,颈部稍弯曲。气管插管放于口腔的一侧,需拔出食管内的其他管道(如鼻饲管),以防与食管探头打结、盘绕从而干扰图像的质量。经食管探头的末端稍微弯曲并涂抹润滑剂。可从气管插管的旁边进行插管,若一侧有障碍,可转向另一侧。有些情况下,可借助喉镜引导探头插入食管。

2. 术后注意事项 由于使用了镇静剂和麻醉剂,经食管超声检查后患者最好取仰卧位,心电监护 30 分钟;60~120 分钟内不能喝水;2 小时后可尝试进食,避免食用高温或较硬的食物以防损伤食管;12 小时内不能做饭、开车、爬楼梯及独自横穿街道,以免发生意外。

(五) 并发症

1. 较少发生的并发症

(1)短暂性的咽喉疼痛。

(2)一过性高血压。

(3)短暂性的心动过速。

(4)口腔黏膜轻微出血(淡血色唾液)。

(5)一过性低氧血症。

(6)呕吐。

(7)气管痉挛。

(8)房室传导阻滞。

(9)咽喉部出血。

2. 罕见并发症

(1)声带麻痹。

(2)严重的喉痉挛。

(3)食管穿孔:最严重的并发症,发生率 0.02%~0.03%。其发生一般与插入食管探头遇到困难及阻力有关。

(4)室性心动过速。

(5)充血性心力衰竭。

(6)过敏性反应。

(六) 经食管超声心动图心脏瓣膜疾病检查的相关知识

1. 二尖瓣

(1)二尖瓣解剖:从形态学上讲,二尖瓣由左心房壁、二尖瓣环、前后叶、腱索、前后组乳头肌及左室心肌构成。瓣膜组织可分为两个交界区前外侧交界和后内侧交界及两个瓣叶(前叶和后叶)。前叶近于三角形,基底部附着约 1/3 的瓣环,与心脏的纤维支架相连接,同时与主动脉瓣左冠瓣及无冠瓣的一半有纤维连接。后叶与瓣环的附着缘较前叶长。后叶游离缘的自然分叶状改变有助于定位各扇叶。尽管前叶长于后叶且两者的附着有差异,但表面积几乎一样大。一般 120 根腱索附着于二尖瓣叶下,连于两个瓣叶与乳头肌之间,腱索之间的区域成为左心房和左心室间的第二个孔道。

(2)评估二尖瓣常用的 TEE 切面:包括食管中段四腔心切面(图 4-3-1)、食管中段两腔心切面(图 4-3-2)、食管中段左心室长轴切面(图 4-3-3)、经胃心脏基底部短轴切面(图 4-3-4)、经胃两腔心切面(图 4-3-5)、经胃长轴切面(图 4-3-6)。

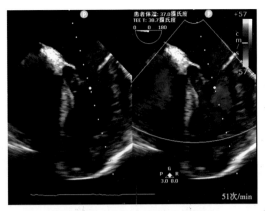

图 4-3-1　食管中段四腔心切面

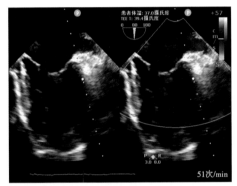

图 4-3-2　食管中段两腔心切面

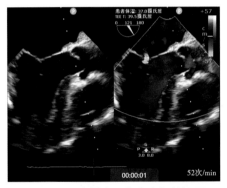

图 4-3-3　食管中段左心室长轴切面

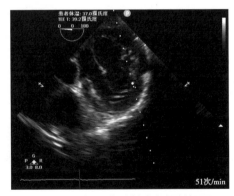

图 4-3-4　经胃心脏基底部短轴切面

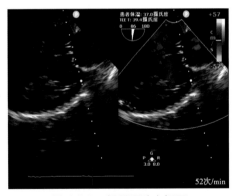

图 4-3-5　经胃两腔心切面

（3）二尖瓣狭窄（mitral stenosis，MS）：最常见的病因为风湿热，少数患者可继发于各类结缔组织病，如系统性红斑狼疮和类风湿关节炎等，更为少见的原因包括先天性、退行性变、二尖瓣手术并发症等。目前对二尖瓣狭窄的诊断及严重程度判断主要依靠二维和多普勒超声心动图。基于二尖瓣狭窄的病理特征，TEE 需要对瓣叶的增厚程度、钙化数量、瓣下结构累及的情况、瓣叶活动幅度减低及腔室形态和功能的总体变化情况等进行评价。

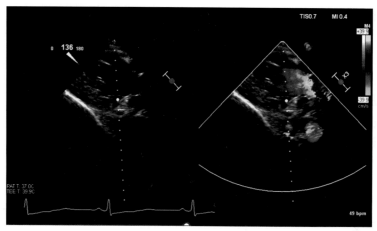

图 4-3-6　经胃长轴切面

1)二尖瓣的 TEE 内容:①二维超声可显示瓣叶增厚、回声强度、活动度,瓣联合处有无粘连、融合;腱索有无增厚、融合,还可测量二尖瓣口解剖面积,评估左心房和左心耳有无附壁血栓;② M 型超声可记录二尖瓣前后叶活动曲线;③彩色多普勒血流成像(color Doppler flow imaging,CDFI)可观察二尖瓣口血流,引导频谱多普勒取样;④脉冲多普勒(pulsed wave Doppler,PW)和连续多普勒(continuous wave Doppler,CW)可记录二尖瓣口血流频谱,测量跨瓣压差。估测二尖瓣瓣口有效面积。

2)二尖瓣狭窄的二维超声:关键性特征包括瓣叶增厚程度、钙化程度、瓣叶活动幅度降低、瓣下结构累及情况、腔室形态和功能变化。

A.左心房自显影:可见流动的云雾状回声;螺旋形缓慢卷曲;左心房自显影常提示血液瘀滞,并能作为血栓形成的预警(图 4-3-7)。

B.压差测定:正常血流通过二尖瓣的速度为<1.3m/s,手动描记舒张期频谱轮廓可测得平均压差。二尖瓣平均压差>10mmHg 提示严重狭窄。

C.二尖瓣瓣口面积的计算:二尖瓣狭窄的程度通过二尖瓣瓣口面积减小的程度来评估,后者可用瓣口二维平面面积法、多普勒法通过测量压力半降时间(pressure half-time,PHT)、减速时间估测瓣口面积。

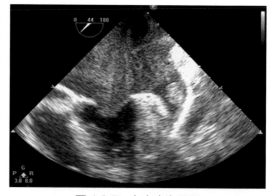

图 4-3-7　左心房自显影

瓣口二维平面面积法:是用简单的二维方法测量二尖瓣瓣口面积,包括直接观察二尖瓣口,在经胃左心室基底短轴切面观察舒张期可以获得二尖瓣瓣口面积,单位为 cm^2。这种方法已经证实与有创方法获得的瓣口面积有良好的相关性。为了提高该方法的准确性,需要认识一些误导操作者的"陷阱"。为获得精准图像,仪器调节非常关键,如当增益设置过低时,瓣膜的边缘模糊,会导致"回声失落",将高估瓣口面积;反之,当增益过高时,会导致瓣口面积被低估。图像不标准是另一个导致错误测量的重要原因。舒张期狭窄的二尖瓣呈漏斗形,交界顶端对合缘成为瓣膜最狭窄的部分。因此关键是获得二尖瓣瓣口面积最小的切面。对于二尖瓣成形术后的患者,因为该方法无法测量交界部分的范围,将会低估瓣口面积。

压力半降时间(PHT):描述的是左心房、左心室间的压力阶差,并可定量测量二尖瓣狭窄的程度,随着二尖瓣狭窄的加重,左心房、左心室间压力阶差下降会相应变慢,时间延长。PHT 为房室间压力从最大下降到一半时所需的时间。计算 PHT,首先应用多普勒测量二尖瓣峰值流速,最大流速下降至 0.707 倍所需的时间即为 PHT。图 4-3-8 为测量二尖瓣狭窄患者的 PHT。用连续多普勒测量二尖瓣过瓣血流信号,操作者标记最大速度和最小速度时,软件自动计算出 PHT。PHT 随着二尖瓣狭窄的严重程度而增加。一般 PHT<60 毫秒,如 PHT 为 100~200 毫秒,是轻度二尖瓣狭窄;如 PHT 为 200~300 毫秒,是中度二尖瓣狭窄;如 PHT>300 毫秒,是重度二尖瓣狭窄。

PHT 的测量受到血流动力学因素的影响,依赖于左心房、左心室的顺应性,当测量狭窄二尖瓣的 PHT 时,必须考虑这些因素,如左心室顺应性的下降和严重的主动脉瓣反流可以导致左心室舒张压的快速上升,PHT 缩短,可高估二尖瓣瓣口面积。此外,二尖瓣成形术后、房间隔缺损、房性心动过速、限制型心肌病也会影响 PHT 测量的准确性。

减速时间:是评价二尖瓣瓣口面积的另一种简单方法。减速时间和二尖瓣瓣口面积的关系:二尖瓣瓣口面积(cm^2)=759/ 减速时间(min)。

减速时间是从峰值速度下降延续到基线水平所需的时间。图 4-3-9 描述了测量减速时间的方法。

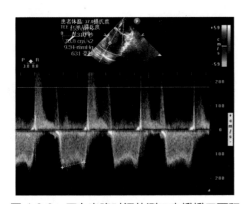

图 4-3-8　压力半降时间估测二尖瓣瓣口面积

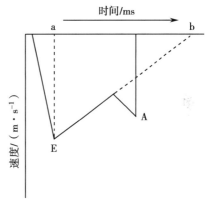

图 4-3-9　减速时间测量方法

D. 二尖瓣狭窄程度评价标准:见表 4-3-1。

表 4-3-1　二尖瓣狭窄程度评价标准

狭窄程度	平均压差 /mmHg	压力减半时间 /ms	速度减半时间 /ms	瓣口面积 /cm^2
轻度	2~5	100~200	<500	1.6~2.5
中度	6~10	200~300	500~700	1.0~1.5
重度	>10	>300	>700	<1.0

E. 注意事项:①并非所有 PHT 延长都提示二尖瓣狭窄,心肌舒张功能降低者 PHT 亦延

长,但E峰不增高且通常<1.0m/s;②心房颤动患者用PHT法进行定量评估时,最好选择有足够舒张期充盈图像;③如果使用连续方程法计算二尖瓣瓣口面积,合并二尖瓣反流会高估狭窄程度,合并主动脉瓣反流会低估狭窄程度;④心脏收缩功能下降和缓慢性心律失常会导致二尖瓣跨瓣压差降低;⑤二尖瓣前向血流束可能是偏心性的,彩色多普勒超声有助于引导连续波多普勒取样容积放置;⑥全身麻醉状态下,心肌收缩力和肺动脉压力均有改变,可能会低估二尖瓣狭窄或反流程度。

(4)二尖瓣关闭不全:二尖瓣的正常关闭有赖于二尖瓣瓣叶、瓣环、腱索、乳头肌及其有关的左心室壁结构和功能的完整性,任何一部分发生异常,均可能导致二尖瓣关闭不全。

1)TEE内容:可评估二尖瓣反流的严重程度、二尖瓣反流的机制和病变部位、二尖瓣瓣膜可否被修复。

A.二尖瓣反流的严重程度:可采用缩流颈、反流束方向、肺静脉血流进行评估。

缩流颈:二尖瓣反流的严重程度分为轻微、轻度、中度和重度。反流束通过瓣膜反流口最狭窄的部分,称为缩流颈(vena contracta),可以通过测量缩流颈的直径(图4-3-10)来判断反流程度。缩流颈直径<3mm为轻度二尖瓣反流;缩流颈直径3~7mm为中度二尖瓣反流;缩流颈直径>7mm为重度二尖瓣反流。

反流束方向:反流束的方向也很重要,其不仅是病因学的线索,也是严重程度的一个征象。中心性反流可由瓣环扩张或心室功能不全引起,偏心性反流常由二尖瓣结构本身异常所致,在进行血管重建之后,反流程度改善不明显。此外,偏心性反流常提示要进行仔细检查:首先,反流束有足够的能量沿着左心房壁行走一定的距离,当无其他方法可以用来证明时应该考虑到存在明显的血流动力学异常;其次,沿心房壁走行的反流束容易引起"孔达效应或附壁效应",根据物理学原理,

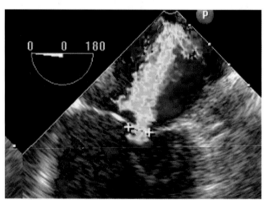

图4-3-10　二尖瓣关闭不全缩流颈的测量

吸附在心房壁的反流束看起来可能比其实际大小要小;最后,当无其他方法可以用来证明时,贴壁的反流束应该认为是重度二尖瓣反流。

肺静脉血流:脉冲多普勒对肺静脉血流的评价也很重要,为常规评价二尖瓣反流的一部分。肺静脉正常的脉冲多普勒频谱收缩期和舒张期均为前向血流信号(图4-3-11)。明显反流可以引起收缩期肺静脉血流频谱变钝或反向(图4-3-12),该表现为显著二尖瓣反流的可靠征象。然而虽然肺静脉的反向血流具有特异性,但并不是发现二尖瓣反流敏感的方法。没有收缩期肺静脉血流频谱变钝或反向这一征象,并不能排除重度二尖瓣反流,尤其是在慢性缺血的患者,左心房顺应性较大,削弱了反流束的能量。

B.二尖瓣反流的机制和病变部位:可通过食管中段四腔心切面、食管中段二尖瓣交界区切面、食管中段两腔心切面、食管中段左心室长轴切面、经胃左心室基底段短轴切面进行评估。

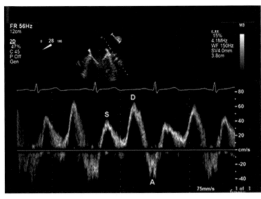

图 4-3-11　肺静脉正常的脉冲多普勒频谱

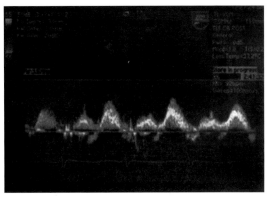

图 4-3-12　肺静脉血流收缩期变钝

食管中段四腔心切面(图 4-3-13):将探头晶片角度 0° 时开始检查,此时二尖瓣位于屏幕的中央。二尖瓣的前叶在内侧靠近主动脉瓣,后叶在外侧。轻轻回撤或前屈探头使左心室流出道进入扫查平面,此切面显示二尖瓣靠前的部分(A1/A2,P1/P2)〔注:Carpentier 方法。这种方法将二尖瓣后叶的三个小叶定义为 P1、P2、P3,将前叶对应于后叶的部分定义为 A1(与 P1 相对)、A2(与 P2 相对)、A3(与 P3 相对)〕。相反,推进或后屈探头时,左心室流出道在扫查平面中消失,此切面可以显示二尖瓣靠近后方的部分(A2/A3,P2/P3)。因此,通过轻轻地推进或回撤探头,探头晶片角度置于 0° 时即可以观察完整的二尖瓣。

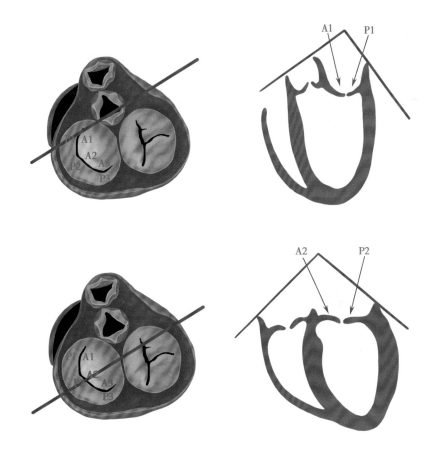

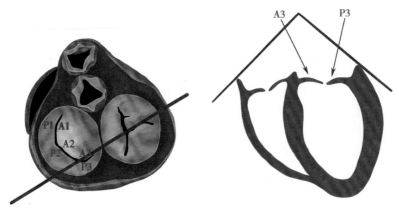

图 4-3-13　食管中段四腔心切面二尖瓣检查顺序

食管中段二尖瓣交界区切面(图 4-3-14):将探头晶片角度置于 60°~90° 时可获得该切面。该切面显示 P1 在外侧,P3 在内侧,不同大小的 A2 在中间位置。在二尖瓣瓣叶之间可见两个口,源于二尖瓣半月形对合。交界区是否存在病变及病变的严重程度可以通过此切面进行评价。

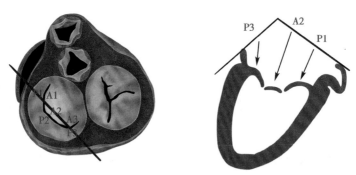

图 4-3-14　食管中段二尖瓣交界区二尖瓣检查顺序

食管中段两腔心切面(图 4-3-15):通过继续旋转探头晶片角度至 80°~100° 可获得食管中段两腔心切面。另外,通过向左或向右旋转探头可以获得三个重复性很好的切面,可以对二尖瓣每个分区进行进一步评价。

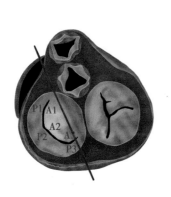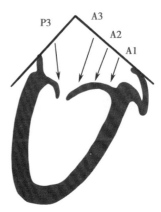

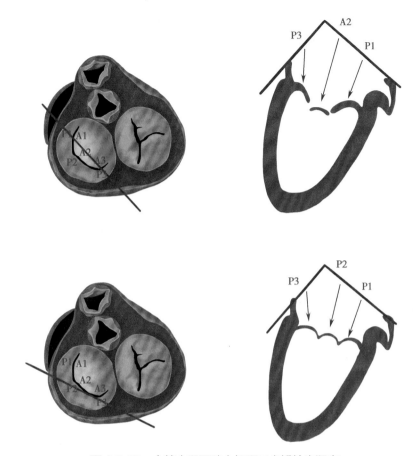

图 4-3-15　食管中段两腔心切面二尖瓣检查顺序

食管中段左心室长轴切面(图 4-3-16):探头晶片角度旋转至 130°~150° 可获得食管中段左心长轴切面。通过该切面可以得到二尖瓣前后叶中部的图像,对 A2 和 P2 的识别提供可靠的信息。由于该切面横过马鞍形二尖瓣环的顶部,避免了在食管中段四腔心切面时出现的假阳性,所以也是评价二尖瓣脱垂的最佳切面。

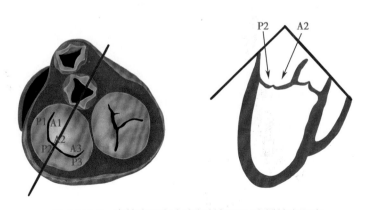

图 4-3-16　食管中段左心室长轴切面二尖瓣检查顺序

经胃左心室基底段短轴切面(图 4-3-17):探头继续推进到达胃底,获得经胃左心室基底段短轴切面。该切面对诊断瓣叶裂和穿孔很有帮助,而且彩色多普勒可以提供有关反流束起源的一些信息。

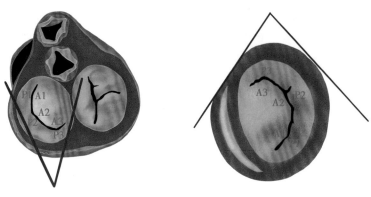

图 4-3-17　经胃左心室基底段短轴切面二尖瓣检查顺序

C. 瓣膜可否被修复:可通过反流口面积、反流分数、反流容积进行评估。

反流口面积:可以通过 PISA 法来计算。反流的血液均将通过反流口,在血流接近反流口时,血细胞沿一系列向心性半球体加速,通过彩色多普勒可以观察到当血流达到翻转速度时多普勒血流颜色由红色变为蓝色(图 4-3-18),可提供血流颜色发生翻转时的血流速度和球体的半径。通过血流颜色发生翻转时的血流速度和球体的半径,可以计算此半径上的血流量,然后再通过连续多普勒测量二尖瓣反流峰值速度计算有效反流口面积(effective regurgitant orifice area,EROA)。

反流分数(regurgitant fraction,RF):是左心室的血液在收缩期反流回左心房的百分比,为反流容积除以舒张期通过二尖瓣的前向血流的容积(即总体的每搏量)。

反流容积:是指舒张期进入左心室的血液量与收缩期射入主动脉内血液量之间的差值。用舒张期二尖瓣前向每搏量($VTI_{MV} \times Area_{MV}$)减去通过左心室流出道的前向每搏量($VTI_{LOVT} \times Area_{LOVT}$)得出的差值为反流容积(图 4-3-19)。

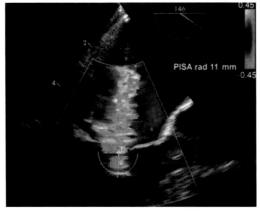

图 4-3-18　PISA 法测量有效反流口面积

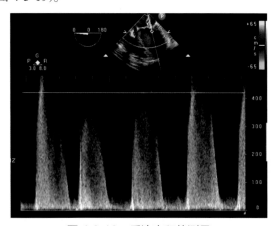

图 4-3-19　反流容积的测量

2）二尖瓣反流程度评估标准：见表 4-3-2。

表 4-3-2　二尖瓣反流程度评估标准

反流程度	反流面积与 LA 面积比值 /%	肺静脉血流	缩流颈 / mm	反流容积 / ml	反流分数 / %	反流口面积 / cm²
轻度	<20	正常模式	<3	<30	<30	<0.2
中度	20~40	收缩期变钝	3~7	30~60	30~50	0.2~0.4
重度	>40	收缩期反向	>7	>60	>50	>0.4

（5）基础检查流程

1）二尖瓣狭窄：①CW 多普勒计算压力半降时间；②记录和测量 PISA 以估算二尖瓣瓣口面积；③记录和测量过瓣血流的最大流速。

2）二尖瓣反流：①分别在食管中段四腔心、两腔心或长轴切面记录二尖瓣血流束的彩色多普勒；②冻结画面，记录和测量缩流颈；③连续多普勒记录二尖瓣反流血流速度；④用 PISA 法测量二尖瓣反流口面积。

2. 主动脉瓣

（1）TEE 常用切面包括食管中段主动脉短轴切面、食管中段主动脉瓣长轴切面、经胃深部长轴切面。

1）食管中段主动脉短轴切面：通常在食管中段获得四腔心图像，旋转探头晶片角度至 30°~45° 时即可获得该切面（图 4-3-20）。在该切面上，三个主动脉瓣对称成像，又称为 Benz 征。无冠瓣紧邻房间隔，右冠瓣在最前方，左冠瓣紧邻肺动脉。回退探头可显示冠状动脉的开口。推进探头则可显示左心室流出道。瓣叶开放时呈等边三角形，瓣叶关闭时呈倒 Y 形。

2）食管中段主动脉瓣长轴切面：继续旋转声探头晶片角度至 120°，可以获得食管中段主动脉瓣长轴切面（图 4-3-21）。该切面在长轴方向显示左心室流出道、部分主动脉瓣、窦管连接部和升主动脉近端。该切面可以区别瓣膜、瓣上和瓣下的病变。正常的主动脉瓣在开放的时候，瓣叶与主动脉壁平行。

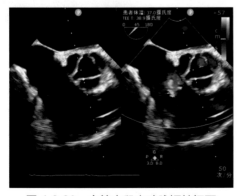

图 4-3-20　食管中段主动脉短轴切面

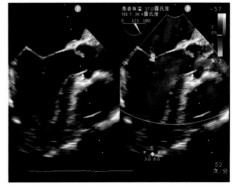

图 4-3-21　食管中段主动脉瓣长轴切面

3）经胃深部长轴切面：当需评估主动脉瓣前向和逆向血流的血流动力学时，血流方向需要与多普勒声束平行,食管中段切面很难实现,因此常用经胃深部长轴平面(图4-3-22)。将探头深入到胃,在经胃短轴图像的中部或尖端前屈探头并轻微推进,紧贴胃黏膜直到图像顶端显示左心室心尖部。在该图像中,成像平面从左心室心尖部显示心脏基底部,与食管中段五腔心相似,只是图像上下颠倒。通过该图像可以用来测量跨左心室流出道或主动脉瓣流速的多普勒数据,也可以用来观察主动脉瓣置换后的瓣周漏。

(2)TEE内容

1)二维超声:①可观察瓣叶数目、厚度、回声强度,交界处有无粘连,活动度等;②主动脉瓣环径的测量,在短轴平面上测量三个瓣叶交界点的连线,其近似等边三角形,通过食管中段主动脉长轴测量的位置在瓣叶的根部;③使用电子描记测量仪描记可获得主动脉瓣瓣口面积。

2)M型超声:记录主动脉瓣瓣叶活动曲线可以显示瓣叶的开放幅度。开放幅度<8mm提示重度狭窄,开放幅度>12mm即可排除狭窄。

3)彩色多普勒:观察主动脉瓣瓣口血流束。

4)频谱多普勒:记录主动脉瓣瓣口血流频谱以及测量峰值流速、峰值压差和平均压差。

(3)主动脉瓣狭窄

1)二维超声:主动脉瓣狭窄,心脏收缩期主动脉瓣瓣叶呈屋顶样凸起,呈“屋顶征”(图4-3-23)。与凸起一致的是瓣叶开放变小(<12mm)。瓣叶弯向主动脉中线而不是平行于主动脉壁,是主动脉瓣狭窄的定性标志,仅此发现可确诊为主动脉瓣狭窄。

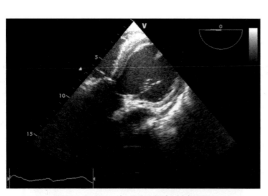

图4-3-22　经胃深部长轴切面

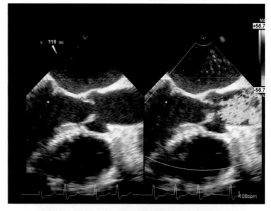

图4-3-23　主动脉瓣狭窄呈“屋顶征”

在主动脉瓣短轴切面上,除可以观察瓣叶活动度、钙化程度、瓣叶联合处的粘连融合外,还能直接测量主动脉瓣瓣口面积。此时应该调整探头到显示最小瓣口面积的切面并确保该横截面通过主动脉瓣瓣尖。主动脉瓣在真正的短轴切面上呈圆形,并且三个瓣叶外形相同。定位主动脉瓣瓣口比较好的方法是先在长轴上确定瓣尖的水平简化定位,然后固定探头位置,旋转平面角度到短轴切面,瓣口就位于图像的中央。

通过调节适当的增益条件,得到满意的二维图像。增益过大时瓣叶边缘会增厚,产生伪像,导致低估瓣口面积。二维超声的缺陷在于不能确定所选择的测量孔径就是瓣口的最小孔径,而上述几个条件可以使误差尽量减到最低。短轴切面还能确定主动脉瓣的先天性异常,包括瓣膜的二瓣化和单瓣化。

2）多普勒超声：在需要细致评估主动脉瓣狭窄时，采用多普勒超声可以用来定量评估狭窄程度。测量流经主动脉瓣的血流速度可以计算跨瓣压差（跨瓣压差 $P=4\times V^2$，其中 V 为主动脉峰值流速）。描记通过主动脉瓣口的血流频谱，仪器可自动计算平均跨瓣压差（图 4-3-24）。主动脉瓣狭窄可产生具有收缩中期峰值流速的半圆形频谱曲线。需要注意的是，由于对血流的依赖，跨瓣压差是动力性的，即当跨瓣血流（或心排血量）减少时，压差就降低；相反，血流或收缩强度增加时，压差也增加。因此，术中负荷状况、心率和收缩力可能导致产生不同的跨瓣压差。

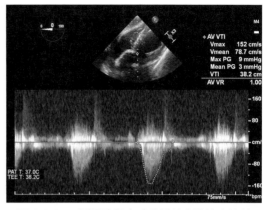

图 4-3-24　测量流经主动脉瓣的血流速度计算跨瓣压差

主动脉瓣狭窄程度评估标准见表 4-3-3。

表 4-3-3　主动脉狭窄程度评估标准

狭窄程度	峰值流速 /(m·s^{-1})	平均跨瓣压差 /mmHg	主动脉瓣口面积 /cm^2
轻度	<3.0	<25	>1.5
中度	3.0~4.0	25~40	1.0~1.5
重度	>4.0	>40	<1.0

（4）主动脉瓣反流

1）TEE 检查内容：食管中段主动脉瓣长轴切面是最常用的定量主动脉瓣关闭不全严重程度的切面。彩色多普勒可显示左心室流出道内来自主动脉瓣并冲向左心室的湍流。中心性反流常提示主动脉根部扩张，而偏心性反流常提示瓣叶异常。在左心室长轴切面，冻结图像，可慢速逐帧显示反流束宽度最大的图像并测量反流束的深度及缩流颈宽度；或应用 M 型超声，使取样线垂直通过瓣下反流束，进行测量（图 4-3-25）。在主动脉瓣短轴切面，测量反流束和左心室流出道截面积，可进行反流束宽度与左心室流出道宽度的比值的计算。

缩流颈即为反流束通过瓣膜反流口最狭窄的部分（图 4-3-26）。在反流束刚通过瓣口平面进行测量。缩流颈<3mm 为轻度反流，缩流颈 3~7mm 为中度反流，缩流颈>7mm 为重度反流。

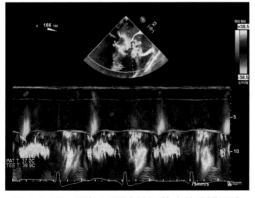

图 4-3-25　彩色 M 型方法评估主动脉瓣反流

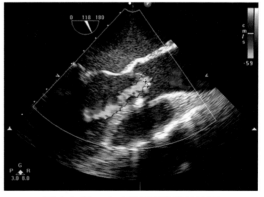

图 4-3-26　主动脉瓣反流的缩流颈

　　舒张期主动脉内血流逆流是另一个能够早期判断主动脉瓣反流的指征。在食管上段水平主动脉弓长轴切面可以较好地显示逆流。使用脉冲多普勒监测胸降主动脉近端和主动脉弓内的全舒张期逆行血流是主动脉瓣关闭不全的敏感指标。管腔越远,在其内探查到反向血流信号说明主动脉瓣反流程度越重。

　　主动脉瓣反流程度评估见表 4-3-4。

表 4-3-4　主动脉瓣反流程度评价表

反流程度	AI 宽度/LVOT 内径/%	AI/LVOT 截面积/%	反流束深度	缩流颈/mm	舒张期主动脉内逆流	反流下降支斜率	压力减半时间/ms
微量(1+)	1~24	<4	LOVT				
轻度(2+)	25~46	4~24	二尖瓣前叶中部	<3			>500
中度(3+)	47~64	25~59	二尖瓣前叶瓣尖	3~7		>2m/s	200~500
重度(3+)	>65	>60	乳头肌顶端	>7	全舒张期降主动脉内逆流	>3m/s	<200

注:LVOT,左心室流出道。AI,主动脉瓣关闭不全。

　　2)注意事项:①利用二维成像、脉冲多普勒、连续多普勒和彩色多普勒定量评估狭窄和反流损害;②多普勒和心导管得出的压差存在偏差;③除瓣口大小外,心室收缩力和跨瓣血流量都会影响跨瓣血流速度;④主动脉瓣面积由描记面积法或连续方程式计算获得;⑤每项技术都有其局限性。

三、围手术期全身麻醉下经食管心脏超声操作规范评分表

　　评分表见本章第一节表 4-1-1。

四、目前常用训练方法简介

(一) 模拟训练

　　TEE 对二尖瓣及主动脉瓣评估的关键在于操作者对常规切面图像的了解并有实践经验。可采取模拟人体培训法:指导老师先应用幻灯片讲解 TEE 的标准切面,然后在模拟人体逐一演示标准切面,小组成员逐步建立解剖和超声影像的空间联系,并轮流在模拟人体进行模拟操作,讲师在旁进行讲解指导。课后对讲课相关内容以调查问卷的形式进行反馈。

(二) 其他训练

　　TEE 培训课程基于解剖与临床病理生理的变化,通过立体化、多样化教学,化繁为简,可使学员在短时间内熟练掌握 TEE 的切面基础及操作要点,理解 TEE 的内涵;然后以临床场景为载体,以临床思维为线进行深入浅出的梳理讲解,训练学员的应用能力及规范思维;引入实际临床病例,可生动地展示 TEE 在实际临床应用中实施的可行性与监测的准确性和连续性。

五、相关知识测试题

　　1. 为更好地显示二尖瓣交界区,晶片角度应为

    A. 0°~30°   B. 60°~90°   C. 90°~120°

    D. 120°~150°   E. 以上都不是

2. 重度二尖瓣反流的患者,以下**不能**观察到的是

    A. 收缩期肺静脉血流反向   B. $0.5cm^2$ 的反流口面积

    C. 缩流颈的宽度 0.4cm   D. 反流口面积与左心房面积之比大于 50%

    E. 以上都不是

3. 下列会导致压力半降时间出现**错误**的是

    A. 严重的主动脉反流   B. 左心室顺应性降低

    C. 二尖瓣球囊扩张术后即刻   D. 以上都是

    E. 以上都不是

4. 术中使用 TEE 评价主动脉瓣反流时,能影响主动脉瓣反流程度的是

    A. 应用血管升压药   B. 使用挥发性麻醉药

    C. 患者的血容量状况   D. 以上都是

    E. 以上都不是

5. 以下关于平面法评估主动脉瓣狭窄的描述**不正确**的是

    A. 食管中段主动脉瓣短轴切面较理想

    B. 平面法得到的面积与经导管估测的瓣膜面积相关性非常好

    C. 平面法测量瓣口面积依赖充足的心排血量

    D. 重度主动脉瓣钙化会影响平面法测量主动脉瓣面积的准确性

    E. 以上都是

答案: 1. B   2. C   3. D   4. D   5. C

(叶 治)

推荐阅读资料

[1] 大卫·L.莱希,格雷戈里·W.费舍尔.围术期经食道超声心动图学.于晖,王晟,宋海波,等译.北京:人民卫生出版社,2018.

[2] 弗雷德里克·A.亨斯利,唐纳德·E.马丁,格伦·P.格雷夫利.实用心血管麻醉学.王锷,王晟,黄佳鹏,等译.北京:人民卫生出版社,2017.

[3] 皮瑞诺,李维斯.经食道超声心动图实用技术.李治安,译.天津:天津科技翻译出版公司,2011.

[4] AKAISHI M, ASANUMA T, IZUMI C, et al. Guidelines for conducting transesophageal echocardiography (TEE): task force for guidelines for conducting TEE: November 15 2015. J Echocardiogr, 2016, 14 (2): 47-48.

[5] HYPERLINK A, SKUBAS N, AD N, et al. Guidelines for the use of transesophageal echocardiography to assist with surgical decision-making in the operating room: a surgery-based approach: from the American Society of Echocardiography in Collaboration with the Society of Cardiovascular Anesthesiologists and the Society of Thoracic Surgeons. J Am Soc Echocardiogr, 2020, 33 (6): 692-734.

[6] REEVES S T, FINLEY A C, SKUBAS N J, et al. Basic perioperative transesophageal echocardiography examination: a consensus statement of the American Society of Echocardiography and the Society of Cardiovascular Anesthesiologists. J Am Soc Echocardiogr, 2013, 26 (5): 443-456.

[7] ZAROFF J G, PICARD M H. Transesophageal echocardiographic (TEE) evaluation of the mitral and tricuspid valves. Cardiol Clin, 2000, 18 (4): 731-750.

第五章

肺部超声与腹部快速超声

第一节 肺 部 超 声

一、概述

很长一段时间,肺部被认为是超声检查的盲区。直到 1995 年,法国学者 Lichtenstei 首次在肺超声研究中以 B 线描述所显示的"彗尾征",并认为与肺间质综合征有关。随后,肺部超声被广泛引入急诊医学和重症医学领域,内容涉及气胸、肺炎、肺水肿、肺间质纤维化、胸腔积液的观察和定位,周围肺部肿瘤的观察及超声造影引导下经皮穿刺活检等。随着超声技术的不断发展、各种超声设备的更新换代,通过与计算机及图文处理系统的有机结合,肺部超声临床应用也由简单的观察、诊断发展成为现代急危重症患者的疾病诊断、治疗中不可缺少的诊疗手段之一。

二、肺部超声操作规范流程

(一) 适应证

1. 不明原因的肺水肿。

2. 不明原因的呼吸衰竭。

3. 其他影像学检查怀疑肺部病变(气胸、肺部感染、间质性肺部病变、肺纤维化、肺栓塞、胸腔积液等),治疗后动态观察。

4. 胸腔积液的穿刺定位。

5. 联合心脏超声进行容量评估。

6. 急性慢性肺损伤。

7. 膈肌的运动。

(二) 禁忌证

胸前区或背部局部皮肤溃烂、烧伤、烫伤。

(三) 操作前准备

1. 患者准备

(1)为避免交叉感染,制订合理的仪器消毒措施,尤其患者存在耐药细菌感染等。

(2)检查前监测患者生命体征,包括心率、脉搏、血压、心电图检查。

（3）检查前应向患者做好解释工作,消除患者的恐惧感,嘱其平静呼吸,避免深大呼吸。

（4）嘱患者松开衣领口及裤带,仰卧于检查床,身体放松,平静呼吸,双腿伸直。

2. 物品(器械)准备

（1）超声相关设备正常,包括三个标准探头(凸阵探头、相控阵探头、线阵探头)、耦合剂、电源线正常。

（2）图像采集系统及图文报告系统运行正常。

（3）监护设备、氧气及急救药品准备妥当。

（4）消毒纸巾备于床旁,以便结束后擦拭残余的耦合剂。

3. 操作者准备

（1）核对患者信息,包括姓名、性别、年龄、主诉。

（2）确认待检查时间和检查目的。

（3）若患者病情允许,检查前询问患者既往有无高血压和心、肺、脑疾病等相关病史。

（4）查看患者近期的血常规、肺部影像学、心电图及相关结果。

（四）操作步骤

1. 观察点定位(BLUE-plus 方案)　急危重症肺部超声检查按照 Lichtenstein 等提出的 BLUE 方案,在此基础上由王小亭等提出 BLUE-Plus 方案。BLUE-Plus 方案将左、右胸部各分为五个区域,分别为上蓝点、下蓝点、膈肌点、PLAPS 点和后蓝点,各区域的范围由"BLUE 手"界定。"BLUE 手"即以患者手大小为准,两手掌并列放置(两拇指叠加)于被检查者的前胸部,指尖达到正中线的位置,位于头侧的小指桡侧缘位于锁骨下缘,右手小指桡侧缘的位置相当于肺的前下界,腕关节一般位于腋前线水平。上蓝点位于上"BLUE 手"的第 3 指与第 4 指之间的指根处,对应肺上叶或肺尖部;下蓝点位于下"BLUE 手"的手掌中央,对应肺中叶或舌叶;膈肌点位于腋中线用于寻找膈肌位置,大部分膈肌点是膈肌线与腋中线的交点;PLAPS 点是腋后线和下蓝点横向延长线的交叉点,对应肺下叶;后蓝点是肩胛下角线与脊柱间的区域。对于体型肥胖的患者,下蓝点不能真实反映肺中叶或舌叶的病变,此时需要检查 M 点,即上蓝点与膈肌点连线的中点。

2. 操作方法　以患者取仰卧位为例,肺部超声检查需要遵循以下操作方法。

（1）患者取仰卧位,操作者位于患者右侧,用右手持凸阵探头,均匀涂抹耦合剂,扫查前胸壁的上蓝点。扫描时探头的中轴线与骨性胸廓完全垂直,探头滑动方向与肋间隙走向完全垂直。

（2）患者仍取仰卧位,扫查范围从前胸壁扩展到侧壁,即下蓝点或 M 点。

（3）嘱患者略抬高同侧身体,尽可能扫查膈肌点和 PLAS 点,观察有无胸腔积液和小片实变影。

（4）患者取左侧卧位,检查后蓝点。

（5）另一侧肺部各检查点的扫查可采用相同检查顺序单独进行,亦可同时进行双侧扫查。根据患者的病情、体型、体位等灵活决定。

3. 观察内容

（1）蝙蝠征:肺部超声检查的标准切面征象,由胸膜线、上下肋骨构成,形似蝙蝠(图 5-1-1),此时可观察 A 线、B 线等。

（2）胸膜滑动征:位于上下两根肋骨之间高回声、光滑的水平线为胸膜;正常情况下,脏胸膜、壁胸膜紧贴,随呼吸相对滑动;粘连或有气体分隔脏胸膜、壁胸膜时,胸膜滑动减弱或消失。

(3)肺搏动征:在实时超声下胸膜滑动征消失,但是胸膜线处可见实变的肺组织随心脏的搏动而跳动。

(4)A线:超声波经胸膜的多重反射后形成的多条与胸膜平行的亮线。在正常的肺超声图像,通常可见2~3个平行的A线,各A线之间的距离相等(图5-1-2)。A线提示含气肺组织或游离气体。

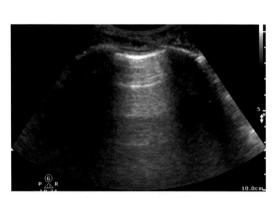

图 5-1-1　蝙蝠征

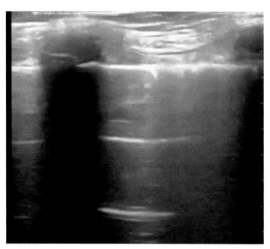

图 5-1-2　A 线

(5)B线/肺火箭征:超声波遇到肺泡的气-液界面后产生的放射状彗星尾伪像,起源于胸膜线,与胸膜线垂直,长而无衰减,遮挡A线,可随胸膜滑行而移动(图5-1-3)。少量的B线是正常肺超声的表现。当每个肋间有3条或3条以上B线时出现肺火箭征。

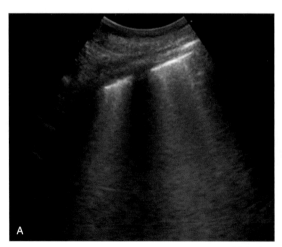

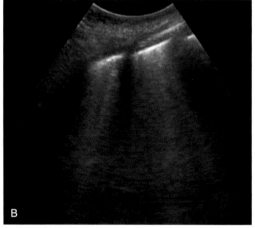

图 5-1-3　B 线
A. B7 线;B. B3 线。

(6)海岸线或沙滩征/条码征/肺点征:超声M模式显示正常肺为海岸征,即在M模式的图像上平行线对应着固定的胸壁,而胸膜线下方产生的砂粒状图像对应着肺实质。这种动态伪影不会出现在气胸图像中。平行线相当于大海,砂粒状图像相当于海岸,其边界对应胸膜线,所以称海岸征或沙滩征。条码征是指在 M 模式的图像上,肺滑行征消失,表现为 M 型的图像从近场到远场都表现为平行线(图 5-1-4)。肺点征在正常肺组织与气胸的病理性肺组织之间的过渡区会产生肺点征象。肺点征在 M 模式照相术中表现得非常明显,表现为随呼吸运动海岸征和条码征交替出现。肺点征代表呼气时的病理性肺实质变换为吸气时的正常图像。

(7)肺实变征/含气支气管征/破布征:胸膜滑动减弱/消失时,实变区表浅且边界规则,无正弦波征,内可有动/静态支气管气像或支气管液像,实变区深部边缘不规则,远场可见彗星尾样表现者,见于碎片征(图 5-1-5)。含气支气管征是指可见含气的支气管,如支气管通畅,随呼吸呈一暗一明的表现,如支气管不通畅,则呈与支气管形状一致的高回声像。破布征是指实变的肺组织与正常含气的肺组织交界处形成碎片样的不规则回声,犹如一块被撕下来的破布,是肺实变的一种静态声像改变(图 5-1-6)。

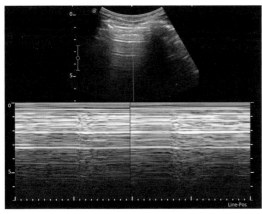

图 5-1-4　条码征

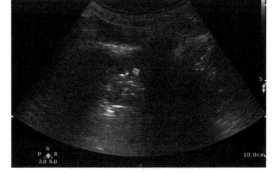

图 5-1-5　碎片征

(8)E 线征与 Z 线征:Z 线起自胸膜,垂直于屏幕的伪线,但随距离增加而衰减,无病理意义;E 线起自胸壁,呈激光束样,不随距离而衰减,不与 A 线同时出现,E 线出现提示皮下气肿。

(9)正弦波征:是少量胸腔积液的动态征象。M 模式下,正弦波征是呼吸过程中脏胸膜与壁胸膜间距在吸气相下降、呼气相增加的循环变化现象。

(10)四边形征:是少量胸腔积液的静态征象,由壁胸膜线、上下两根肋骨声影、脏胸膜线围绕而成(图 5-1-7)。

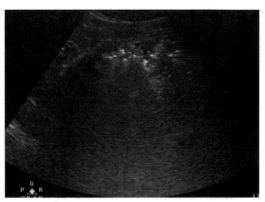

图 5-1-6　破布征

4. 测量及采图、留图

(1)深度:要求超声图像的胸膜线在屏幕的中上 1/3 处。

(2)增益:超声图像的黑白无明显过暗或过亮。

（3）图像稳定性：胸膜线以上组织及肋骨无晃动。

（4）图像能清晰显示，蝙蝠征居中，上下两根肋骨在同一水平线上，胸膜线清晰锐利。

（5）膈肌点位置可见肝、脾、窗帘征。

（五）并发症及处理

无特殊并发症。

（六）操作注意事项

1. 肺部超声通常选择凸阵探头，此时需关闭图像后处理功能。

2. 超声探头中心需垂直于骨性胸廓，沿纵向和横向扫查。纵向时超声探头先置于矢

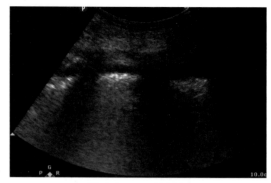

图 5-1-7 四边形征

状位，并调整角度使其垂直于肋间隙，超声探头标记点指向头侧，由头向足垂直肋间滑动，可观察到大部分胸膜和肺，但会受肋骨遮挡。横向则是将超声探头沿肋间隙水平放置，超声探头标记点指向胸骨，沿肋间滑动，可观察到整个肋间隙胸膜的情况，但也仅限于该肋间隙胸膜和肺。

（七）相关知识

BLUE 方案决策树对重症呼吸困难的病因可以起到快速诊断的作用（图 5-1-8）。

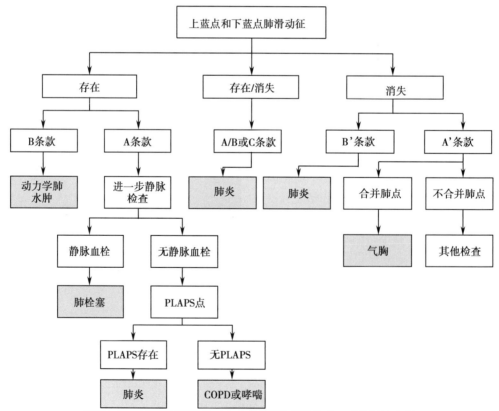

COPD.慢性阻塞性肺疾病；PLAPS.后侧胸部肺泡和 / 或胸膜综合征。

图 5-1-8 BLUE 方案决策树

1. A 条款　双侧胸部 A 线征阳性,同时存在肺滑动征。

2. A' 条款　双侧前胸部弥漫性肺 A 线征阳性伴肺滑动征消失。

3. B 条款　弥漫性双侧前胸部肺火箭征,即 B 线增多,每个肋间在 3 条以上,同时存在肺滑动征。

4. B' 条款　双侧前胸部弥漫性肺火箭征伴肺滑动征消失。

5. C 条款　胸膜线不规则增厚,不计范围与数目。

6. A/B 条款　一侧胸部 A 线征阳性,另一侧胸部 B 线征阳性。

7. PLAPS　即后侧胸部肺泡和 / 或胸膜综合征,PLAPS 点出现破布征、肺实变征、胸腔积液等局部肺炎的征象。

三、肺部超声操作规范评分表

肺部超声操作规范评分表见表 5-1-1。

表 5-1-1　肺部超声操作规范评分表

项目	内容	分值	得分
操作前准备	核对患者信息,包括姓名、性别、年龄、主诉	4	
	询问患者既往有无高血压和心、肺、脑疾病等病史	4	
	检查患者前胸部皮肤损伤情况	3	
	查看患者血常规、心电图、放射学资料等	3	
	评估患者病情及管路情况,是否能俯卧位通气	4	
	物品(器械)准备:确定超声相关设备正常,包括耦合剂等;图像采集系统及图文报告系统操作正常	5	
	通气状态:机械通气 / 自主呼吸,潮气量、PEEP,平静呼吸 / 呼吸困难	5	
	患者是否镇痛镇静	4	
	体位:仰卧位 / 半坐卧位 / 侧卧位 / 轮椅 / 其他	4	
检查	按顺序进行前胸部肺部超声检查	4	
	俯卧位进行双侧背部超声检查	4	
每个部位均需有取图动作,可听到采图声音提示			
观察	右肺	4	
	上蓝点	4	
	下蓝点	4	
	膈肌点	4	
	PLAPS 点	4	
	后蓝点	4	
	左肺	4	
	上蓝点	4	
	下蓝点	4	
	膈肌点	4	
	PLAPS 点	4	
	后蓝点	4	

续表

项目	内容	分值	得分
能准确描述病变情况			
操作后事项	擦拭患者皮肤残留耦合剂,整理衣物,人文关怀	5	
	擦拭及清洁超声机,归位	3	
	总分	100	

四、常见操作错误及分析

1. 操作者操作技术欠熟练,检查顺序不熟练或检查部位遗漏。

2. 操作时采图切面不规范,测量错误。

五、目前常用训练方法简介

(一) 模型训练

超声培训可以分为模拟器培训和床旁真人培训。超声模拟器能对急危重症患者疾病状态进行高度逼真地模拟,由具有真实感的人体模型和逼真的解剖学、生理学和病理学模块组成,提供各种掌握技能的任务、合理的步骤化过程指导及各种虚拟患者的完整病例运行。床旁真人培训则是在真实医疗环境下,选取具有典型临床表现的真实患者,在经患者知情同意后,使用床旁超声设备进行培训。

床旁超声技术学习可采取分小组学习,通过完成各种操作任务和病例分析,同时结合真实的心电图、图像强化工具、测量工具、彩色多普勒、回放记录和临床报告等功能,有助于充分提高实际操作能力。课后对模拟训练的内容可采用调查问卷的形式进行反馈。

(二) 虚拟训练

建立超声图像阅读训练图库。根据不同阶层的训练目标,构建不同训练图库,可以直接训练阅图能力。优点是用真实的图像直接进行阅图能力训练,但不足是操作变化相对较少,适合流程和基本操作手法的训练。

六、相关知识测试题

1. 超声探头的使用方法包括

  A. 执笔式   B. 抓持式   C. 握持式

  D. 执握式   E. 拿捏式

2. 关于胸膜线正确的是

  A. 胸膜线是脏胸膜回声反射所形成的

  B. 胸膜线在超声下呈规则、光滑的线性高回声

  C. 胸膜线位于上下两根肋骨之间

  D. 壁胸膜可随呼吸运动而移动

  E. 超声纵向扫查时可见到上肋骨、胸膜线和下肋骨形成标志性的蝙蝠征

3. 关于肺部疾病主要超声征象描述正确的是

  A. B 线是由超声波遇到肺泡的气 - 液界面后产生反射而形成的振铃效应

B. 起源于胸膜线的只有 B 线

C. 每个肋间有 3 条或 3 条以上 B 线时称为肺火箭征

D. 当 B 线以 3mm 的距离分隔开时称为膜玻璃征

E. B 线可以遮挡 A 线

4. 以下征象提示有胸腔积液的有

A. 四边形征　　　　　　B. 正弦征　　　　　　C. 窗帘征

D. 肺波动征　　　　　　E. 水母征

5. 关于床旁急诊肺部超声（BLUE 方案）说法正确的是

A. BLUE 方案对重度呼吸困难及呼吸衰竭的诊断具有重要价值

B. 在 BLUE 方案中，只有在前侧部分的肺探及火箭征才有诊断意义

C. A/B 条款是指一侧胸部 A 线征阳性，另一侧 B 线征阳性

D. 渗透性肺水肿发生在前胸壁超声检查可见火箭征

E. BLUE 方案可以减少其他不必要的检查

答案：1. AC　2. BCE　3. ACE　4. ABE　5. ABCE

（莫晓叶　王爱民）

推荐阅读资料

［1］胡才宝，LICHTENSTEIN D A. 重症肺部超声的过去、现在与未来. 中华诊断学电子杂志，2018, 6 (2): 77-79.

［2］刘大为，王小亭. 重症超声. 北京：人民卫生出版社，2017.

［3］吕国荣，杨舒萍. 肺部急重症超声. 北京：北京大学医学出版社，2018.

［4］张丹. 肺超声检查的应用与进展. 中华医学超声杂志（电子版），2018, 15 (7): 486-489.

第二节　腹部快速超声

一、概述

腹部快速超声在急危重症专科主要用于评估和监测腹部重要脏器、腹腔游离液体情况，并用来引导穿刺，特别是早期快速发现创伤后或腹部术后的腹腔出血，尤其适用于不能挪动或不便外出行 CT 检查的血流动力学不稳定或呼吸衰竭的患者。20 世纪 80 年代末，国外有学者提出创伤超声重点评估（focused assessment with sonography in trauma，FAST）流程，通过超声探查腹腔、心包是否存在液性暗区，寻找腹腔脏器或心脏破裂出血的证据。对于早期创伤，250ml 的游离液体即可被检出，可简单、快捷、无创伤、科学地评估并动态监测腹腔出血、心包积血，最大限度地降低创伤患者的病死率。

本节主要结合 FAST 流程介绍腹部快速超声检查，通过探查腹腔游离液体判断是否存在腹部实质脏器损伤或致命性腹腔出血。

二、腹部快速超声操作规范流程

（一）适应证

1. 胸腹联合伤，特别是钝器伤、交通事故、坠落伤、爆炸伤等同时伴有休克、呼吸困难、

心率快等生命体征不稳定等情况,可快速明确并动态监测有无腹腔脏器大量失血。

2. 腹盆腔手术后患者明确并动态监测有无术后渗血、渗液。

3. 评估并动态监测腹痛伴血流动力学不稳定患者是否存在腹腔、盆腔脏器破裂出血,同时可对少量腹盆腔积液进行诊断性穿刺。

(二) 禁忌证

1. 绝对禁忌证 无。

2. 相对禁忌证 皮肤破损、感染等。

(三) 操作前准备

1. 患者准备 取仰卧位,充分暴露胸腹部,必要时屈膝放松腹壁肌肉。

2. 仪器准备 开机,输入患者基本信息,选择 2.5~5.0MHz 的凸阵探头或相控阵探头,探头标记点朝向患者头侧或右侧。

3. 操作者准备 核对患者信息,检查者位于患者右侧,右手执探头。

(四) 操作步骤

1. 腹部快速超声扫查顺序、部位及内容 见表 5-2-1。

表 5-2-1 腹部快速超声扫查顺序、部位及内容

顺序	部位	评估内容
1	右上腹	评估右膈下区域,肝肾隐窝、右膈下间隙、肝、右肾、胆囊
2	左上腹	评估左膈下区域,脾肾隐窝、左膈下间隙、脾、左肾
3	盆腔	评估直肠膀胱陷凹 / 直肠子宫陷凹、膀胱、子宫及附件、肠道
4	剑突下	评估心包积液、心脏、下腔静脉

2. 扫查方法、正常及异常图像特点

(1)右上腹:右上腹有三个探查区域,分别为肝脏和肾脏之间(肝肾隐窝)、右侧膈下、右侧结肠旁沟上方。将探头置于腋中线第 7~9 肋间隙,探头标记朝向患者头侧,然后略向后方旋转,沿上述区域向头侧移动再向足侧移动,调整探头的位置和角度,减少肋骨对声像图造成的伪影,获取最佳图像。

重点观察肝肾隐窝(也称 Morision 陷凹,为肝脏和肾脏之间的潜在间隙),正常情况下,肝肾隐窝图像为肝脏包膜与肾脏包膜形成的线样高回声(图 5-2-1)。当出现积液时,原线样高回声被无回声取代,提示腹水 / 积血可能(图 5-2-2),若宽度为 1cm 相当于腹水 1L,宽度为 2cm 相当于腹水 2L,以此类推。利用探头向前、向后扇形扫查整个肝肾隐窝,显示肝脏下极,寻找游离液体。必要时应调整探头观察右膈下间隙、右侧结肠旁沟和右侧肾脏下极,因为这些部位也可能积聚少量液体。

于肝肾隐窝除可探及腹腔出血间接征象(腹腔游离液体)外,还可探及肝脏、肾脏创伤的直接征象。

肝脏破裂图像特点:①包膜下血肿,表现为肝脏外形改变,出血处包膜隆起,肝包膜与肝实质之间可见梭形或形态不规则的低至无回声区,后方可见回声增强。时间较长的出血,包膜下无回声区内可见中高回声团块或细小点状高回声漂浮。②中央型(实质内)破裂,在血肿还未形成时,肝实质内可见边界不清的低回声区;血肿形成后,可见边缘清晰、形态欠规则

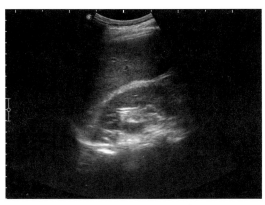

图 5-2-1　正常肝肾隐窝

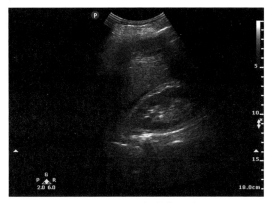

图 5-2-2　肝肾隐窝积液

的无回声区,后方回声增强,血肿内部可见条索样回声,有血块形成时呈中强回声,血肿周边可见血流信号;血肿机化后,肝内可见不规则的中高或高回声区(需结合临床与肝脏其他占位性病变鉴别)。③真性破裂,表现为包膜连续性中段,包膜中段处可见不规则的条状无回声区延伸至肝实质内,内部回声不均匀,可见中高回声血凝块。

肾脏创伤主要检查肾包膜、肾实质、肾盂回声、肾周回声,诊断肾脏损伤的直接征象是实质、肾窦或肾蒂回声异常,间接征象是肾周血肿或肾盂血凝块回声。

(2)左上腹:左上腹有三个探查区域,分别为脾脏与肾脏之间(脾肾隐窝)、膈下脾周间隙、左肾下极与左结肠旁沟之间。与右上腹相比,左上腹的最佳观察位置更靠后、靠上,这是由于脾脏比肝脏体积小,所以左肾较右肾更靠后、靠上,因此探头放置的位置为腋后线第5~7肋间隙。探头标记朝向患者头侧,并轻微向后旋,沿上述区域向头侧移动再向足侧移动,调整探头的位置和方向,减少肋骨对声像图造成的伪影,获取最佳图像。如果患者可以改变体位,可以使患者取右侧卧位,以便于超声探头从后方更靠近脾窗,评估左侧膈下和脾肾隐窝。

重点观察脾肾隐窝。正常情况下,脾肾隐窝图像为脾脏包膜与肾包膜形成的线样高回声(图 5-2-3)。当出现积液时,原本线样高回声被无回声取代,提示腹水/积血可能。与右上腹一样,将探头从前向后重点对脾肾隐窝进行扇形扫查。膈下脾周间隙、肾脏和脾脏的下极、左侧结肠旁沟的上部也应探查,因为这些部位也可能积聚游离液体,特别是膈下脾周间隙(图 5-2-4)。

于脾肾隐窝除可探及腹腔出血间接征象(腹腔游离液体)外,还可探及脾脏、肾脏创伤的直接征象。

脾破裂图像特点:①脾包膜下血肿,表现为脾外形失常,体积增大,内部回声增加,脾包膜光滑、完整,但可隆起,包膜与脾实质之间为无回声或低回声区所占据,呈"月牙"形。严重者,可呈梭形压迫脾实质,使其表面呈凹陷状。②脾实质内(中央型)血肿,表现为脾实质内部一个或多个液性无回声区或低回声区,内部回声可不均匀,但未到达脾脏表面、膈面或底面,有时可发现无回声区内有团块状高回声。③真性脾破裂,表现为高回声的脾包膜线常出现局部中断或不完整,该缺损常呈无回声线状结构伸入脾实质内,并可出现不规则形的回声增强或低回声、无回声,同时在脾周围可出现无回声区包绕脾脏。

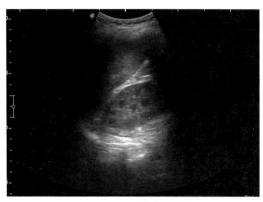

图 5-2-3　正常脾肾隐窝

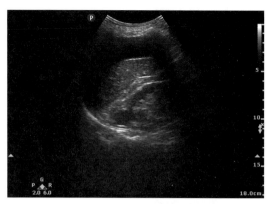

图 5-2-4　膈下脾周间隙积液

肾脏创伤图像特点见右上腹。

（3）盆腔：因男性和女性解剖结构差异，男性盆腔探查区域为直肠膀胱陷凹，女性盆腔探查区域为直肠子宫陷凹和膀胱子宫陷凹。将探头横置于耻骨联合上方，并向足侧倾斜，探头标记朝向患者右侧。左右移动探头直至显示膀胱，不能显示膀胱的最常见原因是探头位置过高，膀胱充盈时更利于检查。将图像深度调整为膀胱处于屏幕上 1/3~1/2，从底部到颈部观察整个膀胱，仔细扫查并评估膀胱后方、子宫后方及肠间隙，正常情况下不能探及无回声液体声像，特别是男性（图 5-2-5），出现无回声液体声像提示腹盆腔积液 / 积血可能（图 5-2-6）。必要时可以旋转探头使其标记朝向患者头侧，从盆腔纵切面观察是否存在积液，纵切面和横切面对观察膀胱后液体都很重要，因为纵向或横向的视野对于少量液体更为敏感。

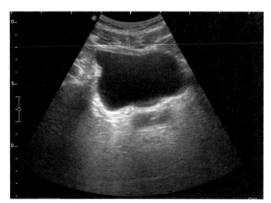

图 5-2-5　正常男性直肠膀胱陷凹

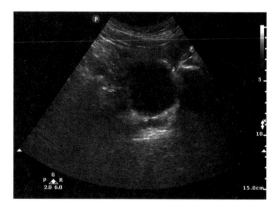

图 5-2-6　直肠膀胱陷凹积液

（4）剑突下：该声窗主要探查是否存在心包积液 / 积血、快速评估心脏结构及收缩功能是否正常。探头标记朝向患者右侧，其长轴几乎平行于腹壁，必要时嘱患者屈膝放松腹壁肌肉，透过肝脏声窗探查心脏。正常情况下心外膜和心包壁层之间形成线样高回声（图 5-2-7），当出现心包积液 / 积血时，心外膜和心包壁层间出现无回声区（图 5-2-8），甚至舒张期右心室或右心房出现塌陷、心脏摆动、左心房或左心室壁塌陷、下腔静脉扩张，高度提示心脏压塞。

（五）并发症及处理

腹部快速超声检查无并发症。

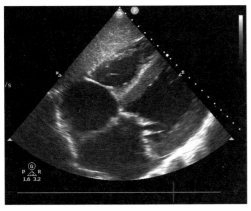

图 5-2-7　正常剑突下心包腔

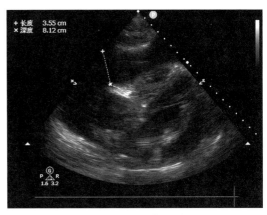

图 5-2-8　心包积液

（六）操作注意事项

1. 动作轻柔,避免对患者造成二次损伤。

2. 若存在开放性伤口或其他皮肤缺损,应尽可能避开。

3. 肝、脾和充满尿液的膀胱分别是评估剑突下和右上腹、左上腹、盆腔的主要声窗,空虚或破裂的膀胱、皮下气肿、胃肠积气、伤口敷料及脾脏缺如可以降低从这些声窗探查腹腔游离液体的敏感性。

4. 肥胖患者脂肪组织增大了探头与靶器官或靶区域的距离,影响正常组织的成像,需要多角度、降低探头的频率或调节增益等方法矫正声像图,如出现影像不清楚,需注意结合其他检查综合评估。

（七）相关知识

1. 腹腔游离液体　腹膜是由脏腹膜和壁腹膜组成的浆膜。正常情况下腹膜腔中仅含少量生理性液体使得腹腔内器官可以滑动,病理状态下腹腔游离液体过量聚集,在腹腔或心包腔的重力依赖区,超声声窗显示为无回声或黑色。

腹腔游离液体出现的原因可以分为创伤性和非创伤性两种。创伤患者腹腔游离液体的出现可以被视为实质脏器损伤的一个替代标志。钝器伤所致腹腔内积血通常来自上腹部,由肝、脾损伤所致,探查继发于钝性创伤所致的腹腔内出血最敏感的区域是肝肾隐窝。非创伤性腹腔游离液体包括急诊因素如异位妊娠破裂和非急诊因素如肝硬化所致的慢性腹水等。

通过超声探查腹腔游离液体需要了解患者的体位、病理性液体来源、液体聚集时间和解剖变异度等,特别是要理解腹腔游离液体所在的解剖间隙。腹腔分为大小腹腔,大的腹腔进一步被横结肠系膜分为结肠上区和结肠下区。病理情况下产生的液体可以通过升结肠和降结肠旁的结肠旁沟在结肠上区和结肠下区之间流动。仰卧位时重力作用使上腹部液体从左上腹和右侧结肠旁沟流入右上腹,而直立位时,重力作用下同样部位的液体流入了骨盆。

在直立位和仰卧位时,腹膜中最明显的重力依赖区是骨盆,尤其是骨盆的骶骨岬处。肝肾隐窝则是仰卧位时骨盆入口上方的腹腔内最明显的重力依赖。如果液体来源高于骨盆入口而仰卧位时,液体流向肝肾隐窝,其原因为:①肝肾隐窝相对于其他腹部结构更加靠后;②腰椎脊柱前凸曲线及骶骨岬相对于肝肾隐窝更靠前的位置使液体不能自由流入盆腔;

③结肠韧带(左上腹的一个反折)将积液从左上腹分流到右上腹的肝肾隐窝。但是如果患者直立位时间长,无论液体起源于何处,病理性积液将会积聚在盆腔内。

腹膜腔可以容纳数升的液体,随着液体的积聚,小肠袢会漂浮于腹腔,而一端固定于肠系膜,腹部会逐渐膨隆。若不排出腹水,腹腔内压力也会增高,导致膈肌活动受限,还可能导致腹腔间隔室综合征。

2. 腹水量估计　因腹水多呈不规则的液性暗区,很难进行定量诊断,根据文献和经验,腹水量的测量除上文提到的方法外还有 6 种。

(1)目测法:根据目测超声检查将腹水分为少量、中量、大量。检查时患者仰卧位。少量腹水多表现为肝肾隐窝、脾肾隐窝、膈下间隙、膀胱直肠陷凹或子宫直肠陷凹等一些腹腔低凹部位出现 1~2 处较为局限的无回声暗区,探头轻放于侧腹壁,加压或改变体位时,液性暗区消失,除去压力时在原部位或重力依赖区仍可见液性暗区。中量腹水时,无回声暗区呈弥漫性分布,并可随体位改变而流动。大量腹水时全腹均探及无回声暗区,肠管受肠系膜、韧带等牵拉,悬浮于液体中,腹腔内脏器受压。

(2)深度测量法:包括液体的前后径、上下径、左右径及内外径测量,最常用的是前后径。检查时患者仰卧位。少量腹水时,液体局限于肠间隙或盆腔,前后径 2~4cm。中量腹水时,液体前后径 4~8cm。大量腹水时,液性暗区分布全腹腔脏器周围,最深前后径大于 8.0cm。在超声描述腹水时,建议勿将液体前后径描述为深径或内外径,因为腹水深径或内外径是指腹水表面至腹水深处的距离。

(3)面积测量法:主要适用于范围很小的局限性积液,分为腹水的横断面、纵断面和冠状面面积。

(4)范围测量法:主要用于局限性腹水,测量腹水区域的上下径、前后径及左右径三个径线。也可借助膀胱残余尿的测量方法,计算局限性积液容积,计算方法是三个径线相乘再乘以 0.5 或 0.7。

(5)指数测量法:类似羊水测量法,患者仰卧位,将腹腔分为四个象限,分别测量四个象限的前后径,取其之和为腹水指数。

(6)容积测量法:适用于大量腹水。患者屈膝俯撑位,液体积聚在前腹壁与肠管之间,将腹部设想为半径为 r 的球体;脊柱与床面平行,腹水聚积在腹腔前部,成为该球体的一部分,即高为 d 的倒置半球体。测量腹围 C,超声测量腹水深度 d,借助公式 $V=1/3\left[\pi d \times d(3r-d)\right]$ $(r=C/2\pi)$,即可计算出腹水容积。

3. 积液的性质　超声检查对积液性质有一定的鉴别作用。一般来讲,所有的游离性液体,包括腹水、血液、胆汁、尿液和淋巴液,均显示为黑色,但是血液、脓液由于蛋白含量高,常显示为更强的回声。特殊情况可造成积液性质的误判,如空腔脏器破裂,粪便流入腹腔,腹水回声增强被误认为腹腔内积血;慢性腹水患者合并腹腔脏器损伤,可混淆或延迟对腹腔内脏器破裂出血的诊断。因此,对超声提示腹水的患者建议结合诊断性腹腔穿刺,协助判断积液性质。

4. EFAST 流程　在 FAST 流程的基础上,学者们提出了扩展的创伤超声重点评估(extended focused assessment with sonography in trauma,EFAST)流程,将区域延伸至左侧胸膜区、右侧胸膜区和左右两侧上胸区域,评估患者是否存在气胸、血胸,发现胸部损伤的概率较前提高。

三、腹部快速超声操作规范评分表

腹部快速超声操作规范评分表见表 5-2-2。

表 5-2-2　腹部快速超声操作规范评分表

项目	内容	分值	得分
操作前准备	核对患者信息,包括姓名、性别、年龄、主诉	3	
	查看患者生命体征、意识及其变化情况	3	
	询问受伤原因、受伤部位等情况	2	
	物品(器械)准备:确定超声机等相关设备正常,包括电源、探头、图像采集系统及图文报告系统操作正常。监护设备、氧气及急救药品准备妥当	3	
	患者准备:仰卧位,充分暴露胸腹部	2	
	操作者准备:位于患者右侧,右手执探头	2	
操作基本手法	探头选择正确	3	
	手持探头方式及检查手法正确	3	
	扫查规范:探头方向正确,同一部位连续进行扫查,而不是点状跳跃式观察	3	
	扫查顺序正确	3	
右上腹			
观察	探头位置正确:腋前线第 7~9 肋间隙	2	
	图像清晰显示肝、肾和肝肾隐窝	3	
	观察并描述肝肾隐窝所见及是否存在积液	2	
	存在积液:测量积液量	2	
	观察并描述声窗所见及是否存在肝脏损伤	3	
	存在损伤:观察并描述损伤类型	3	
	观察并描述声窗所见及是否存在肾脏损伤	3	
	存在损伤:观察并描述损伤类型	3	
左上腹			
观察	探头位置正确:腋后线第 5~7 肋间隙	2	
	图像清晰显示脾、肾和脾肾隐窝	3	
	观察并描述肝肾隐窝所见及是否存在积液	2	
	存在积液:测量积液量	2	
	观察并描述声窗所见及是否存在脾脏损伤	3	
	存在损伤:观察并描述损伤类型及特点	3	
	观察并描述声窗所见及是否存在肾脏损伤	3	
	存在损伤:观察并描述损伤类型及特点	3	

续表

项目		内容	分值	得分
盆腔				
观察		探头位置正确：耻骨联合上方	2	
		图像清晰显示膀胱、直肠或子宫	3	
		观察并描述直肠膀胱陷凹（男性）或子宫直肠陷凹（女性）是否存在积液	3	
		存在积液：测量积液量	2	
剑突下				
观察		探头位置正确：剑突下，探头长轴几乎平行于腹壁	2	
		图像清晰显示心脏、心包和肝脏	3	
		观察并描述是否存在心包积液	3	
		存在积液：测量积液量	2	
操作后事项		向患者简要介绍检查情况	3	
		用柔软纸巾擦去患者身上的耦合剂	3	
		用柔软纸巾擦去探头上耦合剂，保持探头清洁	3	
		及时按冻结键，避免不必要的耗损	2	
总分			100	

四、常见操作错误及分析

详见本节"二、腹部快速超声操作规范流程"。

五、目前常用训练方法简介

FAST 流程培训内容至少应该包括三个部分，分别为理论授课、图像训练、实际动手训练。课程时间建议至少 1 日（8 小时），包括 2 小时理论授课、2 小时图像训练及 4 小时动手训练。

（一）理论授课

理论授课介绍超声物理基础、超声基本操作、FAST 流程演变历史、FAST 流程临床意义、解剖基础、内容、操作顺序、操作注意事项等。

（二）图像训练

通过图片或视频教学，掌握超声基本手法、FAST 流程操作顺序、操作要点、注意事项，识别正常超声解剖、异常超声解剖、异常超声解剖代表的临床意义、游离液体量估计、超声伪像等。

（三）实际动手训练

通过使用正常人体模特，进行超声基本手法、FAST 流程操作顺序、操作要点、注意事项训练，在 5 分钟内找到 FAST 流程各个扫描位点并采集清晰的图像。

六、相关知识测试题

1. **不可**评估钝挫伤患者是否存在腹腔内出血的声窗是

    A. 左上腹　　　　　　　　B. 右上腹　　　　　　　　C. 剑突下

    D. 盆腔　　　　　　　　　E. 以上声窗均可以

2. 评估严重钝挫伤患者是否存在腹腔内出血最敏感的部位是

    A. 肝肾隐窝　　　　　　　B. 脾肾隐窝　　　　　　　C. 左膈下间隙

    D. 膀胱直肠陷凹　　　　　E. 直肠子宫陷凹

3. FAST 流程**不能**评估的可能受损脏器是

    A. 心脏　　　　　　　　　B. 肺　　　　　　　　　　C. 肝脏

    D. 脾脏　　　　　　　　　E. 肾脏

4. 识别严重创伤患者是否存在腹腔内脏器损伤引起的腹腔内出血最常用的位置是

    A. 右上腹　　　　　　　　B. 左上腹　　　　　　　　C. 剑突下

    D. 盆腔　　　　　　　　　E. 麦氏点

5. 患者,男,39 岁。因越野车高速运转翻车受伤救护车转运至急诊。救护人员汇报,患者在途中情况不稳定,心率 140~150 次 /min,呼吸 30~35 次 /min,血压 100~70/40~30mmHg,注射晶体溶液只能产生短暂升压效果。入院紧急完善床旁超声 FAST 流程评估,右上腹可探及肝肾隐窝存在积液,测量积液宽度约为 3cm。估计腹腔出血量约

    A. 1 000ml　　　　　　　　B. 2 000ml　　　　　　　C. 3 000ml

    D. 4 000ml　　　　　　　　E. 5 000ml

答案:1. C　2. A　3. B　4. A　5. C

(胡珊珊)

推荐阅读资料

[1] 刘大伟,王小亭. 中国重症超声专家共识. 临床荟萃,2017,32 (5): 369-383.

[2] 刘大伟,王小亭. 重症超声. 北京:人民卫生出版社,2017.

[3] 徐军,刘小禾. 协和简明急诊超声手册. 北京:人民卫生出版社,2018.

[4] 姚尚龙,管向东. 床旁即时超声. 北京:人民卫生出版社,2015.

[5] 张国强. 床旁超声在危急重症临床应用的专家共识. 中华急诊医学杂志,2016,25 (1): 10-21.

[6] NOBLE V E, NELSON B P. Manual of emergency and MERGENCY and critical care ultrasound. 2nd ed. New York: Cambridge University Press, 2011.

[7] KIRKPATRICK A W, SIROIS M, LAUPLAND K B, et al. Hand-held thoracic sonography for detecting post-traumatic pneumothoraces: the extended focused assessment with sonography for trauma (EFAST). J Trauma, 2004, 57 (2): 288-295.

第三节　超声引导下腹腔穿刺术

一、概述

腹腔穿刺术是临床最常见的穿刺操作之一。虽然与该穿刺术相关的并发症很少见,

但仍然存在肠道和其他腹部器官穿刺损伤等风险,最常见的严重并发症是出血。近几十年来,随着超声技术的发展,目前超声越来越多地用于引导穿刺。与传统的盲目、半盲目穿刺相比,在超声引导下行穿刺术具有实时、可视化、定位准确、穿刺成功率高、操作简便、安全等特点,可有效地避免因穿刺而引起的副损伤,为疾病的诊断与治疗提供了一种快速、安全且实用的新方法,值得临床广泛应用。目前超声引导穿刺方法分为两种:一种为操作前行超声定位,再寻定位点进行操作;另一种为本节重点讲述的床旁超声实时引导下穿刺术。

二、超声引导下腹腔穿刺术操作规范流程

(一) 适应证

1. 穿刺抽取腹水进行实验室检查,寻找病因,协助诊断。

2. 因大量腹水引起严重胸闷、气促等心、肺压迫症状者。一般每次放液不超过 3 000~6 000ml。

3. 腹腔内注射药物,如抗生素、抗结核药物、化疗药物等,以协助治疗疾病。但目前腹腔注药有争议,需慎重,且许多药物不宜腹腔注射。

4. 腹水回输治疗。

5. 腹水量不足者,使用超声引导下进行穿刺。

6. 使用超声评估腹水量、腹壁厚度和腹部器官的毗邻程度来确定穿刺点。

(二) 禁忌证

1. 疑有巨大卵巢囊肿。

2. 腹腔内广泛粘连。

3. 肝性脑病前期。

4. 有明显出血倾向。

5. 肝包虫病。

6. 肠麻痹,腹部胀气明显。

7. 躁动不能合作。

8. 严重电解质紊乱,如低钾血症。

9. 妊娠中后期。

10. 膀胱充盈,未行导尿者。

(三) 操作前准备

1. 患者准备

(1)完善血常规、凝血功能、心电图、腹部超声等相关检查。

(2)测量血压、脉搏和腹围。

(3)让患者了解腹腔穿刺操作的目的和操作类型(如诊断性腹腔穿刺、腹腔穿刺放液、腹腔内注药等),消除患者的恐惧感。

(4)与患者和家属沟通,告知操作可能的并发症,如出血、感染、损伤周围脏器、腹膜反应、药物过敏、诱发肝性脑病或电解质紊乱、手术不成功、麻醉意外、心脑血管意外、其他不可预料的意外等,签署穿刺知情同意书。

(5)操作前排空膀胱。

2. 物品（器械）准备

(1) 腹腔穿刺包。

(2) 消毒用品（棉签、络合碘）、手消毒液、一次性注射器（5ml、20ml、50ml，根据穿刺要求选择）、帽子、口罩、无菌手套、纱布、胶带、一次性腹带。

(3) 药品（2% 利多卡因 5ml，0.1% 肾上腺素 1ml）。

(4) 床旁超声机、医用普通超声耦合剂、医用无菌超声耦合剂、超声探头无菌保护套。

(5) 其他（血压计、听诊器、皮尺、送检标本的试管、盛腹水的容器等）。

3. 操作者准备

(1) 核对患者信息，包括姓名、性别、年龄、床号和主诉。

(2) 确认患者病情、体征。

(3) 询问患者既往有无高血压和心、肺、脑疾病等病史，有无服用抗血小板药物、抗凝药物如阿司匹林、氯吡格雷等的情况及有无出凝血异常疾病病史。

(4) 询问有无麻醉药物过敏史。

(5) 查看患者血常规、凝血功能、心电图、腹部超声及既往检查结果。

(6) 操作前床旁超声探查确定合适体位和最佳穿刺点并予以标记；超声机开机，选择凸阵探头床旁备用。

(7) 明确患者有无腹腔穿刺禁忌证。

(8) 确定患者已签署腹腔穿刺知情同意书。

(四) 操作步骤

1. 与患者沟通　介绍自己，再次核对患者姓名、性别、年龄和床号。

2. 操作者穿戴装备　操作者应穿好工作服，戴好帽子、口罩，当着患者的面洗手（七步洗手法）。

3. 消毒铺巾　以穿刺点为中心，用络合碘由内向外环形擦拭，消毒范围直径不小于15cm，共消毒 2 次（如果是碘酒则先用碘酒消毒 1 次，再用酒精消毒 2 次）。检查消毒日期，打开穿刺包第一层，戴无菌手套，打开穿刺包第二层，检查消毒指示卡，铺消毒孔巾。检查包内器械（必须检查穿刺针是否锐利，与之相连的橡胶管是否通畅和密闭）。

4. 床旁超声再次确认穿刺部位　于超声探头均匀涂抹医用普通耦合剂，将无菌保护套套在探头上固定，保护套外部均匀涂抹医用无菌耦合剂，再次确认最佳引导穿刺点。

5. 局部麻醉　核对麻醉药，用 5ml 注射器抽取 2% 利多卡因 2ml，操作者左手固定穿刺处皮肤，右手持穿刺针经麻醉处垂直刺入腹壁表层，再左手持超声探头固定，右手持注射器，视线关注超声机显示屏，采用平面外法或平面内法进针，显示屏上清晰显示注射器针尖进入腹壁路径，自皮肤至腹膜壁层逐层进行局部浸润麻醉。麻醉完毕后按压片刻，操作过程中注意观察并询问患者有无不适，每次注射麻醉药前应回抽，观察有无气体、血液、腹水。

6. 床旁超声引导下穿刺过程

(1) 先用止血钳夹闭穿刺针后的橡皮胶管。操作者在超声引导下按局部浸润麻醉步骤进行穿刺，待显示屏显示针尖穿过腹膜壁层进入腹腔后，移走超声探头，即可行腹水抽取和引流。

(2) 诊断性穿刺可直接用无菌的 20ml 或 50ml 注射器和 7 号针头进行穿刺。

(3) 若大量腹水可采用迷路进针（先垂直后倾斜 45°~60° 进入 1~2cm，然后再垂直刺入腹膜层）。大量放液时可用针尾连接橡胶管的 8 号或 9 号针头，助手用消毒血管钳固定针头并夹持橡胶管或用输液夹调整放液速度。

（4）如需腹腔注药，则用注射器抽取所需注射药物，连接橡胶管，边回抽边注药（注意一定要回抽见到腹水后再注药）。

7. 标本送检　根据病情需要将腹水分送常规检查、生化检查、细菌培养、病理学检查等。但应注意抽取的第一管标本应舍弃或不送常规检查。送检病理学检查时加用抗凝剂，防止肿瘤细胞自溶。

8. 操作完毕后固定　腹腔穿刺完毕后拔出穿刺针，按压、消毒穿刺点，覆盖无菌纱布，予以胶带固定，嘱患者静卧休息。

9. 操作后注意事项　再次复测患者血压、脉搏和腹围，观察术后反应。大量放腹水者术后用腹带包扎腹部。

（五）并发症及处理

1. 麻醉意外　麻醉过程中局部或全身过敏反应，严重者可能出现过敏性休克、喉头水肿窒息。因此，操作前应询问病史，了解麻醉药物过敏史。操作中应观察并询问患者有无不适。若出现过敏反应，必要时予以皮下注射 0.1% 肾上腺素 0.3~0.5ml，或进行吸氧、输液等其他对症处理。

2. 心脑血管意外　包括心脏意外如心绞痛、心肌梗死、心律不齐和心搏骤停、脑血管意外等，尤其是老年人或原有心、脑、肺疾病的患者容易出现，因此操作前应询问病史，老年人或原有心、脑、肺疾病的患者术前检查血压、完善心电图。操作中动作要轻柔。一旦出现心、脑血管意外，应立即中止检查，就地组织抢救。

3. 穿刺点渗血、渗漏　由于穿刺腹壁可能造成腹壁损伤引起局部出血，可以局部压迫片刻，观察有无再出血。如果出现穿刺点渗漏，可使用蝶形胶带或涂火棉胶封闭。因此，床旁超声引导下穿刺时应选择避开腹壁血管，大量腹水时采用迷路进针。

4. 穿刺部位感染　操作时由于未遵循无菌操作原则、器械清洗消毒不严格可引起医源性感染等。因此，操作中要遵循无菌操作原则，严格器械清洗消毒。

（六）操作注意事项

1. 操作中应密切观察患者　如发现患者头晕、恶心、心悸、气促、脉速、面色苍白应立即停止操作，监测生命体征。

2. 腹腔放液不宜过快过多　首次放液一般不超过 1 000ml，以后放液一次一般不超过3 000ml，过多过快放液可诱发肝性脑病和电解质紊乱。在静脉补充输注大量清蛋白的基础上（一般放液 1 000ml 补充 6~8g 清蛋白）可以大量放液。

3. 腹水引流不畅时　可稍移动穿刺针或患者稍变换体位，进针不宜太深以免伤及肠管，术中嘱患者尽量不咳嗽，以免伤及内脏，进入腹腔后宜缓慢进针以免刺破肠管，回抽时应缓慢抽吸，防止网膜或肠面堵塞针头。

4. 操作中左手持超声探头一定要固定，不能出现滑动，超声显示解剖结构一定要清晰，超声引导下穿刺针的穿刺路径要清晰可见。

（七）相关知识

目前根据超声探头／声束与穿刺针的关系分为两种切面穿刺法，这两种切面穿刺法目前也最为常用，即平面内穿刺法及平面外穿刺法。

平面内穿刺法:穿刺针自探头一端向对侧端方向进针,针体长轴平行于超声声束,保持穿刺路径始终位于声束平面内,使声束纵切穿刺针,声像图中可以显示穿刺针针体表现为一条强回声直线。平面内穿刺的优点是可以直观显示穿刺针针体,安全性较高。但该方法技术难度大,需要反复训练方可掌握,在操作空间比较局限的部位也受到限制。

平面外穿刺法:穿刺针从探头侧方进针,进针方向与声束平面呈较大夹角,声束横断穿刺针,声像图中针体或针尖仅显示为一个强回声点。该方法要求随着穿刺针进针深度的变化不断调整超声探头的位置或角度,准确辨认并密切跟踪穿刺针针尖的位置。如果将针体误认为针尖则可能导致穿刺过深,损伤邻近器官等。

三、超声引导下腹腔穿刺操作规范评分表

超声引导下腹腔穿刺操作规范评分表见表 5-3-1。

表 5-3-1　超声引导下腹腔穿刺操作规范评分表

项目	内容	分值	得分
操作前准备	询问患者信息,包括姓名、性别、年龄、主诉	2	
	询问患者既往有无高血压和心、肺、脑疾病等病史	3	
	询问有无服用抗血小板药物,抗凝药物如阿司匹林、氯吡格雷等的情况及有无出凝血异常疾病病史,有无麻醉药物过敏史	2	
	查看患者血常规、凝血功能、心电图、腹部超声及既往检查结果	2	
	明确患者有无腹腔穿刺禁忌证	2	
	确定患者已签署穿刺操作同意书并告知患者操作中注意事项	2	
	床旁超声探查选择合适体位及穿刺部位	4	
	物品(器械)准备:腹腔穿刺包、消毒用品(棉签、络合碘)、手消毒液、一次性注射器(5ml、20ml、50ml 规格,根据穿刺要求选择)、帽子、口罩、无菌手套、纱布、胶带、一次性腹带、药品(2% 利多卡因 5ml、0.1% 肾上腺素 1ml)、床旁超声机(开机并选择凸阵探头备用)、医用普通超声耦合剂、医用无菌超声耦合剂、超声探头无菌保护套、其他(血压计、听诊器、皮尺、送检标本的试管、盛腹水的容器等)物品准备妥当	5	
消毒铺巾麻醉	第 1 次消毒范围直径不小于 15cm	3	
	第 2 次消毒不超出第 1 次消毒范围	3	
	检查穿刺包消毒日期	2	
	戴手套	3	
	检查包内消毒指示卡	2	
	检查穿刺针通畅性	2	
	铺孔巾	2	
	超声探头涂耦合剂并套无菌保护套	4	
	超声探头再次确认穿刺部位	5	
	核对麻醉药物	2	
	超声引导下逐层浸润麻醉	5	
	回抽	2	

项目	内容	分值	得分
超声引导下穿刺	止血钳夹住穿刺针的橡胶管	2	
	左手持超声探头,右手持穿刺针进针,抽出腹水	5	
	超声显示界面解剖结构清晰	5	
	超声引导下穿刺针针尖显示清晰可见	5	
	超声探头紧贴腹部皮肤固定	3	
标本收集	常规	2	
	生化	2	
	腹水其他检测	2	
	标本管标记	2	
术后处理	拔针	2	
	消毒	2	
	覆盖纱布,胶带固定	2	
	交代术后注意事项	2	
	术后测血压、脉搏	2	
	术后观察穿刺点有无渗血、渗液	2	
人文关怀		3	
总分		100	

四、常见操作错误及分析

1. 超声引导下穿刺误入膀胱　患者术前未排空尿液,当膀胱充盈状态下,膀胱壁与腹壁相贴,超声引导时将膀胱内尿液误认为腹水,导致穿刺针进入膀胱,也与操作者超声操作技术欠熟练及不熟悉腹腔内解剖结构有关。

2. 超声引导下穿刺针无法显示或显示不清　超声探头固定不稳,常出现意外滑动,导致超声扫查平面与穿刺针或穿刺针针尖不在同一平面,导致穿刺失败,主要是由于操作者超声操作技术欠熟练所致。

五、目前常用训练方法简介

超声引导穿刺基本手法与阅图训练。

(一) 平面内穿刺法

平面内穿刺技术因穿刺针被置于超声声束平面内,可全程清晰看见穿刺针的穿刺路径,深受广大操作者的喜爱,但该穿刺技术要求较高,需清晰显示穿刺针整体,需反复练习。图 5-3-1A 可见操作时探及穿刺目标后固定探头,穿刺针沿探头一端(常为探头带标记的一端)进针,查看超声机显示屏,显示穿刺针在超声波束平面内穿行的轨迹(图 5-3-1B),随时调整穿刺针的方向,使穿刺针整体始终清晰显示在超声声束平面内,直到针尖安全到达穿刺目标。

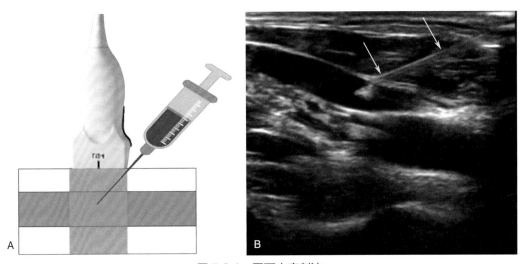

图 5-3-1　平面内穿刺法

A. 示意图；B. 穿刺针显示为呈高亮的强回声双轨直线（箭头）。

（二）平面外穿刺法

　　平面外穿刺技术要求在横截面图像上显示穿刺针针尖的移动轨迹，在超声显示屏上穿刺针针尖或针杆横截面图像均呈一个亮点，很难实现针尖的可视化，因此需要不断调整超声探头进一步指导穿刺针针尖的移动。图 5-3-2~ 图 5-3-5 显示了平面外穿刺法的操作过程及对应位置的超声图像：先用超声探头探及穿刺目标，在距探头一侧（常为探头带标记的一侧）一定距离进针，进针角度常为 45°；将探头移动至进针点附近，边进针边观察超声图像，直到出现高回声针尖声像（箭头所示），当出现针尖后停止进针；向穿刺目标位置移动探头，直到看不见针尖，再进针；再次查看超声图像，看到针尖后继续向目标方向移动探头；如此重复，直到针尖到达穿刺目标位置。图 5-3-5 超声图像显示平面外穿刺时，随着穿刺针的不断进入，超声图像中逐渐显示穿刺针针尖到达穿刺目标内并呈一高亮强回声点。

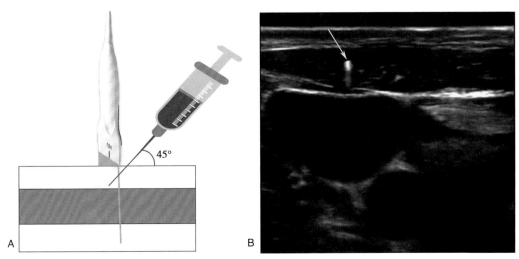

图 5-3-2　平面外穿刺法示意图及对应超声图像 1

A. 示意图；B. 显示穿刺针针尖（箭头）。

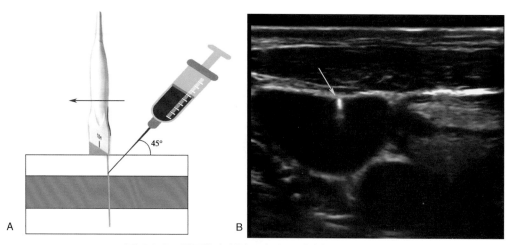

图 5-3-3　平面外穿刺法示意图及对应超声图像 2
A. 示意图；B. 显示穿刺针针尖（箭头）。

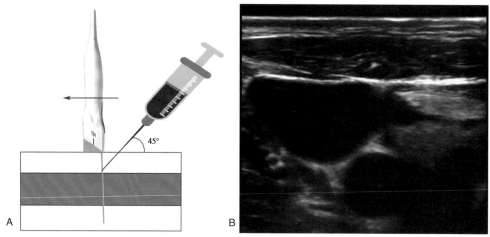

图 5-3-4　平面外穿刺法示意图及对应超声图像 3
A. 示意图；B. 未见穿刺针针尖。

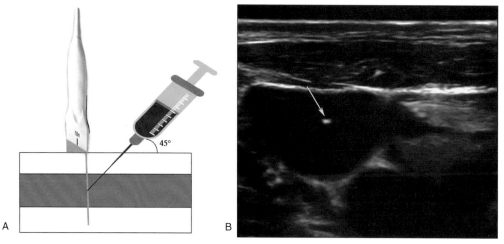

图 5-3-5　平面外穿刺法示意图及对应超声图像 4
A. 示意图；B. 显示穿刺针针尖（箭头）。

六、相关知识测试题

1. 患者,男,55 岁。因"腹胀 6 个月"就诊。既往有乙型肝炎肝硬化病史。查体:腹部膨隆,移动性浊音阳性。目前患者腹胀明显,呼吸急促。腹部超声提示大量腹水,拟行腹腔穿刺放液。首次放腹水**不超过**

    A. 1 000ml   B. 2 000ml   C. 3 000ml

    D. 4 000ml   E. 5 000ml

2. 患者,男,32 岁。因"腹部外伤后出现腹痛"就诊。腹部超声可见少量腹水。为明确腹水性质可行

    A. 腹腔穿刺放液   B. 超声引导下诊断性腹腔穿刺

    C. 腹腔内注药   D. 腹水回输

    E. 不能穿刺

3. 关于腹腔穿刺的描述**不正确**的是

    A. 穿刺点通常选择在脐与左髂前上棘连线中外 1/3 交界处

    B. 经阴道 B 型超声引导穿刺,需膀胱充盈

    C. 放腹水每小时不能超过 1 000ml

    D. 每次放腹水不能超过 3 000~6 000ml

    E. 若出现休克征象,应立即停止放腹水

4. 患者,女,55 岁。肝硬化腹腔大量积液,拟行超声引导下腹腔穿刺。超声下腹水声像图表现为

    A. 强回声液性暗区   B. 高回声液性暗区

    C. 中等回声液性暗区   D. 低回声液性暗区

    E. 无回声液性暗区

5. 有关超声引导下穿刺的特点**不正确**的是

    A. 实时动态   B. 可视化   C. 定位准确

    D. 穿刺成功率高   E. 无禁忌证

答案:1. A   2. B   3. B   4. E   5. E

(佘长寿)

推荐阅读资料

[1] 陈翔,吴静.湘雅医院临床技能培训教程.北京:高等教育出版社,2016.

[2] 基路.ICU 超声手册.徐鹏,耿智隆,袁红斌,译.北京:人民卫生出版社,2015.

[3] CHO J, JENSEN T P, REIERSON K, et al. Recommendations on the use of ultrasound guidance for adult abdominal paracentesis: a position statement of the Society of Hospital Medicine. J Hosp Med, 2019, 14: E7-E15.

[4] LEVITOV A, MAYO P H, SLONIM A D. Critical care ultrasonography. New York: The McGraw-Hill Companies Inc., 2009.

[5] NOBLE V E, NELSON B P. Manual of emergency and critical care, ultrasound. 2nd ed. New York: Cambridge University Press, 2009.

第二篇 专科治疗相关操作技能

第六章

气道管理操作技能

第一节 纤维支气管镜引导的气管插管术

一、概述

纤维支气管镜简称"纤支镜",在临床被广泛地用于肺癌、肺结核、咯血、胸膜疾病及弥漫性间质性疾病等的诊断,也用于对危重患者建立人工气道、摘取异物、肺泡灌洗、治疗气道狭窄及肺减容术等治疗。纤支镜引导气管插管术始用于 1967 年,应用纤支镜进行气管插管允许患者保持自然头位,具有损伤小、费时少、刺激轻等优点,尤其对于已知困难气管插管的患者是一个较好的插管方法,纤支镜引导气管插管有经鼻腔和口腔两种途径。

二、纤维支气管镜引导的气管插管术操作规范流程

(一) 适应证

1. 预测气管插管困难。
2. 临时遇到插管困难时。
3. 预计存在困难面罩通气。
4. 颈部后仰困难。
5. 颅底骨折和 / 或颈椎不稳定型骨折。
6. 椎动脉严重供血不足。
7. 牙齿残缺不全、松动或脆裂。
8. 存在使用直接喉镜气管插管的禁忌。

(二) 禁忌证

1. 口咽腔存在明显出血或分泌物较多。
2. 喉水肿、急性喉炎、喉头黏膜下血肿等在插管创伤时可引起严重出血,禁忌气管插管,除非急救。
3. 呼吸道不全梗阻,并存在出血性血液病者,插管创伤易诱发喉头、声门或气管黏膜下出血或血肿,继发呼吸道急性梗阻,因此,为相对禁忌证。

4. 主动脉瘤压迫气管,插管可能导致动脉瘤破裂,为相对禁忌证。

5. 鼻道不通畅如鼻咽部纤维血管瘤、鼻息肉或有反复鼻出血史者,禁忌经鼻气管插管。

(三) 操作前准备

1. 患者准备

(1)完善检查:为避免交叉感染,操作前完善 HbsAg、抗 HCV、抗 HIV 等相关检查。40 岁以上应术前测血压,60 岁以上术前完善心电图检查。有高血压、冠心病和心律失常者,术前测血压并进行心电图检查,若发现禁忌证,应暂缓操作。如经鼻腔插管,需检查每侧鼻道有无阻塞或不通畅,有无鼻中隔偏曲、鼻息肉或鼻甲肥大等病理改变。

(2)知情同意:签署操作知情同意书。

(3)入室后:开放静脉通路,连接监护设备,给予抗胆碱药。若无面罩给氧困难,使用药物镇静或麻醉。

(4)操作前准备:操作前应禁食 6 小时以上,禁饮 2 小时以上,清醒插管患者需要口腔内含服 2% 利多卡因进行咽部、舌根处麻醉或阻滞咽部及口腔的神经。经环甲膜穿刺者气管内注射 2% 利多卡因 2~3ml。清理鼻腔,用 3% 麻黄碱等血管收缩剂滴鼻。

(5)心理准备:做好术前谈话,使患者和家属对操作过程有所了解,尽可能争取患者在操作时的配合。嘱其保持平静呼吸、不做吞咽动作并将头部摆正,身体放松。

2. 物品及器械准备

(1)操作相关的物品:选择大小合适的气管导管及纤支镜,纤支镜的管径应比气管导管内径小 1mm 以上。

(2)药品准备:液状石蜡或利多卡因软膏润滑气管导管,用液状石蜡润滑纤支镜前段,在纤支镜的前端涂抹防雾剂。备齐急救药品及麻醉药品。

(3)纤支镜相关设备:包括光源、抽吸口、调节器、吸引器。检查镜体是否自然垂直,远端上下活动是否正常,调节屈光使视野清晰。

(4)监护设备:包括进行无创血压、心电图、脉搏血氧饱和度、呼气末二氧化碳等监测设备。

(5)急救物品:供预给氧和通气用的氧源、负压抽吸系统、麻醉机。

3. 操作者准备

(1)患者信息:包括姓名、性别、年龄、诊断。

(2)确认是否禁食、禁饮。

(3)病史询问:患者既往有无高血压及心、肺、脑疾病等病史,有无服用抗血小板药物、抗凝药物如阿司匹林、氯吡格雷等的情况及有无出凝血异常疾病病史。经鼻腔插管者既往是否有鼻外伤史、鼻出血史、鼻病变史、鼻呼吸困难史及鼻咽部手术史。

(4)过敏史:询问有无麻醉药物过敏史。

(5)辅助检查:查看患者血常规、凝血功能、心电图及既往检查结果。

(6)明确患者有无气管插管禁忌证。

(7)确定患者已签署相关的知情同意书。

(8)戴口罩和手套并站于患者的头端。

(四) 操作步骤

1. 纤支镜经鼻进入气管　将纤支镜放入并穿过气管导管,患者仰卧,头自然摆正,操作者站于患者头侧,左手持纤支镜镜柄,保持镜体和手控镜柄之间有轻微的张力,右手将纤支镜镜体送入鼻腔,沿鼻腔的基底部向前推送纤支镜的前端,能持续看到鼻甲及到达的鼻腔部位,此时保持纤支镜的前端中间位(不弯曲)使其顺利通过鼻腔进入鼻咽部。然后稍微调整镜体旋转的角度并保持前端向下的角度,再向前推送则可使其从鼻咽后部进入口咽部,此时可见会厌。稍微调整镜体和旋转角度或镜体前端的弯曲度,并再次向前推送纤支镜,直至能够看到声门,锁定声门后,此时如果是清醒患者,可以通过纤支镜的抽吸口朝声门喷入 1% 利多卡因,再将镜体远端保持略微上抬姿势,推送纤支镜进入声门和气管,直到前端到达气管的中段。

2. 经纤支镜将气管导管放入气管 此时从纤支镜的目镜中可清楚地看到气管环和气管隆嵴,固定纤支镜,在要求患者深吸气的同时沿纤支镜的镜体顺势缓慢轻柔推送气管导管,并进一步将导管末端与气管隆嵴的距离调整至 3~4cm,然后拔除纤支镜,再次根据二氧化碳曲线确认气管插管是否成功。

3. 气管导管位置的确定 插管成功后,通过听诊双肺呼吸音来确定导管是否插入一侧,也可通过纤支镜观察导管尖端距气管隆嵴的距离判断导管的深度。在鼻腔外观察导管插入深度,一般成人女性距鼻孔约 26cm、男性约 28cm 较为理想,身材高大者各外加 1cm。

(五) 并发症及处理

1. 喉痉挛 常见于呼吸道表面麻醉不充分,患者声门过于活跃甚至引起频繁呛咳或屏气,建议操作前经气道给予充分的表面麻醉。一旦出现喉痉挛应立即停止操作,充分给氧。

2. 低氧血症 常见于麻醉状态下紧急困难插管的情况,由于操作时间过长容易导致缺氧,建议操作前充分面罩给氧,助手帮忙托起下颌,同时要求操作者技术娴熟,经验丰富,尽量缩短患者缺氧的时间。一旦缺氧应立即停止操作,充分给氧。

3. 鼻出血 常见于经鼻纤支镜插管置入气管导管时。操作前应检查鼻腔的通畅度,使用鼻腔黏膜血管收缩剂,置管动作轻柔。有出血时可给予 3% 麻黄碱等血管收缩剂滴鼻。

4. 杓状软骨脱位 常见于纤支镜位置正确而置管困难的情况,大多是气管导管的前端顶于右侧杓状软骨或声带(3 点钟),此时可将气管导管稍后退,然后逆时针方向旋转气管导管 90°,使其前端对着 12 点钟,或旋转气管导管 15°,再轻轻推送即可。此外,下颌前突也会阻碍置入气管导管,所以在气管导管通过喉部后应减少下颌前突的力度。总之,在置管的过程中不能使用暴力。一旦发现杓状软骨脱位应尽早复位。

(六) 操作注意事项

1. 选择大小合适的纤支镜,纤支镜的管径应比气管导管内径小 1mm 以上。

2. 插管前需应用抗胆碱药,减少呼吸道分泌物。有些患者咽腔分泌物黏稠且量多,应先用普通吸痰管将其吸出,或在进镜的同时,口内放置较粗的吸痰管进行抽吸。

3. 对于清醒患者,置入纤支镜前,应对呼吸道进行充分的表面麻醉,以减少或避免声门过于活跃甚至引起频繁呛咳或屏气所致血流动力学剧烈波动或喉痉挛。

4. 经鼻腔插管者,应预先给予鼻腔黏膜血管收缩药物和表面麻醉药物,以减少鼻黏膜损伤、出血与疼痛。

5. 经口腔进行气管插管者,应预先置入牙垫或开口器,并予以固定,也可防止纤支镜插入期间被患者咬坏。

6. 对于咽腔结构异常、会厌位置与形态各异的患者如阻塞性睡眠呼吸暂停综合征患者及特殊体型、舌体肥大患者,纤支镜进入咽腔时需注意寻找正确的解剖标志,同时由助手帮助托起患者下颌使咽腔空间增大,便于扩大纤支镜的视野。

7. 全身麻醉快速诱导插管失败,需改用纤支镜引导插管者,应先行面罩加压辅助供氧通气 3~5 分钟,待机体氧储备后,再进行纤支镜引导插管,以免长时间无通气造成机体缺氧。

8. 保持镜体成一直线,前进时,保持镜体始终处于正中线位置伸入以便于寻找声门裂。保持目标(会厌、声带、气管环、气管隆嵴)在视野中央。

9. 纤支镜镜体进入气管后,可见到光彩鲜艳的气管环,如果误入食管或梨状窝等处,则较黑暗且无光,须注意识别。

10. 纤支镜操作期间应尽量动作轻柔、协调,同时严密监测患者生命体征变化,以便及时处理。

(七)相关知识

针对纤支镜不同用途可选择不同的型号,常用长度为 55cm 或 60cm,只用于插管的纤支镜一般直径为 1.8~4.0mm。纤支镜由光源、插入部、操作部组成。通常外置医用窥镜光源经通用光导纤维传送至操作部,然后由另一束光导纤维传送至插入部远端。整个插入部有控制线,可使纤支镜远端弯曲和延伸;有中空的吸引通道可进行吸引、注射局部麻醉药、灌洗、传送器械或给氧。纤支镜操作部包括目镜、屈光调节环、连接控制线的控制杆、吸引按钮和管道口。通常操作者左手持纤支镜镜柄(控制器),拇指控制调节钮,以便调节镜体前端角度(拇指下压角度调节按钮,纤维支气管镜尖端上抬;拇指上推尖端向下),以腕关节内旋和外旋控制镜体左右旋转。

三、纤维支气管镜引导的气管插管术操作规范评分表

纤支镜引导的气管插管术操作规范评分表见表 6-1-1。

表 6-1-1 纤支镜引导的气管插管术操作规范评分表

项目	内容	分值	得分
操作前准备	核对患者信息,包括姓名、性别、年龄、诊断	4	
	询问禁食、禁饮情况,询问患者既往有无高血压及心、肺、脑疾病等病史	4	
	询问有无服用抗血小板药物,抗凝药物如阿司匹林、氯吡格雷等的情况及有无出凝血异常疾病病史。询问有无麻醉药物过敏史	4	
	查看患者术前检查如血常规、凝血功能、心电图及既往检查结果	3	
	明确患者有无气管插管禁忌证	3	
	确定患者已签署操作知情同意书	3	
	选择大小合适的气管导管及纤支镜,并检查光源、抽吸口、调节器、吸引器。检查镜体是否自然垂直,远端上下活动正常,屈光调节使视野清晰。监护设备、氧气及急救药品备齐	4	
	液状石蜡或利多卡因软膏润滑气管导管及纤支镜前段,在纤支镜的前端涂抹防雾剂	5	
	给予抗胆碱药	5	
	清醒患者需经环甲膜穿刺气管内注射 2% 利多卡因 2~3ml	5	
	经鼻腔插管,需检查鼻腔通畅情况,清理鼻腔,用 3% 麻黄碱等血管收缩剂滴鼻	5	

续表

项目	内容	分值	得分
操作过程	将纤支镜穿过气管导管,露出前端	4	
	左手持纤支镜镜柄,保持镜体和手控镜柄之间有轻微的张力	5	
	右手夹住纤支镜镜体将其送入鼻腔,辨别鼻腔结构	5	
	保持纤支镜的前端中间位顺利通过鼻腔进入鼻咽部。调整镜体旋转的角度并保持前端向下的角度推送镜体进入口咽部,可见会厌	5	
	调整镜体的旋转角度或镜体前端的弯曲度,再次推送纤支镜,直至能够看到声门	5	
	清醒患者可以通过纤支镜的抽吸口朝声门喷 1% 利多卡因	5	
	将镜体远端保持略微上抬姿势,将纤支镜推送入声门和气管	4	
	目镜中可清楚地看到气管环和气管隆嵴,固定纤支镜	4	
	在患者深吸气的同时沿镜体顺势缓慢轻柔推送气管导管,顺利拔出纤支镜	5	
	根据二氧化碳曲线确认气管插管是否成功	4	
	将纤支镜放入导管直至看到气管隆嵴,确定导管距离气管隆嵴 3~4cm	4	
操作后事项	清醒插管患者给予麻醉药物	2	
	固定好气管导管,连接麻醉机控制通气,听诊双肺呼吸音	3	
总分		100	

四、常见操作错误及分析

1. 气道视野不清　在进镜过程中,遇到视野模糊,有可能是分泌物过多或出血,也可能镜体远端抵住了黏膜、声带或软骨组织,也可能进入了食管。此外,物镜和聚焦镜存在冷凝雾气,亦可导致视野不清,置镜前应做好防雾处理。

2. 误插入食管　常见于局部麻醉效果不佳,患者配合不佳,咽喉反射强烈。此外,会厌过大导致上抬不良或咽腔狭小、舌体肥大导致声门暴露不佳。操作者缺少培训和经验,未经过充分的视觉和操作训练亦可误将纤支镜插入食管。

3. 误入主支气管　导管误入一侧支气管时置管过深,未观察到气管隆嵴。

4. 插入气管导管失败,需要更换小一号的导管　插入导管失败往往是选择的导管过粗,一般鼻腔径路远较口腔径路狭窄,成年男性一般选择 7.5ID 气管导管,而女性则选择 6.5ID 或 7.0ID 气管导管。

五、目前常用训练方法简介

(一) 模拟训练

目前,纤支镜插管的训练模型主要是成人电子气管插管模型,该模型模拟成人的头部,包括舌、口咽、会厌、喉、声带及气管等解剖结构,可实现经口、鼻纤支镜插管的正确操作,且有电子和语音提示,模型还指示环甲膜穿刺部位。训练者可以熟练地掌握纤支镜插管的流程、技巧和方法。

(二) 虚拟训练

目前,使用较广泛的是 EndoVR 模拟虚拟训练系统,是用于支气管镜、胃肠镜等临床技术教学和训练的虚拟综合模拟器,可使学习过程可视化,操作更真实,加深了使用者对操作的感觉体会。缺点是价格昂贵。

六、相关知识测试题

1. 患者,男,50 岁,体重 90kg。有呼吸睡眠暂停综合征,拟行鼾症矫治术。入室时氧饱和度 95%,鼻腔检查通畅,充分行口腔黏膜表面麻醉,麻黄碱滴鼻准备后,保持患者清醒,经鼻放入纤支镜时,视野只见一片红,未见相关解剖结构。此时**不可**采取的措施是

    A. 镜头涂抹防雾剂   B. 助手托起患者的下颌

    C. 将患者的舌体往外拉   D. 麻黄碱滴鼻

    E. 调整镜体旋转的角度

2. 在经口行纤支镜插管的过程中,**不是**导管置入困难的原因为

    A. 导管顶在杓状软骨或会厌

    B. 导管大小不合适

    C. 鼻腔内长有息肉

    D. 患者清醒,不配合

    E. 操作者不熟练

3. 在纤支镜插管的过程中,出现视野不清,**不可以**采取的改善措施是

    A. 退出纤支镜,将镜头重新涂抹防雾剂

    B. 抽吸视野里的分泌物

    C. 缓慢退镜直至看见结构清晰

    D. 麻黄碱滴鼻

    E. 助手帮助托起患者下颌使咽腔空间增大

4. 经鼻纤支镜插管前,鼻腔滴麻黄碱的目的是

    A. 局部麻醉   B. 润滑鼻腔

    C. 收缩鼻腔黏膜的血管   D. 预防低血压

    E. 减轻疼痛

5. 患者,女,45 岁。颞下颌关节强直,拟行矫治术。对该患者最安全可靠的气管插管的方法是

    A. 快诱导插管   B. 慢诱导插管

    C. 纤支镜插管   D. 清醒盲探插管

    E. 快速顺序诱导插管

答案:1. D   2. C   3. D   4. C   5. C

(李利文)

推荐阅读资料

［1］邓小明，姚尚龙，于布为，等.现代麻醉学.5版.北京：人民卫生出版社，2021.

［2］罗纳德·米勒，尼尔·科恩，拉斯·埃里克森，等.米勒麻醉学.9版.邓小明，黄宇光，李文志，译.北京：北京大学医学出版社，2021.

［3］史蒂文·L.奥尔博，保罗·比格莱森.气道管理图谱：技术与设备.李天佐，马武华，译.北京：科学出版社，2015.

［4］万欢芙，高蓓莉，项轶.呼吸内镜基本操作于临床应用.北京：人民卫生出版社，2015.

［5］薛富善.麻醉科特色治疗技术.北京：科学技术文献出版社，2003.

［6］约翰·F.巴特沃思，戴维·麦克基，约翰·D.华斯尼克.摩根临床麻醉学.6版.王天龙，刘进，熊利泽，译.北京：人民卫生出版社，2020.

第二节　经鼻气管插管术

一、概述

开口受限或手术路径受阻时，需要进行经鼻气管插管术（nasotracheal intubation，NTI）。由于患者对 NTI 的耐受性较经口气管插管好，在重症监护室亦可用于替代气管切开。

二、经鼻气管插管术操作规范流程

(一) 适应证

1. 有自主呼吸，需要气管插管。

2. 婴幼儿、小儿机械通气。

3. 成人机械通气时间超过 3 日。

4. 张口困难，需机械通气。

5. 张口困难或手术路径要求需经鼻气管插管。

6. 颈项粗短、颈椎不稳定，颈后仰困难、颈部强直（如颈椎骨折、颈椎畸形、颈椎病理性融合）。

(二) 禁忌证

1. 颅底骨折。

2. 鼻咽出血或缺血、正在使用抗凝药。

3. 鼻腔狭小闭锁、鼻骨骨折、鼻腔息肉。

4. 菌血症倾向（如心脏置换或瓣膜病）。

(三) 操作前准备

1. 患者准备

(1) 检查：术前完善 HbsAg、抗 HCV、抗 HIV、血常规、凝血功能、心电图、胸片及根据患者身体状况所需的相应检查。检查每侧鼻道有无阻塞或不通畅，有无鼻中隔偏曲、鼻息肉或鼻甲肥大等病理改变。

(2) 知情同意：签署麻醉人工气道知情同意书。

(3) 入室前：禁食 6~8 小时以上，禁饮 4 小时以上，婴幼儿母乳禁食 4 小时，可术前 2 小时饮少量糖水或碳酸饮料。对高血压、冠心病糖尿病患者，给予降压药、控制心率药，以少量水送服,降糖药术前改用胰岛素注射,抗血小板药物及抗凝药物如阿司匹林、氯吡格雷术前停用,随后采用肝素桥接,并于术前 6 小时停用肝素。麻醉前用药,镇静镇痛,特别是抗胆碱药术前使用。术前清漱口、鼻、齿、咽,取下活动性义齿。

(4)入室后:开放静脉通路,连接监护仪。

(5)心理准备:与患者和家属良好沟通,使其对操作过程有所了解,从而取得患者配合。

(6)体位:患者平卧,头部垫 5~10cm 薄枕。

2. 物品(药品、器械)准备

(1)操作相关的物品:选择比经口气管插管小 0.5 号和 1 号的气管导管备用(因加强钢丝导管有一定弹性,损伤小,建议选用;同时其套囊充气容量比普通导管大,选择小号气管导管不易漏气),检查套囊完整性;固定用胶带;10ml 注射器;纤支镜、喉镜及气管插管辅助弯钳;棉签;听诊器。

(2)药品准备:抗胆碱药如阿托品或长托宁;利多卡因乳膏或液状石蜡等润滑剂;防雾剂(可用络合碘代替);新霉素麻黄碱合剂滴鼻液;清醒插管者,备好 2% 利多卡因或 1% 丁卡因等表面麻醉药,全身麻醉插管备好相关麻醉药;其他各种急救药品。

(3)监护设备:包括进行无创血压、心电图、脉搏血氧饱和度、呼气末二氧化碳等监测的设备。

(4)急救物品:氧源、面罩、气囊、呼吸管道麻醉机;负压抽吸系统。

3. 操作者准备

(1)患者信息,包括姓名、性别、年龄、诊断。

(2)确认禁食、禁饮时间,术前用药情况。

(3)病史询问:询问患者既往有无高血压和心、肺、脑疾病等病史,有无过敏史、糖尿病等其他疾病病史,有无服用抗血小板药物,抗凝药物如阿司匹林、氯吡格雷等的情况及有无出凝血异常疾病病史。

(4)过敏史:询问既往手术麻醉史及药物过敏史。

(5)辅助检查:查看患者血常规、凝血功能、心电图及既往检查结果。

(6)操作前准备:术者戴口罩、帽子、手套;检查患者鼻道通畅情况,判断是否适合经鼻气管插管,明确患者有无经鼻插管通气的禁忌证,预判选择麻醉下经鼻气管插管或清醒(镇静)经鼻气管插管;询问患者双侧鼻腔通气情况,选择通气良好的一侧鼻道插管。

(7)确定患者已签署麻醉人工气道知情同意书。

(8)医患沟通:向患者沟通交代麻醉情况,特别是清醒经鼻插管,告知患者选择清醒插管的原因及操作中存在的不适感,取得其理解、同意及配合。

(四) 操作步骤

1. 对于无张口困难及全身麻醉肌松后无通气困难的患者,可通过全身麻醉肌松药诱导下经鼻气管插管,麻醉后进行插管操作,相对简单,且患者无任何插管不良感觉和记忆,具体操作如下。

(1)全身麻醉给药后,新霉素麻黄碱合剂滴鼻液滴鼻,收缩鼻黏膜;将浸有上述滴鼻液的棉签置入鼻腔扩张后鼻孔,面罩给氧去氮。

(2)患者取仰卧位,头下放置 5~10cm 薄枕,取棉签,稍向后推额部,使咽轴线和喉轴线尽量重叠,右手握笔式持涂有润滑剂及利多卡因乳膏的气管导管,90° 垂直于面部插入,沿下鼻道插入鼻咽腔。

（3）导管沿下鼻道（即鼻底部）插入，然后经 90° 转弯向下抵达鼻咽腔和喉腔。

（4）左手执喉镜，右手牵引下颌开口，沿右口角置入喉镜，顺舌面下滑至会厌谷，使会厌上抬，暴露声门。

（5）右手轻下滑导管至咽喉部，喉镜直视下调导管对准声门，若无法置入可稍向后退导管，气囊充气可使导管上抬对准声门，有助于其置入，松气囊后导管过声门进入气管中段。

（6）如有困难，可用插管钳夹持导管前端送入声门（应注意勿粗暴用力，避免钳夹套囊，以防夹破套囊）。

（7）气囊充气，连接呼吸机选择呼吸模式，调节呼吸参数（呼吸频率、潮气量）。

（8）观察胸廓起伏、潮气量、呼气末二氧化碳，查看有无漏气，听诊双肺呼吸音是否对称，调整气管导管深度，应为 25~30cm。

（9）用胶带固定导管。

2. 对于张口困难及全身麻醉肌松后有通气障碍顾虑的患者，可选用保留自主呼吸的浅全身麻醉、镇静镇痛、表面麻醉及阻滞下清醒插管，这种方式插管相对安全，但对操作者技术要求高，尤其清醒患者有明显不适感，需取得其同意和配合。可分为经鼻盲探气管插管及纤支镜引导明视经下经鼻气管插管。

（1）经鼻盲探气管插管：因耗时长、成功率较低，现在已很少使用。

（2）纤支镜引导明视下经鼻气管插管。此方法在明视下进行鼻腔插管，比盲探更安全，并发症相对明显降低，但对操作视野及术者的技术要求高，需熟悉鼻腔、咽腔、喉腔解剖结构及纤支镜的使用。

（五）并发症及处理

1. 中耳炎、鼻窦炎　应注意无菌操作，尽量避免对鼻腔结构及黏膜的损伤。

2. 鼻黏膜坏死　应控制新霉素麻黄碱合剂滴鼻液用量，避免鼻黏膜血管过度收缩。

3. 鼻腔损伤、鼻咽出血　多为导管过硬、管径过大、动作粗暴所致。应选择合适的气管导管，插管过程中如遇阻力，应调整方向，轻柔前进，勿用暴力突破。出血多时暂停操作，局部吸收性明胶海绵或棉条压迫止血。

4. 咽后壁损伤或穿孔　勿选用太硬的导管，如遇阻力，应调整方向，轻柔前进，勿暴力置管。

（六）操作注意事项

1. 鼻腔顶部特别是鼻中隔前上区的黏膜具有来自上颌动脉分支极丰富的血管丛分布，称“鼻易出血区”或“Little 区”，将导管向鼻顶部方向（与鼻外形呈平行方向）插入，则极易引起该区损伤而导致严重出血。

2. 鼻咽腔是鼻腔鼻后孔向后方的直接延续，上达颅底，下至软腭平面，长度约 2.1cm，左右径约 1.5cm；顶壁呈拱顶状，向下与口咽部借鼻咽峡相通。鼻咽部的前、上、后方均有明显隆起，称咽鼓管圆枕。经鼻插管时，如果导管过硬或弯曲度不够，可能被隆起的圆枕阻挡。

3. 喉向后膨出于喉咽部的中央位，由此在喉口的两侧各形成一个深窝，称梨状隐窝，是异物易滞留的部位，也是盲探插管时比较容易损伤的部位。

4. 气管导管套囊压力应低于 30mmHg，否则长时间压迫易致气管黏膜缺血坏死。

5. 经左鼻孔插管时患者头稍偏向右侧,经右侧鼻孔插管时患者头稍偏向左侧。

6. 右鼻左旋,左鼻右旋,即经右鼻孔插管可持导管尾端适当逆时针左旋,经左鼻孔插管时则适当顺时针右旋。

7. 注意及时吸痰和吸氧。

8. 切勿勉强。盲探困难时,要及时改为明视插管或经口插管,甚至气管切开,切勿延误时间造成患者缺氧或更严重的后果。

（七）相关知识

1. 鼻道在成人长 10~14cm,由鼻中隔分隔为左、右两腔,每一鼻腔有前和后两个孔。鼻前孔与外界相通,鼻后孔与鼻咽腔和口咽腔相通。咽腔是鼻呼吸和口呼吸的共同通道,在咽腔的下方为喉腔,是呼吸道中最狭窄的部位。每一侧鼻腔由顶、底、内侧及外侧壁四部分组成。

2. 由于喉上神经的内支在梨状隐窝的黏膜下方经过,因此将局部麻醉药涂布于梨状隐窝表面,可产生声带以上的喉表面麻醉,适用于施行喉镜和支气管镜检查。

3. 鼻内侧和外侧壁的皮肤和黏膜均由三叉神经的上、中、下分支的末梢支分布。因此,鼻腔内手术可以在黏膜表面麻醉下施行,也可在鼻外三叉神经分支阻滞麻醉下施行。

4. 环甲膜位于甲状软骨和环状软骨之间,由弹性纤维膜片构成,位置表浅,易被扪及。喉的黏膜下分布有丰富的感觉神经末梢,因此,对喉施行黏膜表面麻醉非常容易。嘱患者屏气,垂直进针到达喉腔有落空感,回抽注射器有空气,快速注入 2% 利多卡因 2~3ml,退针,嘱患者剧烈咳嗽可提供良好的喉气管内表面麻醉。

5. 鼻翼至耳垂的距离相当于鼻孔至咽后腔的距离。

6. 成人鼻孔到声门的平均距离为男性 20cm,女性 15cm。鼻孔到气管隆嵴平均距离为男性 32cm,女性 27cm。

三、经鼻气管插管术操作规范评分表

经鼻气管插管术操作规范评分表见表 6-2-1。

表 6-2-1 经鼻气管插管术操作规范评分表

考核项目	考核内容	分值	得分
插管前准备	1. 信息核对		
	1）患者信息:姓名、性别、年龄、诊断	4	
	2）术前访视:知情同意;有无经鼻气管插管禁忌证	4	
	3）禁食、禁饮,麻醉前用药情况	4	
	4）有无高血压,心、肺、脑疾病,糖尿病等及其他病史	3	
	2. 对患者的评估:头颈活动度,张口度,甲颏距离的评估,马氏分级,牙齿情况,评估鼻咽气道通畅情况（每项 1 分）	6	
	3. 麻醉机、监护仪准备	4	

续表

考核项目	考核内容	分值	得分
插管前准备	4. 药品准备:新霉素麻黄碱合剂滴鼻液,润滑剂,利多卡因乳膏,麻醉药品及急救药品是否准备充分	5	
	5. 物品准备:一次性手套,大、小一号套囊完好的气管导管,导芯,牙垫,吸痰管,吸引设备处于备用状态,喉镜备用状态,胶带,听诊器,插管钳(每项 0.5 分)	5	
经鼻气管插管操作过程	1. 麻醉诱导:鼻腔清理,新霉素麻黄碱合剂滴鼻液收缩鼻甲黏膜,新霉素麻黄碱合剂滴鼻液棉签扩张后鼻孔,面罩给氧,患者意识和自主呼吸未消失之前不能正压通气,胸廓起伏明显(每项 2 分)	12	
	2. 插管过程:能顺利从鼻腔置入气管导管,调整方向顺利通过后鼻孔,顺利置入喉镜镜片,镜片深度适中,没有撬动牙齿,声门暴露充分,直接调整插入气管导管或正确使用气管导管钳辅助插入气管导管,套囊充气适中(每项 2 分)	16	
	3. 插管后验证:选择呼吸模式,调节呼吸参数(潮气量、频率),听诊双肺呼吸音是否对称清晰,胸廓起伏确认,呼气末二氧化碳确认,正确固定导管	12	
经鼻气管插管中的失误(失误不得分)	插管 3 次不成功	5	
	误入食管	3	
	导管位置过深,单肺通气	3	
	鼻咽部及鼻黏膜出血	3	
	损伤唇、齿	3	
	诱导插管过程中氧饱和度低于100%	3	
无菌观念	违反无菌操作原则不得分	5	
总分		100	

四、常见操作错误及分析

1. 误入食管　多为头前屈过度,应稍推导管,将头后伸,使导管向前转向插入气管。

2. 插入一侧梨状隐窝　后退导管至气流最强处,旋转导管,左侧顺时针,右侧逆时针旋转多可成功,也可向同侧转头。

3. 误入会厌谷　多为头过度后伸,应稍退导管,使头微抬高前屈后再沿最大气流声探插导管。

4. 盲探导管误入咽后间隙　应将导管逐渐后退,当听到气流声后,将导管旋转 90°,重新探插。

111

五、目前常用训练方法简介

模型训练采用高级多功能气道管理模型。标准的临床体位:仰卧位。该模型为成人躯干上半身,解剖标志明显,包括牙齿、舌、口咽和鼻咽、喉、会厌、气管、支气管、食管、双肺和胃等结构,可进行经鼻气管插管练习。适合流程和基本操作手法的训练。

六、相关知识测试题

1. 头后仰位,可接近重叠的上呼吸道轴线是

   A. 口轴线与咽轴线   B. 口轴线与喉轴线

   C. 咽轴线与喉轴线   D. 口轴线、咽轴线与喉轴线

   E. 三条线都重叠

2. 既不压迫气管内膜缺血,又能完全防漏和防误吸效果的气管导管套囊内压是低于

   A. 30mmHg   B. 25mmHg   C. 35mmHg

   D. 15mmHg   E. 10mmHg

3. 下列选项中,**不属于**经鼻气管插管的禁忌证的是

   A. 颅底骨折   B. 正在使用抗凝药

   C. 张口受限   D. 鼻骨骨折

   E. 菌血症倾向(如心脏瓣膜置换或瓣膜病)等

4. 下列选项中,**不属于**经鼻气管插管的缺点的是

   A. 可能并发鼻窦炎

   B. 不能长期留管

   C. 可能并发咽后壁损伤或穿孔

   D. 气管导管偏小,可能增加气道阻力

   E. 颅内压增加

5. 下列选项中,**不属于**经鼻气管插管适应证的是

   A. 婴幼儿、小儿需行机械通气   B. 成人机械通气时间超过 3 日

   C. 张口困难而又需机械通气   D. 颈部僵直

   E. 无自主呼吸者

   答案:1. C 2. A 3. C 4. B 5. E

（袁贵秀）

推荐阅读资料

[1] 邓小明,姚尚龙,于布为,等.现代麻醉学.5 版.北京:人民卫生出版社,2021.

[2] 罗纳德·米勒,尼尔·科恩,拉斯·埃里克森,等.米勒麻醉学.9 版.邓小明,黄宇光,李文志,译.北京:北京大学医学出版社,2021.

[3] 薛富善.麻醉科特色治疗技术.北京:科学技术文献出版社,2003.

[4] 约翰·F.巴特沃思,戴维·麦克基,约翰·D.华斯尼克.摩根临床麻醉学.6 版.王天龙,刘进,熊利泽,译.北京:人民卫生出版社,2020.

第三节　喉罩置入术

一、概述

喉罩通气道(laryngeal mask airway,LMA)是通气导管前端衔接一个硅胶或塑料制成大小恰好能覆盖喉头的扁长凹形套囊的一种特殊形状通气管道。LMA 盲探下插入,不需要喉镜暴露声门,使用方便,优点较多。自 1983 年首次应用以来,LMA 已广泛应用于临床,并由最初用于困难气道处理逐渐扩展到临床麻醉与急危重症医学中的气道处理。

二、喉罩置入术操作规范流程

(一) 适应证

随着新型喉罩的不断出现和临床应用范围的不断拓展,LMA 的适应证不断地扩展。目前主要适应证如下。

1. 无反流误吸风险的手术麻醉,尤其是非预见性气管插管困难。

2. 颈椎不稳定。

3. 短小手术需人工通气或保留自主呼吸。

4. 紧急气道处理和心肺复苏时及时建立人工通气。

5. 可作为困难插管时气管插管的向导。

6. 通过喉罩行纤维光导支气管镜激光烧灼声带、气管、支气管内小肿瘤手术。

7. 围手术期因麻醉及相关操作引起的眼压波动小,眼科患者尤其闭角型青光眼患者,喉罩可列为首选。

8. 不需要肌肉松弛的体表、四肢的全身麻醉手术。

(二) 禁忌证

1. 饱胃、腹内压过高、有反流误吸高风险及有习惯性呕吐反流史。

2. 小口(张口度小于 3.0cm)、大舌、扁桃体异常肿大。

3. 咽喉部感染、水肿、血管瘤和组织损伤,呼吸道有活动性出血等病变。

4. 通气压力需大于 33.33kPa(25cmHg),气道狭窄、受压、梗阻和慢性阻塞性肺疾病。

5. 喉罩位置很难保持固定。

(三) 操作前准备

1. 患者准备

(1) 检查:术前完善 HbsAg、抗 HCV、抗 HIV、血常规、凝血功能、心电图、胸片及根据患者身体状况所需的相应检查。

(2) 知情同意:签署麻醉人工气道知情同意书。

(3) 入室前:禁食 6~8 小时以上,禁饮 4 小时以上,婴幼儿母乳禁食 4 小时,可术前 2 小时饮少量糖水或碳酸饮料;高血压、冠心病患者,给予降压药、控制心率药,以少量水送服;使用降糖药者术前改用胰岛素注射,抗血小板药物及抗凝药物如阿司匹林、氯吡格雷术前停用,并采用肝素桥接,并于术前 6 小时停用肝素;麻醉药物术前使用;术前清水漱口、鼻、齿、咽,取下活动性义齿。

（4）入室后：开放静脉通路，连接监护仪。

2. 物品（药品、器械）准备

（1）操作相关物品：根据体重选择合适大小的喉罩，以及大、小各一号的气管导管及口塞；固定用胶带；10ml 注射器；喉镜光源良好，关机备用；听诊器。

（2）药品准备：抗胆碱药如阿托品或长托宁；利多卡因乳膏或液状石蜡等润滑剂；麻醉药品及急救药品。

（3）监护设备：包括对无创血压、心电图、脉搏血氧饱和度、呼气末二氧化碳等监测的设备。

（4）急救物品：氧源、面罩、气囊、呼吸管道麻醉机；负压抽吸系统。

3. 操作者准备

（1）患者信息：包括患者姓名、性别、年龄、诊断及术式。

（2）确认禁食、禁饮时间。

（3）病史询问：询问患者既往有无高血压，心、肺、脑疾病及糖尿病等病史，有无抗凝、抗血小板药物使用史等。

（4）过敏史：询问既往手术麻醉史及药物过敏史。

（5）辅助检查：查看患者血常规、凝血功能、心电图及既往检查结果。

（6）明确患者有无喉罩通气的禁忌证。

（7）确定患者已签署麻醉人工气道知情同意书。

（8）术者戴口罩、帽子、手套。

（四）操作步骤

因喉罩种类众多，放置方法略有差异。

1. 麻醉方法

（1）可通过常规气管插管麻醉诱导，但麻醉药和肌松药减量。

（2）异丙酚静脉诱导：面罩给氧去氮，单纯异丙酚静脉注射，不需肌松药即可置入喉罩。

（3）神经氟哌利多镇痛麻醉：分次静脉注射氟哌利多芬太尼合剂结合表面麻醉，可加双侧喉上神经阻滞，面罩给氧去氮，待患者充分镇静后即可置入喉罩。

（4）吸入全身麻醉：面罩给氧去氮，同时吸入麻醉气体诱导达到一定的麻醉深度，咽喉反射消失、下颌松弛后即可置入喉罩。

2. 置入操作

（1）方法

1）正入法：可采用头轻度后仰或嗅花位，操作者右手持喉罩，喉罩口朝向下颌，左手牵引下颌张开口腔，沿舌正中线贴咽后壁向下直至不能再推进。

2）逆转法：先将喉罩口朝向硬腭置入口腔至咽喉底部，再旋转180°使罩口对向喉头，继续向下推直至不能再进为止。

（2）正确位置：喉罩进入咽喉腔，其下端进入食管上口，上端紧贴会厌腹面底部，罩内通气口正对声门。套囊充气后，在喉头形成封闭圈，保证通气效果。

（3）喉罩深度：<10 岁的患儿的平均置入深度（单位 cm）为 10cm+0.3× 年龄（岁）。

（4）喉罩定位：喉罩置入后正压通气，观察胸廓起伏程度，听诊双侧呼吸音是否对称、清晰，颈前区是否有漏气杂音；利用纤支镜置入喉罩进行观察、定位。

（5）喉罩位置调整：喉罩置入后，如有漏气应及时调整。①气囊松气，稍后退再重新置入,并适当充气,但勿充气过度,否则增加漏气风险;②调整患者头颈部的屈曲度;③轻轻压迫患者甲状软骨部位;④更换大一号的喉罩;⑤选择不同类型的喉罩;⑥如仍漏气明显,考虑行气管插管。

(五) 并发症及处理

1. **胃内容物反流误吸** 是最严重的并发症。

(1)原因:①置入 LMA 时有 6%~15% 患者的食管开口处于通气罩内;②LMA 在喉部的密闭性不完全;③应用 LMA 时,食管下段括约肌的屏障作用降低;④应用 LMA 施行人工通气时压力过高。

(2)处理:①选用型号合适的 LMA 并仔细进行 LMA 置入操作;②良好的肌肉松弛、低通气罩充气压和正压通气时尽可能降低气压;③压迫环甲状软骨等;④带有引流管的双管喉罩(如 LMA-Proseal)可置入胃肠引流管引流。

2. **呼吸道梗阻**

(1)原因:① LMA 位置不当;②通气罩套囊反折和会厌的下垂部分遮盖声门和环状软骨后区前移;③通气罩充气过度;④温度升高或 NO_2 弥散使通气囊容量增加;⑤通气罩旋转、导管扭转、异物、喉痉挛和声门闭合等。

(2)处理:①因 LMA 位置不当造成的应立即拔出 LMA 重新置入或改用其他通气方法;②应避免采用通气罩套囊过量充气的方法以防止漏气,因充气过量可将通气罩从咽喉部挤出,引起气道梗阻;③通气套囊内最好采用生理盐水或麻醉混合气体填充;④因麻醉深度不当在置入 LMA 时患者屏气,一般不要移动 LMA,20~30 秒屏气会自动消失。

3. **意外脱出** 由于头部位置改变、固定不牢、套囊充气过量、LMA 型号不合适等所致。常发生于麻醉维持和苏醒期,应针对原因进行相应处理。

4. **通气罩周围漏气** 多由于通气罩型号、位置、充气量不适合或正压通气中压力过高所致。若通气指标符合标准,且能有效进行辅助或正压呼吸,可不必忙于处理,严密观察即可。

5. **拔管后口咽喉部不适和疼痛、声音嘶哑** 长时间留置喉罩、套囊压力过高或喉罩位置不佳时,可引起暂时性的构音障碍、喉头水肿、声门梗阻等,多可自行恢复,如声音嘶哑持续存在,可请耳鼻喉科会诊,必要时行杓状软骨复位术。

(六) 操作注意事项

1. **置入喉罩前**

(1)应选择大小适当的喉罩:过小常致置入过深,通气不良;过大不易到位,容易漏气。

(2)使用前,应常规检查套囊是否漏气。

(3)硫喷妥钠极易引起严重喉痉挛,故禁用于诱导喉罩的置入。

(4)饱胃或胃内容物残留较多的患者,禁忌使用喉罩,因喉罩可使食管下端括约肌张力降低,要随时警惕突然发生胃内容物反流导致误吸。

(5)严重肥胖或肺顺应性降低的患者,往往需要较高的气道压(>2.0kPa),使用喉罩辅助或控制通气,容易出现漏气和气体进入胃,有诱发呕吐的危险,应列为禁忌。

(6)气管受压、气管软化、咽喉部肿瘤、脓肿、血肿等有潜在呼吸道梗阻风险的患者,禁忌使用喉罩。

2. **置入喉罩时**

(1)应在麻醉深度达喉反射消失后再置入喉罩。浅麻醉时,容易发生喉痉挛,忌置入喉罩。手术结束、麻醉未复苏时,吸引罩内积存分泌物,注意吸痰管不能直接接触喉头,否则易诱发喉痉挛。喉罩刺激较小,可待患者清醒、指令反应清晰时,再拔除。

(2)喉罩与硬腭接触前,必须完全展开,然后再逐步送入咽腔。遇到阻力时,不可强行置入,以防造成损伤。置入完成后妥善固定喉罩。

3. 置入喉罩后

(1)一般情况与气管插管基本相同,注意观察潮气量和呼气末二氧化碳分压以确定通气效果。

(2)置入喉罩后,不可托下颌,否则易致喉罩移位或喉痉挛。

(3)听诊呼吸音,及时发现反流误吸。密切关注有无呼吸道梗阻。呼吸道分泌物多的患者,不宜经喉罩清理分泌物。

(4)正压通气时,为防漏气或气体入胃,气道内压应 ≤ 2.0kPa。

(七)相关知识

1. 喉罩通气管起源于英国,目前已被广泛应用于临床全身麻醉施行呼吸管理。目前共有三代喉罩,分别为第一代单管喉罩、第二代可插管喉罩、第三代双管喉罩及 I-Gel 喉罩。第三代喉罩除具有第一代和第二代的许多优点外,其特点还包括:①主管呈 90° 弯曲,有通气管和引流管,引流管可插入胃管引流胃液,防止胃胀气和反流误吸;②双气囊设计,使通气罩与咽喉部解剖更匹配,密封性更好;③喉罩远端位于食管开口,固定好,不易移位。临床研究表明,临床手术中使用第三代喉罩具有操作简单、置管成功率高、血流动力学稳定、诱导期用药少和并发症少的优点,有效性和安全性大大提高,易于在临床麻醉中推广应用。

2. 目前常用的喉罩类型

(1)ProSeal 喉罩:有管道可插入胃管进行胃肠减压。

(2)I-Gel 喉罩:以胶封堵而非充气套囊。

(3)Fastrach 插管型喉罩:可经喉罩进行气管插管。

(4)CTrach 喉罩:有显示屏与喉罩相连,便于引导气管插管。

3. 喉罩设有 1、1.5、2、2.5、3、4、5、6 号八种型号,根据体重分别适用于新生儿、婴儿、儿童和男女成人,见表6-3-1。

表6-3-1　不同喉罩型号对应的患者情况及相应气囊容量

喉罩型号	患者	体重 /kg	气囊容量 /ml
1	新生儿	<4	2~4
1.5	婴儿	5~10	5~7
2	幼儿	10~20	<10
2.5	儿童	20~30	<15
3	瘦小成人	30~50	<20
4	普通成人	50~70	<30
5	大体重成人	70~100	<40
6	超大体重成人	>100	<50

三、喉罩置入术操作规范评分表

喉罩置入术操作规范评分表见表6-3-2。

表6-3-2　喉罩置入术操作规范评分表

考核项目	考核内容	分值	得分
喉罩置入前准备	1. 信息核对		
	1）患者信息：姓名、性别、年龄、诊断	4	
	2）术前访视；知情同意；有无喉罩置入术禁忌证	3	
	3）禁食、禁饮、麻醉前用药情况	3	
	4）有无高血压，心、肺、脑疾病及糖尿病等病史	3	
	2. 对患者的评估：头颈活动度，张口度，甲颏距离的评估，马氏分级，牙齿情况，评估咽喉部是否存在感染，气道是否受压、狭窄（每项1.5分）	12	
	3. 麻醉机监护仪准备	3	
	4. 药品准备：麻醉药品及急救药品是否准备充分	3	
	5. 物品准备：一次性手套，合适型号的喉罩，并检查套囊是否漏气，合适型号的气管导管备用，吸引设备处于备用状态，胶带，听诊器（每项0.5分）	4	
喉罩置入操作过程	1. 麻醉诱导：正确托起下颌，面罩不漏气，患者意识和自主呼吸未消失前不能行正压通气，胸廓起伏明显	8	
	2. 插喉罩过程：能顺利开口，左手牵引下颌以展开口腔间隙，右手持喉罩，罩口朝向下颌，沿舌正中线贴咽后壁向下置入，直至不能推进为止，开口时注意门齿，充气套囊压力适中	16	
	3. 置入喉罩后对位是否准确；选择正确的通气模式，调节呼吸参数（潮气量、呼吸频率）；听诊双肺呼吸音是否对称、清晰，胸廓起伏确认，呼气末二氧化碳浓度确认，潮气量确认，正确固定导管	16	
喉罩置入中的失误（有失误不得分）	喉罩调整3次以上仍漏气	5	
	需要更换喉罩	5	
	损伤唇、齿	5	
	插管诱导过程中氧饱和度低于100%	5	
无菌观念	违反无菌操作原则不得分	5	
总分		100	

四、常见操作错误及分析

1. 喉罩到位不正确，与喉罩在咽后壁至下咽腔之间的旋转度未到位有关。

2. 呼吸道部分阻塞，自主呼吸受阻，多为喉罩的型号选择不当、会厌被推向声门引起。

3. 正压通气时出现胃膨胀和反流现象，可能为喉罩覆盖部分食管口。

五、目前常用训练方法简介

(一) 模型练习

模型练习采用成人专用喉罩通气模型及高级多功能气道管理模型。标准的临床体位：仰卧位。模型为成人躯干上半身,解剖标志明显,包括牙齿、舌、口咽和鼻咽、喉、会厌、气管、支气管、食管、双肺和胃等结构,可进行喉罩置入练习。适合流程和基本操作手法的训练。

(二) 实践练习

喉罩置入简单,几乎无创,风险低,可于临床麻醉工作中在严格带教指导下学习。

六、相关知识测试题

1. 下列选项中,**不属于**喉罩使用优点的是

   A. 麻醉诱导平稳,循环波动小

   B. 麻醉深度易控制,患者苏醒快

   C. 可用于 COPD 的老年患者

   D. 不需使用肌松药,能保留自主呼吸,避免肌松药及拮抗药的副作用

   E. 不用喉镜暴露声门,门齿损伤风险相对降低

2. 下列选项中,**不能**单独用于喉罩置入麻醉的麻醉药是

   A. 丙泊酚　　　　　　　B. 依诺伐　　　　　　C. 吸入麻醉药

   D. 硫喷妥钠　　　　　　E. 右美托咪定

3. 患者,女,72 岁。全身麻醉置入喉罩下行胆囊切除胆道探查术,术中血气示 Hb 7.6g/dl。关腹时输血 15 分钟出现血压明显下降,皮肤潮红,荨麻疹。下列处理**不正确**的是

   A. 拔喉罩改插气管导管　　　　　B. 停止输血

   C. 使用葡萄糖酸钙　　　　　　　D. 肾上腺素

   E. 加快输血、输液

4. 下列选项中,**不属于**喉罩适应证的是

   A. 嵌顿疝气手术

   B. 腹腔镜胆囊切除手术

   C. 纤维支气管镜激光烧灼声带

   D. 颈椎不稳定需气管插管

   E. 四肢烧伤植皮手术

5. 下列选项中,可以选用全身麻醉喉罩通气的是

   A. 甲状腺全切,肿块压迫致气管狭窄移位

   B. 肩关节松解手术,患者颞颌关节僵直,张口度小于 2cm

   C. 子宫肌瘤手术,患者扁桃体 II 度肿大

   D. 饱胃产科手术

   E. 乳腺切除手术

答案:1. C　2. D　3. E　4. A　5. E

(袁贵秀)

推荐阅读资料

［1］邓小明,姚尚龙,于布为,等.现代麻醉学.5版.北京:人民卫生出版社,2021.
［2］罗纳德·米勒,尼尔·科恩,拉斯·埃里克森,等.米勒麻醉学.9版.邓小明,黄宇光,李文志,译.北京:北京大学医学出版社,2021.
［3］薛富善.麻醉科特色治疗技术.北京:科学技术文献出版社,2003.
［4］于布为,吴新民,左明章,等.困难气道管理指南.临床麻醉学杂志,2013,29(1):93-98.
［5］约翰·F.巴特沃思,戴维·麦克基,约翰·D.华斯尼克.摩根临床麻醉学.6版.王天龙,刘进,熊利泽,译.北京:人民卫生出版社,2020.

第四节　环甲膜通气技术

一、概述

建立有效的气道、保障患者呼吸道通畅是麻醉医生的基本技能之一,气管插管是最常用的气道管理方法。但是全身麻醉诱导后,不能插管甚至无法通气时有发生,这将导致严重的后果,患者可能出现脑损伤甚至死亡。因此,对困难气道必须保持清醒的认识和高度的重视,如使用口、鼻咽通气道或喉罩等后仍无法进行有效的通气时,需立即使用有创方法,尽快开放气道。

在来不及或无条件进行气管插管或气管切开时,紧急行环甲膜穿刺或切开后插管,可暂时建立有效的人工气道。环甲膜通气技术操作简单、成功率高,不需求助于耳鼻喉科医生,可为患者抢救赢得宝贵时间,因此,经环甲膜穿刺或切开术是麻醉医生必须掌握的一项技能。环甲膜穿刺的优势在于解剖结构容易辨认、损伤小、耗时短,但是所建立的临时气道内径小,只能暂时改善患者缺氧的状态。环甲膜切开后置入的导管内径较大,可以满足通气需要,但是长时间使用可能损伤环状软骨,因此,当患者需要长时间控制呼吸时仍需行经典气管切开术。

二、环甲膜通气技术操作规范流程

(一) 环甲膜穿刺通气术

1. 适应证

(1)急性上呼吸道梗阻需紧急建立人工气道。

(2)颌面部、头颈部严重外伤。

(3)喉源性呼吸困难(如白喉、喉头严重水肿、喉部巨大肿瘤等),气管插管有禁忌或病情紧急而需快速开放气道时。

2. 禁忌证

(1)对禁忌证:紧急情况下无绝对禁忌证。

(2)相对禁忌证

1)严重凝血功能障碍。

2)解剖结果严重异常。

3)紧邻器官严重感染。

3. 操作前准备

(1)患者准备

1)心理准备：对患者或家属说明治疗方法、目的、必要性、术中可能出现的感受及可能发生的副作用,减轻患者及家属的焦虑。

2)完善检查：凝血功能检查,术前常规禁饮、禁食,对于可能有肠梗阻、严重胃排空延迟等存在反流误吸风险高的患者,应放置胃管。

3)知情同意：签署有创操作知情同意书。

4)操作前监测：入室后给予面罩吸氧,连接心电监护,进行脉搏血氧饱和度、无创血压监测。

5)体位：患者取仰卧位,头部后仰并保持正中位,肩下垫一薄枕,充分暴露颈部。

6)体表标记：对穿刺部位进行标记,即甲状软骨下缘与环状软骨上缘之间的凹陷。

7)消毒：穿刺前消毒严格按照无菌操作原则进行消毒、铺巾,消毒范围足够,紧急情况可不消毒。

(2)物品准备

1)通气相关设备：简易呼吸器或麻醉机、氧气面罩、鼻导管、氧气源、3# 气管导管接头、吸引器等。

2)穿刺相关物品：注射器(5~10ml)、穿刺套管针(16G)、无菌手套、无菌纱布、棉签。

3)药品准备：2% 利多卡因、0.3% 碘附、生理盐水。

4)监护仪器：心电图、无创血压、脉搏血氧饱和度监测。

(3)操作者准备

1)核对信息：包括姓名、性别、年龄、主诉等。

2)病史：详细了解病史,评估气道及患者状态,询问患者既往有无高血压、冠心病、脑血管疾病、神经系统疾病病史,有无服用抗血小板、抗凝药物及有无出凝血异常疾病病史,再次明确有无操作禁忌。

3)过敏史：询问患者有无麻醉药物过敏史。

4)辅助检查：查看患者血常规、凝血功能、心电图结果及既往检查结果。

5)确定患者已签署知情同意书。

4. 操作步骤

(1)局部麻醉：清醒患者用 2% 利多卡因进行局部麻醉。紧急情况可不麻醉。

(2)穿刺：中指和拇指置于环状软骨两侧并绷紧皮肤,固定喉部,示指指腹触摸环甲膜位置,另一手持穿刺针,顺环状软骨上缘垂直进针,遇落空感即停止,接装有液体的注射器,回抽有空气,则说明穿刺针已入气管。

(3)送穿刺针套管：穿刺针向头端倾斜 45°,固定针芯不移动,送入穿刺针套管,去除注射器和针芯并固定,以防发生移位。

(4)通气供氧：穿刺套管针接 3# 气管导管接头,然后连接简易呼吸器或麻醉机进行通气供氧。

(5)确认：通过肺部听诊或呼气末二氧化碳确认穿刺针是否在气管内。

(6)固定并做好操作记录。

5. 并发症及处理

(1)出血:对于凝血功能障碍的患者宜慎重考虑;术中伤口少量出血,可经压迫止血或填入吸收性明胶海绵压迫止血。

(2)食管穿孔:食管位于气管的后端,若穿刺时用力过大、过猛,或未掌握好进针深度,均可穿破食管,形成食管 - 气管瘘。

(3)皮下或纵隔气肿:常局限于环甲膜穿刺部位附近,且多数为自限性。严重者空气可穿过颈部筋膜压迫气管,导致呼吸道梗阻、纵隔气肿和气胸等。空气聚集一般发生在穿刺后 1~6 小时,严重皮下气肿多是因为使用大号穿刺针,穿刺部位气管内压持续增高(如咳嗽、打喷嚏)。

6. 操作注意事项

(1)操作前:穿刺时尽量绷紧皮肤,准确定位环甲膜,谨慎穿刺,避免损伤颈前静脉、甲状腺等。

(2)操作中:穿刺时不可用力过猛,一旦穿透气管,则易形成食管 - 气管瘘。如遇血凝块或分泌物阻塞穿刺针头,可用注射器注入空气,或用少许生理盐水冲洗,以保证其通畅。

(3)操作后:作为一种应急措施,穿刺针留置时间不宜过长,上呼吸道梗阻解除后,应尽早拔除,梗阻不能解除者,应尽早行气管切开术。

(二) 环甲膜切开通气术

1. 适应证　同"环甲膜穿刺通气术"。

2. 禁忌证　<8 岁的小儿。

3. 操作前准备

(1)患者准备　同"环甲膜穿刺通气术"。

(2)物品准备

1)通气相关设备:简易呼吸器或麻醉机、氧气面罩、鼻导管、氧气源、吸引器、带套囊的气管导管等。

2)切开相关物品:注射器(5~10ml)、10 号刀片的手术刀、探条、止血钳、无菌手套、无菌纱布、棉签。

3)药品准备:2% 利多卡因、0.3% 碘附、生理盐水。

4)监护仪器:心电图、无创血压、脉搏血氧饱和度监测。

(3)操作者准备:同"环甲膜穿刺通气术"。

4. 操作步骤

(1)麻醉:触诊甲状软骨切迹、环甲膜及舌骨位置,确定切开部位并常规局部消毒,2% 利多卡因局部麻醉(紧急情况下可不消毒、不麻醉)。

(2)切开:左手中指和拇指置于环状软骨两侧并绷紧皮肤,固定喉部,示指触摸环甲膜,右手持刀,刀刃朝向术者,水平方向沿环状软骨上缘垂直刺入,向足端转动手术刀 90° 以扩张伤口。

(3)置管:换左手握住刀柄并保持手术刀不动,右手顺手术刀将探条插入气管 5~10cm,通过探条将涂抹液体石蜡的气管导管送入气管,套囊充气。

(4)确认导管位置:通过肺部听诊、呼气末二氧化碳或胸片确认气管导管位置。

(5)通气:接呼吸设备后通气。

(6)固定并写好操作记录。

5. 并发症及处理

(1)出血:切口部位应接近环状软骨上缘,以免损伤环甲动脉吻合支,切开皮肤时需注意避开颈前静脉。

(2)皮下气肿:是术后最常见的并发症,与气管前软组织分离过多、气管切口外短内长或皮肤切口缝合过紧有关。自气管套管周围逸出的气体可沿切口进入皮下组织间隙,沿皮下组织蔓延,气肿可达头面、胸腹,但一般多限于颈部。大多数于数日后可自行吸收,不需进行特殊处理。

(3)气胸及纵隔气肿:如发现患者环甲膜切开后,呼吸困难缓解或消失,但在短时间内再次出现呼吸困难时,则应考虑气胸,X 线摄片可确诊。此时应行胸膜腔穿刺,抽除气体。严重者可行胸腔闭式引流术。手术中过多分离气管前筋膜,气体沿气管前筋膜进入纵隔,形成纵隔气肿。对纵隔积气较多者,可于胸骨上方沿气管前壁向下分离,使空气向上逸出。

(4)拔管困难:手术时,若损伤环状软骨,术后引起声门下狭窄;术后感染、肉芽组织增生等均可造成气管狭窄,导致拔管困难。少数带管时间较长的患者害怕拔管后出现呼吸困难,或当堵管时可能自觉呼吸不畅,应逐步更换小号套管,最后堵管无呼吸困难时再行拔管。对拔管困难者,应认真分析原因,行 X 线摄片或 CT 检查及直接喉镜、气管镜或纤支镜检查,根据不同原因,酌情处理。

(5)食管 - 气管瘘:食管位于气管的后端,若切开时用力过大、过猛,或未掌握好切开深度,均可穿破食管,形成食管 - 气管瘘。

6. 操作注意事项

(1)操作前

1)切开时尽量头后仰,清晰暴露颈部,绷紧皮肤,准确定位环甲膜,谨慎切开,避免损伤血管、颈部肌肉及甲状腺等组织。

2)情况十分紧急时可先行环甲膜穿刺通气,快速开放气道,缓解患者缺氧状态。

(2)操作中

1)若解剖不清楚,切开部位宁下勿上。

2)手术时应避免损伤环状软骨,以免手术后出现声门下狭窄。

3)切开时刀片应垂直插入并控制插入深度,避免损伤食管,导致食管 - 气管瘘。

(3)操作后:环甲膜切开插管不应超过 48 小时,如需长时间带管,应尽快补作正规气管切开术。消毒并缝合环甲膜切口,敷料包扎。

(三)相关知识

1. 环甲膜解剖 环甲膜位于甲状软骨和环状软骨之间,环状软骨弓部上缘通过环甲膜与甲状软骨相接,其后方为喉腔,前方为皮肤及皮下组织,此处无重要神经、血管,且不随年龄而钙化。

2. 超声引导环甲膜穿刺 环甲膜是重要的气道标志,在颈部肿瘤或重度肥胖等情况下无法清晰触摸到环甲膜。而超声检查能快速可靠地识别环甲膜,因此,专家建议对困难气道患者进行麻醉前,均应学会应用超声识别环甲膜。在矢状面及旁矢状面,环甲膜为连接低回声甲状软骨和环状软骨的高回声带;环状软骨旁矢状面的超声影像呈圆形低回声,横断面呈典型的马鞍状,其后为高回声的空气柱及后方彗星尾;气管环矢状面及旁矢状面呈"串珠状",横断面上由于空气黏膜界面的存在,使得气管环呈典型的倒"U"形。

三、环甲膜穿刺/切开通气术操作规范评分表

环甲膜穿刺通气术操作规范评分表见表 6-4-1,环甲膜切开通气术规范评分表见表 6-4-2。

表 6-4-1 环甲膜穿刺通气术操作规范评分表

项目	内容	分值	得分
操作前准备	核对患者基本信息:包括姓名、性别、年龄、诊断	4	
	了解病史,询问患者禁食、禁饮情况,询问患者有无高血压和心、肺、脑疾病等病史,评估患者状态	5	
	询问有无服用抗血小板、抗凝药物及有无出凝血异常疾病病史	4	
	询问患者有无麻醉药品过敏史	1	
	查看患者血常规、凝血功能、心电图等既往检查	2	
	明确患者有无环甲膜穿刺禁忌证	2	
	向患者及家属详细说明环甲膜穿刺的目的、意义及相关并发症,简要说明操作过程,消除患者家属顾虑,签署知情同意书	4	
	面罩吸氧,连接心电监护,进行脉搏血氧饱和度、无创血压监测,开放静脉通路	5	
	检查相关器械和药品是否齐全	5	
操作过程	正确摆放患者体位	3	
	正确定位穿刺部位	15	
	戴无菌手套	3	
	常规消毒	3	
	利多卡因局部麻醉	3	
	一手中指和拇指置于环状软骨两侧并绷紧皮肤,固定喉部,示指指腹触摸环甲膜位置	8	
	另一手持穿刺针,顺环状软骨上缘垂直进针,遇落空感即停止,接装有液体的注射器,回抽有空气,则说明穿刺针已进入气管	8	
	穿刺针向头端倾斜 45°,固定针芯,送入穿刺针套管,去除注射器和针芯并固定,以防发生移位	8	
	穿刺套管针接 3# 气管导管接头,然后再连接简易呼吸器或麻醉机,根据患者情况调节参数	8	
操作后事项	通过肺部听诊、呼气末二氧化碳或胸片确定穿刺针位置,观察呼吸困难等症状是否改善	5	
	固定通气套管针	4	
总分		100	

表 6-4-2　环甲膜切开通气术操作规范评分表

项目	内容	分值	得分
操作前准备	核对患者基本信息,包括姓名、性别、年龄、诊断	4	
	了解病史,询问患者禁食、禁饮情况,询问患者有无高血压和心、肺、脑疾病等病史,评估患者状态	5	
	询问有无服用抗血小板、抗凝药物及有无出凝血异常疾病病史	4	
	询问患者有无麻醉药品过敏史	1	
	查看患者血常规、凝血功能、心电图等既往检查结果	2	
	明确患者有无环甲膜切开禁忌证	2	
	向患者及家属详细说明环甲膜切开的目的、意义及相关并发症,简要说明操作过程,消除患者家属顾虑,签署知情同意书	4	
	面罩吸氧,连接心电监护,进行脉搏血氧饱和度、无创血压监测,开放静脉通路	5	
	检查相关器械和药品是否齐全	5	
操作过程	正确摆放患者体位	3	
	正确定位切开部位	15	
	戴无菌手套	3	
	常规消毒	3	
	利多卡因局部麻醉	3	
	左手中指和拇指置于环状软骨两侧并绷紧皮肤,固定喉部,示指触摸环甲膜	8	
	右手持刀,刀刃朝向术者,水平方向沿环状软骨上缘垂直刺入,向足端转动手术刀90°,以扩张伤口	8	
	换左手握住刀柄并保持手术刀不动,右手顺着手术刀将探条插入气管5~10cm	8	
	通过探条将涂有液状石蜡的气管导管送入气管,套囊充气,接呼吸设备	8	
操作后事项	通过肺部听诊、呼气末二氧化碳确定气管导管位置,观察呼吸困难等症状是否改善	5	
	固定气管导管	4	
总分		100	

四、常见操作错误及分析

1. 环甲膜穿刺部位定位不准　部分患者由于重度肥胖、解剖位置异常或颈部肿瘤等原因而无法触摸到环甲膜。除了熟悉掌握解剖位置外,应学会采用超声识别。

2. 食管-气管瘘的形成　为穿刺过深而损伤气道后壁所致,应避免悬空操作,可在穿刺时寻找患者颈部作为支撑点。

3. 其他　环甲膜切开切口过大损伤血管引起出血或组织损伤,损伤环状软骨引起喉狭窄,可能是因为操作粗暴,切皮时未绷紧皮肤。

五、目前常用训练方法简介

(一) 模型训练

目前环甲膜穿刺和切开模型种类很多,不管是仿真模型还是简单模型,均含甲状软骨、环甲膜、气管等结构。皮肤和切割膜片可更换,可供反复练习。

(二) 虚拟训练

环甲膜穿刺可通过虚拟软件模拟操作环境,可高效利用资源,反复训练,强化技能。

(三) 其他

离体动物模型(猪喉)、活体动物模型(家兔、犬)。

六、相关知识测试题

1. 环甲膜穿刺术中穿刺针在气管内的保留时间**不应**超过

    A. 8 小时   B. 12 小时   C. 24 小时

    D. 48 小时   E. 4 小时

2. 环甲膜切开的主要并发症包括

    A. 损伤环甲动脉引起出血

    B. 损伤环状软骨引起声门下狭窄

    C. 损伤胸膜引起气胸

    D. 损伤气管后壁,引起食管 - 气管瘘

    E. 以上全是

3. 环甲膜切开术的插管时间**不能**超过

    A. 24 小时   B. 48 小时   C. 72 小时

    D. 1 周   E. 2 周

4. 患者,男,18 岁。因"颈部脓肿半个月"急诊入院。拟在全身麻醉下行颈部脓肿切开引流术。入室后患者呼吸困难加剧,立即面罩给氧,常规快速诱导麻醉,患者自主呼吸消失后呼吸机手控呼吸,气道压逐渐升高,通气困难,氧饱和度下降,立即用可视喉镜插管,因口咽部肿胀严重,咽喉部无法暴露,插管失败,立即面罩给氧,麻醉机手动控制呼吸,无法通气,患者氧饱和度急剧下降,心率逐渐减慢。下列处理**错误**的是

    A. 尝试置入喉罩通气

    B. 环甲膜穿刺通气

    C. 环甲膜切开通气

    D. 等待耳鼻喉科医生行气管切开

    E. 于环甲膜处紧急插入 50ml 注射器针头

5. 患者,男,86 岁。因车祸时安全带损伤颈部,颈部疼痛、呼吸困难 10 分钟。120 救护人员到达现场后查:患者意识模糊,躁动不安,吸气性呼吸困难,口唇发绀,氧饱和度 56% 且进行性下降。对该患者改善缺氧的最佳方法是

    A. 气管插管

    B. 气管切开

C. 环甲膜穿刺或切开插管,球囊辅助呼吸

D. 鼻导管吸氧

E. 面罩吸氧

答案:1. C 2. E 3. B 4. D 5. C

（沈金美）

推荐阅读资料

［1］邓小明,姚尚龙,于布为,等.现代麻醉学.5版.北京:人民卫生出版社,2021.

［2］于布为,吴新民,左明章,等.困难气道管理指南.临床麻醉学杂志,2013,29(1):93-98.

［3］FRERK C, MITCHELL V S, MCNARRY A F, et al. Difficult Airway Society 2015 guidelines for management of unanticipated difficult intubation in adults. Br J Anaesth, 2015, 115 (6): 827-848.

第五节　经皮气管切开术

一、概述

经皮气管切开术（percutaneous tracheostomy）是在经皮血管穿刺置管术（Seldinger 技术）基础上发展而来的微创气管切开术,可以快速安全地建立人工气道,解除呼吸道梗阻,吸出呼吸道内分泌物,便于长期使用有创呼吸机。经皮气管切开术主要包括逐步扩张法、导丝扩张钳法和经皮旋转扩张法等。目前已有多种经皮气管切开的一次性操作套件,不需耳鼻喉科专科医师操作即可在床旁完成,具有操作简单、快捷、安全、损伤小、并发症少等优点。

二、经皮气管切开术操作规范流程

（一）适应证

1. 各种原因造成的颈段气管堵塞和喉梗阻。

2. 各种原因导致的下呼吸道分泌物阻塞而不能自行咳出或不易吸出。

3. 需要长时间进行有创机械通气。

4. 颈部、颌面部、口腔及咽喉手术需进行预防性气管切开。

（二）禁忌证

1. 颈部解剖异常,如颈部巨大肿瘤、颈部粗短不能定位气管软骨环等。

2. 存在凝血功能障碍或出血性疾病。

3. 手术区域皮肤感染严重。

（三）操作前准备

1. 患者准备

(1)术前完善血常规、凝血常规、心电图、血气分析等基本检查。

(2)签署经皮气管切开术知情同意书。

(3)对患者实行床旁心电监护,充分镇静镇痛。

(4)患者取仰卧位,肩下垫枕,头后仰,颈上抬,使口、咽、气管呈一直线。

(5)建立经口气管插管或再次确认已有气管插管位置和深度正确,必要时连接呼吸机,

保证患者在手术中的血氧饱和度基本正常。

2. 物品(器械)准备　准备一次性经皮气管切开套件包、气管切开手术包、无菌手术衣、无菌手套、记号笔、络合碘、2%利多卡因、吸痰设备、球囊,心电监护仪正常工作。

3. 操作者准备

(1)核对患者信息,包括姓名、性别、年龄、主诉。

(2)了解有无手术禁忌证,有无服用抗血小板药物、抗凝药物如阿司匹林、氯吡格雷等情况及有无出凝血异常疾病病史。

(3)查看患者血常规、凝血功能、心电图、血气分析及既往检查结果。

(4)确定患者已签署经皮气管切开术知情同意书。

(5)确认已有的经口气管插管畅通,能保障术中患者基本的血氧饱和度。

(四) 操作步骤

1. 手术器械　打开一次性经皮气管切开套件包(以牛角型气管扩开器为例),检查器械的完整性,确认其余无菌器械在有效消毒日期内。

2. 术前准备　确认患者体位正确,经口气管插管通畅,洗手消毒,穿无菌手术衣,常规消毒铺巾。

3. 切口　扪及甲状软骨下缘,再向下扪及第一、第二、第三气管软骨环,可在术前用记号笔标记,利多卡因局部浸润麻醉后,于第一、第二或第二、第三气管软骨环之间作横行或纵行长约2cm的切口(图6-5-1),切皮后会有少许渗血,可用纱布轻轻压迫出血点,小弯钳钝性分离皮下组织直达气管,手指尖扪及或直视下可见气管软骨环后停止钝性分离。

4. 穿刺　取一次性经皮气管切开包内的穿刺针,针头套上穿刺套管,针筒内抽吸生理盐水或利多卡因后经手术切口(第一、第二或第二、第三气管软骨环)斜向下进针,针尖触及气管环上端或下端后再改为垂直进针,即可经气管软骨环间环状韧带进入气管内,回抽见针筒内有气泡后即证实已穿入气管,拔出穿刺针,保留穿刺套管在气管中,并保证其不发生弯曲折断。

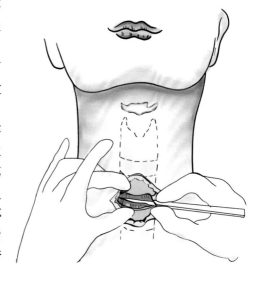

图 6-5-1　经皮气管切开切口位置

5. 置入导丝　取一次性经皮气管切开包内的导丝,经穿刺套管向足侧置入导丝10~15cm,置入导丝过程中应不会有阻力,此时患者多有剧烈的咳嗽反应。再拔出穿刺套管,保留导丝在气管内。在穿刺置管或置入导丝过程中若有阻力则先退出经口气管插管,位置距门齿15~18cm处。

6. 扩皮及扩开气管　取一次性经皮气管切开包内的软扩开器,经导丝置入软扩开器后拔出,留置导丝于原位,再选取包内的牛角扩开器,并在牛角扩开器内依次置入细导管及中号粗导管(可根据患者年龄、性别、身高等有所区别),牛角扩开器尖端予以液状石蜡润滑后经导丝缓慢扩张气管,见牛角扩开器上的黑色横线标识已贴近气管后停止扩开及置入,拔出牛角器及其中的中号粗导管,保留细导管和导丝继续在气管中,此时,可见已扩开的气管切口处有气流或含血性液体或痰液的气流涌出。

7. 置入气管套管 取一次性经皮气管切开包内的气管套管套在细导管和导丝外并顺着细导管和导丝向下置入气管后，再拔出细导管和导丝，10ml注射器充气气管套管气囊，确认气管套管在气管内(图6-5-2)，吸痰，于气管导管与皮肤间放置纱布，连接呼吸机或球囊，见血氧饱和度无明显异常后拔出经口气管插管。

8. 确认位置 再次确认气管套管无松动，血氧饱和度正常，无明显活动性出血后固定气管套管。

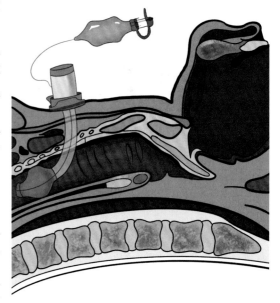

图 6-5-2 经皮气管切开导管位置

（五）并发症及处理

1. 出血 经皮气管切开一般出血较少，多为皮层的渗血。若由于患者体位变动时气管套管与软组织摩擦导致渗血，此时可用1mg肾上腺素溶于100ml生理盐水后在软组织内浸润注射；若有大的活动性渗血，则需适当扩大创面，仔细检查有无损伤甲状腺或小静脉，必要时予以纱布或吸收性明胶海绵填塞或予以结扎，若有喷射性出血，则应考虑损伤了动脉尤其是甲状腺动脉的分支，需要予以彻底结扎止血。

2. 皮下气肿 皮下气肿的发生与过多分离皮下软组织及气管软骨环间隙扩开过大而气管套管管径相对偏小有关，一般不需特殊处理。

3. 气胸及纵隔气肿 多与颈部粗短或切口位置偏下有关，也与牛角扩开器深入气管内较多或带弧形的牛角扩开器在气管内活动度过大导致的损伤有关。气胸或纵隔气肿量较大时，需联系胸外科行胸腔闭式引流术或手术排出纵隔内气体。

4. 切口周围感染 严格的无菌操作和术后护理是避免切口周围感染的关键，若有切口周围感染，积极切口换药，必要时使用抗生素。

5. 其他 食管-气管瘘、气管狭窄、气管扩张等，但相对较为少见。

（六）操作注意事项

1. 操作前 进行经皮气管切开前，应熟悉颈部的基本解剖知识，掌握无菌操作要求，了解经皮气管切开套件包的使用，掌握经口气管插管技术，了解呼吸机的基本操作，掌握经皮气管切开的适应证、禁忌证和常见并发症及处理方法。

2. 操作中 动作要轻柔、细致，手术切开要适当，不能过小或过大，过小则视野或操作范围受限，过大则易使气管套件固定不牢固或易形成皮下气肿等。为避免损伤甲状腺或血管，术者与助手的配合要默契，术者要及时提醒助手和护士下一步的操作和注意事项，气管扩开时要按步骤从小口径到大口径逐步进行，严格按照套件的标识操作，避免过度扩开气管软骨环间隙。

3. 操作后 适当固定气管套管，避免固定过松或过紧，加强切口的护理。

（七）相关知识

目前有5种不同的经皮气管切开术式应用于临床，常用的有逐步扩张法、导丝扩张钳法和经皮旋转扩张法,以往导丝扩张钳法临床应用较多,但是该方法容易导致气管软骨环间隙切口和气管套件尺寸不匹配,形成皮下气肿。目前国内的一次性经皮气管切开套件包多采用的是逐步扩张法,从小口径到大口径逐步扩开气管软骨环间隙,气管套管可以完全匹配切口,并发症较少。经皮旋转扩张法穿刺气管相对盲目,损伤颈前血管和甲状腺等风险较大。

三、经皮气管切开术操作规范评分表

经皮气管切开术操作规范评分表见表 6-5-1。

表 6-5-1　经皮气管切开术操作规范评分表

项目	内容	分值	得分
操作前准备	核对患者信息,包括姓名、性别、年龄、主诉	5	
	询问有无服用抗血小板药物,抗凝药物如阿司匹林、氯吡格雷等情况及有无出凝血异常疾病病史	5	
	查看患者血常规、凝血功能、心电图、血气分析及既往检查结果	5	
	明确患者有无经皮气管切开禁忌证	5	
	确定患者已签署经皮气管切开知情同意书	5	
	确认心电监护正常,充分镇静镇痛	5	
	确认患者体位正确,确认已建立经口气管插管,准备呼吸机或已连接的呼吸机工作正常	5	
	物品(器械)准备	5	
操作过程	确定解剖位置,记号笔标记	5	
	常规消毒铺巾	5	
	切皮	5	
	分离皮下组织,扪及或暴露气管软骨环	5	
	置入导丝	5	
	扩皮及扩开气管	5	
	置入气管套管	5	
	固定气管套管,必要时连接呼吸机	5	
操作后事项	注意观察患者血氧情况及有无术后并发症	5	
	向患者家属交代术后注意事项及护理事项	5	
	整理衣物,人文关怀	5	
	操作熟练、流畅	5	
总分		100	

四、常见操作错误及分析

1. 患者术前准备不充分,体位不正确,导致解剖定位不够准确。

2. 对于解剖标志不熟悉,切口过上易损伤甲状腺,切口过下易损伤血管或导致皮下气肿、纵隔气肿等。

3. 对套件包的用品不熟悉,扩皮不充分或过大,与气管套管尺寸不匹配,气管内漏气形成皮下气肿。

4. 出血较多,扩皮或扩开气管时口径过大或位置不正确,损伤了小血管,一般予以稀释后的肾上腺素局部浸润注射即可。

五、目前常用训练方法简介

(一) 模型训练

目前国内有多个厂家生产气管切开模型,可在模型上先行训练。

(二) 实操训练

在有经皮气管切开经验的医生带领下,作为助手协助完成 3~5 次经皮气管切开手术,掌握经皮气管切开的适应证、禁忌证、解剖结构、操作流程后可在有经验的医生协助下开展经皮气管切开手术。

六、相关知识测试题

1. 患者,男,62 岁。已确诊破伤风,经口气管插管 7 日,拟行经皮气管切开术。下列属于手术禁忌证的是

    A. 血小板计数为 $80×10^9/L$

    B. 甲状腺Ⅲ度肿大,压迫气管

    C. 最近的一次血气分析为Ⅱ型呼吸衰竭

    D. 患者有不自主抽搐

    E. 患者昏迷

2. 患者,女,54 岁。溺水后缺血缺氧性脑病。行经皮气管切开术时的切口部位是

    A. 第一、第二气管软骨环间隙

    B. 第二、第三气管软骨环间隙

    C. 第三、第四气管软骨环间隙

    D. 第四、第五气管软骨环间隙或以下

    E. 任一气管软骨环间隙

3. 经皮气管切开术的并发症有

    A. 皮下气肿   B. 切口皮肤感染

    C. 出血   D. 甲状腺受损

    E. 气胸或纵隔气肿

4. 经皮气管切开的术前准备应包括

    A. 血常规结果   B. 凝血功能结果   C. 心电图

    D. 充分镇静镇痛   E. 已建立经口气管插管

5. 经皮气管切开术的适应证包括

　　A. 颈段气管堵塞和喉梗阻

　　B. 下呼吸道分泌物阻塞而不能自行咳出或不易吸出

　　C. 需要长时间进行有创机械通气

　　D. 颈部、颌面部、口腔及咽喉手术需进行预防性气管切开

　　E. 存在严重凝血功能障碍的Ⅰ型呼吸衰竭患者

答案：1. B　2. AB　3. ABCDE　4. ABCDE　5. ABCD

（张方杰）

推荐阅读资料

［1］池锐彬,古伟光,叶铨秋,等.经皮气管切开术在重症患者二次气管切开中的临床应用.中国耳鼻咽喉颅底外科杂志,2018,24(5):475-477.

［2］李小刚.急诊医学.2版.北京:高等教育出版社,2016.

［3］翟翔,张金玲,何京川,等.经皮旋转扩张气管切开术安全性的大宗病例研究.临床耳鼻咽喉头颈外科杂志,2018,32(3):176-178.

［4］赵保建,董迎春,王新河,等.经皮扩张气管切开术的风险与对策.江苏医药,2016,42(10):1191-1192.

［5］赵伟.经皮扩张气管切开术的临床应用进展.微创医学,2020,15(1):75-77,99.

第七章

肺隔离术

第一节　双腔支气管插管术

一、概述

胸科手术多采用全身麻醉。由于开胸对机体影响显著,常需采用肺隔离技术将两肺隔离进行单肺通气。肺隔离技术的出现使胸外科手术取得了长足进步。

双腔气管插管是大多数胸科患者首选的肺隔离技术。双腔支气管导管(double-lumen endobronchial tube,DLT)的主要优点是放置容易、可对两肺任意通气、两肺分泌物均可清除。DLT 主要有两种:一种是早年常用的橡胶制品的 Carlens(左)管和 White(右)管(近年来因其插管技术复杂及插管后并发症多而基本废用,本书不做介绍);另一种是现在常用的 PVC 制品的 Robertshaw 管。本节操作流程中的 DLT 均指 Robertshaw 管。

二、双腔支气管插管术操作规范流程

(一)适应证

主要分为患者因素及手术操作因素。

1. 患者因素　存在一侧严重肺部感染,避免感染扩散到健侧肺;湿肺(包括结核、肺脓疡中心坏死液化),为避免液体污染气管及健侧肺;双侧肺需分别通气,如支气管胸膜瘘、肺泡蛋白沉积症等需单肺灌洗者。

2. 手术操作因素　使一侧肺或部分肺叶塌陷而为手术操作提供良好的条件,包括单侧全肺切除术、部分肺叶(段)切除术、单肺移植、胸主动脉瘤手术、食管手术、前入路胸椎手术等。

(二)禁忌证

1. 绝对禁忌证　气道内存在沿双腔导管通路上的任何病变(如肿瘤、气道狭窄、气管支气管断裂等),或气道外存在压迫(如主动脉弓动脉瘤、纵隔肿瘤)时,均禁忌使用 DLT。

2. 相对禁忌证　①饱胃;②高度怀疑有误吸危险;③正在施行机械通气的危重症(不能耐受换管);④估计不能在直视下完成气管插管;⑤左主支气管呈帐篷式抬高且与总气管呈 90° 以上(此类患者不仅左主支气管插管特别困难,而且容易发生左主支气管损伤)。

（三）操作前准备

1. 患者准备

（1）完善术前相关检查，签署知情同意书。

（2）为避免交叉感染，制定合理的消毒措施，根据消毒措施术前应完善 HBsAg、抗 HCV、抗 HIV 等相关检查。

（3）开放静脉通路，连接监护设备，给予抗胆碱药物。

2. 物品（器械）准备　检查喉镜、气管导管、DLT（选择合适的型号，需用充分润滑的可塑性导管芯插入支气管管腔内，使支气管管腔形成到达声门所需的弯度，导管的前端、外壁需充分润滑，检查双套囊是否漏气）等器械，以及牙垫、胶带、听诊器、吸引器等物品是否齐全、完好，准备纤支镜（FOB）备用。监护设备、氧气及急救药品准备妥当。

3. 操作者准备

（1）核对患者信息，包括姓名、性别、年龄、手术方式。

（2）确认禁食、禁饮时间。

（3）操作前了解病史，复阅气管镜和 CT 检查报告（特别注意右肺上叶开口与气管隆嵴位置关系，肺癌是否累及左、右主支气管）。

（4）确定患者已签署相关的知情同意书。

（5）术者戴口罩、帽子、手套。

（四）操作步骤

双腔支气管插管的方法和步骤，与气管插管或单腔支气管插管者基本相同。麻醉一般为快速诱导，麻醉深度（意识消失、镇痛、肌松）适当后以喉镜充分暴露声门。

1. 插入 DLT 的方法　常用盲插法和支气管镜引导下的直视插入法。

（1）盲插法：直接喉镜下充分暴露声门，将导管远端斜口向上插入声门，待蓝色套囊过声门后拔出导管芯，向欲插入支气管侧旋转 90°，继续推送至距门齿 12+（身高 /10）cm 处。

（2）支气管镜引导下的直视插入法：直接喉镜下充分暴露声门，当 DLT 通过声带后，将纤支镜插入支气管导管侧前端出口处，继续推进纤支镜时可见到气管隆嵴及双肺主支气管口，在直视下直插或旋转导管，使支气管导管进入预定的主支气管正确的位置。

2. DLT 位置的确定　常采用听诊法、纤支镜定位法。

（1）听诊法：听诊法可分为三步。第一步为确定气管导管的位置。将主套囊充气后听诊双肺，若双肺呼吸音清晰且对称，则为位置良好，若双肺呼吸音不一致且气道阻力大，则多为插入过深，可将导管退出 2~3cm 至双肺呼吸音听诊满意。第二步是将支气管套囊（蓝色套囊）充气后听诊双肺，若只有插入侧通气良好，对侧通气不良或无通气，则多为蓝色套囊充气过度而堵塞对侧支气管口，应将蓝色套囊放气，并调节到使双肺呼吸音对称良好。第三步为分别使两侧单肺通气。此时通气侧听诊呼吸音良好而对侧无呼吸音，否则为支气管插管位置不良或蓝色套囊充气不良。

听诊时上下肺呼吸音都要听到，但以听诊肺尖呼吸音为主，如左上肺听诊呼吸音不良而左下肺呼吸音正常，则多为左支气管导管插入过深，如右上肺听诊呼吸音不良则可判断右支气管导管侧孔与右肺上叶支气管口对接不良。若欲插入侧无呼吸音而对侧呼吸音良好，可判断支气管插管误入对侧主支气管，须立即纠正。听诊法简便易行，但其准确程度不够。

（2）纤支镜定位法：可以用纤支镜直接协助插管及定位，也可在插管后再行纤支镜检查并定位。前者可在气管导管进入气管后在纤支镜引导下插入预定的主支气管正确的位置；亦可在插管并听诊定位后以纤支镜检查。下面分别介绍左侧双腔管和右侧双腔管的纤支镜定位方法。

左侧双腔管定位：①插入左侧双腔管者，先将 FOB 插入右侧管，在导管开口处可见到气管腔、气管隆嵴、右支气管开口及左支气管内已充气的套囊；②将 FOB 插入左侧管，在支气管导管端孔处可见左支气管腔和左上、下肺叶支气管开口。

右侧双腔管定位：①插入右侧双腔管者，先将 FOB 插入左侧管，在导管开口处可见到气管腔、气管隆嵴、左支气管开口及右支气管内已充气的套囊；②将 FOB 插入右侧管，在支气管导管端孔处可见到右支气管，其前方可见右中肺和下肺叶支气管开口，通过导管侧孔可见到右上肺叶支气管开口。

（五）并发症及处理

1. 使用 DLT 最常见的问题是导管位置不佳引起的低氧血症。位置不佳的常见原因是支气管套囊的过度充气、支气管处的手术操作及变动体位期间或之后头颈部的伸展而造成支气管套囊移动。纤支镜检查是诊断和纠正 DLT 位置不佳的推荐方法。

2. 创伤性喉炎。

3. 气道损伤及气管或支气管膜性部分破裂是使用 DLT 的潜在并发症。当 DLT 型号过大或过小、导管向远端移位造成 DLT 主干进入支气管时，可造成气道撕裂或破裂。DLT 使用中发生气道损伤可出现意外漏气、皮下气肿、气道大量出血流入 DLT 管腔内，以及气管套囊或支气管套囊部分突入术野（外科医生可以发现）等。出现上述任一情况，均应进行支气管镜检查并手术修补。另一个潜在并发症是 OLV 期间发生通气侧或下垂侧肺的张力性气胸。

4. 术中不慎将导管缝合于支气管上（表现为拔管时不能后退导管）。

（六）操作注意事项

1. 选择大小合适的纤支镜。

2. 成人右肺主支气管的直径比左肺主支气管大，且与总气管的夹角比左侧小，因此，支气管导管也容易误入右主支气管；但在小儿，由于两侧的主支气管差异性较小，导管进入右侧或左侧主支气管的机会相等。

3. 右肺上叶支气管的开口与气管分叉部十分接近。因此，右侧 DLT 在套囊充气后，极易将右肺上叶支气管开口堵塞。故完成支气管插管及套囊充气后，必须立即听诊两肺呼吸音，以鉴别 DLT 是否过深，或充气套囊是否堵塞右肺上叶支气管开口。

4. 单纯靠听诊确认 DLT 位置不可靠。每次放置 DLT 及患者体位变动后均应进行听诊和纤支镜检查。

5. 对于体型匀称的成年人，左侧 DLT 的最佳插管深度与身高密切相关。成年人适宜的 DLT 插管深度为距门齿约 12+（身高 /10）cm。身高不是预测插管深度的良好指标。

（七）相关知识

1. DLT 的特征　支气管管腔较长，可将支气管管腔插入左侧或右侧主支气管，而气管管腔较短，可将气管管腔留在气管下端；DLT 预制的弯曲弧度有利于插入支气管。DLT 设有支气管套囊和气管套囊，两个套囊均充气后，夹闭支气管管腔或气管管腔，即可实施单肺通气；打开相应的连接端口，即可使同侧肺塌陷。

　　根据左、右两侧支气管解剖结构的差异,设计有分别适合左、右侧支气管的 DLT。由于从气管隆嵴到右上叶支气管开口的距离存在个体差异,故采用右侧 DLT 插管时常会导致右肺上叶通气不良。一般情况下,左侧开胸术时选用右侧 DLT,而右侧开胸手术时选用左侧DLT。但是无论手术部位如何,有些麻醉医生均选用左侧 DLT,如果左侧手术,术中如需夹闭左侧支气管,在夹闭前可将左支气管导管退至气管内即可。

　　2. Robertshaw 管(Robertshaw DLT)(图 7-1-1)　常用的 Robertshaw 管为 PVC 制品,有左、右两侧管型;尺寸有 28F、32F、35F、37F、39F 和 41F。根据身高、体重,女性一般选择 35F~37F(身高 160cm 以下者选择 35F),男性选择 37F~41F(身高 170cm 以下者选择 37F)。13~14 岁儿童可选择 35F,12 岁、10 岁、8 岁儿童可选择 32F、28F。该导管的特点是不设隆突钩,有利于插入。支气管套囊为明亮的蓝色,有利于纤支镜检查时的识别。导管前端带有黑色标记,可在 X 线下显影。右侧管前端的套囊中间有裂隙,可保证右肺上叶通气。

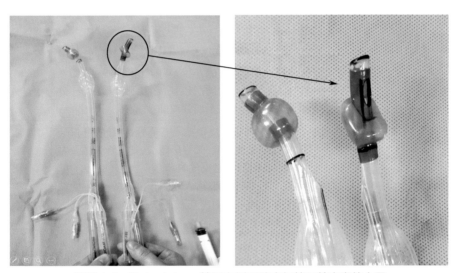

图 7-1-1　Robertshaw 管及右侧双腔支气管导管套囊放大图

三、双腔支气管插管术规范操作评分表

双腔支气管插管术规范操作评分表见表 7-1-1。

表 7-1-1　双腔支气管插管术规范操作评分表

项目	内容	分值	得分
操作前准备	核对患者信息,包括姓名、性别、年龄、手术方式	5	
	确认禁食、禁饮时间	5	
	操作前了解病史,复阅气管镜和 CT 检查报告(特别注意右肺上叶开口与气管隆嵴位置关系,肺癌是否累及左、右主支气管)	5	
	确定患者已签署知情同意书	5	
	术者戴口罩、帽子、手套	5	

续表

项目	内容			分值	得分
操作前准备	物品(器械)的准备:检查喉镜、气管导管、DLT(选择合适的型号,需用充分润滑的可塑性导管芯插入支气管管腔内,使支气管管腔形成到达声门所需的弯度,导管的前端外壁需充分润滑,检查双套囊是否漏气)等器械,以及牙垫、胶带、听诊器、吸引器等物品是否齐全、完好,准备纤支镜备用			10	
	监护设备、氧气及急救药品准备妥当			5	
操作过程	麻醉一般为快速诱导,麻醉深度(意识消失、镇痛、肌松)适当后以喉镜充分暴露声门			5	
	插入方法	盲插法	直接喉镜下充分暴露声门,将导管远端斜口向上插入声门,待蓝色套囊过声门后拔出导管芯,向欲插入支气管侧旋转90°,继续推送至距门齿 12+(身高/10)cm。连接双腔接头后进行通气	30	
	确定DLT的位置	听诊定位法	听诊法可分为三步。第一步:确定气管导管的位置。将主套囊充气后听诊双肺。第二步:将支气管套囊(蓝色套囊)充气后听诊双肺。第三步:分别使两侧单肺通气后听诊双肺	10	
		纤支镜定位法 插入左侧双腔管	1. 先将纤支镜插入右侧管,在导管开口处可见气管腔、气管隆嵴、右支气管开口及左支气管内已充气的套囊 2. 将纤支镜插入左侧管,在支气管导管端孔处可见到左支气管腔、左上、下肺叶支气管开口	10	
		纤支镜定位法 插入右侧双腔管	1. 先将纤支镜插入左侧管,在导管开口处可见到气管腔、气管隆嵴、左支气管开口及右支气管内已充气的套囊 2. 将纤支镜插入右侧管,在支气管导管端孔处可见到右支气管,其前方可见右中、下肺叶支气管开口,通过导管侧孔可见到右上肺叶支气管开口		
操作后事项	连接呼吸机,物品复原整理到位、医疗废弃物处理			5	
总分				100	

四、常见问题及分析

1. DLT 误入对侧主支气管 可采用纤支镜将导管调整至正确的位置:①纤支镜经支气管腔到达 DLT 尖端;②在直视下,将 DLT 同纤支镜一并退入气管,恰好位于气管隆嵴上方;③先将纤支镜插入正确的支气管;④在纤支镜引导下,轻轻插入 DLT。

2. 左侧双腔管插入过深 听诊时左上肺呼吸音不良而左下肺呼吸音正常,多为左支气管导管插入过深,可将纤支镜插入右侧管腔,双套囊均放气后退导管,直至在导管开口处见到气管隆嵴、右支气管开口及左支气管内的蓝色套囊。

3. 右侧双腔管对接不良　听诊时右上肺呼吸音不良多为右支气管导管侧孔与右肺上叶支气管口对接不良。可将纤支镜插入支气管导管端孔处，在纤支镜明视下进行调整，直至通过导管侧孔可见到右上肺叶支气管开口，在其前方可见右中叶、肺下叶支气管开口。

五、目前常用训练方法简介

虚拟训练可以在多伦多医院的网站上下载支气管镜虚拟训练视频进行虚拟训练，以熟悉气道解剖。

六、相关知识测试

1. 患者，女，48岁。因"体检发现右上肺结节"入院。拟在胸腔镜下行右上肺叶楔形切除术，既往无特殊病史。入室麻醉诱导后，在可视喉镜下顺利插入35F左侧双腔管，置管深度28cm，分别对左右两侧进行单肺通气，对左侧双腔管进行通气时听诊发现左肺无呼吸音，右肺呼吸音清晰。对上述DLT位置评价正确的是

　　A. DLT位置正确　　　　　　　　B. DLT误入右侧主支气管

　　C. DLT位置太深　　　　　　　　D. DLT位置太浅

　　E. DLT误入右侧下叶支气管

2. 患者，男，68岁。因"发现左上肺结节"入院。拟在胸腔镜下行左上肺叶切除术，既往无特殊病史。入室麻醉诱导后，在可视喉镜下顺利插入37F右侧双腔管，置管深度30cm，分别对左右两侧进行单肺通气，对右侧双腔管进行通气时听诊发现左肺无呼吸音，而右上肺呼吸音不良，右中下肺呼吸音清晰。以上表现可判断为

　　A. 右支气管导管侧孔与右肺上叶支气管口对接不良

　　B. DLT误入左侧主支气管

　　C. DLT位置太深

　　D. DLT位置太浅

　　E. 痰液堵塞

3. 如果选用的是插入右侧DLT，最需要注意的问题是

　　A. 插管困难

　　B. 右上肺开口对位困难

　　C. 损伤大

　　D. 术中需要退管

　　E. 单肺通气不能维持

4. DLT最准确的对位方法是

　　A. 听诊法　　　　　　　　　　　B. 根据气道压力

　　C. 根据插管深度　　　　　　　　D. 纤支镜

　　E. 根据身高

5. 单肺通气时低氧血症的常见原因有

　　A. 麻醉机机械故障　　　　　　　B. 定位不良

　　C. 血流动力学不稳定　　　　　　D. HPV受损，通气／血流不匹配

E. 通气参数设置不妥当

答案:1. B 2. A 3. B 4. D 5. ABCDE

(金丽艳)

推荐阅读资料

［1］邓小明,姚天龙,于布为,等.现代麻醉学.5版.北京:人民卫生出版社,2021.

［2］罗纳德·米勒,尼尔·科恩,拉斯·埃里克森,等.米勒麻醉学.9版.邓小明,黄宇光,李文志,译.北京:北京大学医学出版社,2021.

［3］约翰·F.巴特沃思,戴维·麦克基,约翰·D.华斯尼克.摩根临床麻醉学.6版.王天龙,刘进,熊利泽,译.北京:人民卫生出版社,2020.

第二节　支气管封堵导管的插入与定位术

一、概述

肺隔离技术应用范围广泛,最初应用肺隔离术主要是为了保护健侧肺,但目前应用肺隔离术主要是为了方便手术操作。临床上使用的肺隔离方法很多,包括双腔管、支气管堵塞、单腔支气管插管等。每种技术都有自己的优缺点,应根据患者病情与手术需要分别选用。

支气管堵塞法是将支气管堵塞囊通过单腔气管导管送入支气管实现肺隔离的一种技术。支气管堵塞法优缺点比较明确。优点是适合上下气道异常、困难气道及儿童,封堵导管型号容易选择,放置时可以通气,术后容易转换为双肺通气。缺点是由于手术操作的影响,可以使封堵导管发生移位,尤其在右侧支气管堵塞时。移位不仅造成隔离失败,甚至可堵塞主气管与通气肺支气管,造成窒息。缺点还包括非通气肺的萎陷需要气体缓慢吸收或手术医生挤压完成等。本节主要介绍支气管封堵导管的插入与定位术。

二、支气管封堵导管的插入与定位术操作规范流程

(一)适应证

主要适用于上下气道异常且需要行肺隔离,如需要堵塞叶支气管的支气管扩张、出血、肺脓肿、支气管瘘;术后需保留气管导管;困难气道需单肺通气;胸腔镜手术;心脏手术、脊柱手术、食管手术、已有气管插管需单肺通气;需单肺通气的小儿。

(二)禁忌证

吸痰不便,湿肺;中央型肺癌,全肺切除术;手术靠近封堵器囊,如袖状肺叶切除术,上叶切除术;对侧肺污染。

(三)操作前准备

1. 患者准备

(1)完善术前相关检查,签署知情同意书。

(2)为避免交叉感染,制订合理的消毒措施,根据消毒措施术前应完善 HBsAg、抗 HCV、抗 HIV 等相关检查。

（3）开放静脉通路,连接监护设备,给予抗胆碱药。

2. 物品（器械）准备　检查喉镜、气管导管、支气管封堵导管（检查气囊是否漏气,管路是否堵塞,套囊是否易脱落）等器械,以及牙垫、胶带、听诊器、吸引器等物品是否齐全、完好,准备纤维支气管镜。监护设备、氧气及急救药品准备妥当。

3. 操作者准备

（1）核对患者信息,包括姓名、性别、诊断、手术方式。

（2）确认禁食、禁饮时间。

（3）操作前了解病史,复阅气管镜报告（特别是封堵右肺时注意右肺上叶开口与隆突位置关系,肺癌是否累及左、右主支气管）。

（4）患者已签署相关的知情同意书。

（5）术者戴口罩、帽子、手套。

（四）操作过程

1. 气管插管　患者取仰卧位,全身麻醉诱导后,常规气管插管（注意气管导管侧口方向,气管导管插管不宜过深,如置入过深,气管导管距离气管隆嵴过近可引起封堵器置入受阻或调整方向困难）。

2. 置入支气管封堵导管　一般有两种方法,初学者可以在纤支镜明视下置入支气管封堵导管,熟练者可以盲插。本部分介绍的支气管封堵导管为目前使用较广泛的坦帕支气管封堵导管的置入。

（1）纤支镜明视下置入支气管封堵导管:完全放空支气管封堵导管套囊,用润滑剂充分润滑套囊及连接杆。插入支气管封堵导管,导管套囊方向朝向 12 点方向（避免支气管封堵导管进入气管导管侧口）,缓慢前进,有支气管封堵导管突破单腔导管的落空感后停止前进。连接气管插管与转换接头的气管插管连接器,连接麻醉回路与转换接头,进行通气。插入纤支镜,在纤支镜监测下旋转并导入封堵导管,使套囊到达欲插入侧主支气管。检查套囊位置,套囊注气,使套囊膨胀并封堵目标主支气管,确认封堵位置正确后退出纤支镜,盖好密封盖。固定支气管封堵导管。听诊双肺呼吸音,评估封堵效果。

（2）盲插置入支气管封堵导管:用润滑剂充分润滑支气管封堵导管套囊及连接杆;插入支气管封堵导管,导管套囊方向朝向 12 点方向（避免支气管封堵导管进入气管导管侧口）,缓慢前进,有支气管封堵导管突破单腔导管的落空感后将坦帕角转向需封堵侧,继续缓慢前进 2~3cm,待支气管封堵导管刻度约 30cm（距门齿 30cm）时停止前进。连接气管插管与转换接头的气管插管连接器,连接麻醉回路与转换接头,进行通气。在转换接头的支气管镜工作孔上安装纤支镜,使用纤支镜检查套囊位置,进一步调整套囊位置正确后向套囊注气,使套囊膨胀并封堵目标主支气管,确认封堵位置正确后退出纤支镜,盖好密封盖。固定支气管封堵导管,以防支气管封堵导管移位。仔细进行肺部听诊,评估封堵位置是否正确。

3. 连接呼吸机。

4. 支气管封堵导管位置定位　包括听诊法定位和纤支镜定位。

（1）听诊法定位

1）听诊双肺呼吸音,无特殊后注入适量空气（不超过 4.5ml）至封堵管套囊,注意气囊内压力,过高易造成移位或通气不足,过低易造成堵塞不完全。听诊双肺,如目标侧肺无呼吸音,对侧肺呼吸音完整清晰,则封堵位置准确(封堵位置正确)。

2)听诊双肺均无呼吸音,通气阻力大,考虑封堵管放置过浅,可能在气管内,套囊抽气后继续向前推送至目标支气管,再充气后听诊,直至正确(封堵过浅)。

3)听诊右中下肺无呼吸音,而左肺、右上肺有呼吸音,套囊抽气后回退1cm后再充气听诊,直至正确(右侧封堵过深)。

4)听诊左下肺无呼吸音,左上肺及右肺有呼吸音,考虑封堵管置入过深,套囊抽气后回退1cm后再充气听诊,直至正确(左侧封堵过深)。

(2)纤支镜定位:纤支镜引导下调整封堵管位置,明视下套囊充气,评估封堵效果,见图7-2-1、图7-2-2。

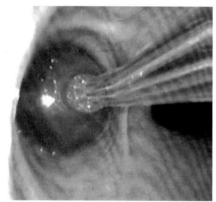
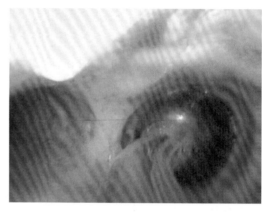

图7-2-1 纤支镜定位左侧封堵效果图　　　图7-2-2 纤支镜定位右侧封堵效果图

5. 操作后 物品复原整理到位、医疗费弃物处理。

(五)并发症及处理

肺隔离的主要并发症是气道创伤。防止气道创伤的主要措施为插管前详细的气道评估、选择适宜规格的导管、减小肺隔离时套囊内注气容量、仅在需要隔离时才对套囊充气、避免使用氧化亚氮、插管时轻柔操作。

(六)操作注意事项

1. 在学习操作前,需掌握气道,特别是左、右支气管解剖特点;能够熟练使用纤支镜,轻柔操作,避免暴力进镜。

2. 准备与患者匹配的单腔导管:男8.0;女7.5(6.0)。

3. 单腔导管勿插入过深(尤其左侧)。

4. 坦帕角朝向开胸手术需封堵侧。

5. 推荐使用纤支镜协助插管,必须盲插时应严格按操作程序进行。插管后应以纤支镜结合听诊为支气管插管精确定位。在患者改变体位后应再以上述方法反复验证、定位。

6. 左肺封堵套囊过气管隆嵴进左主支气管2cm处应行充气和放气检测;右肺封堵套囊过气管隆嵴进右主支气管时应行充气和放气检测。

7. 操作期间要仔细监测气囊压力,以确保封堵套囊足够的充气量。

8. 在封堵过程中,如果出现通气困难,应迅速放空封堵套囊,检查患者状况并采取措施。

9. 分别检查气管插管转换接头、连接器通风孔与气管插管、麻醉回路是否连接紧密。

（七）相关知识

目前临床可用的支气管封堵器进口的主要有两种：Arndt 支气管封堵器和 Coopdech 支气管封堵器。国产的有坦帕支气管封堵器等类型。以下主要介绍坦帕支气管封堵器（图 7-2-3）。

坦帕支气管封堵器有 5 号、7 号、9 号三个型号，成人适用 9 号，小儿可以用 5 号或 7 号。有普通型和预充气型，图 7-2-3 为预充气型封堵器。

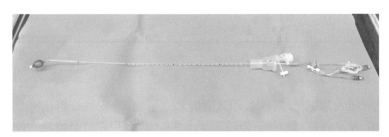

图 7-2-3 坦帕支气管封堵器

三、支气管封堵导管的插入与定位术操作规范评分表

支气管封堵导管的插入与定位操作规范评分表见表 7-2-1。

表 7-2-1 支气管封堵导管的插入与定位操作规范评分表

项目	内容	满分	得分
操作前准备	核对患者信息，包括姓名、性别、年龄、手术方式，询问禁食、禁饮情况	5	
	确定已签署知情同意书	5	
	操作前了解病史，复阅气管镜报告（特别是封堵右肺时注意右肺上叶开口与隆突的位置关系，肺癌是否累及左、右主支气管）	5	
	检查喉镜、气管导管、支气管封堵器（检查气囊是否漏气，管路是否堵塞，套囊是否易脱落）等器械，以及牙垫、胶带、听诊器、吸引器等物品是否齐全、完好，准备纤支镜	10	
	监护设备、氧气及急救药品准备妥当	5	
操作过程（纤支镜明视下置入）	患者取仰卧位	4	
	全身麻痹诱导，常规气管插管，固定气管导管	5	
	吸痰	4	
	完全放空支气管封堵导管套囊，充分润滑套囊及连接杆	4	
	插入支气管封堵导管，缓慢前进，感受落空感后停止前进	4	
	连接转换接头、麻醉回路，通气	4	
	插入纤支镜，在纤支镜监测下旋转并导入封堵导管，使套囊到达欲插入侧主支气管	15	

续表

项目	内容	满分	得分
操作过程 (纤支镜明 视下置入)	检查套囊位置,套囊注气,使套囊膨胀并封堵目标主支气管,确认封堵位置正确后退出纤支镜,盖好密封盖	15	
	固定支气管封堵导管	5	
	听诊,评估效果	5	
操作后事项	物品复原整理到位、物处理	5	
总分		100	

四、常见问题及处理

1. 单腔导管插入过深,导管前端距气管隆嵴过近,导致支气管封堵导管不易到位。可将单腔导管后退,使导管前端距气管隆嵴至少 2~3cm,以方便调节封堵导管位置。

2. 在行右肺封堵时,支气管封堵导管可能进入气管导管侧口,可后退支气管封堵导管,然后向 12 点位置插入,或将气管导管旋转 180°。

3. 支气管封堵导管套囊充气后,听诊双肺均无呼吸音,通气阻力大,考虑封堵管放置过浅在气管内,处理措施有两种:①将套囊抽气后继续向前推送至目标支气管,再充气后听诊,直至正确;②先将套囊抽气,然后在纤支镜明视下将封堵导管推送至目标支气管。

4. 在行右肺封堵时听诊右中下肺无呼吸音,而左肺、右上肺有呼吸音,考虑右侧封堵过深,可以将套囊抽气后回退 1cm 后再充气听诊,直至正确;或在纤支镜明视下将封堵导管退至正确位置。

5. 在行左肺封堵时听诊左下肺无呼吸音,左上肺及右肺有呼吸音,考虑左封堵位置过深,可将套囊抽气后回退 1cm 再充气听诊,直至正确;或在纤支镜明视下将封堵导管退至正确位置。

五、目前常用训练方法简介

可以在多伦多医院的网站上下载支气管镜虚拟训练视频进行虚拟训练,以熟悉气道解剖。

六、相关知识测试题

1. 患者,女,47 岁。因"体检发现左下肺结节"入院,既往无特殊。拟在胸腔镜下行左下肺叶楔形切除术。入室麻醉诱导后,在可视喉镜下顺利插入 7.5F 气管导管,置管深度 22cm,用胶带固定。顺利置入支气管封堵导管,套囊充气 3.5ml,进行通气,听诊发现左肺呼吸音清晰,右肺无呼吸音。以上可判断为

    A. 左封堵位置过深

    B. 左封堵位置过浅

    C. 支气管封堵导管套囊充气不足

    D. 支气管封堵导管误入右侧主支气管

    E. 支气管封堵导管位于主气管

2. 患者,男,68 岁。因"发现左上肺结节"入院,既往无特殊。拟在胸腔镜下行左上肺叶切除术。入室麻醉诱导后,在可视喉镜下插入 8.0F 气管导管,置管深度 22cm,用胶带固

定。顺利置入支气管封堵导管,套囊充气 4ml,进行通气,听诊发现左下肺无呼吸音,而左上肺、右肺有呼吸音。以上可判断为

    A. 左封堵位置过深

    B. 左封堵位置过浅

    C. 支气管封堵导管套囊充气不足

    D. 支气管封堵导管位于主气管

    E. 支气管封堵导管误入右侧主支气管

  3. 患者,男,50 岁。因"发现右下肺癌"入院,既往无特殊。拟在胸腔镜下行右下肺叶切除加淋巴结清扫术。入室麻醉诱导后,在可视喉镜下插入 8.0F 气管导管,顺利置入支气管封堵导管,纤支镜定位,封堵导管位置合适,右肺萎陷满意,手术进行至 20 分钟时,突然发现麻醉机报警,气道压 $40cmH_2O$ 以上,手控呼吸无法将气体挤入气道。出现以上表现的原因是

    A. 麻醉机故障

    B. 支气管封堵导管滑入气管

    C. 支气管痉挛

    D. 血液、痰液堵塞气管导管

    E. 支气管封堵导管滑入右下叶支气管

  4. 下列手术可以选择支气管封堵导管的是

    A. 术后需保留气管导管的患者,可避免反复插管

    B. 困难气道的患者

    C. 小儿需单肺通气者

    D. 湿肺患者

    E. 右肺上叶切除术

  5. 使用支气管封堵导管时,可以改善肺萎陷的措施是

    A. 充分吸痰,保证气道通畅

    B. 单肺通气前使用纯氧通气

    C. 进胸前封堵导管套囊放空,脱开麻醉机回路,待充分排气后将封堵导管套囊重新充气后行单肺通气

    D. 确保封堵导管到位,不要过深,尤其是右侧封堵时

    E. 支气管封堵导管套囊充气不足

  答案:1. D 2. A 3. B 4. ABC 5. ABCD

(金丽艳)

推荐阅读资料

[1] 约翰·F.巴特沃思,戴维·麦克基,约翰·D.华斯尼克.摩根临床麻醉学.6 版.王天龙,刘进,熊利泽,译.北京:人民卫生出版社,2020.

[2] 邓小明,姚尚龙,于布为,等.现代麻醉学.5 版.北京:人民卫生出版社,2021.

[3] 罗纳德·米勒,尼尔·科恩,拉斯·埃里克森,等.米勒麻醉学.9 版.邓小明,黄宇光,李文志,译.北京:北京大学医学出版社,2021.

第八章

呼吸治疗操作技能

第一节　纤维支气管镜肺泡灌洗

一、概述

支气管镜检查是肺脏病学中最重要的诊断手段,根据检查目的不同分为诊断性支气管镜操作与治疗性支气管镜操作,支气管肺泡灌洗(bronchoalveolar lavage,BAL)是最重要的诊断性支气管镜操作之一。20世纪70年代开始,随着可弯曲支气管镜的推广,可采用该支气管镜将少量生理盐水注入后回收下呼吸道及肺泡腔内液体、获取细胞与非细胞成分。BAL能反映取样部位的炎症及免疫状态,是创伤最小的一种诊断性操作手段,广泛应用于肺部疾病的诊疗。

二、纤维支气管镜肺泡灌洗操作规范流程

(一) 适应证

1. 弥漫性肺间质疾病的诊断　包括结节病、特发性间质性肺疾病、过敏性肺炎、尘肺、嗜酸性粒细胞性肺疾病、结缔组织疾病相关肺间质病变、弥漫性肺泡出血、药物相关性肺病等。通过分析支气管肺泡灌洗液(bronchoalveolar lavage fluid,BALF)中各类细胞的计数与比例及非细胞成分如特定蛋白、酶、细胞因子、化学因子、脂质及电解质的水平,可辅助鉴别上述弥漫性肺间质疾病。

2. 肺部感染性疾病的诊断　呼吸道因与外界相通,是感染的好发部位;而因呼吸道定植菌的存在、口腔分泌物干扰、下呼吸道分泌物量少、患者配合程度差等因素的影响,获取准确的呼吸道感染病原学依据往往较困难。BAL可直接获取下呼吸道感染部位的标本,排除上呼吸道杂菌的干扰,显著提高肺部感染性疾病的病原学确诊比例。

3. 肺部恶性疾病的诊断　BALF细胞计数异常可提示肿瘤患者存在非特异性肺泡炎;免疫组化和病理组化标记物有助于检出肺恶性肿瘤细胞;不同的肿瘤类型有各自的特异性标记物,通过检测BALF中肿瘤标记物的水平有助于恶性肿瘤的诊断与鉴别。

4. 肺泡蛋白沉着症的诊断与治疗　肺泡蛋白沉着症表现为糖原(PAS)染色阳性的含脂质蛋白广泛充填于肺泡腔内。BAL有助于明确诊断及了解疾病进展,同时全身麻醉下双侧气管插管行全肺灌洗仍是目前对肺泡蛋白沉着症最有效的治疗方法。

（二）禁忌证

1. 肺功能严重损害。

2. 新发或近期心肌梗死、不稳定性心绞痛、心功能不全、严重高血压或心律失常。

3. 全身状态或其他脏器重度衰竭。

4. 哮喘发作或大咯血。

5. 主动脉瘤有破裂危险。

6. 凝血功能障碍或有明显出血倾向。

（三）操作前准备

1. 患者准备

（1）详细询问病史及过敏史，测量生命体征，完善心电图、血常规、凝血功能等初步检查，对怀疑有肺功能不全患者进行肺功能检查，了解有无检查的禁忌证；同时完善 HBV、HCV、HIV 等传染疾病的筛查；完善胸部 X 线或 CT 以明确病变部位。

（2）检查前禁食 6 小时。

（3）详细向患者说明检查的目的、意义、大致过程、常见并发症及配合检查的方法等，尽量使患者放松并能最大程度配合检查，必要时可给予镇静药物。

（4）签署知情同意书。

（5）推荐进行心电监护，对部分患者可考虑在鼻导管吸氧下进行检查。

2. 物品（器械）准备

（1）2% 防锈戊二醛浸泡消毒后用无菌蒸馏水将纤支镜彻底冲洗干净。

（2）确认纤支镜相关设备正常，仔细检查管道是否通畅，吸引器及吸引管有无堵塞。

（3）确认图像采集系统及图文报告系统操作正常。

（4）确认监护设备、氧气及急救药品与设备准备妥当。

3. 操作者准备

（1）核对患者信息，包括姓名、性别、年龄、主诉、病变部位等。

（2）确认禁食、禁饮时间。

（3）询问患者既往有无冠心病、心律失常、脑血管疾病等病史，有无服用抗凝药或抗血小板药物，有无药物过敏史。

（4）查看患者血常规、凝血功能、心电图及肺部影像结果。

（5）评估患者有无检查禁忌证。

（6）确定患者已签署检查知情同意书。

（7）2% 利多卡因咽喉部麻醉，进镜后可在气管内给予利多卡因麻醉，总量不超过 300mg（2% 利多卡因 15ml）。

（8）首选仰卧位，如病情需要可采用半坐卧位或坐位。

（四）操作步骤

1. 灌洗部位选择　对局限性病变选择相应的支气管肺段进行灌洗；对弥漫性病变选择右肺中叶或左肺上叶舌段进行灌洗。

2. 操作步骤

（1）首先在拟灌洗肺段注入 2% 利多卡因 1~2ml 进行灌洗肺段局部麻醉。

（2）将纤支镜顶端紧密楔入段或亚段支气管开口处。

（3）通过活检孔快速注入 37℃无菌生理盐水，每次 25~50ml，总量 100~250ml，一般不超过 300ml。

（4）立即用 50~100mmHg 负压吸引回收灌洗液，防止抽吸负压过大、过猛而导致气道闭塞。

（5）回收量：中叶或舌段灌洗液回收量应在 40% 以上，其他肺段应在 30% 以上。

（6）将回收液体记录总量后置于内壁涂硅胶的容器，以防止巨噬细胞贴壁，在半小时内送至实验室。

（7）一份合格的 BALF 标本应该是 BALF 中没有大气道分泌物混入；回收率 >40%，存活细胞占 95% 以上；红细胞 <10%（除外创伤 / 出血因素），上皮细胞 <5%；涂片细胞形态完整，无变形，分布均匀。

（五）并发症及处理

1. 麻醉药物过敏或过量　操作前应仔细询问患者既往有无过敏史。在正式麻醉前先将少许药物喷于咽喉部并密切观察患者表现数分钟，如出现过敏反应或不适则不能使用该药物麻醉。气道内注入的麻醉药约 30% 吸收入血，因此麻醉药物量不宜用过多，如使用 2% 利多卡因不能超过 300mg（15ml）。检查区域必须配备有效的抢救药品和器械，如发生严重过敏反应或出现毒性反应及不良反应，则立即进行对症处理。

2. 心搏骤停　多见于原有严重的心脏疾病患者，或麻醉不充分、强行操作者，发生率较低，但一旦发生后果严重。如患者出现意识障碍或抽搐，应立即评估大动脉搏动，如大动脉搏动消失则立即就地施行心肺复苏。

3. 喉痉挛或喉头水肿　多见于进镜不顺利或麻醉不充分的患者，多数在退出纤支镜后病情可缓解。如怀疑喉痉挛或喉头水肿应立即停止操作，予以吸氧并给予抗组胺药，必要时给予静脉滴注糖皮质激素，严重者应立即行环甲膜穿刺或紧急气管切开。

4. 支气管痉挛　多见于哮喘、慢性阻塞性肺疾病或麻醉不充分患者，如发生应立即停止操作，按哮喘急性发作进行处理。

5. 发热　较常见，多与组织损伤、吸收热有关，少部分有感染因素参与。操作前应确认患者禁食、禁饮时间，切忌饱腹状态操作，以避免呕吐、误吸；如出现发热应评估感染风险，如不考虑感染可酌情使用解热镇痛药，如考虑合并感染应酌情使用抗生素。

6. 出血　较少见，多见于镜下损伤。为避免气道损伤，进镜过程中应时刻保持视野位于支气管管腔中央，进镜应小心，抽吸时负压不能过低。术后严密观察患者咯血情况。少数出血多者可自行止血，如出血量大可于镜下给予冰盐水或冰去甲肾上腺素盐水局部止血，或镜下给予凝血酶止血，退镜后予以全身应用止血药物。操作过程中出现大出血时退镜需谨慎，因为退镜后可能出现大咯血导致窒息，尽量在建立有效人工气道的前提下再考虑退镜、结束操作。

7. 肺不张　多见于气道狭窄或抽吸负压过大。为避免出现肺不张，抽吸灌洗液时压力不能超过 100mmHg；术后复查影像如发现肺不张可嘱患者吹气球或行瓦尔萨尔瓦动作（Valsalva 动作）作以增加气道内压力并促进肺复张，如复张失败可考虑再次行纤支镜检查，以排除血块、痰栓堵塞并于镜下促进肺复张。

（六）操作注意事项

1. 操作前　应认真学习纤支镜及 BAL 检查的相关理论，包括操作的适应证、禁忌证、不良反应及其紧急处理等;应熟练掌握气道及相关脏器的解剖结构,操作过程中应动作轻柔,避免暴力。

2. BAL 应在纤支镜检查后、肺活检或刷检前进行,以避免标本被血液污染而改变原有细胞或非细胞成分。

3. 注入盐水前 需将纤支镜尖端尽量深入亚段支气管远端,直至完全楔入气道管腔,以避免灌洗液从纤支镜旁漏出,提高回收率。回抽时负压不宜过大,以避免组织损伤、肺不张。

4. 进镜过程中 应保持视野位于支气管管腔中央,以尽量避免组织损伤。

（七）相关知识

1. BALF 标本的处理 BALF 标本应在 30 分钟内送至实验室;细胞计数在 25℃ 条件下可保存 4 小时,4℃ 条件下可保存 24 小时;蛋白成分对温度敏感,应保存在 –80℃ 冰箱中。无菌纱布或尼龙滤网可过滤灌洗液中的黏液,但会丢失一定的细胞且无法保证无菌操作,因此目前不建议使用。

细胞在离心或过滤后放置于载玻片上进行计数,细胞离心较过滤更有优势,因为可保存更多的细胞且细胞不易受损。炎症细胞常用 Wright-Giemsa 染色,巴氏染色常用于分析感染或肿瘤细胞。必要时可将 BALF 液基细胞块切片后行免疫组化以进一步鉴别病因。

流式细胞仪可用于鉴别 BALF 淋巴细胞亚群。

2. BALF 细胞分析正常值 非吸烟健康人群中,BALF 中含细胞总数为 $0.1 \times 10^9/L$~$0.15 \times 10^9/L$,其中肺泡巨噬细胞占 80%~95%,淋巴细胞占 5%~15%,其中 CD4/CD8 比值为 1.5~1.8,中心粒细胞 <3%,嗜酸性粒细胞、嗜碱性粒细胞和肥大细胞均 <1%。

三、支气管肺泡灌洗操作规范核查表

BAL 操作规范核查表见表 8-1-1。

表 8-1-1 支气管肺泡灌洗（BAL）操作规范核查表

项目	内容	是	否
操作前准备	核对患者信息,包括姓名、性别、年龄、主诉		
	询问禁食、禁饮情况		
	询问患者既往有无高血压和心、肺、脑疾病等病史		
	询问有无服用抗血小板药物,抗凝药物如阿司匹林、氯吡格雷等情况及有无出凝血异常疾病病史。询问患者有无麻醉药物过敏史		
	查看患者血常规、凝血功能、心电图及既往检查结果		
	明确患者有无检查禁忌证		
	确定患者已签署检查知情同意书		
	物品(器械)准备:确定纤支镜及相关设备正常,包括注气、注水、吸引器正常;图像采集系统及图文报告系统操作正常。监护设备、氧气及急救药品准备妥当		

续表

项目	内容	是	否
操作过程中	正确指导患者进行局部麻醉		
	纤支镜顺利通过声门		
	始终保持视野位于支气管管腔中央		
	按顺序行纤支镜检查并逐一采集图像		
	准确确定拟灌洗亚段支气管：局限性病变选择相应的支气管肺段进行灌洗；对弥漫性病变选择右肺中叶或左肺上叶舌段灌洗		
	纤支镜尖端完全楔入亚段支气管并与气管管腔完全契合		
	抽吸过程中压力维持在 50~100mmHg		
	灌洗液回收率40% 以上		
操作后事项	向患者简要介绍检查情况		
	向患者交代术后注意事项,如观察是否有咯血、呼吸困难等情况		

四、常见操作错误及分析

1. 呛咳反射明显　多见于麻醉不充分。应详细向患者示范有效局部麻醉的漱口方法,进镜初期应动作轻柔,如此时患者即表现出明显呛咳反射或不能耐受应暂停操作,必要时再次行利多卡因含漱或择期再行检查。

2. 操作时纤支镜反复触及气道壁、检查时视野频繁偏于支气管管腔一侧　主要原因为操作者技术欠熟练。

3. 灌洗液回收率过低　常见原因包括支气管镜尖端未完全楔入目标气道,导致灌洗液从支气管镜外缝隙处丢失;或抽吸负压过大,导致气道闭塞。

4. BALF 中红细胞计数过高　最常见的原因为操作者动作过于粗暴造成气管内损伤、出血而导致 BALF 中混入较多血液。

五、目前常用训练方法简介

(一) 模型训练

低保真度、无生命的机械性气道模型由中空气道形状的支气管树构成,模具精确到第一亚段支气管结构。对于初学者而言,这是一个用于建立肌肉记忆、提高手眼协调性的最佳工具。

(二) 虚拟训练

高保真、计算机辅助电子模型是一种电脑程序控制的模型,由专用支气管镜、机器人接口装置和带有显示屏的电脑组成。专用支气管镜插入后,电脑即时显示所至层面的三维立体气道内重构图像,机器人接口装置定位感知支气管镜插入并产生相应的阻力来模拟实际支气管镜操作,并且会同步显示"患者"的呼吸和咳嗽。系统会模拟不同的场景,操作者选择不同的模块开展操作训练。计算机软件还配备了针对不同操作的监测和评价模块,如操作耗时统计、利多卡因应用总量统计、碰壁次数、进入叶支气管和段支气管数等。很多文献报道采用此虚拟训练系统培训后能显著提高学员操作的灵巧度、速度和准确性。

（三）其他训练

其他适用于支气管镜训练的工具包括无生命的气道模型、分离和保存完整的动物肺脏、活体动物和气道仿真电脑软件，但是上述训练工具都没有被广泛采用。

六、相关知识测试题

1. 患者，男，32岁。有静脉毒品应用史，因"发热、咳嗽、气促半个月"入院。肺部 CT 提示双肺弥漫性磨玻璃样病变。为明确病原诊断，下列辅助检查项目价值最大的是

    A. 血常规   B. 降钙素原（PCT）

    C. $CD4^+$ 淋巴细胞计数 / 比例   D. 血培养

    E. 支气管肺泡灌洗

2. 患者，男，47岁。因"咳嗽、咳团块状痰 3 个月，呼吸困难 1 个月"入院。肺部 CT 提示双肺斑片状阴影，呈"铺路石"征。对此患者目前最有效的治疗手段是

    A. 抗感染   B. 扩张支气管

    C. 支气管肺泡灌洗   D. 应用糖皮质激素

    E. 外科手术

3. 患者，女，53岁。因"关节疼痛 3 年，咳嗽半年，活动后气促半月"入院。肺部 CT 提示双肺弥漫性间质病变。为辅助诊断拟行支气管肺泡灌洗，应选择进行灌洗的部位是

    A. 右肺上叶尖端   B. 左肺下叶背段

    C. 右肺中叶内侧端   D. 右肺下叶背段

    E. 左肺上叶尖后段

4. 支气管肺泡灌洗液中细胞比例最高的是

    A. 中性粒细胞   B. 淋巴细胞

    C. 巨噬细胞   D. 嗜酸性粒细胞

    E. 红细胞

5. 患者的 BALF 中细胞总数升高伴淋巴细胞百分比增加。以下疾病**不符合**此表现的是

    A. 急性呼吸窘迫综合征（ARDS）   B. 结节病

    C. 过敏性肺炎   D. 非特异性间质性肺炎（NSIP）

    E. 隐源性机化性肺炎（COP）

答案：1. E   2. C   3. C   4. C   5. A

（肖 兵）

推荐阅读资料

［1］蔡柏蔷，李龙芸 . 协和呼吸病学 . 2 版 . 北京：中国协和医科大学出版社，2011.

［2］王国本，阿图尔 . C. 梅塔，J. 弗兰克斯·特纳 .Jr. 可弯曲支气管镜技术 . 2 版 . 白冲，黄海东，译 . 天津：天津科技翻译出版有限公司，2016.

［3］钟南山 . 临床技术操作规范·呼吸病学分册 . 北京：人民军医出版社，2008.

［4］MEYER K C，G RAGHU G.Bronchoalveolar lavage for the evaluation of interstitial lung disease：is it clinically useful？Eur Respir J,2011,38(4):761-769.

[5] MILLER R J,CASAL R F,LAZARUS D R,et al.Flexible bronchoscopy.Clin Chest Med,2018,39(1):1-16.

第二节　高流量给氧

一、概述

高流量给氧是指通过不需密封的鼻塞导管直接将一定氧浓度的空气混合高流量气体输送给患者的一种氧疗方式。该治疗设备主要包括空氧混合装置、湿化治疗仪、高流量鼻塞及连接呼吸管路,其目的是给患者提供相对恒定的吸氧浓度(21%~100%)、温度(31~37℃)和湿度的高流量(8~80L/min)气体,并通过鼻塞进行氧疗,具有很高的舒适性。高流量给氧能够通过吸入高流量气体产生一定水平的呼气末正压、冲刷上呼吸道生理无效腔、恒温和恒湿的气体维持黏液纤毛清除系统功能及降低患者上气道阻力和呼吸功等作用改善患者的换气和部分通气功能,对单纯低氧性呼吸衰竭(Ⅰ型呼吸衰竭)患者具有积极的治疗作用,对部分轻度低氧合并高碳酸血症(Ⅱ型呼吸衰竭)患者可能也具有一定的治疗作用,但尚需要大样本的临床研究证实。

二、高流量给氧操作规范流程

(一) 适应证

1. 轻中度Ⅰ型呼吸衰竭($100mmHg \leq PaO_2/FiO_2 < 300mmHg$)。

2. 轻度呼吸窘迫(呼吸频率 >24 次 /min)。

3. 轻度通气功能障碍($pH \geq 7.3$)。

4. 对传统氧疗或无创正压通气不耐受或有禁忌证。

(二) 禁忌证

1. 绝对禁忌证

(1)心跳、呼吸骤停,需紧急气管插管、有创机械通气。

(2)自主呼吸微弱、昏迷。

(3)极重度Ⅰ型呼吸衰竭($PaO_2/FiO_2 < 60mmHg$)。

(4)通气功能障碍($pH < 7.25$)。

2. 相对禁忌证

(1)重度Ⅰ型呼吸衰竭($PaO_2/FiO_2 < 100mmHg$)。

(2)通气功能障碍($pH < 7.30$)。

(3)矛盾呼吸。

(4)气道保护能力差,有误吸高风险。

(5)血流动力学不稳定,需要应用血管活性药物。

(6)面部或上呼吸道手术不能进行经鼻高流量湿化氧疗(heated humidified high flow nasal cannula oxygen therapy,HFNC)。

(7)鼻腔严重堵塞。

(8)高流量给氧不耐受。

（三）操作前准备

操作前主要为患者准备，具体如下。

(1)向患者介绍治疗的作用和目的。

(2)向患者介绍在治疗过程中可能会出现的各种感觉。

(3)讲解治疗过程中可能出现的问题及相应措施。

(4)指导患者有规律的放松呼吸。

(5)嘱患者(或家属)出现不适及时通知医务人员。

（四）操作步骤

1. 选择鼻塞

(1)鼻导管：经鼻吸氧，鼻导管内径小于鼻孔内径 50%。

(2)气管切开接口：气管切开患者使用。

(3)调整好鼻塞的位置和固定带的松紧度，要求头带下可插入 1 根或 2 根手指为宜。

2. 初始参数设置

(1) I 型呼吸衰竭：气体流量（FLOW）初始设置为 30~40L/min；滴定 FIO_2 维持脉氧饱和度（SPO_2）为 92%~96%，结合血气分析动态调整；若没有达到氧合目标，可以逐渐增加吸气流量和提高 FIO_2 最高至 100%；温度设置范围 31~37℃，依据患者舒适性和耐受度及痰液黏稠度适当调节。

(2) II 型呼吸衰竭：气体流量（FLOW）初始设置为 20~30L/min，根据患者耐受性和依从性调节；如果患者二氧化碳潴留明显，流量可设置为 45~55L/min 甚至更高，达到患者能耐受的最大流量；滴定 FIO_2 维持脉氧饱和度（SPO_2）为 88%~92%，结合血气分析动态调整；温度设置范围 31~37℃，依据患者舒适性和耐受度及痰液黏稠度适当调节。

（五）操作注意事项

1. 操作前应与患者充分交流，说明治疗目的的同时取得患者配合，建议其取半坐卧位或头高位（>20℃）。

2. 选择合适型号的鼻塞，建议选取小于鼻孔内径 50% 的鼻导管。

3. 严密监测患者生命体征、呼吸形式及血气分析的变化，及时进行针对性调整。

4. 张口呼吸患者需嘱其配合闭口呼吸，如不能配合且不伴有二氧化碳潴留，可应用转接头将鼻塞转变为鼻 / 面罩方式进行氧疗。

5. 舌根后坠伴高流量给氧效果不佳者，应先予以口咽通气道打开上气道，后将鼻塞与口咽通气道开口处连通，如仍不能改善，可考虑无创通气等其他呼吸支持方式。

6. 避免湿化过度或湿化不足，密切关注气道分泌物性状变化，按需吸痰，防止痰液堵塞、窒息等紧急事件的发生。

7. 注意管路积水现象并及时处理，警惕积水误入气道引起呛咳和误吸，应注意患者鼻塞位置高于机器和管路水平，一旦报警，应及时处理管路冷凝水。

8. 如出现患者无法耐受的管路异常高温，应停机检测，避免灼伤气道。

9. 为克服呼吸管路阻力，建议气体最低流量最好不小于 15L/min。

10. 注意调节鼻塞固定带松紧，避免固定带过紧而引起颜面部皮肤损伤。

11. 使用机器过程中如有报警，及时查看并处理，直至报警消除。

12. 使用过程中出现任何机器故障报错,应及时更换并记录报错代码提供给厂家售后人员,严禁报错机器继续使用。

13. 原发病控制后逐渐减低高流量给氧参数。

14. 如果达到以下标准可考虑撤离高流量给氧:吸氧流量 <20L/min,且 $FIO_2<30\%$。

三、高流量给氧操作规范核查表

高流量给氧操作规范核查表见表 8-2-1。

表 8-2-1 高流量给氧操作规范核查表

项目	内容	是	否
操作前准备	核对患者信息,包括姓名、性别、年龄、主诉		
	询问进食情况		
	询问患者既往有无高血压和心、肺、脑疾病等病史		
	患者一般情况、生命体征、相关体格检查(双肺、口、鼻等)		
	明确患者有无高流量给氧绝对禁忌证		
	物品(器械)准备:不同类型连接器(鼻导管或人工气道接口);高流量吸氧湿化治疗仪;多功能监护仪(可测脉氧饱和度及可行电除颤);抢救药品;抢救设备(气管插管等)		
操作过程	根据患者情况选择鼻导管型号和气管接口		
	先用 75% 酒精擦拭连接器		
	协助患者采取合适的体位		
	在吸氧状态下连接高流量湿化仪		
	调整好鼻塞的位置和固定带的松紧度,要求头带下可插入 1 根或 2 根手指为宜		
	初始流量设置(30~40L/min)		
	连接高流量湿化仪与连接器,检查是否漏气		
	逐步调整流量参数至合适水平		
操作后事项	是否有漏气、咳痰、腹胀等不适		
	临床监测:生命体征、气促程度、呼吸频率、呼吸音、血氧饱和度、心电图		
	通气参数监测:通气频率		
	生理学指标监测:定期动脉血气检测		
疗效评价	气促改善		
	辅助呼吸肌运动减轻和反常呼吸消失		
	心率、呼吸频率减慢		
	血氧饱和度增加		
	血气标准:$PaCO_2$、pH 和 PaO_2 改善		

续表

项目	内容	是	否
撤机	关闭开关,取下鼻导管及头带		
	消毒鼻导管及连接管,清洗高流量湿化气道仪内部并给予调试和保养,呼吸机置于干燥处		

四、常见操作错误及分析

1. 高流量给氧的适应证把握不恰当。临床上部分 I 型呼吸衰竭患者因呼吸快而代偿性地使 PO_2 升高,因此采用高流量给氧治疗,掩盖了原有的严重缺氧,而丧失了有创通气的时机,常因缺氧加重导致脏器功能不全甚至死亡。

2. 上机期间未动态监测患者,仅根据患者反应及血气分析调节呼吸机参数,导致上机效果不佳。一般是由于操作者经验不足所致。

五、相关知识测试题

1. 高流量吸氧的特点是

    A. 恒定氧浓度   B. 持续高流量

    C. 良好的气道湿化   D. 良好的呼气末正压

    E. 减轻呼吸做功

2. 高流量吸氧的氧浓度范围是

    A. 31%~80%   B. 31%~100%

    C. 21%~80%   D. 21%~100%

    E. 21%~31%

3. 高流量吸氧仪最高的温度和湿度可以达到

    A. 37℃、100% 相对湿度   B. 34℃、100% 相对湿度

    C. 31℃、80% 相对湿度   D. 34℃、80% 相对湿度

    E. 31℃、100% 相对湿度

4. 高流量吸氧的原理

    A. 减少鼻咽解剖无效腔

    B. 保护气道黏膜,增强黏膜纤毛的清理能力

    C. 产生气道正压,提高呼气末肺容积

    D. 降低上呼吸气道阻力及减少患者的呼吸功

    E. 膈肌下移,提高吸气末肺容积

5. 高流量吸氧仪的消毒方法是

    A. 不需消毒   B. 连接消毒管高温消毒

    C. 酒精擦拭   D. 供应室统一消毒

    E. 碘附消毒

答案:1. A　2. D　3. A　4. A　5. B

（郭　涛）

推荐阅读资料

［1］王丽娟,夏金根,杨晓军,等.成人经鼻高流量氧气湿化治疗的应用进展.中华结核和呼吸杂志,2016,39（2）:153-157.

［2］中华医学会呼吸病学分会呼吸危重症医学学组,中国医师协会呼吸医师分会危重症医学工作委员会.成人经鼻高流量氧气湿化氧疗临床规范应用专家共识.中华结核和呼吸杂志,2019,42（2）:83-91.

［3］ALANNA H. High-flow nasal cannula therapy in adults. Clin Pulm Med, 2017, 24 (3): 95-104.

［4］DYSART K, MILLER T L, WOLFSON M R, et al. Research in high flow therapy: mechanism of action. Respir Med, 2009, 103 (10): 1400-1405.

［5］FRAT J P, THILLE A W, MERCAT A, et al. High-flow oxygen through nasal cannula in acute hypoxemic respiratory failure. N Engl J Med, 2015, 372 (23): 2185-2196.

第三节　无创机械通气

一、概述

无创机械通气是指不需建立人工气道（如气管插管等）的机械通气方法,包括无创正压通气（non-invasive positive ventilation,NIPV）和胸腔外负压通气等。胸腔外负压通气是利用负压呼吸机的筒状或壳状外壳围绕胸腹部,通过负压周期性扩大而进行的机械通气方式,临床上应用较少;NIPV是指通过鼻罩、口鼻罩、全面罩或头罩等方式将患者与呼吸机连接进行正压辅助通气的技术,是临床上最常用的无创机械通气方式,本节将主要介绍NIPV。临床常用的NIPV模式有持续气道正压通气（continuous positive airway pressure,CPAP）、双相气道正压（bi-level positive airway pressure,BiPAP）及保证平均容量的压力支持（average volume assured pressure support,AVAPS）。

NIPV的最大优点是不需建立有创人工气道,避免有创机械通气所带来的一系列并发症,降低了治疗成本,更容易被患者所接受。近十多年来临床研究证实,NIPV疗效确切,可提高患者存活率,已经成为临床上常用的辅助通气技术。

二、无创机械通气操作规范流程

（一）适应证

1. **总体指征**　主要用于轻中度呼吸衰竭的早期救治,也可用于有创-无创通气序贯治疗和辅助撤机。

2. **患者状况（临床切入点）**　①意识清醒;②能自主清除气道分泌物;③呼吸急促（频率>25次/min）,辅助呼吸肌参与呼吸运动;④血气指标,海平面条件下,呼吸室内空气时,动脉血氧分压（PaO_2）<60mmHg伴或不伴二氧化碳分压（$PaCO_2$）>45mmHg。

3. **常见的适用疾病或情况**　包括慢性阻塞性肺疾病急性加重（acute exacerbation of chronic obstructive pulmonary disease,AECOPD）、稳定期慢性阻塞性肺疾病（chronic obstructive pulmonary disease,COPD）、心源性肺水肿、肺炎、支气管哮喘急性严重发作、免疫功能受损合并呼吸衰竭、急性呼吸窘迫综合征（acute respiratry distress syndrme,ARDS）、辅助纤维支气管镜检查、手术后呼吸衰竭、胸廓畸形或神经肌肉疾病、胸部创伤、拒绝气管插管的呼吸衰竭等。

(二) 禁忌证

1. 绝对禁忌证

(1)心跳或呼吸停止。

(2)自主呼吸微弱、昏迷。

(3)误吸危险性高、不能清除口咽及上呼吸道分泌物、呼吸道保护能力差。

(4)颈部和面部创伤、烧伤及畸形。

(5)上呼吸道梗阻。

2. 相对禁忌证

(1)合并其他器官功能衰竭(血流动力学指标不稳定、不稳定的心律失常,消化道穿孔/大出血、严重脑部疾病等)。

(2)未引流的气胸。

(3)近期面部、颈部、口腔、咽腔、食管及胃部手术。

(4)严重低氧血症($PaO_2<45mmHg$)、严重酸中毒($pH \leqslant 7.20$)。

(5)严重感染。

(6)气道分泌物多或排痰障碍。

(三) 操作前准备

1. 患者准备

(1)患者评估:患者的一般情况、生命体征、全身状况、相关的体格检查(双肺、口、鼻等),注意适应证和禁忌证。

(2)患者教育:讲述治疗的作用和目的(缓解症状、帮助康复);无创呼吸机的连接和拆除方法;讲解在治疗过程中可能会出现的各种感觉,帮助患者正确区分并客观评价所出现的症状。

NIPV 治疗过程中可能出现的问题及相应措施:鼻罩或面罩可能使患者面部有不适感,使用鼻罩时要闭口呼吸,注意咳痰和减少漏气等;指导患者有规律地放松呼吸,以便与呼吸机协调;鼓励患者主动排痰并指导吐痰的方法;嘱患者(或家人)出现不适时及时通知医护人员等。

(3)患者体位:常用半坐卧位(30°~45°)。

2. 物品(器械)准备

(1)多个不同类型连接器(鼻罩或面罩)。

(2)无创呼吸机。

(3)多功能监护仪(可测指脉氧饱和度及可行电除颤)。

(4)抢救药品。

(5)抢救设备(气管插管等)。

3. 操作者准备

(1)核对患者信息,包括姓名、性别、年龄、主诉。

(2)询问患者既往有无高血压和心、肺、脑疾病等病史。

(3)明确患者有无无创正压通气的禁忌证。

（四）操作步骤

1. 选择和佩戴合适的连接器 协助患者采取合适的体位,一般取半坐卧位、坐位,避免在饱餐后进行,以免误吸。选择合适的连接器,先用 75% 酒精擦拭消毒,轻症患者可先试用鼻罩,较严重的呼吸衰竭患者多用面罩。鼻罩无效腔较小,但患者口闭合不严时可致使漏气量增加。面罩漏气量相对较少,疗效相对较好,但患者常难以耐受,且若呕吐尚有误吸的危险。佩戴鼻罩或面罩的过程本身对患者的舒适性和耐受性有影响,建议在吸氧状态下连接(此时不连接呼吸机或给予 CPAP 4~5cmH$_2$O),摆好位置并调节好头带松紧度后,再连接呼吸机管道,避免在较高的吸气压力状态下佩戴鼻罩或面罩,增加患者的不适。

2. 选择 NIPPV 模式 根据患者病情选择不同模式。

3. 上机及参数选择 开动呼吸机、参数初始化,连接患者,逐渐增加辅助通气的压力和潮气量(适应过程)。具体方法:调整吸气相气道正压(inspiratory positive airway pressure,IPAP)10cmH$_2$O,呼气相气道正压(expiratory positive airway pressure,EPAP)4cmH$_2$O,经 1~2 小时患者适应后固定面罩。也可以 CPAP 4~5cmH$_2$O 或低压力水平吸气压 6~8cmH$_2$O、呼气压 4cmH$_2$O 开始,经 2~20 分钟逐渐增加至合适的治疗水平。根据患者病情变化随时调整通气参数,最终以达到缓解气促、减慢呼吸频率、增加潮气量和改善动脉血气为目标。

4. 密切监护(漏气、咳痰、腹胀等) 常规监测包括临床监测、通气参数监测和生理学指标的监测。基本监测应包括生命体征、气促程度、呼吸频率、呼吸音、血氧饱和度、心电图、潮气量、通气频率、吸气压力和呼气压力及定期的动脉血气监测。对所有患者在 NIPV 治疗 1~2 小时后应对临床病情及血气分析再次进行评估,后续的监测频率取决于病情的变化情况。

5. 疗效判断 起始治疗评估判断标准:①临床表现,气促改善、辅助呼吸肌运动减轻和反常呼吸消失、呼吸频率减慢、血氧饱和度增加及心率改善等;②血气标准,PaCO$_2$、pH 和 PaO$_2$ 改善。最终评估指标通常为气管插管率和病死率。

6. 撤机 关闭开关,取下连接器、头带,擦拭鼻面部。撤机后消毒管路,清洗呼吸机内部并给予调试和保养,将呼吸机置于干燥处。

7. 治疗时间和疗程 与基础疾病的性质和严重程度有关。AECOPD 的治疗时间每次 3~6 小时,每日 1~3 次。肺炎导致低氧性呼吸衰竭和 ALI 的治疗倾向于持续治疗。急性呼吸衰竭治疗 3~7 日。慢性呼吸衰竭治疗 >4h/d,2 个月后进行疗效评价,如果有效可长期应用。

（五）并发症及处理

1. 交叉感染 吸痰管避免重复使用;吸痰用具专人专用,吸引液口腔、气道分开使用,每 24 小时更换 1 次;吸引器连接管专人专用,吸痰后将连接管前端放入 500mg/L 含氯消毒剂中浸泡,以保持无菌备用状态。

2. 面罩压迫和鼻梁皮肤损伤 选择合适形状和大小的面罩,调整合适的固定张力和位置。间歇松开面罩让患者休息,必要时将额垫或纱布块垫于鼻梁处可以减少对鼻梁的压力,也可减少面罩的上下滑动。如果面罩固定带是塑料制品,应在患者枕下及两侧脸颊处垫一干毛巾,利于皮肤透气,防止压力性损伤。

3. 腹胀 是使用无创呼吸机的常见并发症,同时还容易发生误咽。应遵守预防为主、尽早处理的原则,指导患者闭口,用鼻呼吸,并减少吞咽动作,避免把气吸到胃内,造成胃肠胀气。出现腹胀后可用小茴香或芒硝热敷腹部,以刺激肠蠕动,减轻腹胀。对腹胀明显的患者可尽早采取胃肠减压或加用促进胃动力药物,以消胀通气。如出现腹胀,应给予流质或半流质饮食。还应避免吸气的压力过高($<25cmH_2O$),有明显胃胀气者可留置胃管持续开放或负压引流。

4. 排痰障碍　由于无人工气道,排痰主要依靠患者的咳嗽。咳嗽排痰能力较差的患者由于痰液阻塞而影响无创呼吸机的疗效,同时也不利于感染的控制。因此,在使用无创呼吸机治疗期间应鼓励患者进行间歇主动咳嗽排痰,必要时经鼻导管吸痰清除口鼻分泌物和刺激咳嗽。

5. 口咽干燥　多见于使用鼻罩又有经口漏气的情况。经解释可自动闭口,且多数患者可因经口漏气不适自动闭口而避免漏气。

6. 肢体活动障碍　使用无创呼吸机期间,患者卧床时间延长,使用鼻面罩使胃肠功能紊乱,患者出现肠内营养受阻、摄入不良等情况,进而导致其出现不同程度的肌肉萎缩及肌力、耐力下降。为了减缓、减轻上述情况,应缩短通气时间,及早脱机,提高患者生活质量,除进行常规翻身、拍背等护理外,还应鼓励并协助患者进行早期被动和后期主动运动,如握拳、双上肢上举、双腿屈曲、直腿抬高等锻炼,不仅可以使患者握力、抬腿耐力、呼吸肌肌力增加,同时还可以使肠道功能得到改善,减轻腹胀。

(六) 操作注意事项

1. 临床应用时注意适应证和禁忌证。

2. 操作时避免在较高的吸气压力状态下佩戴鼻罩或面罩。

3. 应用过程中注意密切监测病情变化、并发症和不良反应。应随时检查呼吸机是否处于正常、面罩是否漏气,随时询问患者是否有腹胀、胀气。

4. 如患者同时留置了胃管,应经常检查胃管是否在位,尤其在挪动面罩时,注意勿牵拉出胃管(因面罩与胃管相连,一旦不注意,胃管容易脱出)。

5. 若螺纹管中有积水,可将管中积水轻轻向储水罐抖动,使其流入储水罐。

6. 呼吸机上的光标是压力支持的标志,随时检查呼吸机光标是否在上下跳动,如果光标固定不动或上下浮动小,提示管道可能堵塞,需冲洗管道。

(七) 相关知识

临床常用的 NIPV 模式有持续气道正压通气(CPAP)、双相气道正压(BiPAP)及保证平均容量的压力支持(AVAPS)。

1. CPAP　是指患者在自主呼吸条件下,在整个呼吸周期中,呼吸机持续给予同一水平的正压支持,辅助患者完成全部呼吸运动。吸气时,正压有利于克服气道阻力,减少呼吸肌做功;呼气时,气道内正压可防止小气道陷闭,增加功能残气量,改善氧合。此外,CPAP 产生的胸腔正压可减少回心血量(前负荷),对于急性心源性肺水肿患者的综合效应是有益的,但对于已存在明显心排量降低的患者,过高 CPAP 则可能有害。

2. BiPAP　是时间切换-压力控制的机械通气模式,可分别调节吸气相气道正压(IPAP)和呼气相气道正压(EPAP),是 CPAP 模式的扩展。

3. AVAPS　是一种混合通气模式,其基本原理仍然是压力支持。为达到预定的通气潮气量,吸气压设置在一个范围区间而不是一个固定值。呼吸机根据测量到的通气容积,自动调节 IPAP,以达到预定的通气潮气量。通常情况下,提高 CPAP 和 EPAP 水平有助于改善缺氧和维持上呼吸道开放;增加 IPAP 与 EPAP 的差值或增加通气容积,有助于改善肺泡通气,增加 CO_2 排出,减少患者吸气做功。

三、无创机械通气规范操作核查表

无创机械通气规范操作核查表见表 8-3-1。

表 8-3-1　无创机械通气规范操作核查表

项目	内容	是	否
操作前准备	核对患者信息,包括姓名、性别、年龄、主诉		
	询问进食情况		
	询问患者既往有无高血压和心、肺、脑疾病等病史		
	患者一般情况、生命体征、相关的体格检查(双肺、口、鼻等)		
	明确患者有无无创正压通气禁忌证		
	向患者讲述治疗的作用和目的;治疗过程中可能出现的问题及相应措施;指导患者有规律地放松呼吸,以便与呼吸机协调;鼓励主动排痰并指导吐痰的方法		
	物品(器械)准备:不同类型连接器(鼻罩或面罩);无创呼吸机;多功能监护仪(可测指脉氧饱和度及可行电除颤);抢救药品;抢救设备(气管插管等)		
上无创呼吸机	根据患者病情选择和佩戴合适的连接器(鼻罩或面罩)		
	将连接器、呼吸管路、湿化装置与无创呼吸机正确连接		
	选择合适的 NIPV 模式(CPAP、BiPAP、AVAPS)		
	调整呼吸机初始化参数(CPAP 或 IPAP/EPAP、通气频率)及湿化参数		
	协助患者采取合适的体位		
	在吸氧状态下将鼻罩或面罩连接		
	摆好位置并调节好头带松紧度		
	开始通气并检查是否漏气		
	逐步调整呼吸参数至合适水平		
上机期间对患者监护	是否有漏气、咳痰、腹胀等不适		
	临床监测:生命体征、气促程度、呼吸频率、呼吸音、血氧饱和度、心电图		
	通气参数监测:通气频率、吸气压力和呼气压力		
	生理学指标监测:定期检测动脉血气		
疗效判断	气促改善		
	辅助呼吸肌运动减轻和反常呼吸消失		
	心率、呼吸频率减慢		
	血氧饱和度增加		
	血气标准:$PaCO_2$、pH 和 PaO_2 改善		
撤机	关闭开关,取下连接器、头带,擦拭鼻面部		
	消毒管路,清洗呼吸机内部并给予调试和保养,呼吸机置于干燥处		

四、常见操作错误及分析

1. 未调节呼吸机参数就直接使用,容易造成患者不耐受及心理恐慌。临床上呼吸衰竭患者病情一般比较紧急,在给予无创正压通气时容易忘记正确的操作程序和给予患者逐渐适应过程。

2. 使用呼吸机期间没有动态监测患者,根据患者反应及血气分析调节呼吸机参数,导致效果不佳。一般是由于操作者经验不足所致。

五、相关知识测试题

1. 初始化无创呼吸机参数时 IPAP 一般为

A. $4cmH_2O$ B. $6cmH_2O$

C. $8cmH_2O$ D. $10cmH_2O$

E. $12cmH_2O$

2. AECOPD 患者使用无创呼吸机时间一般为

A. 每次 3~6 小时,每日 1~3 次

B. 每次 1~2 小时,每日 1~3 次

C. 每次 6~8 小时,每日 1~2 次

D. 每次 8~10 小时,每日 1~2 次

E. 持续使用

3. 在使用无创呼吸机期间应监测

A. 生命体征   B. 呼吸频率

C. 血氧饱和度   D. 动脉血气

E. 血糖

4. 下列应考虑使用无创呼吸机的情况是

A. 各种原因引起的急 / 慢性呼吸衰竭

B. 心搏、呼吸骤停者

C. 稳定期 COPD 合并 CO_2 潴留

D. 急性左心衰竭血氧饱和度 85%

E. 意识障碍

5. 无创呼吸机导致的并发症包括

A. 口咽干燥   B. 面罩压迫和鼻梁皮肤损伤

C. 腹胀   D. 呼吸衰竭

E. 急性左心衰竭

答案:1. D   2. A   3. ABCD   4. ACD   5. ABC

（龚 勋   张宏亮）

推荐阅读资料

[1] 中华医学会呼吸病学分会呼吸生理与重症监护学组.无创正压通气临床应用专家共识.中华结核和呼吸杂志,2009,32(2):86-98.

［2］中国医师协会急诊医师分会,中国医疗保健国际交流促进会急诊急救分会,国家卫生健康委能力建设与继续教育中心急诊学专家委员会.无创正压通气急诊临床实践专家共识(2018).中华急诊医学杂志,2019,28(1):14-24.

第四节　有创机械通气

一、概述

有创机械通气是指应用有创的方法(建立有创人工气道,如气管插管及气管切开套管)通过呼吸机进行人工呼吸的方法。临床应用有创机械通气的主要目的在于维持气道通畅、改善氧合功能和通气状况,纠正低氧血症及高碳酸血症,从而减轻患者呼吸耗能,达到对呼吸和循环系统的支持。

二、有创机械通气操作规范流程

(一) 适应证

1. 任何原因引起的呼吸停止或减弱(≤10 次/min)。

2. 呼吸窘迫伴低氧血症［$PaO_2<60mmHg(7.98kPa)$］。

3. 肺性脑病(强调意识障碍严重程度)。

4. 呼吸道分泌物多,无力排出。

5. 胸部手术后严重低氧血症。

6. 心脏大手术后,尤其是接受体外循环者。

7. 胸部外伤致连枷胸和反常呼吸。

(二) 禁忌证

有创机械通气治疗无绝对禁忌证,相对禁忌证如下。

1. 低血容量性休克患者在血容量未补足之前。

2. 严重肺大疱和未经引流的气胸。

(1)肺大疱:严重肺大疱患者,因机械通气为正压通气,易引起肺大疱的破裂,导致气胸、纵隔气肿等并发症,故该类患者不宜应用有创机械通气。

(2)张力性气胸:原则上气胸患者能进行自主呼吸、临床症状不严重者皆不主张进行有创机械通气。若必须行机械通气,则应先行胸腔闭式引流,尤其张力性气胸、纵隔气肿,否则机械通气会加重气胸,导致胸腔内及纵隔内压力升高,影响大静脉回流,使心排血量下降,进一步导致循环系统功能障碍。

3. 肺组织无功能。

4. 大咯血气道未通畅前。

5. 心肌梗死(相对)。

6. 支气管胸膜瘘。

(三) 操作前准备

有创机械通气操作前准备流程见图 8-4-1。

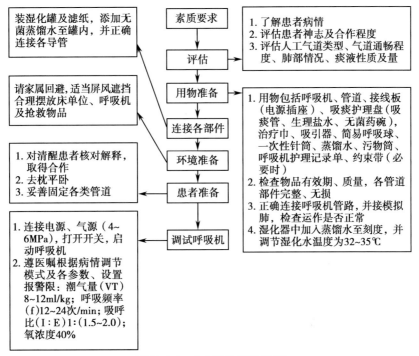

图 8-4-1 有创通气操作流程

（四）操作步骤

1. 按病情需要选择与患者气道连接的方式

（1）气管插管：适用于短期作机械通气治疗的患者。

（2）气管切开：适用于需长时间作机械通气治疗的患者。

（3）喉罩：作为一种气管插管方式在一定情况下可用于短时间需要行机械通气的小手术，或无法建立起人工气道时的替代治疗。

2. 确定机械通气方式

（1）间歇正压呼吸（intermittent positive pressure ventilation，IPPV）：也称机械控制通气（controlled mechanical ventilation，CMV）。采用此方式时，不论患者自主呼吸的情况如何，均按预先设定的通气压力，向患者气道输送气体，当气道内达到预定压力时呼吸机停止送气，通过胸廓及肺的弹性回缩，呼出气体，即为 IPPV。

（2）辅助控制通气（assist-control ventilation，ACV）：是辅助通气（assisted ventilation，AV）和控制通气（control ventilation，CV）两种模式的结合。当患者自主呼吸频率低于预置频率或即使患者尽力吸气亦不能触发呼吸机送气时，呼吸机即以预置的潮气量及通气频率进行正压通气，即为 CV；当患者的吸气能触发呼吸机时，以高于预置频率进行通气，即为 AV。ACV 又分为压力辅助控制通气（pressure assist-control ventilation，P-ACV）和容量辅助控制通气（volume assist-control ventilation，V-ACV）。

（3）同步间歇指令通气（synchronized intermittent mandatory ventilation，SIMV）：是自主呼吸与控制通气相结合的呼吸模式。在触发窗内患者可触发与自主呼吸同步的指令正压通气，在两次指令通气之间触发窗外允许患者自主呼吸，指令呼吸是以预设容量（容量控制

SIMV)或预设压力(压力控制 SIMV)的形式送气。

(4)压力支持通气(pressure support ventilation,PSV):是一种辅助通气方式,即在有自主呼吸的前提下,每次吸气都接受一定水平的压力支持,以辅助和增强患者的吸气深度和吸入气量。

(5)持续气道正压通气(continuous positive airway pressure,CPAP):是在自主呼吸条件下,整个呼吸周期以内(吸气及呼气期间)气道均保持正压,需要患者完成全部的呼吸功,是呼气末正压(PEEP)在自主呼吸条件下的特殊技术。

(6)双相气道正压(bi-level positive airway pressure,BiPAP):是指给予吸气和呼气两种不同水平的气道正压,为高压力水平(P_{high})和低压力水平(P_{low})之间定时切换,且其高压时间、低压时间、高压水平、低压水平各自可调,从 P_{high} 转换至 P_{low} 时,增加呼出气量,改善肺泡通气。该模式允许患者在两种水平上呼吸,可与 PSV 合用以减轻患者呼吸功。

3. 初始参数设置

(1)预设潮气量(tidal volume,VT)一般为 5~12ml/kg,ARDS 患者应予以小潮气量 4~8ml/kg,成人通气频率(f)为 15~25 次/min,吸呼比 1:(1.5~2.0)。

(2)初始 FiO_2 可以设置为 100%,长时间通气时 FiO_2 不超过 60%。

(3)初始 PEEP 可以设置为 3~5cmH_2O,ARDS 患者 PEEP ≥ 8cmH_2O,当 FiO_2>60% 而 PaO_2<60mmHg 时,增加 PEEP;PEEP 的调节原则为从小逐渐增大。

(4)触发灵敏度一般为 2~5L/min。

4. 设定报警界限,气道压力限制 ≤ 45cmH_2O。

5. 调节湿化。

6. 设置以上参数后与患者连接,开始机械通气。

7. 机械通气中的监护

(1)患者生命体征的监护,如心率、脉搏、呼吸、血压、意识变化情况。

(2)呼吸机工作是否正常,观察各通气参数是否符合患者情况,按需要调节。

(3)使用前及使用中定期进行动脉血气分析并测定电解质及肾功能等,如有异常,应立即分析原因,及时处理。

8. 根据病情、血气变化调整机械通气的参数

(1)呼吸机的参数设置内容

1)呼吸频率一般控制在 12~20 次/min。

2)潮气量 8~12ml/kg。

3)分钟通气量 ≥ 6L/min。

4)根据病情,吸呼比控制在 1:(1.5~2.5)较为合理,而生理状态下人体吸呼比为 1:2。

5)吸入氧浓度:至少达到空气氧浓度,即 21%~100%,在能满足患者需要的情况下,尽量选择低浓度氧,以避免发生氧中毒。

(2)参数设置策略:对于不同的患者,机械通气设置应该考虑到其个体状况,制订个性化的机械通气方式。

1)正常患者:包括术中全身麻醉或非肺部疾病而采取机械通气的患者。应采用大潮气量低频率的通气模式,该模式下,相同的分钟通气量时,肺泡有效通气量更大,故在大潮气量低频率时呼吸效率更高,并且使者呼吸做功更少,正常患者应采用大潮气量低频率通气

模式。

2)慢性肺疾病:此类患者肺顺应性及气道阻力下降,应采取中度潮气量低呼吸频率策略。因为此类患者通气阻力升高而肺顺应性下降,故中等潮气量低频率能够使每一次吸气时间相对延长,从而保证吸气相时气道压力平缓,促使在吸气时气流能有效而充分地在肺内分布;呼气相时,气体能够有效地从肺部呼出。故对此类患者应采取中等潮气量低频率的通气方式。

3)慢性限制性肺疾病,如慢性肺纤维化患者,由于其限制性因素导致肺总量和残气量减低,故采取较低潮气量较高频率方式较为妥当,从而保证预设分钟通气量的同时,亦能避免过高的气道压力。

9. 根据患者分泌物黏稠度调节好湿化参数、按需吸痰,保证气道通畅。严格无菌操作,加强患者营养等。

10. 导致机械通气的病因好转或去除后应开始撤离呼吸机的筛查试验,筛查试验包括四项内容。

(1)导致机械通气的病因好转或去除。

(2)氧合指数:$PaO_2/FiO_2>150mmHg$;$PEEP\leqslant 5cmH_2O$;$FiO_2\leqslant 0.40$;$pH\geqslant 7.25$;COPD 患者:$pH>7.30$,$PaO_2>50mmHg$,$FiO_2<0.35$。

(3)血流动力学稳定,无心肌缺血动态变化,临床上无显著低血压[不需要血管活性药的治疗或只需要小剂量的血管活性药物,如多巴胺或多巴酚丁胺 $<5\sim10\mu g/(kg\cdot min)$]。

(4)有自主呼吸能力。

(五)并发症及处理

1. 正压通气相关并发症

(1)呼吸机相关肺损伤:是指机械通气对正常肺组织的损伤或使已损伤的肺组织进一步加重。

呼吸机相关肺损伤包括气压伤、容积伤、萎陷伤和生物伤。气压伤是由于气道压力过高导致肺泡破裂。临床表现因程度不同表现为肺间质气肿、皮下气肿、纵隔气肿、心包积气、气胸等,一旦发生张力性气胸,可危及患者生命,必须立即处理。容积伤是指过大的吸气末容积对肺泡上皮和血管内皮的损伤,临床表现为气压伤和高通透性肺水肿。萎陷伤是指肺泡周期性开放和塌陷产生的剪切力引起的肺损伤。生物伤是指以上机械及生物因素使肺泡上皮和血管内皮损伤,激活炎症反应导致的肺损伤,其对呼吸机相关肺损伤的发展和预后产生重要影响。以上不同类型的呼吸机相关肺损伤相互联系、相互影响,不同原因呼吸衰竭患者可产生程度不同的损伤。

为了避免和减少呼吸机相关肺损伤的发生,机械通气应避免高潮气量和高平台压,吸气末平台压不超过 $30\sim35cmH_2O$,以避免导致气压伤、容积伤,同时设定合适的呼气末正压,以预防萎陷伤。

(2)呼吸机相关肺炎:呼吸机相关肺炎是指机械通气 48 小时后发生的院内获得性肺炎。文献报道,约 28% 的机械通气患者发生呼吸机相关肺炎。气管插管或气管切开导致声门的关闭功能丧失,机械通气患者胃肠内容物反流误吸是发生院内获得性肺炎的主要原因。一旦发生,会明显延长住院时间,增加住院费用,并显著增加病死率。

明确呼吸机相关肺炎的危险因素有助于预防呼吸机相关肺炎的发生。一般认为高龄、高急性生理与慢性健康（acute physiology and chronic health evaluation，APACHE）Ⅱ评分、急慢性肺部疾病、Glasgow评分<9分、长时间机械通气、误吸、过度镇静、平卧位等均为呼吸机相关肺炎的高危因素。因此，机械通气患者没有体位改变的禁忌证，应予半坐卧位，避免镇静时间过长和程度过深，避免误吸，尽早撤机，以减少呼吸机相关肺炎的发生。

（3）氧中毒：是长时间吸入高浓度氧导致的肺损伤。FiO_2越高，肺损伤越重。但目前尚无$FiO_2<50\%$引起肺损伤的证据，即$FiO_2<50\%$是安全的。当患者病情严重必须吸入高浓度氧时，应避免长时间吸入，尽量不超过60%。

（4）呼吸机相关的膈肌功能不全：1%~5%的机械通气患者存在撤机困难。撤机困难的原因很多，其中呼吸肌的无力和疲劳是重要的原因之一。

呼吸机相关的膈肌功能不全是指在长时间机械通气过程中膈肌收缩能力下降。保留自主呼吸可以保护膈肌功能。机械通气患者使用肌松药和大剂量糖皮质激素可以导致明显肌病的发生。患者肌肉活检显示肌纤维萎缩、坏死和结构破坏及肌纤维中空泡形成。因此，机械通气患者应尽量避免使用肌松药和糖皮质激素，以免加重膈肌功能不全。

总之，呼吸机相关的膈肌功能不全导致撤机困难，延长了机械通气和住院时间。机械通气患者应尽可能保留自主呼吸，加强呼吸肌锻炼，以增加肌肉的强度和耐力，同时，加强营养支持可以增强或改善呼吸肌功能。

2. 机械通气对肺外器官功能的影响

（1）对心血管系统的影响

1）低血压与休克：机械通气使胸腔内压升高，导致静脉回流减少，心脏前负荷降低，其综合效应是心排出量降低，血压降低。血管容量相对不足或对前负荷较依赖的患者尤为突出。在机械通气开始时快速输液或通过调整通气模式降低胸腔内压，一般能使低血压改善。另外，机械通气可导致肺血管阻力增加、肺动脉压力升高，影响右心室功能。同时，由于左心室充盈不足，导致室间隔左偏，又损害左心室功能。

2）心律失常：机械通气期间，可发生多种类型心律失常，其中以室性期前收缩和房性期前收缩多见。其发生原因与低血压休克、缺氧、酸中毒、碱中毒、电解质紊乱及烦躁等有关。出现心律失常，应积极寻找原因并进行针对性治疗。

（2）对其他脏器功能的影响

1）肾功能不全：机械通气引起患者胸腔内压力升高，静脉回流减少，使抗利尿激素释放增加，导致机体水、钠潴留；同时机械通气导致静脉回流减少，使心脏前负荷降低，心排出量降低，使肾脏灌注减少，同时使肾小球滤过率下降，可导致肾功能不全。鉴于机械通气对肾脏的影响，对肾功能不全的患者或肾脏灌注已明显减少的患者实施机械通气时，应注意机械通气对肾脏的影响，避免肾功能的恶化。

2）消化系统功能不全：机械通气患者常出现腹胀，卧床、应用镇静剂或肌松药等原因可引起肠道蠕动减慢和便秘，咽喉部刺激和腹胀可引起呕吐，肠道缺血和应激等因素可导致消化道溃疡和出血。另外，呼气末正压（PEEP）的应用可导致肝脏血液回流障碍和胆汁排泄障碍，可出现高胆红素血症和转氨酶轻度升高。

3）精神障碍：极为常见，表现为紧张、焦虑、恐惧，主要与睡眠差、疼痛、恐惧、交流困难有关，也与对呼吸治疗的恐惧、对治疗的无知及呼吸道管理造成的强烈刺激有关。因此，对于精神障碍的机械通气患者，应作耐心细致的说明工作，必要时，可应用镇静剂和抗焦虑药物。

3. 镇静与肌肉松相关的并发症　当机械通气患者不耐受气管插管、人机对抗或自主呼吸影响氧合时,常应用镇静剂。但镇静剂的应用可导致血管扩张和心排出量降低,导致血压降低、心率加快。镇静过度抑制了咳嗽反射,使气道分泌物易发生潴留而导致肺不张和肺部感染。因此,在使用镇静剂的镇静方案时,应对镇静效果进行评价。

肌松药的使用抑制了咳嗽反射,容易引起分泌物潴留,导致或加重肺部感染。部分肌松药可引起组胺释放,诱发或加重支气管哮喘,因此,对哮喘患者应选择组胺释放较弱的肌松药。应用肌松药时,患者必须处于充分的镇静状态,禁止单用肌松药。应用肌松药的患者,通气完全依赖呼吸机,一旦发生呼吸机管道与气管插管脱开或呼吸机发生故障,患者将处于完全无通气的"窒息"状态,威胁患者生命。因此,对于应用肌松药的患者,必须重点护理。

总之,对于机械通气患者,使用镇静剂时,应评价镇静效果。无论是间断还是持续静脉给药,每日均需中断或减少持续静脉给药的剂量,以使患者完全清醒,并重新调整剂量。机械通气患者一般不推荐使用肌松药。

（六）操作注意事项

1. 密切监测患者的生命体征、血气情况并予以记录,尤其是在机械通气的初期(2~4小时);血气分析根据患者病情定期检查。

2. 对于需要镇静镇痛的患者,做到每日唤醒,以评估意识状态。

3. 谨慎使用肌松药。

4. 抬高床头 30°~45°,加强气道及口、鼻、咽的管理,常规监测气囊压力,尽量使用可进行声门下吸引的导管。

5. 必须实施气道湿化。

6. 做到每日评估,尽早拔管及最大限度地防止机械通气相关的并发症。

7. 积极处理原发疾病。

8. 参数设置注意事项

(1)动脉血气分析,有助于了解患者体内代谢的基本变化。

(2)气道压力变化。

(3)是否存在人机对抗,是否有呼吸模式的改变。

(4)血流动力学及心功能的监测。正确的设置可以改善患者的呼吸肌疲劳并稳定心率、血压。对血压及心率的监测可以指导参数的调节设置。

(5)意识状态。通常正确而有效的呼吸机设置能够使患者趋于平稳和安静。

9. 对准备撤机的患者做好评估筛查,并进行自主呼吸试验。

（七）相关知识

机械通气装置有定容型(容量转换型)、定压型(压力转换型)、定时型(时间转换型)、高频通气机、简易球囊式呼吸机。

(1)定容型(容量转换型):能提供预定的潮气量,通气量稳定,气道阻力及肺顺应性影响小,适用于气道阻力大、经常变动或无自主呼吸的危重患者。

(2)定压型(压力转换型):输送气体到肺内,当压力达到预定数值后,气流即中止。其潮气量受气道阻力及肺顺应性影响较大,但结构简单,同步性能好,用于有一定的自主呼吸、病情较轻的患者。

(3)定时型(时间转换型):能按预定吸气时间送气入肺,通气量一般较稳定,具有定容型和定压型的一些特点。

(4)高频通气机:能提供大于正常呼吸频率2倍以上而潮气量小于解剖无效腔的机械通气方式,用于不适于建立人工气道的外科手术及呼吸窘迫综合征等的治疗。

(5)简易球囊式呼吸机:结构简单、携带方便、价格低廉,由于全部为手工操作,工作参数不易掌握,常用于急诊、野战条件下的急救。

根据患者的病情需要,可选择控制通气、辅助通气、呼气末正压通气、间歇强制指令通气及压力支持通气等。

三、有创机械通气操作规范核查表

有创机械通气操作规范核查表见表8-4-1。

表8-4-1　有创机械通气操作规范核查表

项目内容		是	否
1. 操作前全面评估及物品准备			
1.1 操作者准备:着装整洁、洗手(剪指甲)、戴口罩和帽子			
1.2 评估患者	评估患者病情、生命体征、血气分析结果		
	评估人工气道情况,听诊双肺呼吸音		
	交流解释取得合作(急诊抢救除外)		
1.3 物品准备	呼吸机及各种连接管路、湿化器、模拟肺		
	吸氧装置、灭菌注射用水、呼吸囊		
	多功能电插板、听诊器		
	气源(压缩气和氧气)和电源		
1.4 环境准备:安全、安静、整洁			
2. 准确核对确认患者身份(床头卡、腕带),解释并取得患者合作			
3. 操作流程			
3.1 正确连接呼吸机管道和湿化罐,加入灭菌注射用水			
3.2 将呼吸机推至床边,连接电源和气源			
3.3 协助患者取舒适卧位			
3.4 开机(主机 - 湿化罐)			
3.5 接模拟肺(根据呼吸机型号选择连接时机)			
3.6 根据患者病情及体重选择模式及各项参数,并设置报警范围			
3.7 试运行,检查机器运转是否正常			
3.8 连接患者			
3.9 听诊双肺呼吸音			
3.10 检查通气效果,查看参数			
3.11 无禁忌证者,抬高床头 30°~45°			

续表

项目内容	是	否
3.12 记录		
3.13 机械通气 30 分钟后,行动脉血气分析,根据结果调整通气参数,并设置报警范围		
3.14 遵医嘱脱呼吸机,吸氧		
3.15 关呼吸机		
4. 整理		
4.1 协助患者取舒适体位		
4.2 整理衣物和床单		
4.3 处理用物		
5. 洗手		
6. 记录		

四、常见操作错误及分析

在呼吸机的临床应用中,由于操作人员或机械的原因,常听到或看到声或光的报警,这些信号提醒在场人员必须对患者或机器进行检查和处理,如果处理不当,可导致患者呼吸困难加重,病情恶化,甚至死亡。因此,正确处理好呼吸机报警是呼吸机使用中不可缺少的环节。在呼吸机的使用中,首先要明确有医务人员在场监护,且应有必要的监测设备,如 X 线机、血气分析、测压表、测氧仪等,并应使所有的在场人员明确报警对患者均有一定的危险性,出现报警时,不仅仅是单纯消除报警信号,更重要的是正确处理报警原因。常见的呼吸机报警原因有通气量、压力、动力、氧浓度和窒息报警等。呼吸机常见报警原因及处理见表 8-4-2。

表 8-4-2　呼吸机常见报警原因及处理

常见原因	处理方法
①通气回路脱接;②气道导管套囊破裂或充气不足,湿化器、接水杯漏气;③报警范围设置不当	迅速接好脱接管道;套囊适量充气或更换导管
①呼吸道分泌物增加;②通气回路、气管导管曲折,插管进入一侧主支气管;③胸肺顺应性降低;④人机对抗;⑤ TV 过大;⑥管道积水	无菌吸痰;调整导管位置;调整报警上限;药物对症处理
压缩空气和氧气压力不对称(压缩泵不工作或氧气压力下降)	对因处理
外接电源故障或蓄电池电力不足	对因处理
①气道漏气;② VT、RR、压力设置过小;③自主呼吸减弱	对因处理;增加机械通气量或兴奋呼吸
①自主呼吸增强;②报警限调节不适当;③ TV、RR 设置过大	寻找原因:缺氧、酸中毒、发热、紧张,适当降低机械通气量;调整报警值
气源故障(压缩泵或氧气);调整 FiO_2 不当	对因处理
自主呼吸停止或触发敏感度调节不当	对因处理
①缺氧、酸中毒、发热、紧张、疼痛、呼吸机触发灵敏度过小;② TV 设置过小;③报警范围设置不当	对因处理,调整报警值

1. 通气量报警

(1)呼吸机或导管设施触发通气量低限报警

1)给予的通气量少：如设置的 TV 小或压力不足或频率慢；在定时限压持续气流的呼吸机中气流量小、呼吸时间短等均可导致每分通气量（MV）少而触发报警。应重新核查通气条件，增加 TV、压力或频率、流量或吸气时间等。

2)低限报警设备太高、通气量表显示不准确：此时患者通气情况良好，无通气不足表现。应重新设置报警界限，或用潮气量表重新校正 MV。

3)无效腔过大：在机械通气条件未变化情况下，额外增加了呼吸机管道，或湿化瓶内液体过少等。应尽量减少额外无效腔，去除鼻腔外过长的气管导管（小婴儿宜保留 2~3cm），使用呼吸机本身固定的管道，去除延长管，经常检查湿化瓶的液面。

4)漏气：包括气管导管或套管过细而发生的漏气，呼吸机各连接管道间松动、连接管破裂，湿化瓶封闭不严和呼吸机内部的漏气。应将管道连接紧密，有破裂或不严密时应更换管道；如插管或套管稍细自插管处漏气，可适当增大潮气量和吸气压力；如太细，应更换插管或套管；在应用 CPAP 或 PEEP 时即使较少的漏气也应更换管道。

5)脱管：机械通气中常见。根据脱管位置可分为三种。①移位于咽下部，表现为在送气时能听到漏气声，可用喉镜直接看到脱出的位置；②移位于食管内，症状是腹胀、胃部听到呼吸音，在呼气时插管内无气雾形成；③脱出口腔外。已经确立脱管时，应立刻重新气管插管。

此外，气源压力低，机械工作压力不足，也可引起通气量低限报警。应更换气源，调整工作压力。

(2)呼吸机设置不当，触发高限报警

1)通气量报警的上限设置太低。此时患者无不适现象，应重新设置报警上限。

2)TV 或 MV 设置过大，应重新核查通气条件。

3)触发敏感设置不当时，应重新设置。

4)在使用 Sigh 时出现的短暂报警，可不必处理。

5)MV 测量表显示出错，此时应使用通气量表进行校正。

2. 压力报警

(1)呼吸机或导管等设施触发高压报警

1)插管过深而进入一侧主支气管：以进入右侧常见，应根据胸片提示的深度，重新调整插管。

2)导管中积水或分泌物阻塞：导管中积水未反流至患者呼吸道，可无症状。进入呼吸道可引起"水淹"，使呼吸道阻力增大，触发高压报警。应及时清理，并观察有无气道痉挛，必要时给予镇静。

3)呼吸机管道和气管插管本身的堵塞如扭结、打折等，常同时有通气量的报警出现。应立刻脱离呼吸机，气囊给氧；解除扭结和打折或更换导管。

4)高压报警设置太低：患者常无症状，需重新设置报警限值。

5)呼吸机或导管设置触发低压报警：主要有插管型号不合适、导管破裂或连接处松动致漏气，约占气管并发症1/3。其处理同该原因致通气量低限报警相同。

(2)氧浓度报警

1)低限报警：当氧气供应不足、氧电池耗尽或插入不合适、新更换的氧电池未能与充足的氧气接触(一般在 24 小时内)或低限报警设置值太高时,可出现氧浓度低限报警。其处理即给予充足的氧供;及时更换氧电池;在新氧电池使用前,可先接触空气 24 小时或接触 100% 纯氧 1 小时;合理设置低限报警。

2)高限报警:当压缩空气的压力不足、空气和/或氧气压力不符合呼吸机的工作压力时,或氧浓度高限报警的设置值太低时,可触发该报警系统,此时应调整空气、氧气的压力和比例,重新设置氧浓度的高限报警值。

3. 动力报警

(1)电源动力报警:由电源中断(如保险丝熔断、电源线脱落、停电等)引起,呼吸机以外的电源故障容易发现,可得到及时处理,如为呼吸机内部的电路故障,则应由专门的维修人员进行修理,但此时应注意,当发生上述故障时,均应先使患者脱离呼吸机,然后再行机械维修。

(2)气源报警:表现为呼吸机的工作压力不足,分为空气压力不足和氧源不足。①空气压力不足,如空压泵故障,使空气压力达不到工作压等;②氧源不足,氧压力达不到驱动压,如氧气耗尽、工作压力预设过低等。出现气源报警时,应及时调整压力或更换气源。

4. 窒息报警 常见于呼吸节律不整、自主呼吸差的患者,在辅助机械通气时易见,其治疗方法是积极处理原发病,并行控制性机械通气。

五、目前常用训练方法简介

(一) 模型训练
目前有创机械通气可采取模型及呼吸机训练仪进行操作演示。

(二) 虚拟训练
目前有创呼吸机临床训练可以采取呼吸机模拟系统进行操作演示。

六、相关知识测试题

1. 下列有关机械通气的描述**错误**的是
   A. 只要机械通气设置合理,就能消除产生呼吸衰竭的病因
   B. 合理的机械通气设置能避免因 $PaCO_2$ 原发性升高而导致的呼吸性酸中毒
   C. 改善低氧血症是机械通气的目标之一
   D. 人类的自然呼吸在吸气相是负压通气,而机械通气在吸气相是正压通气
   E. 急性左心衰竭,高流量吸氧情况下持续低氧血症,血流动力学不稳定

2. 下列情况**不宜**行机械通气治疗的是
   A. 严重肺水肿   B. $PaCO_2$ 进行性升高
   C. 气胸及纵隔气肿未行引流者   D. 自主呼吸微弱或消失
   E. 连枷胸

3. 高水平 PEEP 对循环系统的影响为
   A. 血压升高   B. 血压降低
   C. 中心静脉压降低   D. 回心血量增加
   E. 颅脑循环的影响

4. 患者,女,30 岁。因急性化脓性扁桃体炎在某医院注射室注射青霉素后突发呼吸

困难,喉头喘鸣,口唇发绀。在立即给予肾上腺素皮下注射的同时,缓解呼吸困难的首选措施是

  A. 鼻导管吸氧　　　　　　　　　　B. 面罩吸氧

  C. 放置口咽管　　　　　　　　　　D. 环甲膜穿刺

  E. 气管插管

  5. 患者,男,32 岁。因脓毒败血症并发休克和急性呼吸窘迫综合征行机械通气,FiO_2 60%,其 PaO_2 仍低于 60mmHg(8kPa),拟加用呼气末正压(PEEP)。压力选择应为

  A. 逐步增加压力,以不超过 +1.47kPa(+15cmH_2O)而 PaO_2 达到 8kPa 为宜

  B. 逐步增加压力,以不超过 +1.96kPa(+20 cmH_2O)而 PaO_2 达到 8kPa 为宜

  C. 逐步增加压力,以不超过 +0.98kPa(+10 cmH_2O)而 PaO_2 达到 8kPa 为宜

  D. 使 FiO_2 降至 60% 以下,PaO_2 提高至 8kPa 以上,压力可以不限制

  E. 休克患者禁忌机械通气和应用 PEEP

  答案:1. A　2. C　3. B　4. D　5. A

(万　方)

推荐阅读资料

[1] 宋志芳,于秀珍,马钧,等. 现代呼吸机治疗学. 2 版. 北京:人民军医出版社,2008.

[2] CHAWLA J, GRUENER G. Management of critical illness polyneuropathy and myopathy. Neurol Clin, 2010, 28 (4): 961-977.

[3] EPSTEIN S K. Noninvasive ventilation to shorten the duration of mechanical ventilation. Respir Care, 2009, 54 (2): 198-208; discussion 208-111.

[4] HODGSON C L, STILLER K, NEEDHAM D M, et al. Expert consensus and recommendations on safety criteria for active mobilization of mechanically ventilated critically ill adults. Crit Care, 2014, 18 (6): 658.

[5] MORRIS P E, GOAD A, THOMPSON C, et al. Early intensive care unit mobility therapy in the treatment of acute respiratory failure. Crit Care Med, 2008, 36 (8): 2238-2243.

第五节　俯卧位通气

一、概述

  俯卧位通气是将机械通气患者由仰卧位改为俯卧位。俯卧位通气通过降低胸腔内压力梯度、促进分泌物引流和促进肺内液体移动,从而改善氧合。俯卧位通气主要用于治疗早期重度急性呼吸窘迫综合征(acute respiratory distress syndrome,ARDS)(PaO_2/FiO_2<100mmHg),尤其是对于 PEEP>10cmH_2O 的患者,俯卧位通气通过体位改变增加 ARDS 肺组织背侧的通气,改善肺组织通气 / 血流比及分流与氧合。

二、俯卧位通气操作规范流程

(一)适应证

早期重度 ARDS(PaO_2/FiO_2<100mmHg),尤其是对于 PEEP>10cmH_2O。

(二) 禁忌证

1. 绝对禁忌证

(1) 不稳定性脊椎骨折。

(2) 未监测或颅内压明显升高。

2. 相对禁忌证

(1) 腹腔高压症: 俯卧位通气可增加肠道压力, 使肠腔易发生内瘘, 同时增加腹内压, 不伴有腹腔高压症患者, 俯卧位通气后腹内压增加较小, 不会观察到任何不良影响, 因此, 伴有腹腔高压症的 ARDS 患者实施俯卧位通气时应慎重。

(2) ARDS 患者伴有血流动力学不稳定。

(3) 腹部开放性伤口。

(4) 多发性创伤伴不稳定性骨折、妊娠、股骨或骨盆骨折安置外固定器、体重 >135kg 患者。

(5) 近期接受过胸部或颌面部大手术、大咯血需要立即手术治疗、近期腹部手术、2 日内植入心脏起搏器等患者。

(三) 操作前准备

1. 操作前向患者解释说明俯卧位通气的目的、方法和注意事项, 以取得患者的理解和配合。

2. 为缓解氧气供需矛盾及保证翻转体位过程中的安全, 翻转体位前镇静程度应加深, 必要时可在操作前使用肌松剂。

3. 检查气管导管固定是否有效, 除使用普通胶带固定导管外可增加绳带固定, 避免受唾液或分泌物的影响。

4. 保持气道通畅, 操作前吸净气道和口鼻腔内分泌物, 翻转体位前完成口腔护理, 准备好负压吸引装置, 以便及时清除体位改变后出现的大量分泌物。

5. 认真检查各管道是否固定良好, 固定和放置各管路以有利于翻转体位为原则, 保留足够长度, 检查连接是否紧密, 避免翻转体位牵拉而致脱出。

6. 肠内营养的患者在操作前 30 分钟 ~1 小时停用。

7. 准备好预防压力性损伤材料, 如减压敷料、软垫或软枕等。

8. 操作者准备, 医生 ≥ 1 名, 护士 ≥ 4 名, 至少 4 名站于病床两侧, 1 名在头侧, 另 1 名负责放软垫或软枕。

(四) 操作步骤

1. 由指挥者发出指令, 将患者进行翻转体位。

2. 将患者移向一侧, 面向对侧成 90° 侧卧。

3. 去除胸前电极片, 背部正确连接心电监护。

4. "C" 形软垫或减压垫垫于患者头部。

5. 将患者顺势翻转为俯卧位, 头部侧枕于 "C" 形软垫或减压垫上, 气管导管置于开口处。

6. 胸口垫软垫或减压垫。

7. 将软垫或减压垫顺着患者纵轴方向, 分别置于其两肩下及髂部。

8. 将一个软垫或减压垫置于小腿下, 使双下肢抬高。

9. 检查所有管道位置及连接紧密性。

10. 检查患者生命体征与呼吸机参数。

（五）并发症及处理

1. 非计划性拔管 翻转体位后，痰液及分泌物易于流出，普通胶带固定的导管易受唾液或分泌物的影响，导致气管导管脱落，可增加绳带固定，避免导管脱落。

2. 压力性损伤 俯卧位通气时，面部处于较低的位置，晶体液输注过多时，可导致面部水肿和气道水肿，面部容易发生压疮。俯卧位通气时压疮常见的好发部位为胸部、乳房、生殖器、骨隆突处，如颧骨、下颌、髂嵴、膝部和足趾等，尤其是较长时间处于俯卧位的患者更容易出现。需要经常在小范围内挪动患者，避免一个部位长时间持续受压。

3. 气管导管堵塞 翻转体位后，头部处于较低的位置，痰液及分泌物易于流出，需增加清理气道分泌物的次数，避免导管堵塞；加强口鼻腔分泌物清理，保持局部清洁。

4. 预防神经损伤 俯卧位通气可能发生的神经损伤包括眶上神经、面神经、腭神经，发生率非常低。虽然充分关注上述部位，神经损伤仍有发生，其原因尚不清楚，可能与牵拉、挤压所致的缺血有关。择期的俯卧位手术可以在术前评估患者颈部和肩部运动功能，俯卧位时根据肩部运动情况合理摆放手臂位置，在进行俯卧位通气时要注意患者手臂位置，对于俯卧位时间较长的患者需要定时变换手臂位置，可以将手臂与身体平行放置，也可以略外展，将手臂与头部平行放置。

5. 眼部损伤 俯卧位阶段适当变动头部位置，预防眼、鼻部受压，如护理不当可能出现角膜擦伤、眼眶水肿。

（六）操作注意事项

1. 为了使翻转体位流程标准化，所有参与俯卧位通气操作的医护人员均应经过俯卧位通气操作的理论及操作培训。

2. 俯卧位通气时，应严密观察病情变化，监测生命体征，持续有创动脉血压、心电图、血氧饱和度监测，及时血气分析，注意观察有无合并症的发生。

3. 保持呼吸道通畅，维持有效呼吸，可利用俯卧位给予充分叩背，促使痰液排出，促使气体均匀分布，加强气体交换。吸痰前后为患者吸入 100% 纯氧 3 分钟，观察痰液的性状、量、颜色。

4. 保证呼吸机各管道密、闭通畅、不漏气、不扭曲、不脱落或阻塞。用支撑架妥善固定好各呼吸机管道，减少气道导管的移位或牵拉。

5. 翻转体位前注意夹闭各引流管，防止反流而引起感染，翻转体位后及时开放导管并妥善固定，检查各种导线连接是否完好，保持通畅并有效引流。

6. 治疗过程中患者出现躁动不安、挣扎等，应适当地给予肢体约束与固定，防止管道拉脱。给予镇静和肌松：用咪达唑仑 0.03~0.20mg/(kg·h) 和异丙酚 0.3~0.4mg/(kg·h) 交替静脉注射，充分镇静。

7. 做好必要的解释、沟通，应向患者说明俯卧位通气治疗的必要性及作用、方法和时间，减少其恐惧心理，以取得配合，使患者逐步适应俯卧位通气引起的不适；用非语言的方式表达其需要，取得患者的合作。

（七）相关知识

1. 俯卧位通气治疗 ARDS 患者的最佳持续时间尚不明确，但持续时间 ≥12h/d 的患者较 <12h/d 的患者病死率明显降低。因此，俯卧位通气至少持续 10~12 小时，且持续 16~20 小时的治疗效果更好。

2. 俯卧位通气治疗可改善重度 ARDS 患者预后,降低患者 28 日、90 日病死率,并缩短机械通气、带管时间,使患者通气、血流灌注更加均匀,并降低肺部顺应性。

3. 俯卧位通气时,采用肺保护性通气策略可以显著减少呼吸机相关性肺损伤(ventilator associated lung injury,VALI)的发生。

三、俯卧位通气操作规范核查表

俯卧位通气操作规范核查表见表 8-5-1。

表 8-5-1　俯卧位通气操作规范核查表

项目	内容	是	否
操作前准备	核对患者信息,包括姓名、性别、年龄、主诉		
	检查患者生命体征		
	查看呼吸机参数和报警参数设置是否合理		
	检查所有管路是否固定妥善、导管置入深度、需要夹闭的导管是否夹闭,检查气管导管深度,监测气囊压力是否在正常范围		
	查看患者皮肤,是否有压力性损伤		
	检查肠内营养患者是否在操作前 30 分钟~1 小时停用		
	检查需要镇静患者,镇静效果是否到位		
	明确患者有无俯卧位通气禁忌证		
	人员准备:医生≥1 名,护士≥4 名		
	物品(器械)准备:压力性损伤材料,如减压敷料、"C"形软垫或软枕,电极片,负压引流装置,吸痰管		
操作过程	由指挥者发出指令,将患者进行翻转体位		
	将患者移向一侧,面向对侧成 90° 侧卧		
	去除胸前电极片,背部正确连接心电监护		
	"C"形软垫或减压垫垫于患者头部		
	将患者顺势翻成俯卧位,头部侧枕于"C"形软垫或减压垫上,气管导管放于开口处		
	胸口垫软垫或减压垫		
	软垫或减压垫顺着患者纵轴方向,分别置于两肩下、髂部		
	一个软垫或减压垫置于小腿下,使双下肢抬高		
	检查所有管道位置及连接紧密性		
	检查患者生命体征与呼吸机参数		
操作后事项	加强气道护理,增加清理气道分泌物次数,避免导管堵塞;加强口鼻腔分泌物清理,保持局部清洁		
	加强皮肤护理,可以小范围移动患者,避免一个部位长时间持续受压		
	加强管道护理,避免管道脱出		

四、常见操作错误及分析

1. 非计划性拔管　操作前未仔细检查所有导管,导管固定不妥善,翻转体位时,容易导致导管牵拉。如果导管长度预留不够,导管容易脱出,故导管应预留足够长度。翻转体位后,痰液及分泌物易于流出,普通胶带固定的导管易受唾液或分泌物的影响,导致气管导管脱落,可增加绳带固定,避免导管脱落。

2. 操作不统一　俯卧位通气翻转体位时,需要统一指令,所有参与操作的医护人员需要在统一指令下同时完成,为了使翻转体位流程标准化,所有参与俯卧位通气操作的医护人员均应经过俯卧位通气操作的理论及操作培训。

五、目前常用训练方法简介

俯卧位通气临床训练可以采取模型或真人模特进行操作演练。

六、相关知识测试题

1. 俯卧位通气绝对禁忌证包括

　　A. 不稳定性脊椎骨折

　　B. 未监测或颅内压明显升高

　　C. 腹腔高压症

　　D. 腹部开放性伤口

　　E. 近期接受过胸部或颌面部大手术

2. 俯卧位通气常见并发症有

　　A. 非计划性拔管　　　　　　　　　B. 压力性损伤

　　C. 神经损伤　　　　　　　　　　　D. 眼部损伤

　　E. 气管导管堵塞

3. 俯卧位通气适用于

　　A. ARDS　　　　　　　　　　　　B. COPD

　　C. 哮喘　　　　　　　　　　　　　D. 肺栓塞

　　E. VALI

4. 俯卧位通气操作前准备描述正确的是

　　A. 患者准备,操作前向患者解释说明俯卧位通气的目的、方法和注意事项,以取得患者的理解和配合

　　B. 检查气管导管固定是否有效,除使用普通胶带固定导管外可增加绳带固定,避免受唾液或分泌物的影响

　　C. 肠内营养的患者在操作前 30 分钟~1 小时停用

　　D. 操作者准备,医生 ≥1 人,护士 ≥4 人,至少 4 人站于病床两侧,1 人在头侧,另 1 人负责放软垫或软枕

　　E. 查看呼吸机参数和报警参数设置是否合理

5. 俯卧位通气相对禁忌证是

　　A. 不稳定性脊椎骨折

B. 未监测或颅内压明显升高

C. 腹腔高压症

D. 腹部开放性伤口

E. ARDS 患者伴有血流动力学不稳定

答案: 1. AB　2. ABCDE　3. AE　4. ABCDE　5. CDE

（何　劲）

推荐阅读资料

［1］杜转环,张海丹,李言鹏,等.急性窘迫综合征患者俯卧位通气获益机制的研究进展.中国急救医学, 2018,38(10):915-920.

［2］刘大为.急性窘迫综合征.实用重症医学.2版.北京:人民卫生出版社,2019.

［3］中华医学会呼吸病学分会呼吸危重症医学学组.急性窘迫综合征患者机械通气指南(试行).中华医学 杂志,2016,96(6):404-424.

第九章

生命支持与急救操作技能

第一节　高级生命支持

一、概述

高级生命支持(advanced cardiac life support,ACLS)是指由专业医务人员在心搏骤停现场或在向医疗单位转送途中进行的抢救。此阶段可能应用一些辅助设备、特殊技术等建立更为有效的通气和血液循环。其目的为促进心脏恢复搏动,恢复自主循环,提高心、脑灌注压,减轻酸中毒。ACLS 主要包括通气与供氧、循环支持、电除颤、复苏后脏器功能监测等。

二、高级生命支持操作规范流程

(一) 适应证

适用于各类原因导致的心搏骤停患者的救治。

(二) 禁忌证

1. 救治现场环境不安全。

2. 不确定心搏骤停发生时间,发现提示不可逆死亡的可靠和有效标准,如已出现尸僵、尸斑等征象。

3. 已签署拒绝心肺复苏术协议的慢性病终末期患者。

(三) 操作前准备

1. 人员准备　依据救治现场情况组成抢救团队,成员数量一般 2~6 人,在 ACLS 操作过程中分别负责指挥、气道管理、按压、除颤、给药、记录等任务,其中负责按压者需与除颤或气道管理者进行周期性轮换,以保障按压质量。无论实际团队成员有几人,其中需有 1 人作为指挥者,各项任务可依据现场实际人员情况进行兼任。在模拟演练过程中推荐 6 名成员协作完成。

2. 各角色职责

(1)指挥者:负责组织团队,在开始阶段即依据组员特点安排好各自角色,操作过程中着重于患者的全面治疗,负责作出相应治疗的决策,并监督每个团队成员的表现,人员不充分时可兼除颤、记录等。

(2)气道管理者:负责评估并开放气道,实施给氧、球囊面罩通气等辅助通气技术,动态评估是否需要高级气道支持,必要时负责插管、上机、调整呼吸机参数。

(3)按压者:负责颈动脉搏动触诊以评估循环,有自主循环时负责测量血压,在复苏阶段负责进行高质量的胸外心脏按压、每2分钟(周期)与气道管理者或除颤者互换角色,以保障按压质量。

(4)除颤者:负责实施心电监护及除颤仪的使用,可每2分钟(周期)与按压者轮换角色。

(5)给药者:负责建立静脉通路,抽血,并按照指挥者要求进行给药,此角色多由护理人员担任。

(6)记录者:负责抢救过程中各种生命体征、给药、操作项目的记录,在按压开始后每2分钟进行提醒,保障顺利轮换,并定时进行重新评估。

3. 药品、器械准备　抢救车(其中包括生理盐水、肾上腺素、阿托品、腺苷、多巴胺等常用抢救药品,以及血压计、呼吸球囊、气管插管包、按压板等抢救器械和留置针、采血管等采血输液设备)、心电监护仪、除颤仪、呼吸机、给氧装置、输液泵等。进行仿真情景模拟训练时可使用高级模拟人系统。

(四) 操作步骤

1. 指挥者角色　由指挥者组织抢救团队,安排各组员在操作过程中的角色、任务。

2. 操作者站位　6人团队协作见图9-1-1,气道管理者站于患者头侧,按压者、除颤者站于患者侧方,给药者在另一侧,记录者在旁边,指挥者在患者足侧。

4人团队协作见图9-1-2,气道管理者站于患者头侧,按压者、除颤者站于患者侧方,给药者在另一侧,按压者与气道管理者轮换,给药者兼职记录,指挥者负责除颤。

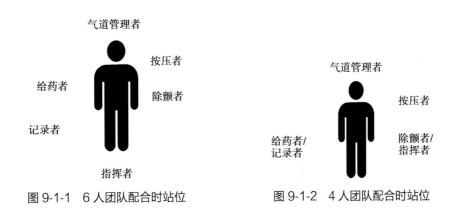

图 9-1-1　6 人团队配合时站位　　　图 9-1-2　4 人团队配合时站位

3. 操作流程　依据不同的疾病场景,ACLS 的培训演练及实际操作延伸至心搏骤停前的不同心律失常的救治,指挥者需掌握不同心律失常的心电图表现及紧急救治流程。

(1)成人心律失常(有脉搏)处理流程(图9-1-3)

1)尽快完成心电图检查,明确是否存在心律失常及属于快速型还是缓慢型心律失常。

2)查找并处理潜在的导致心律失常的病因,常见的如缺氧、电解质紊乱等。

3)评估患者血流动力学是否稳定,是否存在头晕、胸闷、低血压等灌注不足的情况。针对血流动力学不稳定者,需尽快积极处理心律失常;对于血流动力学相对稳定者,可先观察,待仔细辨别心律失常类型后再行相应处理。

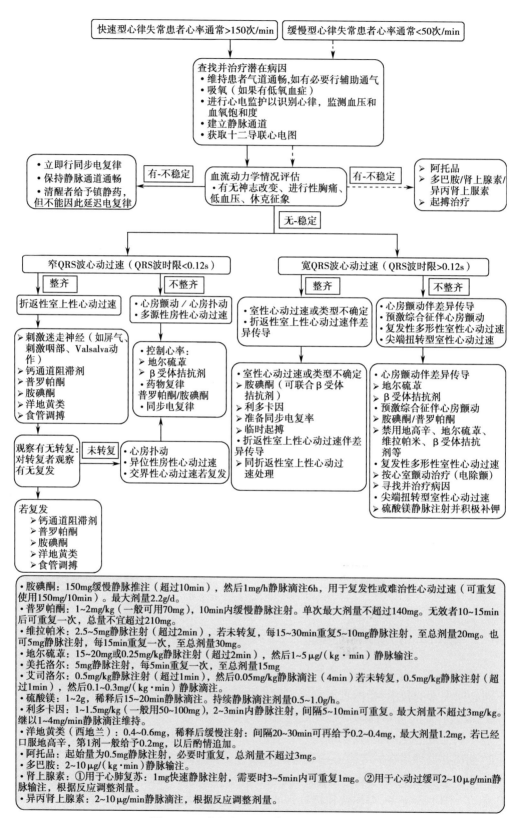

图 9-1-3 成人心律失常(有脉搏)处理流程

（2）成人心搏骤停处理流程（图9-1-4）

1）发现患者病情变化时，立即从基础生命支持的探查开始。先判断意识，排除由于干扰、导联脱落等引起的异常心电报警情况。

2）明确为意识丧失后，尽快启动应急反应系统，进入抢救流程，若未扪及颈动脉搏动则迅速开始胸外心脏按压。

3）尽快取得除颤仪或AED并第一时间使用，针对有心电监护的患者，可依据心电监护波形判断是否为可除颤心律而决定是否除颤。

4）复苏过程以30∶2按压通气比进行，每2分钟停止按压一次，重新判断呼吸，脉搏和心电情况以决定下一周期复苏策略，其间尽量减少中断，否则影响复苏效果。

5）确定自主循环恢复（return of spontaneous circulation，ROSC）后即进入复苏后治疗阶段，以优化呼吸、优化循环和脑复苏、纠正可逆病因为主。

（五）复苏后综合治疗

ROSC后机体进入由全身缺血-再灌注损伤引起的病理生理状态，称为心搏骤停后综合征（post-cardiac arrest syndrome，PCAS）。PCAC针对心、脑进行治疗，可改善患者预后和提高出院存活率。

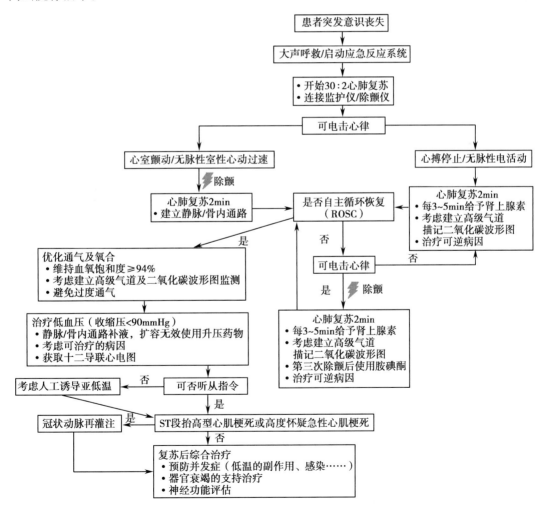

剂量/详细信息
- 电击能量：
双向波：使用厂家推荐值（一般120~200J），若不知道可使用最大剂量，此后维持或增加能量。
- 药物治疗，静脉或骨内通路注射（IV/IO）
肾上腺素：每3~5min注射1mg胺碘酮，首剂300mg，第二剂150mg。
- 高级气道：
声门上高级气道或气管插管；描记二氧化碳波形图以确定和监测气管内插管位置。
建立高级气道后持续胸外心脏按压，保持呼吸8~10次/min。
- 通气氧合
避免过度通气。
以10~12次/min开始通气，并逐步调整到呼气末二氧化碳分压（PetCO$_2$）目标值35~40mmHg
逐步调整氧浓度至维持脉氧保和度（SPO$_2$）≥94%所需的最小浓度
- 血管活性药物
多巴胺5~10μg/（kg·min）；肾上腺素0.1~0.5μg/（kg·min）；去甲肾上腺素0.1~0.5μg/（kg·min）。
- 可逆性病因（5H5T）
5H：低血容量；低氧血症；酸中毒；高钾/低钾血症；低体温。
5T：张力性气胸；心脏填塞；中毒；肺栓塞；冠状动脉栓塞。

图9-1-4　成人心搏骤停处理流程

1. 通气管理与优化　依据ROSC后呼吸情况决定是否需要建立高级气道并行机械通气，调整选择可使SpO$_2$≥94%的最低氧浓度，既确保足够氧供，又避免组织氧过多。调整通气频率和潮气量（6~8ml/kg），维持正常呼气末二氧化碳分压（PetCO$_2$）35~40mmHg或PaCO$_2$ 40~45mmHg。

2. 早期血流动力学优化与目标导向治疗，确保组织有效灌注　中心静脉压（CVP）8~12mmHg、平均动脉压（MAP）65~90mmHg、中心静脉血氧饱和度（ScvO$_2$）>70%、血细胞比容>30%或血红蛋白>8g/dl、乳酸<2mmol/L、尿量>0.5ml/（kg·h）、氧输送指数>600ml/（min·m^2）。

3. 心血管系统监护与管理　监测有无再发生心律失常；不预防性使用抗心律失常药物；必要时治疗心律失常；去除可逆的病因；查十二导联心电图/肌钙蛋白检测急性冠脉综合征/ST段抬高型心肌梗死（ST-elevated myocardial infarction，STEMI），评价QT间期；超声心动图检测心肌顿抑、室壁运动异常、心脏结构问题或心肌病。对急性冠脉综合征考虑紧急经皮冠状动脉介入治疗（percutaneous transluminal coronary intervention，PCI）或溶栓治疗。治疗心肌顿抑时，液体复苏要达最佳的容量（需临床判断），多巴酚丁胺5~10μg/（kg·min），主动脉内球囊反搏（intra-aortic balloon pump，IABP）。

4. 内环境监测与管理　血糖目标范围8~10mmol/L；避免低钾或高钾血症，维持K$^+$ 3.5~5.5mmol/L；监测急性肾损伤，有指征即行肾脏替代治疗；避免使用低渗液体，否则可能会增加水肿，包括脑水肿。

5. 脑保护　诱导亚低温治疗，目标温度选定为32~36℃，并至少维持24小时后缓慢复温。复温速度过快易引起脑水肿、反应性高热、高血钾等并发症；以0.2~0.5℃/h复温较合适，停用降温措施后机体会缓慢自然复温，当体温升至36.5~37.5℃时，应用降温措施保持，防止复温后反应性高热。

（六）操作注意事项

1. 注意规范的操作前准备和基础生命支持探查流程。

2. 强调高质量的心肺复苏

（1）用力按压，深度5~6cm。

（2）快速按压，频率100~120次/min（30次耗时15~18秒），按压与放松比例1:1。

（3）让胸廓充分回弹。

（4）减少按压的中断时间（中断时间 <10 秒）。

（5）在心肺复苏过程中按压占时比在 60% 以上。

（6）避免过度通气（呼吸过快或过猛）。

（7）建立高级气道进行二氧化碳波形图监测，若 $PetCO_2$<10mmHg，应设法改进心肺复苏质量。

（8）进行有创血压监测，若舒张压 <20mmHg，应设法改进心肺复苏质量。

3. 手法开放气道，正确使用 EC 手法进行球囊面罩通气，能准确判断时机并置入高级气道，按压通气比正确。

4. 尽早使用除颤仪并正确进行除颤操作。

5. 团队指挥者在患者病情变化时对心电图判读准确，处理流程（包括用药）应用得当。

6. 准确判断心搏骤停自主循环恢复（ROSC）并进一步优化呼吸和循环、目标温度管理等后续处置。

7. 操作过程体现出高效复苏团队的八大要素

（1）闭环式沟通：团队指挥者向一名团队成员给出信息、命令或任务；团队指挥者通过收到该团队成员的明显应答并与其进行良好的目光接触，确认其已听到并理解该任务；在分配另一项任务之前，团队指挥者须等待团队成员确认任务已完成。

（2）清晰的指令传达：用恰当的语调、简短的语言、肯定的语气来传递。所有提示信息和命令均应以平静和直接的方式表达，不能大叫或呼喊。

（3）明确的任务和职责：为了提高工作效率，团队指挥者应明确分配角色，以保障团队的每位成员清楚其任务和职责。团队成员应交流何时及是否能再接受其他任务。团队指挥者应鼓励团队成员参与组织工作，而不仅仅是盲目地遵循指示。

（4）知道自己的局限性：不仅团队中的每个人应知道他 / 她自己的局限性和能力，而且团队指挥者也应清楚每个人的情况。这种了解便于团队指挥者评估团队资源，当需要协助时，可要求团队成员支持。团队成员应预见可能需要获得协助的情况，并通知团队指挥者。在试图复苏的紧急情况下，切勿练习或探索新技能。如果需要额外的帮助，需尽早提出要求。

（5）知识共享：团队成员应通知团队指挥者患者病情的任何变化，以确保在充分了解全部信息的基础上做出决定。

（6）建设性干预：在复苏尝试期间，如果即将发生的操作在当时可能不适当，团队指挥者或一名团队成员可能需要进行干预。建设性干预是必要的，但应巧妙地进行。团队指挥者应避免与团队成员发生冲突。相反，如果需要建设性批评，则应当在复苏后进行。

（7）重新评估和总结：团队指挥者应定期总结评估团队复苏尝试的情况，并宣布接下来的计划。保持治疗计划的灵活性，并重新查看初步鉴别诊断结果，还可要求记录员提供信息和总结。

（8）互相尊重：团队指挥者或团队成员无论接受过何种培训或经验多么丰富，均应该在复苏尝试期间彼此尊重。

（七）相关知识

机械胸外按压装置：相对于人工胸外按压，尚无证据表明使用机械活塞装置对心搏骤停患者进行胸外按压更有优势。但在施救者有限、长时间心肺复苏、低温、心搏骤停时进行心肺复苏，或在移动的救护车内、在血管造影室内及在准备体外心肺复苏期间进行心肺复苏的情况下，机械活塞装置可以作为传统心肺复苏的替代品。

胸外按压反馈装置：可对心肺复苏质量进行实时监控、记录和反馈，包括患者的生理参数及施救者的绩效指标。这些重要数据可以在复苏中实时运用，也可以在复苏完成后进行汇报总结，并能用于系统范围的质量改进项目。可以有效纠正胸部按压速率过快的情况，减少胸部按压时的倚靠压力。目前研究并未显示出胸外按压反馈装置可以显著增加神经功能恢复或提高存活出院率。

体外技术和有创灌注装置：体外心肺复苏在对心搏骤停患者进行复苏时，启动体外循环和氧合。对于发生心搏骤停，且怀疑病因可能可逆者，可以考虑以体外心肺复苏替代传统心肺复苏。

三、高级生命支持评分表

高级生命支持中，4 人团队复苏评分表见表 9-1-1。

表 9-1-1　4 人团队复苏评分表（成人）

	内容及评分标准	分值	得分
操作流程	护士 1 与护士 2 同时到达复苏现场		
	1. 护士 1 向护士 2 汇报病例主诉、症状（1 分）	1	
	2. 护士 2 下达口头医嘱（1 分），护士 1 上氧（1 分）、心电监护（1 分）、建立静脉通路（1 分）	4	
	3. 护士 2 体格检查（1 分），心电监护连接后对心室颤动的识别（1 分），判断患者意识（1 分），判断有无心跳及呼吸（3 分），呼救（1 分），去枕（1 分），充分暴露胸部（1 分），确定按压部位（2 分）、深度（2 分）、频率（2 分）、手法（2 分）	17	
	护士 3 与医生携带抢救车除颤仪迅速到达复苏现场		
	4. 护士 3 E/C 手法开放气道（3 分），球囊通气（3 分）	6	
	5. 医生询问患者病情，口述继续以按压通气比 30:2 心肺复苏	1	
	6. 护士 1 向医生汇报：患者主诉胸闷、突发心室颤动	1	
	7. 医生第一次除颤：口述双向波 150J 电除颤，涂抹导电胶，充电，放电，口述继续复苏	5	
	8. 医生口头医嘱：准备肾上腺素 1mg，生理盐水 20ml 静脉推注，注意按压深度大于 5cm	2	
	9. 护士 1 复述：肾上腺素 1mg，生理盐水 20ml 静脉推注准备完毕，提示 2 分钟到（护士 2 与护士 3 交换）	2	
	10. 医生第二次除颤：口述双向波 200J 电除颤，涂抹导电胶，充电，放电，口述继续复苏	5	
	11. 医生口头医嘱：肾上腺素 1mg，生理盐水 20ml 静脉推注	2	
	12. 护士 1 口述：肾上腺素 1mg，生理盐水 20ml 静脉推注完毕	2	

续表

	内容及评分标准	分值	得分
操作流程	13. 医生口头医嘱:准备第二次肾上腺素 1mg,生理盐水 20ml 静脉推注,胺碘酮 300mg	2	
	14. 护士 1 复述肾上腺素 1mg,生理盐水 20ml,胺碘酮 300mg 准备完毕,提示 2min 到(护士 2 与护士 3 交换)	2	
	15. 医生第三次除颤:口述双向波 200J 电除颤,涂抹导电胶,充电,放电,口述继续复苏,口头医嘱:胺碘酮 300mg 快速静脉推注	6	
	16. 护士 1 口述:胺碘酮 300mg 快速静脉推注	2	
	17. 医生口述按压深度和频率,胸廓回弹到位,询问第一次使用肾上腺素的时间	3	
	18. 护士 1 回答医生:距离第一次使用肾上腺素的时间约 3min	1	
	19. 医生口头医嘱:第二次肾上腺素 1mg,生理盐水 20ml 静脉推注	1	
	20. 护士 1 复述第二次肾上腺素 1mg,生理盐水 20ml 静脉推注完毕,提示 2min 到(护士 2 与护士 3 交换)	2	
	21. 医生第四次除颤:口述双向波 200J 电除颤,涂抹导电胶,充电,放电,口述继续复苏	5	
	22. 护士 1 提示 2min 到(护士 2 与护士 3 交换)	1	
	23. 医生口头医嘱:心电监护提示出现有效波形,测量脉搏,检查有无颈动脉搏动及血压,气道是否有阻力(护士 3、护士 1 报告)	1	
	24. 医生建立高级气道,准备呼吸机,口头医嘱:生理盐水 32ml+ 多巴胺 180mg 以 5ml/h 泵入	3	
	25. 护士 1 复述生理盐水 32ml+ 多巴胺 180mg,以 5ml/h 泵入完毕	1	
	26. 医生口头医嘱:接呼吸机,完善床边 ECG、实验室检查,患者意识未恢复,开始诱导亚低温治疗,报告床旁 ECG 结果,口头医嘱联系 PCI 治疗	1	
	27. 护士 1 复述已经完成抽血查生化等检验项目,4℃冰盐水 1 000ml 静脉滴注完成	1	
综合评价	1. 各成员在复苏过程中的熟练程度:熟练(5 分)、较熟练(3 分)、一般(1 分)	5	
	2. 各成员在复苏过程中配合与沟通:很好(5 分)、较好(3 分)、一般(1 分)	5	
	3. 各成员在复苏过程中人性化关怀:很好(5 分)、较好(3 分)、一般(1 分)	5	
	4. 7 分钟内完成,每超时 1 分钟扣 1 分	5	
	总分	100	

注:ECG,心电图;PCI,冠状动脉介入治疗。

四、常见操作错误及分析

1. 对操作流程不熟悉,未能规范进行基础生命支持探查。

2. 心肺复苏质量不高,按压、通气不到位或中断时间过长。

3. 未能第一时间进行除颤操作。

4. ACLS 中各心律失常处置流程不熟,不能准确判断病情变化并选择相应的处置。

5. 缺乏团队配合,未能体现出高效团队的八大要素。

五、目前常用训练方法简介

(一) 高仿真情景模拟训练

利用高仿真模拟人,预先设置好病例场景,输入相关生命体征参数,在监护仪及模型上可真实监测出呼吸、心率、脉搏、血压等指标,模型依据复苏团队的实际表现而出现相关的生命体征变化,反馈出抢救流程是否符合规范。

(二) 团队配合医护沟通训练

重点模拟复苏过程中的团队配合,从团队组织、角色分配、沟通内容、沟通方式等方面进行演练,以达到高效团队协作的目的。

(三) 抢救实操训练

利用临床真实抢救场景进行 ACLS 实际操作训练,因抢救过程不能有停滞和讲解,重点在于抢救完成后的团队总结、复盘和分析,以不断优化抢救流程,提高抢救效率。

六、相关知识测试题

1. 下列**不属于**心搏骤停可逆性病因的是

　　A. 低血容量　　　　　　　　　B. 低氧血症

　　C. 脑梗死　　　　　　　　　　D. 心脏压塞

　　E. 冠状动脉栓塞

2. 患者自主循环恢复(ROSC)后,下列不适合进行低温治疗的是

　　A. 最初心律为心搏停止　　　　B. 对语言刺激有反应

　　C. 复苏时间 >10 分钟　　　　　D. 患者年龄 >60 岁

　　E. 拟进行冠状动脉再灌注治疗(如 PCI)

3. 患者,男,62 岁。因"心跳快"于急诊科就诊。患者否认胸痛或气短,血压 142/98mmHg,脉搏 200 次 /min,呼吸 14 次 /min,呼吸室内空气时脉搏血氧饱和度 95%。接下来的处理措施为

　　A. 完成十二导联心电图　　　　B. 给予 150mg 胺碘酮

　　C. 给予 100mg 阿司匹林　　　　D. 给予 6mg 腺苷

　　E. 电复律

4. 监护室患者监护仪上突然显示心室颤动波形。此时应首先进行的处理是

　　A. 检查患者正在输注的药物　　B. 检查患者呼吸、脉搏

　　C. 检查患者意识　　　　　　　D. 检查心电监护导联有无脱落

　　E. 立即准备除颤

5. 团队复苏的要素**不包括**

　　A. 闭环式沟通　　　　　　　　B. 知识共享

　　C. 明确的任务和职责　　　　　D. 建设性干预

　　E. 高效的执行力

答案:1. C　2. B　3. A　4. C　5. E

(黄国庆　李湘民)

推荐阅读资料

［1］LINK M S, BERKOW L C, KUDENCHUK P J, et al. Part 7: adult advanced cardiovascular life support: 2015 American Heart Association guidelines update for cardiopulmonary resuscitation and emergency cardiovascular care. Circulation, 2015, 132 (18 Suppl 2): S444-S464.

［2］PANCHAL A R, BERG K M, CABAÑAS J G, et al. 2019 American Heart Association focused update on systems of care: dispatcher-assisted cardiopulmonary resuscitation and cardiac arrest centers: an update to the American Heart Association guidelines for cardiopulmonary resuscitation and emergency cardiovascular care. Circulation, 2019, 140 (24) e895-e903.

［3］PANCHAL A R, BERG K M, HIRSCH K G, et al. 2019 American Heart Association focused update on advanced cardiovascular life support: use of advanced airways, vasopressors, and extracorporeal cardiopulmonary resuscitation during cardiac arrest: an update to the American Heart Association guidelines for cardiopulmonary resuscitation and emergency cardiovascular care. Circulation, 2019, 140 (24): e881-e894.

第二节　主动脉内球囊反搏

一、概述

主动脉内球囊反搏（intra-aortic balloon pump, IABP）是机械辅助循环的一种方法，是将一根带球囊的导管放置于降主动脉左锁骨下动脉开口远端，在心脏舒张期球囊充气，在心脏收缩前球囊放气，从而起到辅助循环的作用。

二、主动脉内球囊反搏操作规范流程

（一）适应证

1. 各种原因引起的泵衰竭　①急性心肌梗死并发心源性休克；②围手术期发生的心肌梗死；③体外循环后低心排血量综合征；④心脏挫伤；⑤病毒性心肌炎；⑥中毒性休克。

2. 急性心肌梗死后并发症　①室间隔穿孔；②二尖瓣反流；③乳头肌断裂；④大室壁瘤。

3. 内科治疗无效的不稳定心绞痛。

4. 缺血导致的顽固性室性心律失常。

（二）禁忌证

1. 主动脉夹层、降主动脉或髂动脉的严重狭窄或钙化。

2. 中度以上的主动脉瓣关闭不全。

3. 出血或不可逆性的脑损害。

4. 心脏病或其他疾病的终末期。

5. 严重的凝血功能障碍。

（三）操作前的准备

1. 上机时机　多巴胺用量大或同时使用两种以上升压药血压仍下降；平均动脉压低于50mmHg；心脏指数小于 $2L/(m^2 \cdot min)$；左心房压大于 20mmHg；中心静脉压大于 $15cmH_2O$；尿量低于 $0.5ml/(kg \cdot h)$；末梢循环差，手足发凉；组织供氧不足，动脉或静脉血氧饱和度低。以上指征出现后应尽早应用 IABP，以防止病情恶化而引起多器官功能衰竭。

2. 仪器设备　IABP 主机,包括监测仪(心电监测、血压监测)、触发系统、充\放气控制装置、报警装置、气泵(氦气、二氧化碳);主动脉内球囊反搏导管。

3. 术前准备　患者术前排空大、小便。选择右股动脉穿刺者予腹股沟区备皮。准备一次性麻醉手术包、手术刀片、针线包、灭菌治疗巾、灭菌纱布、灭菌手套、16 号针头、30ml 和 10ml 注射器、1 套穿刺鞘、5 个电极片、加压袋、弹力绷带。

（四）操作步骤

常用经皮穿刺法,一般选用右股动脉为穿刺血管。于右腹股沟区备皮,消毒,局部麻醉后穿刺置入动脉鞘管,再将球囊导管引入,到达位置后,固定好外固定器。外固定器与主动脉鞘管相接,球囊反搏导管与主机连接,调整反搏间隔及频率。股动脉穿刺点局部予无菌敷料固定,建议用宽 5cm、长 20~30cm 的低过敏胶带沿大腿纵后方固定于大腿上,防止管路沿大腿皮肤被意外拉出。

其他方法包括股动脉切开法、主动脉插管法,但已很少用。

（五）并发症及处理

1. 肢体缺血　因血栓脱落,或气囊管太粗,气囊管周围血栓形成所致。临床应选择合适的气囊管,并积极抗凝治疗。

2. 穿刺部位血肿和出血,操作应准确、轻柔。

3. 穿刺部位的感染、导管感染或菌血症,应严格无菌操作。

4. 插管困难发生率为 10%~25%,主因股动脉、髂动脉粥样硬化,应改用小型号气囊管。

5. 球囊破裂。

（六）操作注意事项

1. 术侧肢体制动,防止导管脱出。患者应取平卧位或抬高≤30°。

2. 术后监测主动脉内球囊反搏图形变化,观察反搏的效果。监测血压、心率、心律、体温、实验室检查结果的变化。每日评估导管置入处的伤口,有渗血或敷贴松动时立即更换。

3. 若气囊导管内出现血液,提示球囊破裂,应立即拔管,停用 IABP。

4. IABP 辅助期间观察患者心功能改善情况,及时调整血管活性药物的剂量。观察患者的尿量,如突然减少则需要评估是否为导管移位所致。

5. 观察术侧肢体的感觉、温度、皮肤颜色、动脉搏动。若温度降低、皮肤苍白、动脉搏动减弱或消失,则提示可能发生下肢血栓。

6. 遵医嘱逐渐减少反搏频率,停机。

（七）相关知识

IABP 的工作原理:心脏舒张时气囊充气,心脏收缩时气囊排气,改善患者心功能的双重血流动力学效应;心脏舒张气囊充气挤压,产生反搏作用,提高舒张压,使血流压至主动脉根部,增加冠状动脉和体循环的灌注;气囊在心脏收缩之前通过放气增加前向血流,减轻心脏后负荷,增加每搏量,改善了左心室射血及脑灌注(图 9-2-1、图 9-2-2)。

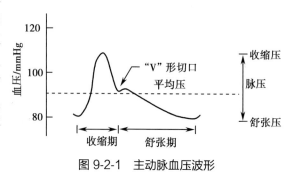

图 9-2-1　主动脉血压波形

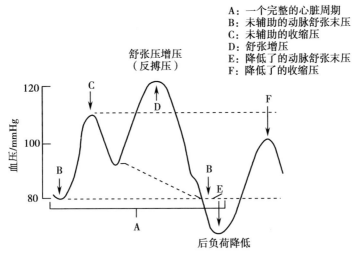

A：一个完整的心脏周期
B：未辅助的动脉舒张末压
C：未辅助的收缩压
D：舒张增压
E：降低了的动脉舒张末压
F：降低了的收缩压

图 9-2-2　反搏治疗时动脉压波形变化

三、主动脉内球囊反搏操作规范评分表

主动脉内球囊反搏操作规范评分表见表 9-2-1。

表 9-2-1　主动脉内球囊反搏操作规范评分表

项目	操作要点	分值	得分
仪表	仪表端庄,服装整洁	5	
评估	1. 向患者解释操作目的、方法、配合要点,取得患者合作(小儿取得家属合作)	5	
	2. 评估患者局部皮肤情况:有无瘢痕硬结、炎症、溃疡等	5	
操作前准备	1. 个人准备:应用六步洗手法清洗双手、戴口罩	5	
	2. 物品准备:无菌孔巾、1 套消毒物品、弯盘、手消毒剂、5F 或 6F 动脉鞘管穿刺套包、肝素盐水、超声机	5	
操作过程	1. 携用物至患者床旁,核对患者床号、姓名、病历号,请无关人员离开	5	
	2. 协助患者取仰卧位,下肢伸直并略外展、外旋(如为患儿,将大腿外展与身体长轴成 45°,大腿下垫一小枕,小腿弯曲与大腿成 90°,并由助手固定),选好穿刺点,局部常规消毒皮肤	10	
	3. 操作者立于穿刺侧,用皮肤消毒剂消毒腹股沟韧带下方中部扪及股动脉搏动最明显部位的周围,铺无菌孔巾	10	
	4. 右手持穿刺针,在股动脉搏动最明显部位垂直刺入或与皮肤成 30°~45° 刺入,一般进针深度 2~5cm	10	
	5. 在刺入过程中,如见鲜红色血喷出即为动脉血,立即用左手固定针头,右手置入导丝,拔除穿刺针,用扩皮器扩皮,沿导丝置入 5F 或 6F 血管鞘,拔除导丝,用肝素盐水预充鞘管(如抽出暗红色血液则提示穿入股静脉,应立即拔出针头,按压穿刺处 5 分钟,直至无出血为止)	10	
	6. 留置鞘管备用。准备长导丝及球囊反搏导管,以连接 IABP 机	5	

187

续表

项目	操作要点	分值	得分
操作过程	7. 再次核对患者床号、姓名、病历号	5	
	8. 协助患者穿好衣服,盖好盖被,取舒适卧位,整理用物。感谢患者及家属的配合	5	
操作后事项	1. 对物品进行分类处理:注射器针头放入锐器收集盒;棉签、注射器等物品放入医疗废物垃圾桶;弯盘放入污染区待消毒;未用物品放回原处	6	
	2. 按六步洗手法彻底清洗双手	4	
理论提问	股动脉穿刺并发症:出血、血肿、感染、假性动脉瘤、动静脉瘘、动脉夹层或夹层动脉瘤、动脉闭塞等	5	
总分		100	

四、常见操作错误及分析

1. 使用反搏装置前应按照操作手册的程序先测试该装置,待运行正常才可插气囊导管。

2. 根据动脉粗细选择合适的气囊导管,检查气囊是否漏气。气囊充气不宜过分膨胀,气囊内灌注二氧化碳或氦气,能避免气囊漏气而发生空气栓塞的危险。

3. 穿刺和切开动脉前 3 分钟静脉注射肝素以防凝血。

4. 将心电信号和桡动脉波信号输入反搏装置的相应接收插口。

五、目前常用训练方法简介

(一) 模型训练

目前股动脉穿刺训练常用训练模型有股动脉穿刺模拟人 XY-GDC,它采用高分子材料,环保无污染,仿真度高,模型呈仰卧位。该模型包括头、颈、躯干部分,体表标志明显,可触及腹股沟韧带、耻骨结节、髂前上棘等,便于定位操作,且可方便地将模拟血液注入模型,用手有规律地挤压橡皮球可触及股动脉搏动,穿刺进针落空感明显,穿刺成功后可有逼真的动脉搏动和压力感,可反复进行穿刺练习。

(二) 其他训练

可以在超声引导下练习股动脉穿刺置管术。该方法更加准确安全,可避免多次重复穿刺。

六、相关知识测试题

1. 关于 IABP 气囊的位置叙述正确的是

　　A. 左锁骨下动脉开口远端和肾动脉开口上方的升主动脉内

　　B. 左锁骨下动脉开口远端和肾动脉开口上方的降主动脉内

　　C. 腹主动脉内

　　D. 升主动脉内

　　E. 主动脉弓内

2. IABP 气囊的充气时期是

　　A. 心脏舒张末期　　　　　　　　　　B. 心脏收缩前期

C. 心脏收缩期与心脏舒张期
D. 心脏收缩末期

E. 以上都不是

3. IABP 气囊放(排)气时,心脏产生的血流动力学变化是

A. 主动脉压力下降,左心室后负荷降低

B. 主动脉内舒张压增加,冠状动脉压升高

C. 冠状动脉灌注量提高,心肌供氧增加

D. 心脏做功降低,心肌耗氧量降低

E. 以上都是

4. IABP 的适应证是

A. 心源性休克

B. 围手术期对重症患者的支持和保护措施

C. 心肌缺血而致的室性心律不齐

D. 低心排血量综合征

E. 以上都是

5. IABP 的禁忌证是

A. 主动脉夹层动脉瘤

B. 主动脉瓣反流

C. 周围动脉疾病(增加肢体缺血的可能)

D. 不可逆的脑损伤或某些疾病的终末期

E. 以上都是

答案:1. B 2. E 3. E 4. E 5. E

(杨 宁)

推荐阅读资料

刘大为 . 实用重症医学 .2 版 . 北京:人民卫生出版社,2017.

第三节　体外膜肺氧合技术

一、概述

体外膜肺氧合(extra corporeal membrane oxygenation,ECMO)是将静脉血从体内引流到体外,经泵头和膜肺氧合后灌注回体内。ECMO 主要用于常规治疗无效的心肺功能衰竭的挽救性治疗。

二、体外膜肺氧合技术操作规范流程

(一) 适应证

1. V-A 模式

(1)心源性休克合并组织灌注异常。

（2）体外心肺复苏。

（3）心脏手术后低心排血量。

（4）暴发性心肌炎。

（5）心脏移植的过渡。

（6）心室辅助器安装的过渡。

2. V-V 模式

（1）重症急性呼吸窘迫综合征（ARDS）挽救性治疗。

（2）等待肺移植。

（3）支气管哮喘及严重慢性阻塞性肺疾病（COPD）的严重二氧化碳潴留。

（4）肺移植和气管肿瘤等围手术期辅助治疗。

（二）禁忌证

1. V-A 模式

（1）心脏功能无恢复可能，同时没有心脏移植和安装心室辅助器的可能。

（2）颅内出血（intracranial hemorrhage，ICH）。

（3）严重不可逆的脑损伤。

（4）终末期的肿瘤患者。

（5）严重主动脉瓣关闭不全。

（6）长时间心肺复苏。

（7）不可逆的多脏器损伤。

（8）慢性心脏疾病，心脏功能难以恢复。

2. V-V 模式

（1）高参数机械通气（$FiO_2>0.9$，P-plat>30）7 日或 7 日以上，肺保护性通气实施不到位。

（2）严重骨髓抑制（中性粒细胞计数 <$400/mm^3$）。

（3）近期或进展的中枢神经系统出血。

（4）不可恢复的合并症，如中枢神经系统损伤或晚期恶性肿瘤。

（5）年龄是 ECMO 支持的相对禁忌证。

（三）操作前准备

1. 患者准备

（1）主管医生向家属交代病情，解释 ECMO 辅助循环的必要性及方法、可能发生的结果及并发症，并签署知情同意书。

（2）如为急诊抢救的清醒患者，则要说明手术的意义，减轻紧张情绪，需要机械性辅助呼吸者则行气管插管，维持呼吸道通畅。

（3）穿刺置管的患者可局部用 2% 利多卡因浸润麻醉。

（4）患者需要全身麻醉时，可使用镇静、镇痛和肌松药物，可给予芬太尼和维库溴铵作为基础麻醉行气管插管，并建立动静脉通路进行监测、给药。

（5）严格无菌操作，局部消毒，铺单。

（6）插管前 3~5 分钟使用肝素 50~100IU/kg 静脉推注，避免凝血系统的激活。

2. 物品（器械）准备

（1）仪器准备：ECMO 主机及电源线完好，手摇泵、空氧混合器、水箱，水箱自循环接头、彩色多普勒超声机、床旁输液工作站、床旁气源接口为备用状态、IT 电源、中心供气、供氧接头为备用状态;操作前主机需通过质检,其他部件确认处于良好的备用状态。

(2)物品准备

1)ECMO 用物:ECMO 套包(与机型匹配)、引流管、灌注管(根据医生穿刺需要选择合适型号)、管道钳。

2)穿刺用物:2 根无菌导丝、无菌导管鞘、穿刺包、缝合包、无菌巾包、手术衣、无菌外科手套、无菌三升袋、一次性注射器、一次性输液器、聚维酮碘、75% 酒精。

3)药物准备:林格氏液 1 500ml、利多卡因 100mg、生理盐水 500ml+ 肝素 50mg(置管时用)、生理盐水 5ml+ 肝素 50mg(10mg/ml,全身肝素化用)、生理盐水 50ml+ 肝素 50mg(维持抗凝用)、灭菌用水 2 000ml(水箱用)。

4)其他用物:耦合剂、理发器、扎带枪、电插板、手电筒、ECMO 监护记录单、减压敷料、1 根密闭式吸痰管(V-V ECMO 患者使用)。

(四) 操作步骤

1. 连接电源　ECMO 预充及床旁准备。

2. 管路放置

(1)穿刺置管患者准备:在非急诊情况下,开始 ECMO 插管前先于桡动脉进行有创血压监测并置入中心静脉导管。血液标本采集以评估全血细胞数量、基础抗凝指标[凝血酶原时间(prothrombin time,PT)、活化部分凝血活酶时间(activated partial thromboplastin time,APTT)、纤维蛋白原、D- 二聚体和抗凝血酶Ⅲ(antithrombin Ⅲ,AT Ⅲ)浓度等],血液生化检查及动脉血气。根据检验结果决定是否需要申请库存红细胞、血小板或新鲜冰冻血浆。管床护士需要根据已经选择的插管部位行备皮处理,插管过程必须在无菌环境下完成;因此,操作人员行外科洗手程序并穿戴外科手术衣、手术帽、消毒手套和口罩。插管部位皮肤按照外科手术消毒原则进行,铺外科术野洞巾完全遮盖整个床位,建立最大无菌屏障。

(2)V-V ECMO 经皮插管(股静脉 - 颈内静脉模式)

1)抗凝:插管前 50~100IU/kg 肝素静脉注射,防止插管血栓形成,若术前有凝血功能障碍,适当调整肝素用量。

2)穿刺:2 位操作人员定位腹股沟处股静脉,在超声引导下将 18G 穿刺套管针经皮刺入静脉血管,退出金属针芯,用弯头导丝穿过套管针,注意导丝必须足够长才能到达下腔静脉。

3)扩张:导丝到位后,退出套管针用逐级增加的血管扩张子不断扩张穿刺部位的皮下组织及血管壁,直到满足所选插管的大小。为防止导丝打折需要保证导丝在扩张子内移动顺畅,1 位操作员推进扩张子,另 1 位固定导引钢丝保证其与扩张子方向一致并维持一定的张力。使用扩张子扩张皮下组织及血管时要循序渐进,由小号扩张子开始,逐级递增(通常每 2F 为一个级别),直到满足所选插管需要为止。

4)置管:适度扩张后,将插管与插管内芯经引导钢丝置入,此过程应该顺畅、无明显阻力。插管及内芯在使用前均需要用生理盐水冲洗浸润,插管到位后拔除内芯和导丝。此时静脉血液将自然预充满插管,退出内芯时使插管末端略高于身体 10cm,以免血液溢出,同时用管道钳夹闭,接头处充分排气后与 ECMO 相应管路连接。同时另一位术者用同样的方法实施颈内静脉插管。经胸超声确认插管位置后,用缝线将插管固定于皮肤,防止插管移位或脱落。床旁影像技术(超声)通常被建议用于判定导丝所在位置和插管是否到位,导管前端是否位于下腔静脉右心房入口处。

(3)V-A ECMO经皮插管:参照V-V ECMO置管方式,但当远端动脉经评估可能完全被回血管路堵塞时,需考虑远端放置灌注管。

切开置管术适用于成人及体重>20kg的儿童,是最常用的外周置管方法。患者取仰卧位,大腿略外展并外旋。在腹股沟韧带中点略向外下方触摸股动脉搏动,沿缝匠肌内缘略向外做弧形切口,于缝匠肌内侧切开深筋膜,暴露股动脉鞘,切开其外膜游离出股动脉上段及其后内侧的股深动脉。股静脉位于股动脉后内侧,两者同位于股动脉鞘内。用血管带分别绕过股动脉、股静脉然后套入乳胶管,在股动脉表面用5-0滑线缝双重荷包,插入合适口径的动脉供血管,收紧荷包线和股动脉套管并结扎固定。股动脉插管之前,可短时间阻断股深动脉以防出血。用6-0滑线在股静脉表面缝双重荷包,先在线圈内穿刺,插入导丝直至心房水平,然后插入下腔静脉引流管,收紧套管并固定。长时间股动脉插管可导致股动脉远端缺血,甚至造成下肢坏死。为防止发生严重并发症,可在动脉供血管连接一旁路,插入股动脉远端(6~8F整体动脉插管或同样大小的动脉鞘管),以供血给远端肢体保证灌注。

3. 连接环路　置管成功后,协助连接环路。

4. 启动灌注　双人确认后按照要求调节机器启动灌注。

5. 调整呼吸机参数　患者生命体征稳定后,调整呼吸机参数。

6. 开具医嘱并完善病历。

7. 撤离ECMO

(1)核对信息。

(2)准备用物。

(3)夹闭引流管、灌注管,停机,取下ECMO各探头。

(4)V-V ECMO停机后需要尽快拔出血管内插管,经皮穿刺插管拔除可以在床旁依照标准程序完成。静脉只需要手工压迫止血10分钟;动脉插管部位需要30~45分钟徒手压迫,而后采用股动脉压迫装置来减少局部出血,以维持循环稳定,也可以切开缝合血管。插管拔除后建议血管超声随访局部血管的血流情况,及早发现动静脉瘘及局部血肿、血栓,早期处理。

(五) 操作注意事项

1. 动脉端管路侧下肢缺血　多由动脉栓塞或下肢动脉急性血栓形成所致。表现为肢体或足趾发冷、麻木、疼痛、下肢动脉搏动消失等,最终将导致肢体营养障碍,趾端、足部甚至小腿和整个肢体的溃疡或坏死,进而影响患者整体预后。临床应密切观察四肢尤其穿刺侧肢体的动脉搏动,皮肤温度、颜色,患者感觉、有无水肿等情况,每日测量穿刺侧肢体的腿围并与对侧比较,注意有无缺血、僵硬、发白等。彩色多普勒超声检查,如发生缺血及早放置灌注管。

2. 出血　是ECMO最严重的并发症,包括手术或插管部位出血、颅内梗死或出血、肺出血。ECMO持续运行,凝血-抗凝-纤溶序贯激活同时存在,凝血因子不断被病理性消耗,抗凝治疗又增加了患者出血风险。临床应注意观察外科伤口、导管穿刺点有无渗血,密切观察患者意识及瞳孔,警惕颅内出血;关注胃液和大便的颜色、形状;定期检测ACT或凝血和血小板功能;尽可能避免不必要的穿刺等操作。

3. 血栓 ECMO辅助开始后,血液与人工合成的非血管内皮细胞表面持续接触,激活内源性凝血过程。ECMO流量下降和ECMO凝血的激活是ECMO环路血栓的主要原因。ECMO血液淤滞或涡流处,氧合器的静脉侧多于动脉侧,其中氧合器和桥管路是最常见形成血栓的地方。临床应密切监测凝血功能,根据凝血状态及时调整抗凝剂剂量;输入红细胞、血小板等血液成分加大抗凝力度;选择肝素涂层管道;维持ECMO循环足够的血流量。此外,使用彩色多普勒超声检查等手段也有助于早期发现可能存在的血栓栓塞事件。

4. 感染 继发感染是应用ECMO过程中常见的并发症。由于长时间保留血管内插管,血管管路上的操作、反复输血、血管屏障的破坏、长时间深镇静等因素均可能导致血流感染。临床可表现为全身炎症反应综合征、血培养阳性。临床应针对ECMO血管通路操作的无菌技术,加强手卫生,穿刺处按时换药,如有出血、渗出及时消毒,更换无菌敷料,保持局部干燥无菌。加强基础护理,加强气道管理和胸部物理治疗。早期肠内营养支持,保持肠道通畅,避免腹腔高压,维持好肠道屏障功能。

5. 溶血 是ECMO膜和/或管路相关的并发症。膜和/或管路中的血栓通过激活补体、白细胞、血小板或凝血因子加重凝血功能障碍,凝血因子可使红细胞黏附在纤维蛋白上并溶解,或由于负压抽吸、血栓形成、血泵挤压等因素可能导致红细胞完整性被不同程度的破坏,血红蛋白逸出形成溶血。临床表现为血红蛋白下降,血浆中游离血红蛋白浓度上升,达100mg/dl以上并出现血红蛋白尿。临床应观察患者尿液的颜色,如出现肉眼血尿或深茶色尿应立即通知医生。检查ECMO管路是否有血凝块或管路打折、堵塞,控制ECMO流量,监测和控制引流端负压小于100mmHg,纠正引流量不足,减少环路操作等。关注患者的实验室检查指标,如血红蛋白浓度和血浆中游离血红蛋白浓度等。

(六)相关知识

1. ECMO过程中的沟通和准备 基于不同年龄和疾病进程,常规的重症治疗支持和监测手段的应用与ECMO评价、常规检测同样重要,如经颅多普勒、超声心动图、凝血检查等。必须保证与ECMO内科医生、会诊中心医院及医生、床旁工作人员、血库等保障部门、手术室、检验科等保持随时沟通。必须告知患者家属ECMO的风险和利益及患者即时病情的变化。

此外,急性呼吸衰竭的患者有心功能抑制的危险,应尽可能保持血管内容量并调整酸碱平衡到正常水平。正性肌力药物应优化使用。注意检查电解质并按需要调节。需特别注意钙、钾、镁离子的浓度。血红蛋白浓度需经常检查并调整到最佳。

2. ECMO的参数选择 管路口径选择:首先对血管进行超声评估,根据评估的结果选择管路。在不影响静脉回流和肢体灌注的前提下,尽可能选择粗的导管,便于获得合适而稳定的流量。

流量选择:根据ECMO器官支持的目标来选择合适而稳定的流量,V-V ECMO满足组织氧代谢的目标,V-A ECMO不仅要满足组织灌注的目标,同时还要兼顾心脏后负荷。

凝血参数选择:在无出血危险的患者中,常规监测参数包括血小板计数 $>100\,000/mm^3$,凝血酶原时间处于正常范围,纤维蛋白原 $>100mg/ml$,全激活凝血时间180~220秒。在具有高出血风险的患者中,调整纤维蛋白原 $>150mg/ml$ 并适当降低凝血管理的目标。

三、体外膜肺氧合操作规范核查表

表 9-3-1 为 ECMO 操作规范核查表。评分表中,如每一条项目完全正确,在"是"的一列打"√";完全不正确或部分不正确,在"否"的一列打"√"。根据"是"的数目评分,一个"是"记为 1 分,满分 20 分。

表 9-3-1　体外膜肺氧合(ECMO)操作规范核查表

项目		内容	是	否
患者准备	沟通	与患者及各部门的沟通		
	评估	评估患者心肺功能、血管情况、凝血、适应证、禁忌证及 ECMO 参数选择		
	体位	取平卧位,暴露手术穿刺部位		
	皮肤	提前备皮、消毒		
	镇静镇痛	患者予以适度镇静镇痛		
ECMO 管路建立	穿刺	超声下血管穿刺成功并置入导丝		
	抗凝	予以负荷量肝素		
	扩张	逐级扩张至所需口径		
	置管	置入 ECMO 管路		
	固定	将管路妥善固定于皮肤上并覆盖敷料		
人机连接	连接环路	置管成功后,协助连接环路		
	启动灌注	双人确认后按要求调节机器启动灌注		
	调整呼吸机	患者生命体征稳定后,调整呼吸机参数		
完善资料		开具医嘱,完善病志		
撤离 ECMO		核对患者信息		
		准备用物		
		夹闭引流管、灌注管,停机,取下 ECMO 各探头		
		去除导管,妥善缝合		
		患者生命体征稳定后,调整呼吸机参数		
		开具医嘱,完善病历		

四、常见操作错误及分析

1. 血管建立失败　主因未充分评估血管及超声引导下穿刺。应加强超声技术学习,熟练操作技术。

2. V-A ECMO 腿部远端肢体缺血　主因未充分评估血管。应充分评估血管,必要时建立远端灌注管。

3. 创面出血　主因多次穿刺失败。应加强超声技术学习,熟练操作技术。

五、相关知识测试题

1. 患者,男,33 岁。因"病毒性肺炎导致呼吸衰竭"入院。目前心率 120 次 /min,血压 122/67mmHg, 呼 吸 机 SIMV 模 式,Vt 350ml,f 18 次 /min, PEEP 15cmH$_2$O,PSV 15cmH$_2$O,FiO$_2$ 100%,SPO$_2$ 77%。目前优先考虑的 ECMO 模式为

    A. V-V ECMO　　　　　　　　　　B. V-A ECMO

    C. V-AV ECMO　　　　　　　　　　D. VV-A ECMO

    E. 以上均可

2. 患者,男,33 岁。病毒性心肌炎。目前心率 157 次 /min,血压 72/47mmHg〔去甲肾上腺素 2μg/(kg·min)〕,呼吸机 SIMV 模式,PEEP 11cmH$_2$O,PSV 15cmH$_2$O,FiO$_2$ 70%,SPO$_2$ 97%。目前优先考虑的循环支持的方式为

    A. V-V ECMO　　　　　　　　　　B. V-A ECMO

    C. V-AV ECMO　　　　　　　　　　D. VV-A ECMO

    E. 主动脉内球囊反搏

3. 以下**不属于**环路并发症的是

    A. 环路血栓　　　　　　　　　　　B. 溶血

    C. 泵失灵　　　　　　　　　　　　D. 环路进气

    E. 心脏血栓

4. 行 V-V ECMO 治疗准备下机时,以下操作最恰当的是

    A. 停止离心泵　　　　　　　　　　B. 夹闭静脉端管路

    C. 夹闭动脉端管路　　　　　　　　D. 断开供气

    E. 减流量

5. V-V ECMO 的禁忌证**不包括**

    A. 高参数机械通气(FiO$_2$>0.9,P-plat>30)7 日或 7 日以上

    B. 严重骨髓抑制(中性粒细胞计数 <400/mm^3)

    C. 近期或进展的中枢神经系统出血

    D. 不可恢复的合并症,如中枢神经系统损伤或晚期恶性肿瘤

    E. 年龄 >70 岁

答案: 1. A　2. B　3. E　4. D　5. E

(赵春光　马新华)

推荐阅读资料

[1] 克丽莎·范默尔斯,凯文·P. 拉利,贾尔斯·皮克,等 .ECMO:危重病体外心肺支持 .3 版 . 李欣,王伟,译 . 北京:中国环境科学出版社,2011.

[2] 龙村,赵举 .ECMO 手册 . 北京:人民卫生出版社,2007.

第四节　床旁持续血滤技术

一、概述

急危重症患者的救治常离不开床旁持续血滤技术,该技术又被称为连续性肾替代治疗(continuous renal replacement therapy,CRRT),也称为血液净化治疗,即利用净化装置通过体外循环方式清除体内代谢产物、异常血浆成分及蓄积在体内的药物或毒物,以纠正机体内环境紊乱的一种治疗技术。包括血液透析、血液滤过、血液灌流、血浆置换和免疫吸附等。其中血液透析、血液滤过及血液透析滤过为常用的肾脏替代技术。

不同的血液净化技术利用不同的溶质清除方式来清除致病因子,常见的溶质清除方式包括弥散、对流和吸附,也有的血液净化技术同时利用几种原理来清除溶质。

(一) 弥散

弥散的动力来自半透膜两侧的溶质浓度差,可以透过半透膜的溶质从浓度高的一侧向浓度低的一侧移动,最终两侧浓度逐渐达到相等。血液透析主要通过弥散清除溶质。

(二) 对流

当半透膜两侧的液体存在压力差时,液体就会从压力高的一侧流向压力低的一侧,液体中的溶质也会随之穿过半透膜,这种溶质清除机制即为对流。

(三) 吸附

溶质分子可以通过正负电荷的相互作用或范德华力与半透膜发生吸附作用,为部分中分子物质清除的重要途径之一。

二、床旁持续血滤技术操作规范流程

(一) 适应证

1. 急性肾损伤。
2. 已发生急性肾损伤的患者需进行造影检查。
3. 对于严重挤压伤或其他原因所产生的横纹肌溶解。
4. 严重感染或感染性休克。
5. 急性重症胰腺炎。
6. 多器官功能障碍综合征(multiple organ dysfunction syndrome,MODS)。
7. 严重容量过负荷。
8. 严重电解质紊乱。
9. 严重酸碱平衡紊乱。

(二) 禁忌证

无绝对禁忌证。

(三) 操作前准备

1. 患者平卧位。
2. 确认已放置好血滤置管,并确认血滤置管无堵塞。
3. 准备好血滤机及配套管路。

（四）操作步骤

1. 血滤模式选择 应根据患者具体病理生理情况选用不同治疗模式。

（1）连续性静 - 静脉血液滤过（CVVH）：主要清除中分子毒物或代谢产物。

（2）连续性静 - 静脉血液透析（CVVHD）：主要清除小分子毒物或代谢产物。

（3）连续性静 - 静脉血液透析滤过（CVVHDF）：兼顾中小分子毒物或代谢产物的清除。

（4）缓慢持续超滤（SCUF）：以清除水为主，适用于心力衰竭及水负荷过重的患者。

（5）高容量血液滤过（HVHF）：增加炎症介质的清除。

2. 抗凝方式选择 可选择全身抗凝、局部抗凝、无抗凝方式。

（1）全身抗凝：对于无出血风险的重症患者可采用全身抗凝。

1）肝素：是血液滤过中最常用的抗凝方法。普通肝素首次负荷剂量 1 000~3 000IU 静脉注射，然后以 5~15IU/（kg·h）的速度持续静脉滴注。

2）低分子量肝素：首次静注剂量 15~25 IU/kg，以后静脉维持量 5~10 IU/（kg·h）。

（2）局部抗凝：有出血风险患者，可采用局部抗凝。

枸橼酸盐 / 钙剂法（最常用）：采用枸橼酸钠溶液，以 40~60mmol/h 滤器前输入或采用含枸橼酸的置换液以前稀释方式给入，同时在滤器后补充氯化钙或葡萄糖酸钙溶液，根据滤器后血液的钙离子浓度监测决定钙剂的用量。

（3）无抗凝：对于高危出血风险患者血液净化时可不使用抗凝剂，即无抗凝策略。

3. 选择置换液的配制比例 见表 9-4-1。

表 9-4-1 置换液配制剂量

制剂	剂量
0.9% 氯化钠注射液	3 000ml
注射用水	1 000ml
5% NaHCO$_3$	250ml
50% 葡萄糖注射液	10ml
10% 氯化钾注射液	0~15ml（相当于 K$^+$ 0~4.7 mmol/L）

4. CRRT 参数设置

（1）治疗时间：可根据患者病情需求设置在 6~24 小时。

（2）血流速：150~200ml/min。

（3）设置每小时净脱水量和本次总脱水量。

（4）设置治疗剂量（置换 / 透析液量）：一般设置 20~25ml/（kg·h）。

（5）设置置换液前后稀释比：可按 1:（1~3）设定。

（6）计算滤过分数（EF）：控制 EF 在 25% 以下（EF= 单位时间内滤出量 / 流经滤器的流量）。

（7）计算超滤率：每小时净超滤率控制在 0~500ml/h。

（五）并发症及处理

1. 低血压 收缩压下降 >20mmHg 或平均动脉压降低 10mmHg 以上，并有低血压症状；

处理方式：积极查找血压下降的原因，并做好相应处理。

2. 失衡综合征 是血液净化快速清除溶质，导致患者血液溶质浓度快速下降，血浆渗透压下降，血液和脑组织液渗透压差增大，水向脑组织转移，从而引起颅内压增高、颅内 pH 改变。轻者可表现为头痛、恶心、呕吐及躁动，重者出现抽搐、意识障碍，甚至昏迷。处理方式如下。

（1）轻者仅需减慢血流速度，以减少溶质清除，减轻血浆渗透压和 pH 过度变化。对伴肌肉痉挛者可同时输注高张盐水或高渗葡萄糖，并给予相应对症处理。如经上述处理仍无缓解，则提前终止透析。

（2）重者（出现抽搐、意识障碍和昏迷）建议立即终止透析，并作出鉴别诊断，排除脑血管意外，同时输注甘露醇。之后根据治疗反应进行其他相应处理。透析失衡综合征引起的昏迷一般于 24 小时内好转。

3. 透析器反应 又名"首次使用综合征"，依据反应轻重可表现为皮肤瘙痒、荨麻疹、咳嗽、喷嚏、流清涕、腹痛、腹泻，甚至呼吸困难、休克、死亡等。一旦考虑，应立即采取处理措施，并寻找原因，采取预防措施，避免以后再次发生。处理方式如下。

（1）立即停止透析，夹闭血路管，丢弃管路和透析器中血液。

（2）予抗组胺药、激素或肾上腺素药物治疗。

（3）如出现循环、呼吸障碍，立即予循环、呼吸支持治疗。

4. 心律失常

（1）明确心律失常类型。

（2）找到并纠正诱发因素，常见的诱发因素有血电解质紊乱，如高钾血症或低钾血症、低钙血症等，酸碱失衡如酸中毒，以及心脏器质性疾病等。

（3）合理应用抗心律失常药物及电复律，对于有症状或一些特殊类型心律失常如频发室性心律失常，需要应用抗心律失常药物，但应用时需考虑肾衰竭导致的药物蓄积。建议在有经验的心脏科医生指导下应用。

（4）对于重度心动过缓及存在潜在致命性心律失常的患者可安装起搏器。

5. 溶血 表现为胸痛、胸部压迫感、呼吸急促、腹痛、发热、畏寒等。一旦发生应立即寻找原因，并采取措施予以处置。处理方式如下。

（1）重者应终止透析，夹闭血路管，丢弃管路中血液。

（2）及时纠正贫血，必要时可输新鲜全血，将 Hb 提高至许可范围

（3）严密监测血钾，避免发生高钾血症。

6. 空气栓塞 一旦发现应紧急处理，立即抢救。处理程序如下。

（1）立即夹闭静脉血路管，停止血泵。

（2）采取左侧卧位，并头和胸部低、足高位。

（3）心肺支持，包括吸纯氧，采用面罩或气管插管。

（4）如空气量较多，有条件者可予右心房穿刺抽气。

7. 发热 表现为治疗开始后 1~2 小时内出现，也可出现在治疗结束后。一旦患者出现发热，应首先分析与床旁持续血滤技术有无关系。如由床旁持续血滤技术引起，则应分析原因，并采取相应的防治措施。

（1）对于出现高热患者，首先予对症处理，包括物理降温、口服退热药等，并适当调低透

析液温度。

（2）考虑细菌感染时做血培养，并予抗生素治疗。由致热源引起者通常 24 小时内好转，如无好转且考虑是感染引起，应继续寻找病原体证据和抗生素治疗。

（3）考虑非感染引起者，可以应用小剂量糖皮质激素治疗。

8. 透析器破膜

（1）一旦发现，应立即夹闭血滤管路的动脉端和静脉端，丢弃体外循环中的血液。

（2）更换新的滤器和管路进行透析。

（3）严密监测患者生命体征、症状和体征情况，一旦出现发热、溶血等表现，应采取相应处理措施。

（六）操作注意事项

1. 抗凝过程指标监测问题

（1）肝素抗凝：需每 4~6 小时监测 APTT 或 ACT，调整普通肝素用量，维持其在正常值的 2 倍左右。

（2）低分子量肝素抗凝：因肾功能不全者低分子量肝素容易蓄积，需要监测凝血指标；有条件者监测抗 Xa 因子活性，持续给药时需维持抗 Xa 因子活性在 0.25~0.35IU/ml。

（3）枸橼酸钠抗凝：须同时监测体外及体内凝血指标及 Ca^{2+} 浓度，使滤器后的 Ca^{2+} 浓度维持在 0.3~0.4mmol/L，血清 Ca^{2+} 浓度维持在 0.9~1.2mmol/L。由于枸橼酸盐主要经肝脏代谢，对于肝功能障碍的患者，应根据严重程度，或禁用，或适当减慢枸橼酸钠输注速度，以防造成体内蓄积。

2. 无抗凝模式注意问题

（1）预冲液加入 5 000~20 000IU 肝素，延长预充时间；预充后应用不含肝素的生理盐水将管路和滤器中的肝素盐水排出弃掉。

（2）治疗过程中，以生理盐水冲洗管路，每小时 1 次，每次 100~200ml，注意使管路冲洗的盐水充分流出。应注意无菌操作，防止外源性感染。

（3）减少血泵停止时间和次数。

（4）尽可能避免管路中进入空气。

（5）适当提高血流速度，保证充足的血流量，但应避免抽吸现象的发生。

（6）如有可能，CVVH/HVHF 时尽可能采用前稀释模式。

3. 自行配制置换液时应当注意的问题

（1）应无菌，无致热原。

（2）电解质浓度应保持在生理水平，为纠正患者原有的电解质紊乱可根据治疗目标个体化调节。

（3）缓冲系统可采用碳酸氢盐、乳酸盐或柠檬酸盐。

（4）置换液或透析液的渗透压要保持在生理范围内，一般不采用低渗或高渗配方。

三、床旁持续血滤技术操作规范评分表

床旁持续血滤技术操作规范评分表见表 9-4-2。

表 9-4-2　床旁持续血滤技术操作规范评分表

项目	内容		分值	得分
治疗前评估	核对患者的姓名、床号，观察生命体征		2	
	适应证评估		4	
	禁忌证评估		4	
治疗前准备工作	自身的准备，医院感染的防控		2	
	患者体位调整		2	
	血滤置管的准备和评估		4	
	滤器和管路的准备		2	
操作步骤	血滤模式的选择符合患者治疗目的		4	
	抗凝设计	抗凝方式选择合理	4	
		抗凝药物剂量的初始计算	8	
	置换液的配方设计合理		6	
	参数设定	脱水目标设定	4	
		治疗剂量设计是否合理	4	
		前后稀释	4	
		超滤率计算	4	
		滤过分数计算	4	
治疗期间评估	抗凝调整	血滤期间，抗凝指标的解读	4	
		抗凝药物剂量和方式的调整	6	
	置换液的配方调整		6	
	血滤期间参数调整	脱水量的再评估	4	
		治疗剂量的调整	4	
		其他参数的调整计算	6	
	关于出现并发症处理问题的解决方法		8	
总分			100	

四、相关知识测试题

1. 床旁血液净化原理**不包括**
   A. 对流　　　　　　　　B. 弥散　　　　　　　　C. 吸附
   D. 分解　　　　　　　　E. 置换

2. 以下属于血液净化模式主要清除小分子物质的是
   A. CVVH　　　　　　　B. CVVHD　　　　　　C. HVHF
   D. CVVHDF　　　　　　E. SCUF

3. 枸橼酸抗凝方式**不适合**的患者是
   A. 手术后2周内患者　　　　　　B. 脑出血
   C. 肝功能障碍　　　　　　　　　D. 心功能衰竭

E. 多发伤患者

4. 假如脑出血患者需要进行血液净化治疗,抗凝方式最为合适的是

A. 肝素抗凝
B. 低分子量肝素抗凝

C. 枸橼酸抗凝
D. 无抗凝

E. 全身抗凝

5. 重症患者合并急性肾损伤时,CVVH 的治疗剂量**不应**低于

A. 25ml/(kg·h)
B. 45ml/(kg·h)

C. 15ml/(kg·h)
D. 35ml/(kg·h)

E. 55ml/(kg·h)

答案:1. D　2. B　3. C　4. C　5. D

(胡成欢)

推荐阅读资料

[1] 刘大为. 实用重症医学. 2 版. 北京:人民卫生出版社,2017.
[2] 于凯江,管向东,严静. 中国重症医学专科资质培训教材. 2 版. 北京:人民卫生出版社,2016.

第五节　侧脑室引流

一、概述

侧脑室引流通过留置脑室引流管排出脑脊液,可以缓解脑疝时增高的颅内压,可以引流血性脑脊液清除脑室内血肿,排出颅内炎性脑脊液治疗颅内感染,并且是向颅内注射药物的通道及实现监测颅内压的手段,具有监护、抢救和治疗颅内多种疾病的重要价值。

脑室系统包括位于两侧大脑半球内对称的左右侧脑室,位于脑幕上中线部位、经室间孔与两侧侧脑室相通的第三脑室、中脑导水管及位于颅后窝小脑半球的第四脑室(图 9-5-1)。

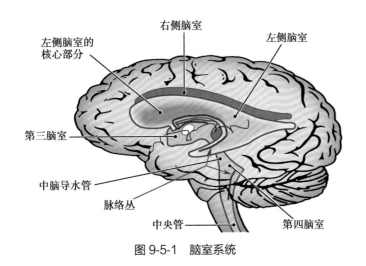

图 9-5-1　脑室系统

侧脑室在两侧大脑半球内,成狭窄而纵行的裂隙状,分为以下几个部分。

前角(额角):在额叶内,其上壁及前壁为胼胝体前部,外壁为尾状核头,内壁为透明隔。内下部有室间孔(Monro孔),经此与第三脑室相通。

体部:为水平位裂隙,在顶叶内。上壁为胼胝体,内壁为透明隔,下壁由内向外为穹窿、脉络丛、丘脑背面、终纹和尾状核。

后角(枕角):为体部向枕叶的延伸,是一纵行裂隙。形态变异很大,常较小,有时缺如。上外侧壁为胼胝体放射,内壁有两个隆起,上方为后角球。

下角(颞角):位于颞叶内,为一向下、前及向内弯曲的裂隙,内缘为终纹和尾状核尾部,末端连有杏仁核,下角底由内向外为海马伞、海马、侧副隆起。

体部和后角、下角相移行处为三角部。体部和下角内有侧脑室脉络丛,与第三脑室脉络组织在室间孔处相续。脉络丛球在侧脑室三角部。

二、侧脑室引流操作规范流程

(一) 适应证

1. 因脑积水引起严重颅内压增高的患者,病情危重甚至发生脑疝或昏迷时,先采用脑室穿刺和引流,作为紧急减压抢救措施,为进一步检查治疗创造条件。

2. 脑室内有出血的患者,穿刺引流血性脑脊液。

3. 开颅术中为降低颅内压,有利于改善手术区的暴露,常穿刺侧脑室,引流脑脊液。开颅术后尤其在颅后窝术后为解除反应性颅内高压,也常用侧脑室穿刺引流。

4. 脑室内注入药物以治疗颅内感染(或恶性肿瘤蛛网膜下腔转移)。

5. 做脑脊液分流手术,放置分流管。

6. 抽取脑室脑脊液做生化和细胞学等检查。

7. 脑室造影。

8. 鉴别脑积水的类型,即分别作侧脑室和腰椎穿刺,用染料测试两者是否相通。

(二) 禁忌证

1. 穿刺部位感染、硬脑膜下积脓或脑脓肿患者,侧脑室穿刺会导致感染向脑内扩散,且有脓肿破入脑室的危险。

2. 脑血管畸形,特别是巨大或高流量型或位于侧脑室附近的血管畸形患者,侧脑室穿刺可引起出血。

3. 弥散性脑肿胀或脑水肿,脑室受压缩小者,穿刺困难,引流也很难起效。

4. 有明显出血倾向。

(三) 操作前准备

1. 患者准备

(1)备皮。

(2)除紧急情况外,术前应禁食4~6小时。

(3)完善血常规、凝血功能、头颅CT或MRI等检查。

(4)签署侧脑室穿刺引流手术同意书。

(5)充分镇静镇痛。

(6)维持气道通畅,必要时可先行气管插管建立人工气道。

(7)常规使用覆盖皮肤菌群的抗生素。

2. 物品(器械)准备　包括颅骨钻孔器械包、软标尺、记号笔、无菌手套、无菌引流袋、注射器(5ml、10ml 各 1 支)、利多卡因、络合碘。

3. 操作者准备

(1)核对患者信息,包括姓名、性别、年龄、主诉。

(2)确认禁食、禁饮时间。

(3)询问患者既往有无服用抗血小板药物,抗凝药物如阿司匹林、氯吡格雷等情况及有无出凝血异常疾病病史。

(4)查看患者血常规、凝血功能、头颅影像学检查结果。

(5)明确患者有无侧脑室穿刺引流禁忌证。

(6)确定患者已签署侧脑室穿刺引流手术同意书。

(7)再次复习患者影像学资料,明确穿刺部位及穿刺深度。

(8)用软标尺和记号笔于患者头部标记穿刺点。

4. 常见穿刺部位及各穿刺部位优缺点　临床常见穿刺部位有 4 个,见图 9-5-2。

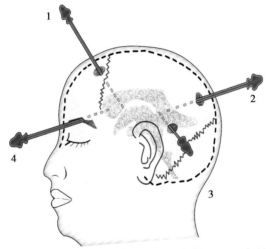

1. 前角穿刺;2. 后角穿刺;3. 三角区穿刺;4. 经眶穿刺。

图 9-5-2　侧脑室穿刺常见部位

(1)前角穿刺(额角穿刺):眉弓上 9cm,中线旁开 2.5cm,穿刺方向与矢状面平行,对准两外耳道假想连线,深度约 5.5cm。此穿刺点临床最常用,常用于急救性脑室外引流。

优缺点:患者为仰卧位,侧脑室额角较大,易刺中,无脉络丛,便于进行脑室持续外引流术。但该处皮质血管较多,存在大脑半球肿瘤时额角移位较多,导致穿刺困难。

(2)后角穿刺(枕角穿刺):穿刺点在枕外隆凸上方 4~7cm 中线旁开 3cm,穿刺方向与矢状面平行,对准眉嵴,深度不超过 5~6cm。此穿刺常用于脑室 - 枕大池分流术和颅后窝手术后作持续脑脊液引流。

优缺点:侧脑室后角最大,易刺中,且该处皮质血管少。但进行脑室持续外引流时,患者头部易将引流管压瘪致不通畅,引流管口易受压,容易引起压疮或引流管口感染。

（3）三角区穿刺：穿刺侧脑室下角时，在耳郭最高点上方 1cm，穿刺三角部时，在外耳孔上方和后方各 4cm 处。均垂直进针，深度 4~5cm。该穿刺部位不常用。

（4）经眶穿刺：在眶上缘中点下后 0.5cm 处，向上 45°、向内 15° 进针，深度 4~5cm，可进入前角底部。该穿刺部位不常用。

（四）操作步骤（以右侧额角穿刺为例）

1. 患者取去枕仰卧位，床头抬高约 30°，用记号笔及软标尺标记穿刺点（图 9-5-3）。

2. 常规消毒，铺巾，局部麻醉。用颅骨锥垂直锥透颅骨，拔出颅骨锥，穿刺针芯刺破硬脑膜。

3. 将带芯脑室引流管按穿刺方向经颅骨孔缓慢插入脑室，待有脑脊液流出后，拔出针芯，止血钳夹闭引流管。

4. 将引流管固定于头皮，接脑室引流袋。穿刺点再次消毒后用纱布覆盖，引流袋悬挂于床头，最高点高出侧脑室前角 10~15cm。

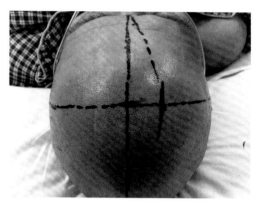

图 9-5-3　右侧额角穿刺点

5. 打开三通观察引流管内脑脊液搏动情况，查看患者意识和瞳孔。及时复查头颅 CT，明确引流管位置是否合适及有无穿刺导致脑出血（图 9-5-4）。

（五）术中要点

1. 正确选择穿刺部位。

2. 穿刺失败最主要的原因是穿刺点和穿刺方向错误，应严格确定穿刺点，掌握穿刺方向。

3. 需改变穿刺方向时，应将脑室穿刺针拔出后重新穿刺，不可在脑内转动调整方向，以免损伤脑组织。

4. 穿刺不应过急、过深，以防损伤脑干或脉络丛而引起出血。

5. 进入脑室后放出脑脊液时要慢，以防减压太快引起硬脑膜下、硬脑膜外或脑室内出血。

（六）术后注意事项与并发症防治

1. 引流装置的最高点应高于侧脑室前角水平面 10~15cm，使颅内压维持在正常范围。

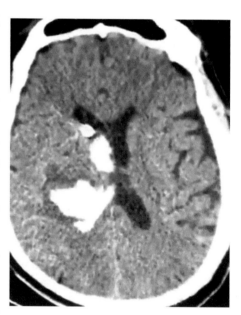

图 9-5-4　术后复查 CT

2. 颅内压过高时脑脊液不可引流过多、过快，防止脑组织塌陷，导致颅内或脑室内出血。

3. 严格无菌操作，防止感染，引流袋定期更换。

4. 注意引流是否通畅，如引流管阻塞，应找出原因并及时处理，否则可迅速出现高颅内压，如引流管被血块或脑组织堵塞，可试用少量生理盐水轻轻冲洗，不能解除时应及时重新穿刺。

5. 引流持续时间一般为 1 周左右，不超过 15 日。

6. 拔除引流管前应先试行夹管 1~2 日,观察患者能否适应,拔管后应防止脑脊液漏以避免感染的发生。

三、侧脑室引流操作规范评分表

侧脑室引流操作规范评分表见表 9-5-1。

表 9-5-1 侧脑室引流操作规范评分表

项目	内容	分值	得分
操作前准备	核对患者信息,包括姓名、性别、年龄、主诉	2	
	询问有无服用抗血小板药物,抗凝药物如阿司匹林、氯吡格雷等情况及有无出凝血异常疾病病史	5	
	查看患者血常规、凝血功能、心电图、头部影像学资料及既往检查结果	3	
	明确患者有无侧脑室引流禁忌证	3	
	确定患者已签署侧脑室引流同意书	2	
	确认心电监护正常,充分镇静镇痛	2	
	确认患者体位正确	5	
	物品(器械)准备	3	
操作过程	确定解剖位置,记号笔标记	15	
	常规消毒铺单	6	
	锥颅骨	6	
	置入侧脑室引流管	6	
	固定引流管及连接引流袋	6	
	引流袋放置合适高度	18	
操作后事项	观察引流管脑脊液搏动情况及有无术后并发症	10	
	向患者、家属交代术后注意事项及护理事项	8	
总分		100	

四、目前常用训练方法简介

目前常用的训练方法为实操训练。在有经验的医生带领下,作为助手协助完成 3~5 次侧脑室引流手术,掌握侧脑室引流的适应证、禁忌证、解剖结构、操作流程后可在有经验医生协助下开展侧脑室引流手术。

五、相关知识测试题

1. 下列选项中,**不属于**脑室外引流适应证的是
   A. 有明显出血倾向患者
   B. 脑室内出血

C. 严重颅高压,导致急性脑疝

D. 脑室内注入药物以治疗颅内感染

E. 取脑室内脑脊液化验

2. 下列选项中,**不属于**脑室外引流禁忌证的是

    A. 穿刺部位感染

    B. 弥散性脑肿胀或脑水肿,脑室受压缩小

    C. 严重脑积水导致急性脑疝形成

    D. 脑血管畸形或颅内动脉瘤破裂出血

    E. 有明显出血倾向患者

3. 患者,男,43 岁。突起意识障碍 5 小时入院,昏迷。CT 提示高血压脑出血破入脑室,第四脑室积血,严重脑积水。此时最有效措施是

    A. 脱水降颅压   B. 吸氧

    C. 床头抬高   D. 床旁脑室外引流术

    E. 床旁气管插管

4. 患者,女,45 岁。因脑积水拟行脑室外引流术。下列**不属于**操作注意要点的是

    A. 掌握穿刺方向

    B. 如穿刺方向需要调整,直接在脑内调整

    C. 穿刺不宜过急过深

    D. 缓慢释放脑脊液

    E. 选择正确穿刺点

5. 患者,男,53 岁。2 周前因脑出血、脑积水于当地医院行脑室外引流术。目前患者意识清楚,因反复发热来我院就诊,拟行脑室外引流管拔除。下列操作中**不正确**的是

    A. 试夹管 1~2 日

    B. 严格无菌操作

    C. 留取脑脊液及脑室外引流管尖端细菌培养

    D. 拔管操作缓慢

    E. 因患者发热,可以直接拔管

    答案:1. A   2. C   3. D   4. B   5. E

(熊建兵)

推荐阅读资料

赵继宗,周定标. 神经外科学.3 版. 北京:人民卫生出版社,2014.

第六节　心包穿刺引流

一、概述

心包穿刺引流是指将穿刺针和 / 或将留置导管置入心包腔,抽吸心包积液用于诊断和

治疗的方法。心包腔是由脏层心包膜与壁层心包膜共同构成的密闭浆膜腔,正常情况下其内仅有少量浆液起润滑作用,在心包炎等某些疾病下,心包腔内液体渗出增多,形成心包积液。大量心包积液时可导致心脏压塞,患者出现呼吸困难、收缩压下降、脉压减小、体循环淤血等表现,严重时可危及生命。心包穿刺可通过实验室检查心包腔中的液体了解心包积液的性质,并根据心包积液的性质查明病因。当心包有大量积液时,心包穿刺放出大量积液可使患者症状减轻甚至消失。

二、心包穿刺引流操作规范流程

(一) 适应证

1. 大量心包积液出现心脏压塞症状者,应紧急施行心包穿刺术以解除压迫症状。
2. 原因不明的心包积液,抽取心包积液协助诊断,明确病因。
3. 心包腔内给药治疗。
4. 化脓性心包炎。
5. 经过治疗心包积液仍进行性增多或持续不缓解。
6. 心包开窗的术前判断。

(二) 禁忌证

1. 主动脉夹层破裂入心包。
2. 出血性疾病、严重血小板减少及正在接受抗凝治疗者为相对禁忌证。
3. 拟穿刺部位有感染者。
4. 积液量少,位于后心包。

(三) 操作前准备

1. 患者准备

(1)详细询问病史及过敏史,测量生命体征,完善心电图、血常规、凝血功能等初步检查,了解有无检查的禁忌证;同时完善 HBV、HCV、HIV 等传染性疾病的筛查;完善胸部 X 线或 CT、超声检查以了解积液情况。

(2)详细向患者说明检查的目的、意义、大致过程、常见并发症及配合检查的方法等,尽量使患者放松并能最大限度配合检查,必要时可给予镇静药物。

(3)签署知情同意书。

(4)推荐进行心电监护,对部分患者可考虑在鼻导管吸氧下进行检查。

(5)患者体位: 常用坐位或半坐卧位。

2. 物品(器械)准备

(1)药品:2% 利多卡因及各种抢救药品。

(2)器械:5ml 注射器、50ml 注射器、心包穿刺包、无菌手套、消毒液,如需持续心包引流则需准备穿刺针、导丝、扩皮器、外鞘管、心包引流管、肝素帽、引流袋、纱布等。

(3)床旁超声机。

(4)心电监护仪、除颤仪、心电图机。

3. 操作者准备

(1)核对患者信息,包括姓名、性别、年龄、主诉、病变部位等。

(2)询问患者既往有无冠心病、心律失常、脑血管疾病等病史,有无服用抗凝药物或抗血小板药物,有无药物过敏史。

(3)查看患者血常规、凝血功能、心电图、影像及超声检查结果。

(4)评估患者有无检查的禁忌证。

(5)确定患者已签署检查知情同意书。

（四）操作步骤

1. 患者一般取坐位或半坐卧位,暴露前胸及上腹部,仔细叩出心浊音界,选好穿刺点,选择积液量多的位置,但应尽可能使穿刺部位离心包最近,同时尽量远离周围脏器,必要时可采用超声心动图确定穿刺部位及方向。常用的部位有剑突下、心尖部、胸骨左缘、胸骨右缘,以剑突下和心尖部最常使用。

2. 消毒局部皮肤,铺巾,在穿刺点由皮肤至心包壁层做局部浸润麻醉。

3. 将连于穿刺针的橡胶管夹闭,在选定且局部麻醉后的部位进针。

(1)剑突下穿刺:在剑突与左肋弓夹角处进针,穿刺针与腹壁成30°~40°,向上、向后并稍向左侧进入心包腔后下部。

(2)心尖部穿刺:在左侧第5肋间或第6肋间浊音界内2cm左右部位进针,沿肋骨上缘向背部并稍向正中线进入心包腔。

(3)超声定位穿刺:沿超声确定的部位、方向及深度进针。

4. 缓慢进针,待针锋抵抗感突然消失时,提示穿刺针已进入心包腔,感到心脏搏动撞击针尖时,应退针少许,以免划伤心脏,同时固定针体;若达到测量深度仍无液体流出,可退针至皮下,略微改变穿刺方向后再次进针。

5. 进入心包腔后,助手将注射器接于橡胶管上,放开钳夹处,缓慢抽液,当针管吸满后,取下针管前应先用止血钳夹闭橡胶管,以防空气进入。如需持续引流,则沿穿刺针送入导丝,退针,使用扩皮器扩张穿刺部位皮肤及皮下组织,沿导丝送入心包引流管,退出导丝,观察引流效果,必要时可适当调整导管位置,保证引流通畅,最后固定引流管,接引流袋,缓慢引流。

6. 抽液完毕,拔出针头,覆盖无菌纱布,压迫数分钟,并以胶带固定。

（五）并发症及处理

1. 气胸 由于误穿肺组织所致,多为闭合性气胸,表现为突发一侧胸痛、气促等症状,多可自行吸收,不需抽气。若肺压缩超过30%,可行胸腔闭式引流排气。

2. 血胸 由于穿刺部位出血或心包积液漏至胸腔所致,少量出血一般不需处理。

3. 心肌或冠状血管损伤 重点在于预防,穿刺点选择积液量多的部位,穿刺时带负压进针,有积液引出时即停止进针,如穿刺针感到心脏搏动,应将穿刺针后退少许,调整进针角度重试。

4. 肝脏或腹部脏器损伤 此类并发症多于剑突下穿刺时发生。在选择剑突下作为穿刺部位时,穿刺针在剑突与左肋弓交界处下1~2cm进针,穿刺针与腹壁成30°~40°,向上、稍向左后刺入,可避免伤及肝脏及腹腔脏器。

5. 心律失常 应立即退出穿刺针,观察心律变化,必要时使用抗心律失常药物或除颤仪。

6. 穿刺部位感染 严格遵循无菌操作原则,穿刺部位充分消毒,注意引流管的维护。

（六）操作注意事项

1. 严格掌握适应证、禁忌证,应由有经验的医生操作或指导,并在心电监护下进行穿刺。穿刺及引流过程中密切观察患者症状和生命体征变化。

2. 为避免损伤心肌和血管,最好使用套管针进行心包穿刺。

3. 向患者做好解释工作,取得其充分配合,嘱其在穿刺过程中不要深呼吸或咳嗽;麻醉要充分。

4. 穿刺过程中如出现心律失常,应及时退出穿刺针。

5. 引流液有血液时要注意血液是否凝固,血性心包积液不凝固,如抽出液体很快凝固则提示损伤了心肌或冠状血管,应立即停止抽液,严密观察有无心脏压塞症状出现,并采取相应抢救措施。

6. 抽液速度要慢,首次抽液量一般不宜过多。

7. 取下空针前应夹闭橡胶管,以防空气进入。

8. 为防止合并感染,持续引流时间不宜过长,如需长期引流,应考虑行心包开窗术等外科处理,并酌情使用抗生素。

(七) 相关知识

急性心脏压塞出现时,患者需行紧急心包穿刺术以缓解症状。

1. 急性心脏压塞是指心包腔内液体急剧聚积,导致心包内压力增高,影响心室舒张期充盈,静脉血液回流受阻,以致静脉压不断升高,回心血量减少,出现心排血量降低和血压下降、心率增快等一系列变化。

2. 急性心脏压塞临床表现

(1)动脉压下降,常是逐渐下降,随之出现一系列休克表现。

(2)静脉压升高,一般超过 20~30cmH$_2$O,颈静脉怒张,但肝脏一般不肿大。

(3)心尖搏动不可扪及,心音遥远而不清,伴有奇脉。

三、心包穿刺引流操作规范核查表

心包穿刺引流操作规范核查表见表 9-6-1。

表 9-6-1　心包穿刺引流操作规范核查表

项目	内容	是	否
操作前准备	核对患者信息,包括姓名、性别、年龄、主诉		
	询问患者既往有无高血压及心、肺、脑疾病等病史		
	询问有无服用抗血小板药物,抗凝药物如阿司匹林、氯吡格雷等情况及有无出凝血异常疾病病史。询问患者有无麻醉药物过敏史		
	查看患者血常规、凝血功能、心电图及影像学检查结果		
	明确患者有无检查禁忌证		
	确定患者已签署检查知情同意书		
	物品(器械)准备:确定相关药品器械准备充分,监护设备、除颤仪、氧气及急救药品准备妥当		
	正确指导患者摆好体位及术中配合事项		

续表

项目	内容	是	否
操作过程	结合超声心动图结果合理选择穿刺点		
	逐层浸润麻醉,带负压进针,回抽		
	持穿刺针用止血钳夹闭橡胶管,按选定部位及所需方向带负压缓慢进针		
	穿刺角度:若于第5、6肋间心浊音界内2cm左右进针,使针自下而上,向脊柱方向缓慢刺入;若于剑突下进针,针体与腹壁成30°~40°,向上、向后并稍向左刺入心包腔		
	穿刺针进入心包腔时应注意有无心律失常		
	若抽出血性液体,需放于器皿中静置片刻,观察是否凝固,以判断是否为鲜血		
	抽液量首次不超过200ml,之后每次不超过500ml,抽液速度要慢		
	抽液时询问并观察患者反应		
操作后事项	监测患者生命体征,注意患者有无呼吸困难、心律失常等情况,交代术后注意事项		

四、常见操作错误及分析

1. 穿刺进针方向错误,采用类似其他穿刺时使用的垂直进针,应根据不同部位及患者心包积液情况选择合理进针方向。

2. 进针速度过快,易伤及心肌和冠状血管。

3. 大量心包积液抽取或引流过快,导致回心血量骤增而引发急性肺水肿。

五、相关知识测试题

1. 穿刺引流的注意事项,**不正确**的是
   A. 抽液速度要快,首次抽液量一般不宜过大
   B. 取下空针前应夹闭橡胶管,以防空气进入
   C. 持续引流时间不宜过长
   D. 如果需要长期引流,应考虑行心包开窗术等外科处理,并酌情使用抗生素
   E. 穿刺时应采取坐位或半坐卧位

2. 心包穿刺术的绝对禁忌证是
   A. 心脏压塞　　　　　　　　B. 化脓性心包炎
   C. 结核性心包炎　　　　　　D. 主动脉夹层
   E. 原因不明的心包积液

3. 对于怀疑心包积液患者,首选安全且准确的诊断技术是
   A. 心脏听诊　　　　　　　　B. 心电图
   C. 超声心动图　　　　　　　D. 胸部X线
   E. 肺部高分辨率CT

4. 心脏压塞时最有效的缓解方法为

　　A. 使用镇静剂　　　　　　　　　B. 心包切除术

　　C. 心包穿刺抽液　　　　　　　　D. 使用抗生素

　　E. 使用血管活性药物

5. 心包积液最可靠的体征是

　　A. 叩诊心界向左下扩大

　　B. 心音低钝

　　C. 叩诊示心界扩大,坐位和卧位有变化

　　D. 心尖冲动减弱

　　E. 心律不齐

答案: 1. A　2. D　3. C　4. C　5. C

（郑剑飞）

推荐阅读资料

［1］刘坤申,费兴久.心包穿刺术的常见并发症及处理经验.中国实用内科杂志,1997,17(2):68-70.

［2］刘坤申,夏岳.心包穿刺术.中国实用内科杂志,2001,21(1):5-6.

［3］沈世华,李建卫,吴松松,等.超声引导下心包穿刺置管引流术的应用价值.医学影像学杂志,2017,27(4):640-642.

［4］王津生,张玲莉,郭振霞.超声心动图引导心包穿刺导管留置及穿刺点选择.临床心血管病杂志,2002,18(4):182-183.

［5］朱震豪,林晓红,项靖楠,等.急诊超声引导下经皮心包穿刺置管引流术对心包积液的临床价值.山西医科大学学报,2014,45(11):1091-1093.

第七节　心脏临时起搏

一、概述

心脏临时起搏是经中心静脉引导鞘管将起搏电极导管送至右心室心肌,刺激心内膜表面以促使心肌收缩,从而保证心脏泵血。自 1958 年植入世界首例埋藏式人工心脏起搏器以来,已有许多患者接受了起搏治疗。当患者情况紧急或可能为可纠正的病因时,可以先进行临时起搏治疗,当可逆的因素纠正后可将临时起搏导管撤除;如病因无法可逆则继而进行永久起搏治疗。

二、心脏临时起搏操作规范流程

(一) 适应证

1. 由于电解质失衡、药物过量或中毒、急性心肌梗死、外科手术术后或导管消融术后等情况导致可逆性或一过性严重房室传导阻滞、三分支传导阻滞或有症状的窦性心动过缓、窦性停搏等。

2. 保护性起搏对需接受外科手术、心导管手术、电转复术等但合并潜在窦性心动过缓或房室传导阻滞的患者行临时起搏治疗,以保证上述手术顺利进行。

3. 过渡性治疗反复发作的阿-斯综合征(Adams-Stokes syndrome)患者在植入永久性起搏器之前及起搏器依赖患者更换起搏器前,在暂时无条件行上述治疗时可行临时起搏治疗,以保证转运安全。

4. 药物治疗无效或不宜用药物及电复律治疗的快速心律失常　如心动过缓或药物诱发的尖端扭转型室性心动过速、反复发作的持续性室性心动过速及室上性心动过速、房性心动过速等给予临时起搏或超速起搏治疗,以终止心律失常。

(二) 禁忌证

心脏临时起搏无绝对禁忌证,其相对禁忌证如下。

1. 全身性感染、细菌性心内膜炎或穿刺部位严重化脓性感染未得到有效控制。
2. 严重出血性疾病或有明显出血倾向。
3. 重要脏器(如脑、心、肺、肝、肾等)功能的严重障碍。
4. 慢性疾病、肿瘤终末期。

(三) 操作前准备

1. 药品　消毒用络合碘或碘酊,70% 酒精溶液,局部麻醉药如 1% 利多卡因或 1% 普鲁卡因等。
2. 器械　穿刺针及静脉穿刺鞘,临时起搏导管,临时起搏器。
3. 急救装置　心电监护仪、心脏电复律除颤器、氧气和气管插管等。
4. 知情同意　向患者说明手术中需与医生配合的事项,签署知情同意书。
5. 其他　备皮,建立静脉通路。

(四) 手术方法

1. 静脉途径　常通过锁骨下静脉、颈内静脉、股静脉途径。右侧颈内静脉是最常用的静脉入路,该入路是进右心室最直接的路径,并能较好地固定导线位置。以动脉为标志进行定位较为常用,如股静脉位于股动脉内侧,颈内静脉位于颈动脉的外侧。

2. 穿刺方法　6F 或 7F 穿刺针于定位点穿刺静脉,进入静脉见回血后,将导引钢丝送入血管腔,撤除穿刺针,扩皮后经导引钢丝送入静脉鞘管,退出导引钢丝后,起搏电极导管经鞘管推送,进入 15~20cm 或右心房后,气囊充气 1.0~1.5ml,电极导管可顺血流导向通过三尖瓣进入右心室。若应用不带气囊的临时起搏电极,应在 X 线透视下把电极定位于右心室。

3. 电极导管定位与固定　心电图可指导电极导管的定位。记录到巨大 QRS 波时表示导管穿过三尖瓣进入右心室,依起搏图形 QRS 波方向调整电极位置直至出现稳定的起搏图形。

右心室心尖部起搏时,在体表心电图上产生类左束支传导阻滞(left bundle-branch block,LBBB)及左前分支阻滞的 QRS 波、T 波群,心电轴显著左偏(LAD)30°~90°、V_5、V_6 导联的 QRS 形态可表现为以 S 波为主的宽阔波。右心室流出道起搏时,起搏的 QRS 波群呈类左束支传导阻滞型,II、III、aVF 导联的主波向上,心电轴正常或右偏,右心室心尖部是最稳固的部位,通常起搏阈值与感知灵敏度较为满意。右心室流出道起搏作为心尖部起搏的一种替代选择及补充是可行及安全的,从理论上讲,其血流动力学优于心尖部起搏。

一般要求起搏阈值应小于 1mA(0.5V),在深呼吸和咳嗽时 X 线透视下导管顶端位置应固定不变。电极导管安置到位后,应将导管和鞘管缝合固定在穿刺部位的皮肤处。酒精消毒后局部覆盖无菌纱布包扎。

4.起搏电参数调节

(1)起搏频率:即起搏器连续发放脉冲的频率,一般为40~120次/min,通常以60~80次/min为基本频率。

(2)起搏阈值:电压3~6V,电流3~5mA。

(3)感知灵敏度:灵敏度值一般为1~3mV。

(五)术后处理

1. 3日内患肢尽量制动,一般取平卧位或左侧卧位。

2. 持续心电监测起搏和感知功能。

3. 预防性应用抗生素。

4. 每日检查临时起搏器的电池状态,及时更换电池。

5. 临时起搏导线插入部位定期换药并检查穿刺局部及患肢情况,以防止局部感染、出血及静脉血栓形成。

6. 术后放置一般不超过7日,最多不超过2周。

(六)并发症预防及处理

1. 心脏穿孔、心脏压塞　临时起搏导线多为双极导线,较硬。在植入时,动作应轻柔,在影像引导下无障碍送管,尤其对于心脏扩大及下壁、右心室心肌梗死的患者,须更加小心。当导线到位后,应避免张力过大,以防引起心脏穿孔。一旦发生心脏穿孔,可在X线和心电监测下退出导管,重新调整导管位置。同时做好心包穿刺的准备,必要时请心脏外科医生行手术修补。

2. 导管移位　临时起搏导线头端为柱状电极,植入后容易发生导线移位。植入术中应固定牢靠、张力合适。张力过大及过小均可引起移位。若经股静脉穿刺途径,则穿刺侧肢体制动。通过其他血管途径植入也应减少活动,以卧床休息为主。若发生导线移位,应在X线透视下重新调整导管位置。

3. 下肢静脉血栓形成　股静脉穿刺后由于患侧下肢制动,加上导管对血管的堵塞和刺激作用,容易形成患侧下肢的静脉血栓。因此,对于预计临时起搏器放置时间较长的患者及有高凝状态的患者,应避免股静脉穿刺途径,或尽可能缩短临时起搏时间。可进行患肢被动运动,必要时给予低分子量肝素抗凝治疗。一旦发生患侧下肢静脉血栓,患侧肢体应制动,行静脉溶栓及抗凝治疗。切忌拔除临时起搏导线,以免引起血栓脱落而导致肺栓塞。

4. 阈值增高　由于电极周围心肌组织炎症、充血、水肿或缺血,或电极导线微移位,使起搏阈值增加。可提高输出电压,如仍无效,则需调整导线位置或从其他血管途径重新置入新的临时起搏导线。

三、经静脉心脏临时起搏术操作规范核查表

经静脉心脏临时起搏术操作规范核查表见表9-7-1。

表 9-7-1 经静脉心脏临时起搏术操作规范核查表

项目	内容	是	否
操作前准备	完整核对患者信息,包括姓名、性别、年龄、主诉和诊断等		
	完整了解患者既往史:有无高血压、冠心病、脑血管疾病、神经系统疾病病史,有无服用抗血小板、抗凝药物及有无出凝血异常疾病病史、有无麻醉药物过敏史等		
	掌握适应证		
	排除禁忌证		
	物品(器械)准备:穿刺相关物品、临时起搏器、起搏电极、X 线设备、药品准备、监护仪器、急救物品准备齐全		
	确定患者已签署知情同意书		
	给予面罩吸氧,连接心电监护、脉搏血氧饱和度、无创血压监测		
操作过程	遵循无菌操作原则(消毒顺序、范围、铺无菌单、戴无菌手套、抽药无菌操作)		
	确定穿刺部位及充分的局部麻醉		
	静脉穿刺操作:穿刺针穿刺静脉,回血通畅后将导引钢丝送入血管腔,撤针后经导引钢丝送入静脉鞘管		
	退出导引钢丝,经鞘管推送起搏电极导管,进入右心室		
	心电图与 X 线透视指导电极导管的定位		
	将导管和鞘管缝合固定,消毒包扎		
	调节起搏参数:频率 60~80 次 /min。起搏阈值:电压 3~6V,电流 3~5mA,感知灵敏度:1~3mV		
	操作过程中严密观察患者生命体征		
	再次心电图确定起搏良好		
	人文关怀		
操作后事项	整理用物		
	向患者交代术后注意事项		
	协助患者取舒适体位		

四、常见操作错误及分析

1. 中心静脉通路相关操作错误 因消毒和无菌操作不严格而致局部感染;因中心静脉穿刺技术不熟练而导致局部血肿、动静脉瘘、血气胸等,以及出现静脉血栓形成、血栓性静脉炎。

2. 起搏电极相关操作错误 因心脏解剖结构不熟练而将电极误入肺动脉或冠状窦;因送电极时动作粗暴致室性心动过速。如未及时发现心室游离壁穿孔和室间隔穿孔,可导致患者出现心脏压塞而死亡。

五、目前常用训练方法简介

KANGWAY 心脏起搏器置入模拟手术训练系统是用来对心脏起搏器置入手术进行综合培训的模拟手术教学设备。它可以模拟心脏起搏器置入手术中所遇到的各种情况,学员不但可以学习到各种手术技能,还可以进行完整的手术操作。该系统采用了独特的技术:①模拟成像技术,使荧光透视下的人体解剖图像和医疗器械可视化;②触觉感知技术,使操作模拟导管和电生理变化与真实手术相同。通过使用该系统,学员可以提高经皮深静脉置管手术所需的各种技能并巩固电生理学知识,学习如何识别和处理各种并发症。

六、相关知识测试题

1. 心脏临时起搏器的放置时间为

    A. 1~2 日　　　　　　　　　　　B. 1~2 周

    C. 1~2 个月　　　　　　　　　　D. 1~2 年

    E. 无时间限制

2. 安装心脏临时起搏器的指征是

    A. 阿 - 斯综合征　　　　　　　　B. 频发室性期前收缩

    C. 心房纤颤　　　　　　　　　　D. 心室纤颤

    E. 室性心动过速

3. 心脏临时起搏器电极放置位置一般为

    A. 左心房　　　　　　　　　　　B. 左心室

    C. 右心房　　　　　　　　　　　D. 右心室

    E. 肺动脉

4. 心脏临时起搏治疗最常用的静脉入路是

    A. 左锁骨下静脉　　　　　　　　B. 左股静脉

    C. 右锁骨下静脉　　　　　　　　D. 右颈内静脉

    E. 右股静脉

5. 下列临时心脏起搏电参数调节**错误**的是

    A. 频率 60~80 次 /min　　　　　B. 起搏阈值:电压 3~6V

    C. 感知灵敏度:2mV　　　　　　D. 起搏阈值:电流 10mA

    E. 起搏阈值:电流 3~5mA

    答案:1. B　2. A　3. D　4. D　5. D

(邱双发)

推荐阅读资料

[1] 陈新. 临床心律失常学. 北京:人民卫生出版社,1999.

[2] 王方正. 临床技术操作规范:心电生理和起搏分册. 北京:人民军医出版社,2009.

[3] METKUS T S, SCHULMAN S P, MARINE J E, et al. Complications and outcomes of temporary transvenous pacing: an analysis of >360 000 patients from the national inpatient sample. Chest, 2019, 155 (4): 749-757.

[4] PALMISANO P, ACCOGIL M, ZACCARIA M, et al. Relationship between seasonal weather changes, risk of dehydration, and incidence of severe bradyarrhythmias requiring urgent temporary transvenous cardiac pacing in an elderly population. Int J Biometeorol, 2014, 58 (7): 1513-1520.

[5] WALDO A L, WELLS J L, COOPER T B, et al. Temporary cardiac pacing: applications and techniques in the treatment of cardiac arrhythmias. Prog Cardiovasc Dis, 2019, 23 (6): 451-474.

第八节　目标温度管理

一、概述

目标温度管理（targeted temperature management，TTM）是应用物理和/或化学（药物）方法把核心体温快速降到目标温度，维持目标温度一定时间后缓慢恢复至正常生理体温，并且避免体温反跳的过程。2002 年后 TTM 逐渐成为心搏骤停复苏后昏迷患者的重要治疗策略之一，并在多种成人急危重症脑损伤救治中广泛应用。专家建议针对不同急危重症疾病导致的脑损伤，应选择目标化、个体化的体温控制管理策略。TTM 具有保护脑神经功能的作用。在国外，TTM 已被广泛应用于各种原因导致的急性脑损伤重症患者，以进一步改善神经功能。

二、目标温度管理操作规范流程

（一）适应证

1. 院外或院内初始心搏骤停节律为心室颤动或室性心动过速心肺复苏后恢复自主循环（ROSC）但仍昏迷的成人患者［格拉斯哥昏迷评分（Glasgow coma scale，GCS）<8 分、对语言指令无反应］。

2. 创伤性颅脑损伤。

3. 急性缺血性卒中、脑出血和蛛网膜下腔出血。

4. 癫痫持续状态。

5. 急性细菌性脑膜炎或脑膜脑炎。

6. 热射病。

（二）禁忌证

无绝对禁忌证，相对禁忌证如下。

1. 严重感染及感染性休克、严重低血容量休克。

2. 心搏骤停前处于昏迷状态或心搏骤停时间超过 12 小时。

3. 患者处于疾病终末期。

4. 难以控制的出血、遗传性凝血功能异常。

（三）操作前准备

1. 患者准备　符合适应证，无禁忌证的患者。

2. 物品（器械）准备

（1）优先选择具有温度反馈调控系统的新型降温装置（鼻腔内、体表或血管内温度调节装置）。

（2）如不具备条件，也可选择传统全身体表降温措施（包括水循环降温毯、空气循环降温毯、冰帽、冰袋、酒精擦浴等）。

（3）相较于传统方法，静脉滴注冰盐水降温更彻底、更精确。对于热射病患者，可准备冷水浴、冰。

3. 操作者准备

(1)核对患者信息,包括姓名、性别、年龄、主诉。

(2)确认患者无严重感染及感染性休克;患者心搏骤停前处于昏迷状态或心搏骤停时间未超过 12 小时;患者无难以控制的出血。

(3)核对患者血常规、凝血功能、心电图及既往检查结果。

(4)准备好降温的药物与设备。

(四) 操作步骤

1. TTM 的实施方法

(1)TTM 开始时间确认:TTM 开始越早效果越好。建议最好 ROSC 后 8 小时内开始;急性缺血性卒中、脑出血或颅脑外伤患者也应尽早(6~72 小时)开始,或根据继发神经损伤风险确定低温治疗开始时间。

(2)降温的目标温度:进行 TTM 时对核心温度进行实时监测。临床上可选择膀胱、食管、鼻咽及经温度传感器测得的气管插管气囊或肺动脉的温度作为核心温度。32~34℃作为低温治疗的目标温度。对于心搏骤停后进行的 TTM,核心温度应控制在 32~36℃的一个恒定温度。

(3)目标温度持续时间与复温时间:考虑到长时间低温会增加感染的风险,目标温度的持续时间应至少 24 小时。复温速度应该控制在 0.25~0.5℃/h,复温以后将核心体温控制在37.5℃以下,至少维持到复苏后 72 小时。

(4)TTM 的实施方法

1)对于院外心搏骤停(out of hospital sudden cardiac arrest,OHCA)后存活的昏迷患者,不建议院前静脉滴注大剂量冰盐水进行 TTM。

2)对于热射病患者,可使用冷水浴、冰袋外敷、降温毯、蒸发对流散热等体表降温,也可使用 4℃生理盐水血管内输注、胃肠灌洗,有条件者可使用新型血管内导管降温技术。对于热射病患者,在一般物理降温方法无效且体温持续高于 40℃超过 2 小时,可考虑行血液净化治疗。

2. TTM 的分期及操作注意事项

(1)TTM 诱导期:应尽可能快地将核心温度降至目标温度(32~36℃的一个恒定温度)。该时期的管理最重要,需要防治低血容量、电解质紊乱和高血糖;不断调整机械通气参数及镇静药、胰岛素、血管活性药的剂量。

(2)TTM 维持期:控制核心温度不波动或轻微波动(最大幅度 0.2~0.5℃),至少 24 小时。该时期发生不良反应的风险降低,重点应预防长期并发症,如院内感染和压疮。

(3)TTM 复温期:复温应缓慢并可控(速度 0.25~0.5℃/h)。快速复温可导致 TTM 的保护性效应部分甚至全部丧失,还可能加重损伤。复温后也应严格控制体温,避免发热,核心体温应控制在 37.5℃以下,至少维持到 ROSC 后 72 小时。

(五) 并发症及处理

1. 寒战　低温可引起寒战,增加耗氧量和代谢率,从而增加心肌耗氧量,镇静药、麻醉药、镁剂、肌松药等药物可减轻或消除寒战。皮肤保暖也是一种减轻寒战的辅助方法。

2. 代谢率、血气、葡萄糖和电解质　低温降低代谢率,从而使耗氧量及二氧化碳产量减少,故需经常调整机械通气参数。低温使血红蛋白氧解离曲线左移,降低组织对氧的利用能力,导致代谢性酸中毒。血气分析结果有温度依赖性,如果血样在分析之前被加温至37℃,低温患者的血氧分压和血二氧化碳分压将被高估,而pH被低估。为了检测精确,血样应在患者实际体温下进行分析,床旁即时测量可满足这样的要求。低温也能降低胰岛素敏感性及胰腺分泌胰岛素的量,导致高血糖,故需监测血糖并予强化胰岛素治疗。低温还可引起电解质向细胞内转移,并引起肾小管功能障碍,导致肾脏对电解质的排出增加,引起低镁血症、低钾血症和磷酸盐的丢失;复温阶段要警惕高血钾。

3. 循环系统　对于镇静且血容量正常的患者,低温可以降低心率并增加心肌收缩力,而心肌舒张功能轻度降低,外周血管阻力增加和心脏后负荷加重,多数患者血压会保持稳定或轻度增加。心动过缓不需要常规处理。心排血量可随心率下降而降低,但代谢率降低通常等于或超过心排血量的降低,结果是机体的能量供求关系保持不变或改善。低温能通过增加静脉回流、激活心房利尿钠肽、降低抗利尿激素和肾脏的抗利尿激素受体水平及肾小管功能障碍而引起"冷利尿",导致低血容量。所以进行TTM时应监测患者的出入量,维持液体平衡。

4. 凝血功能障碍　低温能引起轻度凝血功能障碍。轻度低温(35℃)不影响凝血,即使存在出血高风险也能安全使用。体温<35℃时,可引起血小板功能障碍,血小板计数轻度降低;体温<33℃时,凝血酶和纤溶酶原激活物抑制剂的合成及动力学也可能受影响,进而影响凝血功能。

5. 药物清除　大多数酶介导反应的速度都是温度依赖性的,低温降低这些反应的速度,使许多常用药物的清除率降低,同时也影响了药物的效能。低温治疗的患者应充分考虑温度对药物代谢的影响,特别是血管活性药物、镇静和止痛药物。

6. 感染风险　低温抑制白细胞迁移和吞噬,同时也使促炎因子合成减少,从而抑制炎症反应。实际上这是低温保护性机制之一,但缺点是增加感染的风险。另外,低温引起的胰岛素抵抗和高血糖增加感染的风险;低温引起的皮下血管收缩也可增加伤口感染和压疮感染的风险。然而,低温治疗期间感染的一些常见表现(发热、C反应蛋白和白细胞计数增加)可缺如或被抑制。故应严密监控患者感染的临床表现并合理应用抗生素防治感染。

(六) 操作注意事项

1. 连续监测核心体温　基于无创、易操作和接近脑温的优势,首选食管温度作为核心体温监测,其次为膀胱或直肠温度。核心温度急剧变化时,直肠测量温度可能滞后,滞后程度甚至高达1.5℃。在TTM期间,腋下和鼓室测温是不准确的,不应使用。

2. 脑电图监测　对于应用TTM治疗且目标温度低于36℃的患者,进行持续脑电图监测。低温治疗期间,对血流动力学的影响很大,应对容量状态、体液分布、心脏功能、后负荷及血管内肺水等进行动态监测评估。

(七) 相关知识

TTM既往被称为"亚低温治疗",指控制性降低患者体温达目标温度(32~36℃),稳定维持一段时间后缓慢复温,并持续预防发热(接近36℃)72小时的过程。

低温可介导多条途径减少神经细胞坏死、凋亡。主要包括以下几个方面:①降低脑氧耗,减少脑组织损伤;②减少线粒体损伤和神经细胞凋亡;③改善血脑屏障通透性,降低颅内压;④使氧自由基、兴奋性神经递质释放减少,诱导"冷休克蛋白"的表达;⑤抗凝,改善脑血流;⑥稳定膜电位,降低癫痫发生率。TTM 是目前唯一被临床证实能提高心搏骤停 ROSC 后昏迷患者的生存率并改善神经功能预后的措施。无论是否为心源性原因导致的成人心搏骤停,ROSC 后若仍然昏迷的患者,建议应尽早开始 TTM。

目前,TTM 的设备主要包括体表降温系统、血管内降温系统、外周冷盐水输注、体外循环系统(表 9-8-1)及自动腹腔灌洗和食管传热装置等。体表降温系统包括冰袋、水循环毯、水循环凝胶垫、空气循环毯、鼻咽冷却、经鼻蒸发冷却、冷却头盔等。外周冷盐水输注是指经外周静脉输注 4℃生理盐水或乳酸林格液 30~40ml/kg。体表降温系统是最为简便、经济、有效的 TTM 设备,其联合血管内降温系统已被部分医疗机构采用。

表 9-8-1 目标温度管理(TTM)各种降温方法的优缺点

降温设备	优点	缺点
体表降温系统	渐变、有效,适用于温度维持阶段,可避免诱导时过度降温的风险	皮肤损伤、寒战发生率增加,耗费人力
血管内降温系统	诱导迅速、稳定复温、可自动反馈温度调节系统、使温度维持稳定	需要中心静脉装置、增加血栓和感染风险
外周冷盐水输注	低温诱导简单快速,适用于诱导阶段;不受地点限制	温度难以维持
体外循环系统	诱导快速	创伤大、需要抗凝

(1)Arctic Sun 温度管理系统:属于自动温度管理系统,低温诱导和升温快速、简便;皮肤黏附性好,热传导性能佳;能够覆盖 40% 体表面积。该系统降温稳定,每小时能降温 1.2℃,以监测膀胱温度作为核心温度(图 9-8-1)。

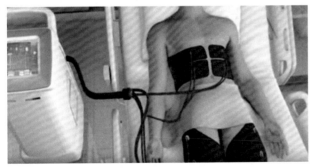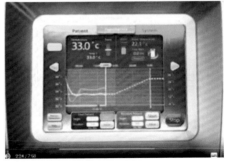

图 9-8-1 Arctic Sun 温度管理系统

(2)血管内降温管理系统:通过血管内热交换装置和体外的冷却泵完成。其工作原理是将生理盐水在体外的机器中冷却,然后由动力泵将冷却的生理盐水注入下腔静脉或上腔静脉的封闭热交换管,此种封闭热交换管有三个球囊,经过温度控制的盐水在位于深静脉的球囊导管中密闭式循环,以达到温度控制的目的。自动温度控制系统可以迅速、精确地降低体温和复温,中心静脉内血液直接接触导管冷却,在 2~3 小时内可以达到目标温度(图 9-8-2)。

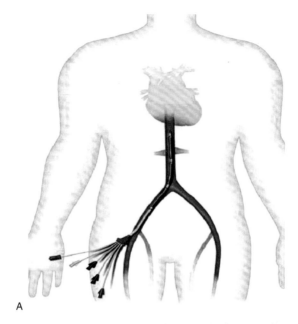

A

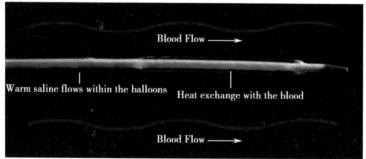

- Cool or warm saline flows within the balloons
- Blood is cooled or warmed as it passes by each balloon
B - Closed-loop system-no fluid infusion to the patient

图 9-8-2　血管内温度管理系统(A、B)

三、目标温度管理操作规范评分表

目标温度管理操作规范评分表见表 9-8-2。

表 9-8-2　目标温度管理操作规范评分表

项目	操作要点	分值	得分
仪表	仪表端庄,服装整洁	5	
评估	1. 向患者和家属解释操作目的、方法,取得患者和家属配合	5	
	2. 评估患者基础疾病、循环是否稳定等	5	
操作前准备	1. 患者准备:核对血常规、凝血功能、心电图及既往检查结果	5	
	2. 物品准备:水循环降温毯、空气循环降温毯、冰帽、冰袋、酒精擦浴等)、静脉输注冰盐水	10	

续表

项目	操作要点	分值	得分
操作过程	1. 操作时再次核对患者床号、姓名、病历号、诊断	5	
	2. 患者取仰卧位,戴好降温帽,铺好降温毯或连接好降温仪器	10	
	3. 连接核心温度监测仪并设置目标温度	10	
	4. 监测血流动力学的影响是全方位的,应对容量状态、心脏功能、后负荷及血管内肺水等进行动态监测评估	10	
	5. 24小时后复温监测:设置速度 0.25~0.5℃/h	10	
	6. 撤除降温仪后协助患者穿好衣服,盖好盖被并取舒适卧位,整理用物	10	
操作后事项	1. 对降温仪器清洁、体温监测仪消毒后整理放回原处	6	
	2. 按六步洗手法彻底清洗双手	4	
理论提问	目标温度管理的并发症有哪些? 寒战、低血压、感染、凝血功能障碍等	5	
总分		100	

四、常见操作错误及分析

1. 操作者技术欠熟练,体温未在限定时间内降至目标温度,也未在限定时间内复温达标,从而达不到目标温度管理的效果。

2. 对于危重患者常需要镇静且血容量容易偏低,低温处理过程中容易出现低血压,所以进行 TTM 时应监测患者的出入量,维持液体平衡。

五、相关知识测试题

1. 目标温度管理的方法**不包括**

　　A. 冰毯仪　　　　　　　　　　B. 饮水

　　C. 4℃冰盐水输注　　　　　　　D. 血管内热交换导管温度控制仪

　　E. 冰盐水胃肠灌洗

2. 下列选项中,**不属于**目标温度管理适应证的是

　　A. ROSC 后仍昏迷的成人患者

　　B. 创伤性颅脑损伤

　　C. 急性缺血性卒中、脑出血和蛛网膜下腔出血

　　D. 癫痫持续状态

　　E. 心源性休克

3. 下列选项中,**不属于**目标温度管理相对禁忌证的是

　　A. 严重感染及感染性休克

　　B. 心搏骤停前处于昏迷状态或心搏骤停时间超过 12 小时

　　C. 患者处于疾病终末期

　　D. 难以控制的出血,遗传性凝血功能异常

E. 热射病

4. TTM 的分期**不包括**

A. 诱导期 　　　　　　　　　　B. 复温后期

C. 复温期 　　　　　　　　　　D. 维持期

E. 复温前期

5. 目标温度管理的核心温度是

A. <32℃ 　　　　　　　　　　B. 32~36℃

C. 35℃ 　　　　　　　　　　 D. 33~35℃

E. 35~36℃

答案: 1. B　2. E　3. E　4. B　5. B

（周利平）

推荐阅读资料

［1］胡月,王心涛,崔德荣.目标温度管理在成人心脏停搏患者中的应用.中华危重病急救医学,2018,30(5):490-493.

［2］詹青,赵云.目标温度管理实施:基于 2017 年美国神经重症监护学会目标温度管理指南的解读.神经病学与神经康复学杂志,2017,13(4):157-164.

［3］CALLAWAY C W, DONNINO M W, FINK E L, et al. Part 8: post-Cardiac arrest care: 2015 American Heart Association guidelines update for cardiopulmonary resuscitation and emergency cardiovascular care. Circulation, 2015, 132 (18 Suppl 2): S465-S482.

［4］MOZAFFARIAN D, BENJAMIN E J, GO A S, et al. Heart disease and stroke statistics-2016 update: a report from the American Heart Association. Circulation, 2016, 133 (4): e38-e360.

第十章

外周神经阻滞操作技能

第一节 头皮神经阻滞

一、概述

头皮神经阻滞是将局部麻醉药(以下简称"局麻药")注射到支配头皮的感觉神经周围,通过阻断伤害性感受冲动的传导,使其所支配的区域产生麻醉作用。头皮神经阻滞部位表浅,需要的麻醉药剂量较小,操作相对简单易行。在神经外科手术中,主要的疼痛来自头皮,包括皮肤、软组织、肌肉、脑膜的直接机械牵拉;相反,脑组织缺少感觉神经支配,在脑组织操作时不会引起强烈的疼痛。头皮操作被认为是整个开颅手术中刺激性最强的操作之一,易引起血压增高、心动过速,增加颅内出血、颅内压增高、高血压等并发症的发生。头皮神经阻滞运用于开颅手术中,可大大减轻手术刺激带来的应激反应,减少全身麻醉药的使用,有利于维持开颅手术中的循环稳定,其镇痛作用可以持续到术后 6~12 小时,还可以起到全身麻醉术后的镇痛作用。

二、头皮神经阻滞操作规范流程

(一) 适应证

1. 开颅手术围手术期镇痛　包括术中镇痛、术后镇痛。
2. 头皮清创手术　包括头皮伤口探查和清创缝合、头皮脓肿的引流。
3. 原发性或继发性头痛　详见第十三章第三节。

(二) 禁忌证

1. 穿刺部位有感染或肿瘤等病变。
2. 局麻药过敏。
3. 穿刺部位颅骨缺损。
4. 凝血功能异常。

(三) 操作前准备

1. 患者准备

(1)心理准备:对患者说明治疗方法、目的、可能产生的反应、术中可能出现的感受及可能发生的副作用,减轻其焦虑。

（2）完善检查：凝血功能检查，冠心病患者术前心电图检查，若发现禁忌证，应延缓操作。

（3）签署知情同意书：患者本人或法定监护人或授权委托人签字。

（4）备皮：为了便于操作，穿刺区域最好先备皮。

（5）入室后：给予面罩吸氧，连接心电监护、脉搏血氧饱和度、无创血压监测。

（6）根据阻滞部位选择患者摆放体位：体位摆放以患者舒适和医生操作方便为准。对于头皮清创缝合等患者，伤口位于前额、头顶或颞部者，患者应仰卧，床头位置为30°~45°，病床尽可能抬高；颅后区创伤和注射治疗枕部头痛的患者应采用坐位，床尽量放低，医生可以站在患者身后进行麻醉；另一种方法是嘱患者侧卧，取头低位，这种方法可能更适合失血过多或主诉头晕或眩晕的患者。对于开颅手术的患者，取仰卧位即可。

（7）穿刺点标识：根据穿刺点的体表标识，在患者皮肤上用记号笔标注。

（8）消毒铺巾：穿刺前严格按照无菌操作原则进行消毒铺巾，消毒范围足够。

2. 物品准备

（1）穿刺相关物品：5~10ml注射器、25G穿刺针、一次性无菌穿刺包、无菌棉球或纱布、消毒棉签、皮肤消毒液、胶带。

（2）药品准备：1%~2%利多卡因、0.25%~0.5%罗哌卡因。

（3）监护仪器：心电图、无创血压、脉搏血氧饱和度监测仪。

（4）吸氧用物：氧气面罩、鼻导管。

（5）急救物品：呼吸机或麻醉机或简易呼吸球囊，紧急气道开放设备（开口器、吸引器、喉镜、气管导管、喉罩等）。

3. 操作者准备

（1）核对患者信息：包括姓名、性别、年龄、主诉。

（2）询问病史：有无高血压、冠心病、脑血管疾病、神经系统疾病病史；有无服用抗血小板、抗凝药物及有无出凝血异常疾病病史；有无麻醉药物过敏史。

（3）查看检验检查结果：血常规、凝血功能、心电图及既往检查结果。

（4）签署知情同意书：确定已签署知情同意书。

（5）明确患者有无头皮神经阻滞禁忌证：包括穿刺部位病变、局麻药过敏、凝血功能异常等。

（四）操作步骤

1. 眶上神经及滑车上神经阻滞

（1）定位

1）眶上神经：触摸眶上切迹，眶上切迹可在眶上缘中内1/3触诊，在眶上切迹上方眼眶边缘（大约距眶上切迹1cm）标记。

2）滑车上神经：位于眶上神经向内侧一横指的眶上缘处。

（2）进针：络合碘消毒2次后，持与注射器相连的25G穿刺针在标记处垂直皮肤进针，直至有骨质感。

（3）注药：回抽无血后，注射罗哌卡因1~2ml。用棉球压住上眼眶的底部，以防止局麻药扩散到上眼睑。

（4）注意：操作过程注意观察患者生命体征并询问患者感受。

2. 颧颞神经阻滞

(1)定位:同侧眼角外上方 1cm 处,颧弓上方。

(2)进针:垂直皮肤进针,碰到颧弓后,边退针边回抽边逐层浸润,针退至皮下后可更改针尖方向,浸润范围在眶上缘外侧至颧弓远端之间,由颞肌深部向浅表浸润。

(3)注药:注射罗哌卡因 3~5ml。

3. 耳颞神经阻滞

(1)定位:在耳屏前,颞下颌关节水平触诊颞浅动脉。

(2)进针:耳颞神经穿过颞骨的颧突根部并位于颞浅动脉的深处,为了避免动脉内注射,应用示指尖将颞浅动脉压向后方,在指尖前方垂直皮肤进针,碰到骨质感退针少许。

(3)注药:回抽无血后注射罗哌卡因 3~5ml。

4. 耳大神经阻滞

(1)定位:耳屏水平,耳郭后方约 1.5cm。

(2)进针:垂直皮肤进针,直至有骨质感后退针少许。

(3)注药:回抽无血后注射罗哌卡因 1~3ml。

5. 枕大神经、枕小神经阻滞

(1)定位(患者取坐位或卧位,头转向对侧)

1)枕大神经:触诊枕外隆凸和乳突,枕大神经位于枕外隆凸与乳突连线的内侧 1/3 处,或触及枕动脉搏动处。

2)枕小神经:触诊枕外隆凸和乳突,枕小神经位于枕外隆凸与乳突连线的外侧 1/3 交界处。

(2)进针:用 25G 穿刺针连接注射器,于定位点避开动脉垂直刺入,直至有骨质感后稍回退。

(3)注药:回抽无血后分别在穿刺部位注射罗哌卡因 3~5ml。

(五) 并发症及处理

1. 局部血肿　注射后用棉球及时压迫 3~5 分钟。

2. 局麻药中毒　局麻药的注射遵循最低有效安全剂量的原则。局麻药中加入 1∶200 000 肾上腺素可预防中毒。注药前应小心回抽,注药过程中和注药后 30 分钟内密切注意患者反应和生命体征,如有异常及时处理。

3. 面神经阻滞　耳颞神经阻滞时,进针过深可能导致面神经阻滞。阻滞耳颞神经的穿刺点选择避免过低。

4. 过敏反应　关注患者麻醉药物过敏史,准备好肾上腺素和气管插管用具可用于及时抢救。

5. 感染　遵循无菌操作原则。

6. 麻醉失败　体表定位准确,必要时可使用超声定位。

(六) 操作注意事项

1. 操作前　在神经阻滞操作前,需学习有关头皮神经阻滞的理论知识,包括头皮神经阻滞的解剖、适应证、禁忌证和并发症等。熟悉不同开颅手术的皮肤切口和相应的神经支配区域。

2. 操作中　开颅手术中,多于全身麻醉插管后进行多点头皮神经阻滞,对清醒患者施行头皮神经阻滞,操作前可给予小剂量的镇静镇痛药物,减轻患者的注射痛。操作过程中,应动作轻柔,准确进行神经的体表定位,缓慢进针。注药前必须回抽,注药过程要观察局部皮肤张力。

3. 操作后　阻滞后立即局部按压 3~5 分钟,可减轻操作后的疼痛及出血。

（七）相关知识

头皮软组织是由 5 层独立的软组织组成,自外而内分别是皮肤、皮下脂肪层、帽状腱膜层、帽状腱膜下间隙及颅骨外膜。

头部皮肤与其他部位相比较厚,后枕部可厚达 7mm,皮肤和纤维与深部的组织肌肉相连,当肌肉收缩时,头皮也被动移动。皮下脂肪层是一层致密的纤维脂肪层,生长期的毛囊可以达这一层。帽状腱膜层前起于眼轮匝肌,后止于枕外隆凸。帽状腱膜层由两部分组成,一部分是肌肉,另一部分是筋膜。头部前为额肌,后为枕肌,中间是帽状腱膜。皮肤、皮下脂肪层、帽状腱膜层紧密结合成头皮。帽状腱膜下间隙为疏松的结缔组织间隙,该区域易分离,在进行行头部手术时,分离的区域常为此层。颅骨外覆盖颅骨外膜。

支配头皮感觉的神经为来自三叉神经的眶上神经、滑车上神经、颧颞神经、耳颞神经及来自 C_{2-3} 脊神经的耳大神经、枕大神经和枕小神经。体表定位示意见图 10-1-1,支配的头皮感觉区域见图 10-1-2。

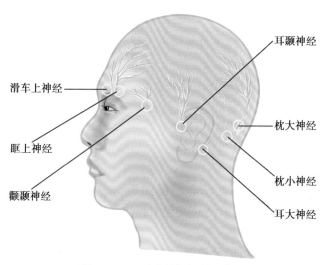

图 10-1-1　头皮神经解剖示意图

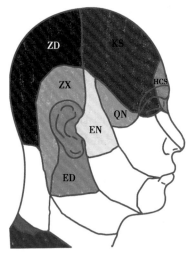

图 10-1-2　头皮神经感觉支配区域示意图

眶上神经（KS）支配前额及顶部;滑车上神经（HCS）支配前额内侧;颧颞神经（QN）支配前额外侧和颞侧的一小部分区域;耳颞神经（EN）支配颞区、下唇、下脸、耳郭和耳郭上方的头皮;耳大神经（ED）支配腮腺、乳突和耳郭的皮肤;枕大神经（ZD）支配头顶线后部;枕小神经（ZX）耳郭后侧的头皮。

三、头皮神经阻滞操作规范评分表

头皮神经阻滞的评价标准以评分表的形式进行,主要用于帮助初学者熟悉流程,掌握重要的内容和步骤,见表 10-1-1。

表 10-1-1　头皮神经阻滞操作规范评分表

项目	内容	分值	得分
操作前准备	核对患者姓名、性别、年龄、诊断	2	
	询问患者既往有无高血压、冠心病、脑血管疾病、神经系统疾病病史,有无服用抗血小板、抗凝药物及有无出凝血异常疾病病史	5	
	询问患者有无麻醉药物过敏史	1	
	查看患者血常规、凝血功能、心电图及既往检查结果	3	
	明确患者有无头皮神经阻滞禁忌证	2	
	确定已签署知情同意书	2	
	入室后给予面罩吸氧,连接心电监护,脉搏血氧饱和度、无创血压监测,开放静脉通路	5	
	穿刺相关物品、麻醉药品、急救物品准备,监护仪器、麻醉机准备齐全	5	
操作过程	正确摆放患者体位	3	
	正确定位穿刺点	12	
	消毒顺序由穿刺点中心向外 5cm,消毒 3 次	3	
	戴无菌手套	3	
	严格按照无菌操作抽药	3	
	抽药前后核对药名和有效期	3	
	正确配制药物浓度,做好药物标识	3	
	于穿刺点垂直皮肤进针	3	
	注药前回抽	3	
	注药过程中再次回抽	3	
	注药过程中严密观察患者生命体征	3	
	阻滞效果完善	15	
操作后事项	阻滞后压迫及时、到位,局部无淤血或血肿	5	
	严密观察生命体征,无局麻药中毒表现	5	
	告知患者术后注意事项(全身麻醉患者在麻醉前告知)	3	
	医疗垃圾分类正确	5	
总分		100	

四、常见操作错误及分析

1. 眶上神经阻滞时,眼睑水肿伴阻滞效果不佳 主要因为穿刺点没有定位在眶上缘,或在注药完成后压迫的方向没有向上,导致药液向眼睑扩散。

2. 神经损伤 主要因为局麻药浓度过高;局部注药后张力过大;或未注意针尖位置造成穿刺时直接损伤神经;高血压、糖尿病、吸烟是神经损伤的三个独立危险因素。

3. 血管内注射 操作者注药前未回抽,造成血管内注射。

4. 穿刺损伤血管 阻滞部位血供丰富,操作者对解剖定位不熟悉,造成穿刺损伤血管,形成局部血肿。

5. 毗邻神经阻滞 最常见的是进行耳颞神经阻滞时如果穿刺点位置低,进针较深,则容易阻滞面神经。

五、相关知识测试题

1. 以下操作刺激最大的是

A. 牵拉颞肌 B. 切开头皮

C. 剪开硬脑膜 D. 头皮神经阻滞

E. 脑组织内肿瘤切除

2. 以下说法正确的是

A. 耳大神经是三叉神经的一个分支

B. 枕大神经和枕小神经都是三叉神经的分支

C. 眶上神经来源于三叉神经的眼支

D. 耳颞神经来源于三叉神经的上颌神经

E. 颧颞神经来源于三叉神经的下颌神经

3. 关于头皮神经阻滞,以下说法**错误**的是

A. 操作安全简单,无并发症 B. 可用于减轻开颅手术术后急性疼痛

C. 可用于枕神经痛的治疗 D. 可减少围手术期镇痛药的用量

E. 是开颅术中唤醒的重要镇痛措施

4. 下列选项中,**不属于**头皮神经阻滞禁忌证的是

A. 注射部位感染者 B. 局麻药过敏史

C. 肿瘤转移至头皮 D. 清醒开颅患者

E. 重度脑外伤头皮水肿严重

5. 关于头皮解剖,下列说法**错误**的是

A. 头皮软组织分为 5 层

B. 头部皮肤无活动度

C. 帽状腱膜由肌肉和筋膜组成

D. 外科手术分离头皮时,由帽状腱膜下间隙分离

E. 皮肤、皮下脂肪层、帽状腱膜层紧密结合成头皮

答案:1. B 2. C 3. A 4. D 5. B

(谢咏秋)

推荐阅读资料

[1] 张绍祥, 张雅芳. 局部解剖学. 3 版. 北京: 人民卫生出版社, 2015.

[2] BRYDGES G, ATKINSON R, PERRY M J, et al. Awake craniotomy: a practice overview. AANA J, 2012, 80 (1): 61-68.

[3] GUILFOYLE M R, HELMY A, DUANE D, et al. Regional scalp block for postcraniotomy analgesia: a systematic review and meta-analysis. Anesth Analg, 2013, 116 (5): 1093-1102.

第二节 超声引导下颈丛神经阻滞

一、概述

颈丛神经阻滞是指将局麻药注射于颈神经丛的周围,阻滞其传导冲动,使该神经支配的区域产生麻醉作用。临床上颈丛神经阻滞多与全身麻醉复合,以提高围手术期镇痛效果,减少全身麻醉药物用量。与传统的基于体表标志的颈丛神经阻滞相比,超声引导可确保局麻药在正确的区域内扩散,提高神经阻滞的成功率并降低并发症的发生率。

二、超声引导下颈丛神经阻滞操作规范流程

(一) 适应证

颈丛神经阻滞常用于颈动脉内膜切除术、甲状腺和甲状旁腺手术、肩关节手术、锁骨手术等的麻醉和镇痛。

超声引导下颈
丛神经阻滞
(视频)

(二) 禁忌证

1. 绝对禁忌证

(1) 局麻药过敏。

(2) 穿刺部位感染。

2. 相对禁忌证

(1) 颈部巨大肿块且有气管压迫。

(2) 凝血功能异常。

(3) 严重高血压。

(4) 甲状腺功能亢进症控制不佳。

(5) 对侧膈肌麻痹、声带麻痹、呼吸道难以保持通畅或呼吸功能不全。

(6) 精神极度紧张、不合作。

(7) 小儿及年龄过大者。

(三) 操作前准备

1. 患者准备

(1) 术前常规禁食、禁饮。

(2) 视情况给予麻醉前用药。

(3) 测定基础血压、心率、脉搏血氧饱和度和心电图,开放静脉通路。

2. 物品 (器械) 准备

(1) 准备好麻醉机及气管插管用品,以及全身麻醉所需物品和药品。

(2)超声机、高频线阵探头（＞10MHz）、超声探头无菌保护套、消毒包、22~25G 穿刺针通过延长管与注射器连接。

(3)局麻药：0.25%~0.5% 罗哌卡因、0.25% 布比卡因或 1% 利多卡因等。

(4)镇静、镇痛药物，以减轻患者的不适感。

3. 操作者准备

(1)核对患者信息及术前准备情况。

(2)对患者全身情况进行评估，了解病变与气管及颈部血管的关系。

(3)确认已签署麻醉知情同意书。

(4)洗手，戴无菌手套。

(5)操作者站于患者侧面，超声机置于对侧；或操作者站于患者头侧，超声机置于操作侧。

(四) 操作步骤

1. 患者体位　仰卧位，去枕，头转向对侧，手臂放于身体两侧，暴露患者颈部和上胸部。为便于外侧入路进针，可垫高同侧肩部，或取侧卧位。穿刺前适当镇静镇痛。

2. 超声扫查

(1)皮肤消毒，高频线阵超声探头涂抹耦合剂后套无菌保护套。优化机器成像参数，选择适当的视野深度（通常 3~4cm），调节聚焦和增益，以获得最佳图像。

(2)将探头横向置于胸锁乳突肌后缘，平甲状软骨近上缘位置（约为 C_4 横突水平）。也可采用从尾到头逆追踪手法，将探头横向置于锁骨上颈后三角区位置，根据颈椎横突的超声形态特征，扫查定位 C_7 横突（其前结节退化，只有一个突起的后结节呈"沙滩椅"征，并且椎动脉尚未汇入横突）。探头向头端移动，依次确定 C_6 横突、C_5 横突，直至扫查至 C_4 横突水平（图 10-2-1）。

(3)超声图像上可见浅面较大的肌肉为胸锁乳突肌，探头内侧可扫查到颈动脉鞘（内可见颈总动脉、颈内静脉及呈低回声的迷走神经），探头深面的骨的影像为 C_4 横突。在 C_4 水平，前斜角肌逐渐消失，可识别位于横突后外侧、胸锁乳突肌下方的中斜角肌和肩胛提肌。将探头稍向颈后移动直至逐渐变细的胸锁乳突肌后外侧缘出现在屏幕中央，可见包绕着胸锁乳突肌的高亮线状回声影，即颈筋膜浅层，又称封套筋膜。颈筋膜深层又称椎前筋膜，覆盖在斜角肌和肩胛提肌表面。颈浅丛紧靠胸锁乳突肌后缘的外侧或深部，椎前筋膜的浅面，呈一簇小的低回声结节的集合（蜂窝状或椭圆形结构）（图 10-2-2）。

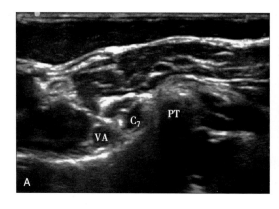
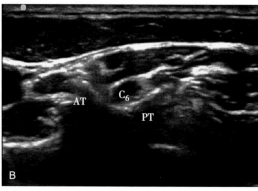

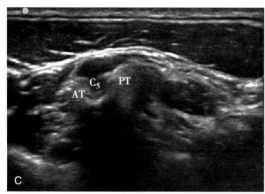
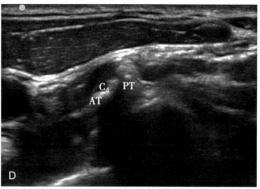

AT. 横突前结节；PT. 横突后结节。

图 10-2-1　$C_{4\sim7}$ 横突超声图像

A. C_7 横突超声图像；B. C_6 横突超声图像；C. C_5 横突超声图像；D. C_4 横突超声图像。

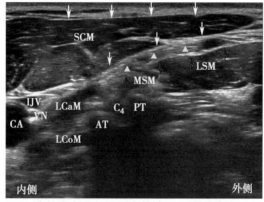

SCM. 胸锁乳突肌；IJV. 颈内静脉；CA. 颈动脉；VN. 迷走神经；LCaM. 头长肌；LCoM. 颈长肌；AT. 横突前结节；PT. 横突后结节；C_4. 颈 4 神经根；MSM. 中斜角肌；LSM. 肩胛提肌；白色箭头示封套筋膜；红色箭头示椎前筋膜；黄色三角形示颈丛。

图 10-2-2　C_4 水平横向扫查颈浅丛

3. 穿刺注药

（1）颈浅丛神经阻滞：多采用平面内穿刺技术，由外向内（从胸锁乳突肌后外侧缘）或由内向外（经肌肉）进针均可。因神经较为分散，超声下通常较难分辨，调整角度进针至胸锁乳突肌后缘下方和椎前筋膜之间、肩胛提肌浅面，回抽无血、无脑脊液，注射 10~15ml 局麻药。注药过程中需要连续定位针尖，确保局麻药在目标位置均匀扩散，避免穿破椎前筋膜（图 10-2-3）。

颈浅丛神经阻滞效果评估：测得沿胸锁乳突肌后侧缘从锁骨到耳后的皮肤区域痛觉消失。

（2）颈深丛神经阻滞：采用改良一点法，在 C_4 横突水平一次性注射较大剂量局麻药，可有效阻滞颈深丛。获得 C_4 水平超声图像后，使用平面内穿刺技术，在探头外侧进针。穿刺针穿过椎前筋膜，针尖置于 C_4 横突后结节尖端、C_4 神经根附近，回抽无血、无脑脊液，单次注射局麻药 10~15ml（图 10-2-4）。超声可见药液在横突和椎前筋膜间扩散，包绕神经根。局麻

药向头侧扩散可将 C_2、C_3 神经阻滞。

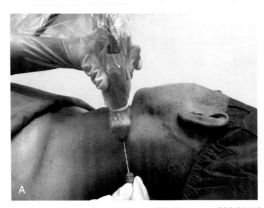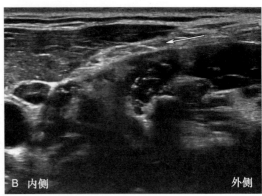

图 10-2-3　外侧入路平面内颈浅丛神经阻滞

A. 探头置于 C_4 水平,平面内穿刺;B. 颈浅丛穿刺路径(箭头示穿刺针)。

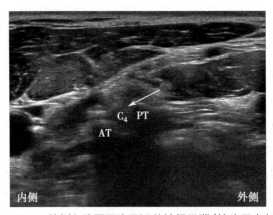

图 10-2-4　外侧入路平面内颈深丛神经阻滞(箭头示穿刺针)

(五) 并发症及处理

1. 局麻药全身毒性反应　主要为局麻药误入颈动脉或椎动脉所致。此处颈部血管丰富,局麻药吸收过快也可导致中毒。应严格掌握药液浓度、容量和注药速度,反复回抽无血后缓慢注药。超声下应能观察到药物扩散。

2. 全脊髓麻醉(简称"全脊麻")和高位硬膜外间隙神经阻滞　局麻药误入蛛网膜下腔或硬膜外间隙所致。应使用短针,注意进针方向,注药前回抽,分次给药并密切观察患者。一旦发生,立即给予呼吸、循环支持。

3. 膈神经阻滞　若进针穿透椎前筋膜可阻滞位于其深面的膈神经。双侧受累时可出现呼吸困难及胸闷。肺储备功能差的患者慎用颈丛神经阻滞。可立即吸氧或人工辅助呼吸。

4. 喉返神经阻滞　可导致患者声音嘶哑或失声,呼吸费力。主要因穿刺过深阻滞迷走神经所致,尤以双侧阻滞时较易发生。声音嘶哑或失音一般不需特殊处理。呼吸困难严重者给予吸氧和呼吸支持。一般在 30 分钟 ~1 小时内缓解。

5. 霍纳(Horner)综合征　因颈交感神经节被阻滞所致,表现为同侧眼睑下垂、瞳孔缩小、球结膜充血、鼻塞、面部发红且无汗等。药物半衰期过后症状可自行缓解，可密切观察，暂不处理。

6. 椎动脉损伤引起血肿　多因穿刺过深或位置不当所致。通常经局部压迫止血后，血肿逐步吸收。

严重并发症多见于颈深丛神经阻滞。

（六）操作注意事项

1. 穿刺时选择较远进针点，要特别注意穿刺深度和穿刺针方向，切忌将针尖过于指向内侧（即对向脊柱方向），避免进针太深或药液向颈动脉鞘扩散。颈浅丛神经阻滞时避免针尖穿破椎前筋膜，最大限度降低迷走神经和膈神经阻滞的发生率。

2. 要确保实时显示针尖位置，可先注射 1~2ml 局麻药确定注射点是否合适，然后再注入剩余的局麻药。

3. 因有可能阻滞双侧膈神经或喉返神经而引起呼吸抑制，因此应避免行双侧颈深丛神经阻滞。

4. 由于很多患者同时患有心脑血管疾病或甲状腺功能亢进症，因此不常规推荐在局麻药中加入肾上腺素。

5. 密切监测患者并采取有效措施防治并发症。

6. 颈深丛神经阻滞是高级神经阻滞，有潜在的严重并发症的风险。颈浅丛神经阻滞简单安全，在临床上更为适用。

（七）相关知识

1. 解剖　颈丛由 $C_{1~4}$ 脊神经的前支组成，除 C_1 主要是运动神经外，$C_{2~4}$ 均为感觉神经。$C_{1~4}$ 脊神经从相应的颈椎间孔穿出后，向后越过椎动脉和椎静脉，走行于相应椎体侧方横突的前后结节之间，尤其在 C_4 横突处更为集中。颈神经离开横突尖端后分为浅支和深支。浅支起源于 $C_{2~4}$，它们会聚在一起，在胸锁乳突肌后外侧缘中点（Erb's 点）附近穿出，向前、上和下方走行，支配颈部、肩部和锁骨下区的皮肤。浅支主要分为 4 支，分别为枕小神经（发自 C_2，分布于枕部及耳郭背面上部的皮肤）、耳大神经（发自 $C_{2~3}$，分布于耳郭乳突及腮腺区皮肤）、颈横神经（发自 $C_{2~3}$，分布于颈前区皮肤）和锁骨上神经（发自 $C_{3~4}$，分布于颈侧部、胸壁上部和肩部皮肤）。深支主要支配肌肉及与其他神经形成交通支，包括膈神经［主要为 C_4（$C_{3~5}$），支配心包和膈肌］、颈袢（$C_{1~3}$，主要支配除甲状舌骨肌外的舌骨下肌群）及 $C_{1~4}$ 支（支配头直肌、颈长肌、头长肌、斜角肌和肩胛提肌等）。颈丛深支未穿过椎前筋膜。

2. 命名相关进展　近年来根据注射部位所处颈部筋膜层次的不同，颈丛神经阻滞命名有新的进展。将椎前筋膜浅层注药（以往称为颈浅丛神经阻滞）进一步分为浅层阻滞和中层阻滞。

浅层阻滞是指在胸锁乳突肌后外侧缘皮下或颈阔肌下注药（真正意义上的颈浅丛神经阻滞）。中层阻滞又称颈神经通路阻滞，是指在椎前筋膜与包绕胸锁乳突肌的颈筋膜浅层即封套筋膜之间注药。其中颈神经通路是指 $C_{1~4}$ 脊神经前支构成的颈深神经丛的部分分支神经（颈浅神经及颈袢）穿出椎前筋膜后在胸锁乳突肌深层逐渐分支并向颈浅丛移行的区域，也就是封套筋膜和椎前筋膜这两层筋膜间的狭长潜在腔隙。在该层次内注射局麻药可以获得部分颈深丛分支神经及全部颈浅丛神经阻滞。按此分类，本文所述颈浅丛神经阻滞属于颈神经通路阻滞。

深入椎前筋膜下的麻醉药注射仍称为深层分支阻滞。

三、超声引导下颈浅丛神经阻滞操作规范评分表

超声引导下颈浅丛神经阻滞规范操作评分表见表10-2-1。

表 10-2-1　超声引导下颈浅丛神经阻滞操作规范评分表

项目	内容	分值	得分
操作前准备	核对患者信息,包括姓名、性别、年龄、主诉	5	
	询问禁食、禁饮情况	2	
	评估患者全身情况,了解病变与气管及颈部血管的关系	2	
	明确患者有无颈丛神经阻滞禁忌证	2	
	确定患者已签署麻醉知情同意书	5	
	物品准备:带高频线阵探头的超声机、穿刺针、局麻药、镇静镇痛药物、氧气、急救药物、麻醉机及气管插管用具	3	
	测定基础血压、心率、脉搏血氧饱和度和心电图	3	
	开放静脉通路	3	
操作过程	患者仰卧位,头偏向对侧,或侧卧位,暴露颈部和上胸部	4	
	洗手,佩戴无菌手套	3	
	皮肤消毒,注意消毒顺序及范围	3	
	超声探头涂抹耦合剂后在助手帮助下套无菌保护套	3	
	调节超声机视野深度、焦距和增益以获得最佳图像	4	
	探头放置位置正确	3	
	确认 C_4 横突	5	
	识别颈动脉鞘、胸锁乳突肌、封套筋膜、椎前筋膜	5	
	探头向颈后侧移动直至胸锁乳突肌后外侧缘可见	4	
	平面内法由外向内进针或由内向外进针	4	
	显示针尖,避免过于指向内侧或颈动脉鞘	5	
	进针至胸锁乳突肌后缘下方和椎前筋膜之间	5	
	注药前回抽,注药后可见局麻药在正确的层次内扩散	5	
	退针,稍加压迫穿刺点	2	
	人文关怀	8	
操作后事项	阻滞效果评估:检测胸锁乳突肌后侧缘从锁骨到耳后的皮肤区域痛觉	3	
	密切监测患者并采取有效措施防治并发症	5	
	向患者交代术后注意事项	4	
总分		100	

四、常见操作错误及分析

1. 颈浅丛神经阻滞时针尖可能穿透椎前筋膜成为颈深丛神经阻滞。应在超声引导下准确定位，避免非预期的颈深丛神经阻滞。

2. 进针时应注意避免针尖过于靠内或直接抵向颈动脉，以免发生严重并发症。

五、目前常见训练方法简介

(一) 模型训练

1. 可采用模拟穿刺模型，如商业化蓝胶模型，自制明胶模型、豆腐块模型、牛肉模型等，可内置模拟血管。

2. 使用颈丛神经阻滞的模拟训练器，包括模型颈部、设置在颈部的若干神经模拟单元、电源、神经刺激针和电源，可提高颈丛神经阻滞的成功率和操作熟练程度，更加直观。

(二) 虚拟训练

神经阻滞虚拟训练器通过模拟神经阻滞操作环境，使得学习过程可视化，并具备可参与性，提高学员的方向认知和手眼协调能力。对颈丛神经阻滞虚拟仿真，显示虚拟穿刺针和骨性结构、动静脉、肌肉、脊髓、颈丛神经和星状神经节等解剖结构的三维毗邻关系，并测量穿刺进针的安全角度、深度和最佳穿刺路径，为临床颈丛神经阻滞提供相关解剖形态学与穿刺参考。

目前尚在研发中。

(三) 其他训练

以问卷形式反馈对神经局部解剖的掌握情况，以小组床旁练习的形式考查实践操作能力，根据考核结果进行改进提升。

六、相关知识测试题

1. 颈丛神经分为 4 个皮支，以下**错误**的是
   A. 枕小神经
   B. 枕大神经
   C. 耳大神经
   D. 颈横神经
   E. 锁骨上神经

2. 颈丛神经阻滞常见的并发症，以下**错误**的是
   A. 全脊麻和硬膜外间隙神经阻滞
   B. 局麻药毒性反应
   C. 霍纳综合征
   D. 膈神经阻滞
   E. 气胸

3. 霍纳综合征是颈丛神经阻滞的并发症之一，是颈交感神经节被阻断所致。其下列临床表现**错误**的是
   A. 阻滞侧眼睑下垂、瞳孔缩小
   B. 阻滞侧眼结膜充血
   C. 鼻塞
   D. 面色苍白及无汗
   E. 药物半衰期过后症状可自行缓解

4. 覆盖斜角肌、臂丛、膈神经等结构的颈部筋膜称为
   A. 颈浅筋膜
   B. 封套筋膜

C. 内脏筋膜   D. 气管前筋膜

E. 椎前筋膜

5. 下列麻醉方式的组合,**不合理**的是

A. 颈浅丛神经阻滞 + 全身麻醉

B. 双侧颈浅丛神经阻滞

C. 双侧颈深丛神经阻滞

D. 一侧颈浅丛神经阻滞 + 对侧颈深丛神经阻滞

E. 颈浅丛神经阻滞 + 肌间沟臂丛神经阻滞

答案:1. B   2. E   3. D   4. E   5. C

（罗 慧）

推荐阅读资料

［1］郭曲练,姚尚龙.临床麻醉学.4 版.北京:人民卫生出版社,2016.

［2］田玉科,梅伟.超声定位神经阻滞图谱.北京:人民卫生出版社,2011.

［3］GRAY A T. Atlas of ultrasound-guided regional anesthesia. 3rd ed. Amsterdam: Elsevier, 2019.

第三节 超声引导下臂丛神经阻滞

一、概述

臂丛神经及其分支阻滞历经了漫长曲折的发展历程。1884 年,外科医生 William 切开直视下用可卡因浸润暴露的臂丛神经,完成了第一例臂丛神经阻滞。之后,臂丛神经阻滞逐渐发展了多个穿刺路径,常见的有肌间沟入路、锁骨上入路、锁骨下入路、腋路等。随着神经阻滞定位技术的进步,臂丛神经阻滞从传统的盲探(经皮穿刺、神经刺激器引导)到超声可视化引导,神经阻滞的安全性、可靠性得到了极大的提升。超声引导臂丛神经阻滞技术已广泛应用于上肢手术的麻醉与镇痛。本节介绍超声引导下肌间沟入路臂丛神经阻滞。

二、超声引导下臂丛神经阻滞操作规范流程

(一) 适应证

1. 肩部手术。

2. 锁骨远端手术。

3. 肱骨近端的手术。

(二) 禁忌证

1. 绝对禁忌证

(1)进针部位感染。

(2)局麻药过敏。

2. 相对禁忌证

(1)严重肺疾病。

(2)同侧膈肌损伤 / 膈神经麻痹。

（3）对侧喉返神经损伤。

（4）对侧气胸。

（5）服用抗凝药或有出血倾向。

（6）败血症或未经控制的菌血症。

（三）操作前准备

1. 患者准备

（1）术前检查（包括凝血功能检查等）。

（2）病史（重点询问有无神经系统疾病、呼吸系统疾病、糖尿病周围神经病变等）。

（3）术前禁食 6~8 小时，禁饮 2 小时。

（4）签署麻醉知情同意书。

2. 物品（器械）准备

（1）超声机、神经阻滞穿刺针。

（2）常规监测：心电图、血压、脉搏血氧饱和度监测。

（3）氧气。

（4）急救物品：呼吸囊、面罩、20% 脂肪乳剂。

（5）消毒物品：络合碘、一次性消毒棉签、10~20ml 注射器。

（6）无菌物品：探头无菌保护套、无菌手套。

（7）穿刺前静脉用药：咪达唑仑、舒芬太尼 / 芬太尼。

3. 操作者准备

（1）核对患者信息：包括姓名、性别、年龄、诊断、手术部位等。

（2）确认禁食、禁饮时间。

（3）询问患者既往有无高血压和心、肺、脑疾病等病史，有无服用抗血小板药物、抗凝药物如阿司匹林、氯吡格雷等情况及有无出凝血异常疾病病史。

（4）询问有无麻醉药物过敏史。

（5）查看患者血常规、凝血功能、心电图及既往检查结果。

（6）明确患者有无臂丛神经阻滞禁忌证。

（7）确定患者已签署麻醉知情同意书。

（四）操作步骤

1. 患者体位　仰卧位，头偏对侧；或侧卧位，头下垫枕。

2. 探头类型　高频线阵探头。

3. 穿刺针　长 5cm、22G 短斜面穿刺针。

4. 探头位置　将探头置于胸锁乳突肌外侧缘，环状软骨水平，作矢状斜位扫查。

5. 局麻药　0.375%~0.5% 罗哌卡因 10~20ml。

6. 扫查流程　超声扫查主要定位标志有血管（颈总动脉、颈内静脉、锁骨下动脉）、肌肉（前斜角肌、中斜角肌）、横突。

（1）从内侧向外侧：探头平环状软骨，于胸锁乳突肌表面进行矢状斜位扫查，可见定位的标志性血管（颈总动脉、颈内静脉），然后向外后横向移动探头，在胸锁乳突肌外方、前中斜角肌之间可见多个圆形或椭圆形的"葡萄串"样低回声结构，即肌间沟臂丛神经（图 10-3-1）。

（2）从足侧向头侧：将探头置于锁骨上窝，探头长轴与锁骨平行，进行冠状斜位扫查，可见定位的标志性血管（锁骨下动脉），在锁骨下动脉的外上方有圆形或椭圆形"蜂窝状"低回声结构，此为锁骨上臂丛神经（图 10-3-2）。探头从此处由足侧向头侧逆行追踪臂丛走行并辨认神经根，可见前中斜角肌之间的典型肌间沟臂丛神经超声影像。

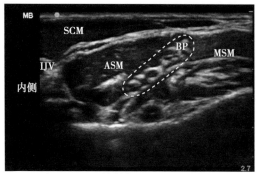

BP. 臂丛；ASM. 前斜角肌；MSM. 中斜角肌；
SCM. 胸锁乳突肌；IJV. 颈内静脉。

图 10-3-1　肌间沟臂丛神经短轴超声图

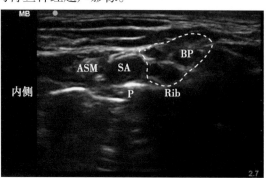

BP. 臂丛；SA. 锁骨下动脉；ASM. 前斜角肌；
P. 胸膜；Rib. 第一肋。

图 10-3-2　锁骨上臂丛神经短轴超声图

（3）神经根定位：根据发出神经根的横突形态和顺序超声下可以定位神经根。将探头从足侧向头侧移动，逆向寻找横突影像。C_7 横突只有后结节，无前结节，呈现"沙滩椅"征（图 10-3-3）。注意 C_7 神经根和椎动脉鉴别（图 10-3-4）。其余颈部横突均有前后结节，似"碗口"征。C_6 横突的前结节特别粗大，结节间沟又深又宽（图 10-3-5）。C_5 横突的前后结节大小均匀、形态相似（图 10-3-6）。C_4 横突前后结节大小均匀，结节间沟又浅又窄（图 10-3-7）。

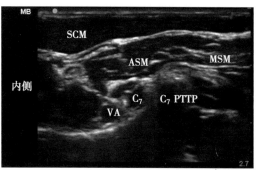

C_7 PTTP. 颈 7 横突后结节；VA. 椎动脉；C_7. 颈 7 神经根；ASM. 前斜角肌；MSM. 中斜角肌；SCM. 胸锁乳突肌。

图 10-3-3　左侧 C_7 横突超声图

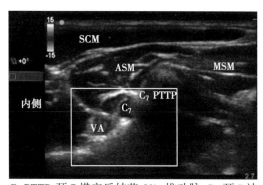

C_7 PTTP. 颈 7 横突后结节；VA. 椎动脉；C_7. 颈 7 神经根；ASM. 前斜角肌；MSM. 中斜角肌；SCM. 胸锁乳突肌。

图 10-3-4　左侧 C_7 横突超声图
（椎动脉彩色多普勒超声）

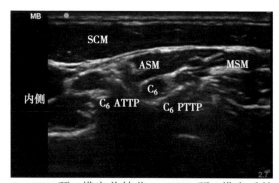

C_6 ATTP. 颈 6 横突前结节；C_6 PTTP. 颈 6 横突后结节；C_6. 颈 6 神经根；ASM. 前斜角肌；MSM. 中斜角肌；SCM. 胸锁乳突肌。

图 10-3-5　左侧 C_6 横突超声图

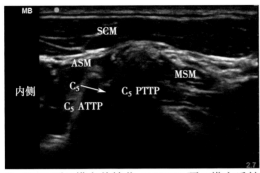

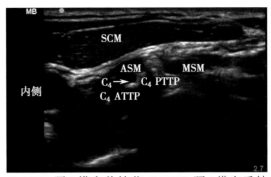

C_5 ATTP. 颈 5 横突前结节;C_5 PTTP. 颈 5 横突后结节;C_5. 颈 5 神经根;ASM. 前斜角肌;MSM. 中斜角肌;SCM. 胸锁乳突肌。

图 10-3-6 左侧 C_5 横突超声图

C_4 ATTP. 颈 4 横突前结节;C_4 PTTP. 颈 4 横突后结节;C_4. 颈 4 神经根;ASM. 前斜角肌;MSM. 中斜角肌;SCM. 胸锁乳突肌。

图 10-3-7 左侧 C_4 横突超声图

7. 穿刺入路

(1)平面内前路穿刺技术(图 10-3-8):平面内前路穿刺一般选择仰卧位,头偏向对侧。前路穿刺比较方便,穿过前斜角肌直至肌间沟,靠近神经,不要直接接触到神经。给药后可见药液在肌间沟内扩散,包绕肌间沟臂丛神经。

(2)平面内后路穿刺技术(图 10-3-9):平面内后路穿刺一般选择侧卧位,头下垫枕。后路穿刺路径主要经过肌肉组织,安全系数相对较高,适合肌间沟臂丛神经阻滞置管。后路穿刺穿过中斜角肌直至肌间沟,给药方法同前路穿刺。

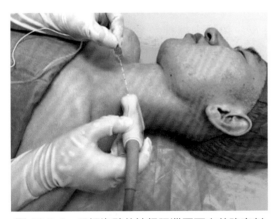

图 10-3-8 肌间沟臂丛神经阻滞平面内前路穿刺

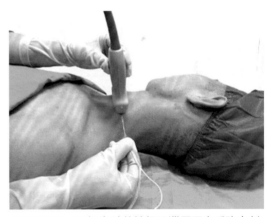

图 10-3-9 肌间沟臂丛神经阻滞平面内后路穿刺

(五)并发症及处理

1. 霍纳综合征 星状神经节位于 C_6 横突附近的颈长肌表面,椎前筋膜深面。阻滞肌间沟臂丛神经时局麻药随筋膜层扩散,可能会阻滞星状神经节,出现霍纳综合征。穿刺时尽量减少穿刺次数,超声引导下精准给药,小剂量局麻药可以减少霍纳综合征的发生。患者穿刺后若出现患侧上睑下垂,瞳孔缩小,面部发红、无汗,考虑霍纳综合征,但不需特殊处理。

2. 膈神经麻痹 膈神经来源于 $C_{3\sim5}$ 神经,与臂丛起源毗邻,在环状软骨平面与臂丛神经相距 2mm 左右。行肌间沟臂丛神经阻滞时药液很容易扩散至膈神经,出现膈神经麻痹。

在穿刺时应选择超声引导,低位(C_7水平)、小剂量、筋膜外给药可以降低膈神经麻痹的发生率。膈神经麻痹发生率高,一般无临床表现。如果患者有呼吸系统基础疾病,会出现胸闷、呼吸困难、氧饱和度下降;应给予吸氧、面罩给氧,必要时气管插管;完善听诊、床旁胸片、床旁超声检查,排除气胸等。

3. 喉返神经麻痹　喉返神经从迷走神经发出,迷走神经走行于颈总动脉和颈内静脉之间,喉返神经沿气管食管间沟上行。局麻药量较大时,药物从筋膜渗透,阻滞了喉返神经或迷走神经,都可能发生喉返神经麻痹。在穿刺时选择超声引导精准、小剂量给药可以减少喉返神经麻痹。发生单侧喉返神经阻滞时,患者声音嘶哑,若无呼吸困难,不需特殊处理。

4. 刺破血管　颈部血管丰富,肌间沟附近有颈总动脉、颈内静脉、颈外静脉、椎动脉、甲状腺上动脉、颈横动脉、肩胛背动脉等,操作不慎可能损伤血管。在穿刺时选择超声引导,在多普勒超声模式下认真辨认血管,精心设计穿刺路径,避免刺破血管。若刺破血管,予以压迫穿刺点数分钟,观察有无血肿。

5. 气胸　低位肌间沟臂丛神经阻滞容易误穿肺脏顶端,导致气胸。穿刺时在超声引导下精准定位,认真辨认周围重要组织结构,避免误穿肺脏。出现气胸时,患者胸痛、呼吸困难、刺激性干咳,患侧呼吸音减弱或消失,胸片见胸腔积气、肺萎陷。肺压缩面积超过30%、呼吸困难明显者,应立即行胸腔闭式引流紧急排气。

6. 全脊麻、硬膜外间隙神经阻滞　超声引导穿刺经验不足,看不清穿刺针显影,盲目采用平面内后路进针时,自外向内的穿刺方向可能刺入颈髓。局麻药注射到硬膜下、蛛网膜下腔,会发生硬膜外间隙神经阻滞、全脊麻。预防措施:①超声下穿刺针需显影清楚,不能盲目进针;②穿刺注药时注意回抽无血、无脑脊液时再给药。处理上以对症支持治疗为主。

7. 局麻药全身毒性反应　局麻药全身毒性反应包括中枢神经系统和心血管系统的症状。主要预防措施:①阻滞前,开放静脉通路,常规监测;②药量严格限制,杜绝逾量;③注射药物前注意回抽,无血、无脑脊液方可注药;④小剂量分次注射,每5分钟回抽一次再注药。处理原则:①立即停止给药;②呼吸支持,面罩给氧,保持呼吸道通畅,必要时气管插管和机械通气;③抗惊厥,咪达唑仑或丙泊酚治疗;④循环支持,输液和血管活性药物维持;⑤20%脂肪乳剂治疗。

（六）操作注意事项

提高穿刺针显影率:穿刺针显影良好是超声引导神经阻滞的关键环节。使用平面内技术时,穿刺针应尽可能与超声波束共面,即在超声探头的长轴正中线平面进针;其次,理论上穿刺针与超声波束垂直时显影最好,建议进针角度尽量浅平,有利于超声波束反射到探头,达到最佳显影效果。

（七）相关知识

超声探头的选择有以下3种。

(1)高频线阵探头:分辨率高,穿透力较差,成像为矩形,适宜检测浅表组织、器官,如臂丛神经阻滞。

(2)低频凸阵探头:分辨率较低,穿透力强,成像为扇形,适宜检测深部组织、器官,如腰丛神经阻滞。

(3)相控阵探头:成像为扇形,多用于心脏超声检查。

三、超声引导下臂丛神经阻滞操作规范评分表

超声引导下臂丛神经阻滞操作规范评分表见表 10-3-1。

表 10-3-1 超声引导下臂丛神经阻滞操作规范评分表

项目	内容	分值	得分
操作前准备	根据患者情况及手术部位选择合适的神经阻滞入路	5	
	核对患者信息,包括姓名、性别、年龄、主诉	1	
	询问禁食、禁饮情况	1	
	询问患者既往有无糖尿病、神经肌肉疾病等病史	2	
	询问有无服用抗血小板药物,抗凝药物如阿司匹林、氯吡格雷等情况及有无出凝血异常疾病病史。询问有无麻醉药物过敏史	2	
	查看患者血常规、凝血功能、心电图及相关检查结果	2	
	明确患者有无臂丛神经阻滞禁忌证	2	
	确定患者已签署麻醉知情同意书	2	
	物品(器械)准备:超声机、选择合适的超声探头、消毒用品、无菌保护套、无菌手套、监护设备、氧气及急救药品	4	
操作过程	向患者解释操作过程及可能的不适,嘱患者配合穿刺	2	
	体位:仰卧位,头偏向对侧或侧卧位,头下垫枕	2	
	监护:心电图、血压、氧饱和度	3	
	适当镇静镇痛(咪达唑仑、舒芬太尼/芬太尼)	1	
	戴无菌手套	1	
	消毒铺巾规范	1	
	超声探头外覆无菌保护套	1	
	探头放置位置准确	2	
	合理调节深度、优化超声图像	3	
	观察并口述标志性结构(血管、肌肉)	10	
	找到目标神经	10	
	检查设计的穿刺路径上无血管	5	
	检查设计的穿刺路径上无非目标神经	5	
	注射局麻药	1	
	穿刺针显影良好	5	
	给药后显示包绕目标神经的液性暗区	3	
操作后事项	询问患者有无不适	2	
	阻滞效果满意为满分,阻滞不全扣10分,没有效果为0分	20	
	继续监护,观察患者生命体征	2	
总分		100	

四、常见操作错误及分析

1. 膈神经损伤　膈神经起源于$C_{3\sim5}$神经根,从深部穿出后在前斜角肌表面外上向内下走行(图10-3-10)。在采用平面内穿刺技术前路进针时,可能会损伤膈神经。超声扫查时可见膈神经在前斜角肌表面自外上向内下绕行,超声显影为圆形或椭圆形低回声结构。如果同时使用神经刺激器,刺激到膈神经,患者会出现同侧膈肌收缩,如出现上述情况,需认真识别膈神经,重新设计穿刺路径,避免损伤膈神经。

2. 胸长神经、肩胛背神经损伤　胸长神经起源于$C_{5\sim7}$,支配前锯肌;肩胛背神经起源于$C_{4\sim5}$神经根,支配菱形肌和肩胛提肌。两根神经均穿行于中斜角肌内,超声显影为中斜角肌内独立的含有低回声中心的高回声结构(图10-3-11)。如果同时使用神经刺激器,刺激到上述神经,患者会出现同侧胸壁外侧和肩胛间区肌肉收缩,出现上述情况,需认真识别胸长神经和肩胛背神经,重新设计穿刺路径,避免损伤神经。

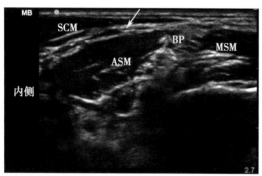

BP. 肌间沟臂丛;ASM. 前斜角肌;MSM. 中斜角肌;
SCM. 胸锁乳突肌。

图 10-3-10　左侧膈神经(箭头)超声图

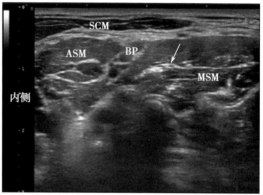

BP. 肌间沟臂丛;ASM. 前斜角肌;MSM. 中斜角肌;
SCM. 胸锁乳突肌。

图 10-3-11　左侧胸长神经和肩胛背
神经(箭头)超声图

五、目前常见训练方法简介

(一) 模型训练

常用的动物模型有基于琼脂、明胶的模型和尸体模型、蓝模等。动物模型价格低廉,可显示肌肉、骨骼和神经等组织结构,短时间内可重复使用。明胶、琼脂模型制作简单,可以包埋目标结构,但超声图像透声性一致,穿刺后针道留存会影响再次操作。尸体模型适于超声引导神经阻滞,但来源短缺,伦理学批准严格。蓝模的声学特征与真实人体相同,能很好地模拟各种人体结构。

(二) 虚拟训练

以计算机技术为核心的虚拟训练,通过构建 3D 虚拟标准化患者,创建沉浸式、交互式的虚拟训练情境,还原每个操作步骤及可能的不良反应及并发症的临床情境。其缺点在于成本高,操作与在人体操作略有不同。

六、相关知识测试题

1. 患者,女,40 岁。外伤致肱骨上端骨折,拟行肱骨骨折内固定术。下列臂丛入路中最合适的是

    A. 肌间沟入路　　　　　　　　　　B. 锁骨上入路

    C. 锁骨下入路　　　　　　　　　　D. 腋路

    E. 肋锁间隙入路

2. 患者,男,43 岁。在肌间沟臂丛神经阻滞 10 分钟后诉呼吸困难。下列检查**不适当**的是

    A. 双肺听诊　　　　　　　　　　　B. 床旁胸片

    C. 床旁肺超检查　　　　　　　　　D. 床旁超声检查膈肌

    E. 凝血功能检查

3. 患者,男,50 岁。拟行左侧肩关节镜检查,超声联合神经刺激器行肌间沟臂丛神经阻滞,选用平面内后路穿刺,出现左侧肩胛间区肌肉抽搐。以上出现的原因是

    A. 刺激了膈神经　　　　　　　　　B. 刺激了肩胛背神经

    C. 刺激了肋间臂神经　　　　　　　D. 刺激了胸外侧神经

    E. 刺激了胸内侧神经

4. 患者,女,65 岁。拟行臂丛神经阻滞。最合适的探头是

    A. 高频线阵探头　　　　　　　　　B. 低频图阵探头

    C. 扇形探头　　　　　　　　　　　D. 连续波多普勒探头

    E. 梅花形探头

5. 关于肌间沟臂丛神经说法**不正确**的是

    A. 位于前中斜角肌之间　　　　　　B. 内侧有颈总动脉和颈内静脉

    C. 颈 7 横突前结节粗大　　　　　　D. 膈神经与臂丛神经起源毗邻

    E. 胸长神经从臂丛分出

答案:1. A　2. E　3. B　4. A　5. C

(孙　蓓)

推荐阅读资料

[1] 费尔南多·L. 阿尔博纳,巴巴克·哈比里,约翰·A. 诺顿. 超声引导下区域麻醉:周围神经阻滞及置管实用操作方法. 陈晔明,译. 北京:北京大学医学出版社,2014.

[2] 田玉科,梅伟. 超声定位神经阻滞图谱. 北京:人民卫生出版社,2011.

第四节　超声引导下腰丛神经阻滞

一、概述

腰丛神经阻滞也称腰大肌间隙阻滞,是一种深部阻滞技术,常用于下肢手术的麻醉和镇痛。传统的腰丛神经阻滞是利用解剖学定位进针点,用神经电刺激定位法引出股四头肌收

缩进行穿刺。因腰丛解剖位置较深,因体型肥胖、外伤等致体表标志不清晰时,常导致操作困难,进针角度稍有偏差也可能导致偏离神经丛。近年来随着超声技术的发展,超声引导下的腰丛神经阻滞广泛应用于临床并取得了良好的效果。

二、超声引导下腰丛神经阻滞操作规范流程

(一) 适应证

常与骶丛或坐骨神经联合阻滞,用于下肢手术的麻醉和镇痛,特别是髋部和膝部的手术,也适用于治疗下肢的慢性疼痛。

(二) 禁忌证

1. 注射部位局部感染、血肿。

2. 局麻药过敏。

3. 接受抗凝治疗且有出血倾向。

(三) 操作前准备

1. 患者体位　侧卧位,患侧向上,稍前倾,操作者位于患者背侧,可触诊阻滞侧的大腿前侧,以确定股四头肌的运动反应(图 10-4-1)。

2. 器材

(1)超声机(带低频凸阵探头,频率 2~5MHz,超声深度预调至 7~11cm)。

(2)穿刺针(长 10~15cm 的短斜面绝缘穿刺针)。

(3)外周神经刺激器。

(4)局麻药、镇静镇痛药。

(5)注射器、消毒铺巾用品、无菌手套、无菌超声探头保护套等。

(四) 操作步骤

1. 核对　患者姓名、年龄、住院信息(病房、床号、ID 号等)、手术部位、手术部位标识、基础疾病及特殊服药史等。

2. 吸氧　鼻导管低流量给氧。

3. 体位　如上所述摆好体位,如患侧活动不受限,可屈髋并屈膝 90°。

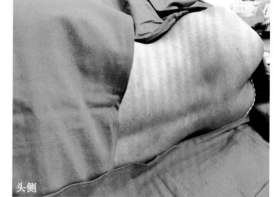

头侧

图 10-4-1　腰丛神经阻滞时患者体位

4. 监护　建立静脉通路,常规心电监护(血压、心电图、脉搏血氧饱和度),高龄病情复杂者可考虑提前建立有创血压监测。

5. 适度镇静镇痛　常用咪达唑仑 1~2mg,舒芬太尼 2.5~10μg,据患者情况适度调整。

6. 消毒铺巾　穿刺点及周围皮肤常规消毒,铺无菌手术巾,超声探头套无菌保护套。

7. 超声扫查与神经定位　传统的解剖定位进针点为棘突连线(水平线)和髂嵴连线(垂直线)的交界点靠患侧外侧 3~4cm,而超声引导腰丛神经阻滞有多种方法,此处介绍几种临床上常用的方法。

(1)横向扫查:可认为是腰丛短轴扫查。

1)旁正中横向扫查:探头在 $L_{3~4}$ 或 $L_{4~5}$ 椎体间隙进行横断切面扫查(图 10-4-2),略靠近

上位横突。声像图中由浅入深可以见骨性标志（棘突、关节突、椎体侧缘）和肌肉标志（椎旁肌、腰方肌、腰大肌）。下腔静脉或主动脉可位于椎体侧缘深面。腰大肌呈轻度低回声，其内可见多个条纹状的高回声结构。横突声影可使下方的腰大肌和椎间孔显示不清，探头可稍倾斜在两个横突间扫查（图 10-4-3）。

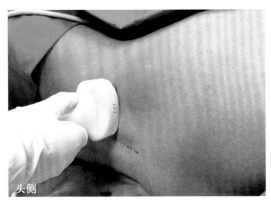

图 10-4-2　旁正中横向扫查时的探头位置

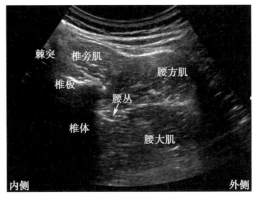

图 10-4-3　旁正中横向扫查超声影像

2）"三叶草"法扫查：将探头横向置于患侧腋后线，紧贴髂嵴置于髂嵴头侧（图 10-4-4）。超声扫查寻找髂骨上缘，缓慢向头侧移动至 L_4 椎体和横突处。如从腋中线开始扫查，超声可清晰显示腹部外侧三层肌肉（腹外斜肌、腹内斜肌和腹横肌），然后探头顺着腋中线垂直线向背侧移动，逐渐出现腰方肌及腰方肌下方的 L_4 横突和椎体。横突为腰丛神经阻滞穿刺中重要的且超声下容易辨认的解剖标志。此时超声显示腰大肌在横突前方，椎旁肌在横突后方，腰方肌在横突上方，三块肌肉围绕横突呈典型的"三叶草"征象。在椎体上方，横突前方 2cm 内，腰大肌内可能见到高回声腰丛。平移或斜切超声探头，可获得避开横突的影像，可在此平面穿刺（图 10-4-5、图 10-4-6）。

肥胖或高龄患者及腹部积气较多的患者也可能出现超声图像质量较差、穿刺针显像欠佳。少数患者髂嵴和肋缘之间的间隙较窄，不能放入低频凸阵探头，需要改用其他扫查方法确认腰丛的位置。

（2）纵向扫查：也可认为是腰丛长轴扫查。

首先纵向旁矢状位平行脊柱扫查，识别横突（图 10-4-7），可有多种方法确认横突，其中一种是先识别连续的骶骨平面，然后向头侧扫查看到骶骨的连续面中断，即为 $L_5\sim S_1$ 椎间隙（不排除有少数患者存在腰椎骶化可能）。确定 L_5 横突后，向头侧连续扫查可以较容易确定 L_4、L_3、L_2 横突。横突声影的特征性表现常被称为"三叉戟"。透过横突间隙声窗可以看到腰大肌，部分患者可能看到位于腰大肌后内侧强回声结构的腰丛（图 10-4-8）。而对于体型肥胖者，腰丛常不能清晰显示，超声

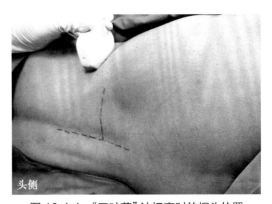

图 10-4-4　"三叶草"法扫查时的探头位置

定位的主要目的则是判断横突间隙并估测穿刺深度,通过观察肌肉的收缩来判断穿刺针的位置。

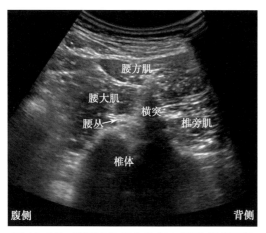

图 10-4-5 以横突为标志的"三叶草"超声影像

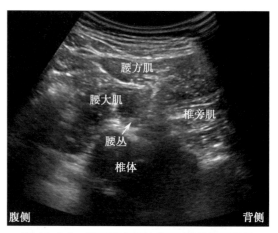

图 10-4-6 避开横突后的"三叶草"超声影像

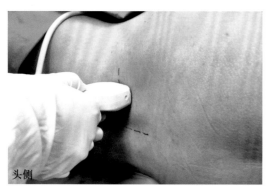

图 10-4-7 旁矢状位纵向扫查时的探头位置

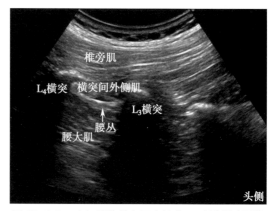

图 10-4-8 旁矢状位纵向扫查的"三叉戟"超声影像

总之,于 L$_{3\sim5}$ 水平不论使用何种扫查方法,超声扫查须能显示腰大肌前方的腹膜线,以便能确认最大的穿刺深度,以免误入腹腔损伤腹腔脏器和大血管。腰丛神经阻滞常规使用超声和神经刺激器双引导,可进一步提高安全性及成功率,缩短穿刺时间。

8. 穿刺与注药

(1)横向扫查平面内穿刺技术:旁正中横向扫查采用外侧平面内穿刺技术进针,"三叶草"法扫查获得满意的超声图像后,亦采用平面内穿刺技术。以"三叶草"法为例,于探头长轴延长线与脊柱中线交点患侧旁开 4cm 为穿刺点,垂直进针。联合使用神经刺激器引导,超声实时监测进针路线和深度,进针至横突深度后再进针 1~2cm,当减少电流量到 0.5mA 仍有轻微肌肉收缩且回抽无血时则缓慢注药 20~30ml,电流减小到 0.5mA 以下仍有肌肉收缩时,则需稍退针。注药时如阻力大,则稍退针至阻力消失。注药的同时通过超声观察药物在腰大肌内的扩散(图 10-4-9、图 10-4-10)。

(2)纵向扫查平面外穿刺技术:将探头放于中线外侧 3~4cm 处与腰椎平行,获得典型横突声影的"三叉戟"特征性表现后,在 $L_{3~4}$ 或 $L_{4~5}$ 椎间隙,以平面外方式进针,注意穿刺针斜面与躯体长轴平行。利用横突影像来估计腰丛的位置和深度,联合使用神经刺激器,当针尖接近神经时,可引出同侧股四头肌收缩,一般穿刺深度 6~8cm。调整神经刺激器电流到 0.5mA 仍有轻微肌肉收缩时则缓慢注药(注药前确认回抽无血),电流减小到 0.5mA 以下仍有肌肉收缩时,则需稍退针。避免高阻力注射,经常回抽注射器排除血管内注射(图 10-4-11)。

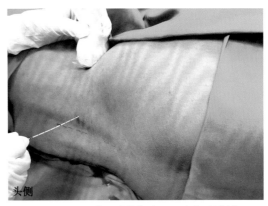

图 10-4-9　"三叶草"法平面内入路进针

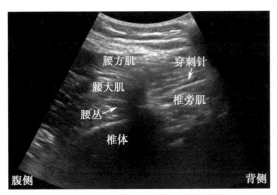

图 10-4-10　"三叶草"法进针路线

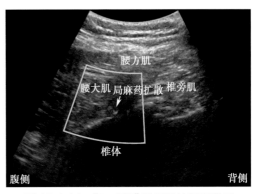

图 10-4-11　"三叶草"法腰丛神经阻滞后局麻药的扩散

(五) 并发症及预防

腰丛神经阻滞的并发症及预防见表 10-4-1。

表 10-4-1　腰丛神经阻滞的并发症及预防

并发症	预防
神经损伤	患者主诉疼痛时不强行注射;避免高注射压力;避免在电流强度小于 0.5mA 获得刺激反应时注药
感染或腰大肌脓肿	严格无菌操作
血肿	提高穿刺技术,减少多次穿刺;对于抗凝治疗的患者,遵守类似椎管内麻醉要求;避免向椎体前内侧进针过深损伤下腔静脉、腹主动脉
局麻药中毒	注药前小心回抽观察有无回血,超声下观察药物扩散;避免注射大容量、高浓度的局麻药;年老体弱等特殊患者应适当降低药物浓度和药量
腹腔脏器损伤	超声联合神经刺激器双引导,观察针尖,避免进针过于靠头端或过深
血流动力学波动	常规生命体征监测,观察腰丛神经阻滞后可能出现的单侧交感神经阻滞效应;局麻药如向椎管内扩散可导致低血压
硬膜外间隙神经阻滞或全脊麻	穿刺针针尖勿过于靠近椎间孔或脊柱中线

（六）操作注意事项

1. 腰椎旁区域血管非常丰富，接受抗凝治疗且有出血倾向的患者应避免使用腰丛神经阻滞。

2. 局麻药注射时应避免过度用力，过高的注射压力可能导致部分硬膜外扩散和快速的血管内注射。

3. 超声联合神经刺激器引导腰丛穿刺过程中的常见反应及应对方法见表10-4-2。

表10-4-2　超声联合神经刺激器引导腰丛穿刺过程中的常见反应及应对方法

常见反应	原因	处理
超声下观察到椎旁肌收缩	直接刺激椎旁肌，针尖过浅	继续进针
进针4~6cm后针尖触及骨质	穿刺针触及横突	穿刺针退至皮下，稍向头侧或足侧调整方向，避开横突
进针6~8cm后股后肌群收缩	进针过于偏向足侧，刺激骶丛	退针，向头侧调整方向
进针6~8cm后出现屈髋/超声观察到腰大肌收缩	进针偏外、过深，错过腰丛，直接刺激腰大肌	停止进针，退针，向内侧调整方向
进针8~10cm未触及骨质，未引出目标肌肉收缩	进针过深，错过横突和腰丛	退针，重新定位并调整进针方向
超声下观察针尖越过横突后触及骨质	进针偏内、过深，触及椎体	退针，向外侧调整方向

4. 不追求电流强度低于0.5mA引出的刺激反应，此时穿刺针可能刺入硬脊膜，可能导致硬膜外或脊髓麻醉。

5. 平卧位时，右肾门一般位于 L_2 横突水平，左肾门略高，位于 L_1 水平。穿刺时向头侧扫查可见随呼吸上下活动的椭圆形结构，即肾下级，注意勿损伤。

6. 腰丛位置较深，针尖位置有时不易辨认，局麻药扩散有时也不清楚，注药过程中宜多次回抽，谨防血管内注射。

7. 腰丛神经阻滞技术的复杂性、潜在的并发症风险及存在其他外周神经阻滞的简单替代方法，腰丛神经阻滞时要严格把握适应证并权衡利弊。

（七）相关知识

腰丛主要来源于 $L_{1~4}$ 脊神经，部分患者可能含有 T_{12} 或 L_5 脊神经的成分。这些神经从椎间孔发出后分为前支和后支，后支主要支配下背部的皮肤和椎旁肌，前支在腰大肌内形成腰丛，进入骨盆后支配下肢的部分皮肤和肌肉。

腰大肌起点后1/3附着于横突，前2/3附着于椎体及椎间盘，两部分形成的折叠形成腰大肌间隙，腰神经及部分分支走行于此间隙，即腰丛位于腰大肌后1/3，横突前2~3cm处，故横突是腰丛神经阻滞的主要标志之一。

腰丛的主要分支有髂腹下神经（ $T_{12}~L_1$ 或 L_1 脊神经前支）、髂腹股沟神经（ $T_{12}~L_1$ 或 L_1 脊神经前支）、生殖股神经（ $L_{1~2}$ 脊神经前支）、股外侧皮神经（ $L_{2~3}$ 脊神经前支）、股神经（ $L_{1~4}/L_{2~4}$ 脊神经前支）和闭孔神经（ $L_{2~4}$ 脊神经前支）。股神经支配大腿前内侧皮肤、膝以下小腿和足部内侧皮肤、股四头肌（伸膝）。闭孔神经支配大腿或膝内侧的皮肤（变异较大，部分可能皮肤支配缺如）、髋部内收肌。髂腹下神经、髂腹股沟神经、生殖股神经和股外侧皮神经为感觉神经。

三、超声引导下腰丛神经阻滞操作规范评分表

超声引导下腰丛神经阻滞操作规范评分表见表 10-4-3。

表 10-4-3　超声引导下腰丛神经阻滞操作规范评分表

项目	内容	分值	得分
操作前准备	核对患者信息,包括姓名、性别、年龄、手术部位、手术标识	5	
	询问禁食、禁饮情况	2	
	询问药物过敏史	2	
	询问患者既往特殊疾病史及已有神经功能损害	2	
	询问有无服用抗血小板药物、抗凝药物及有无出凝血异常疾病病史	2	
	查看患者血常规、凝血功能、心电图及既往检查结果	2	
	明确患者有无腰丛神经阻滞禁忌证	2	
	确定患者已签署麻醉知情同意书	4	
	物品(器械)准备:监护设备、氧气及急救药品、超声机、穿刺针、外周神经刺激器、局麻药、镇静镇痛药、注射器、消毒铺巾用品、无菌手套、无菌超声探头保护套等	6	
操作过程	体位正确	5	
	消毒铺巾合格	3	
	超声扫查腰丛方法准确	10	
	进针位置、方向正确	10	
	超声联合神经刺激器定位腰丛位置准确	15	
	注药压力及回抽	5	
	观察并能准确描述穿刺后不良反应及效果评价	15	
操作后事项	恢复体位,人文关怀	5	
	向患者交代注意事项	5	
总分		100	

四、常见操作错误及分析

1. 超声下腰丛不一定可见,腰大肌内的强回声结构不一定是腰丛,也可能是腰大肌内增厚的肌筋膜,未联合神经刺激器引导时可能导致错误的定位。

2. "三叶草"法扫查时,体型肥胖者要考虑髂嵴处脂肪的厚度影响探头的放置,探头紧贴髂嵴可能会过于靠近头侧而错过腰丛导致穿刺失败。

3. 进针后先确认神经刺激器回路是否完整,电流强度显示是否正常。当神经刺激器回路障碍时可能导致错过腰丛。

4. 侧卧位时臀部皱褶和背部凹陷会随体位下垂,通过两者来确定脊柱中线可能存在偏

差,可通过超声下棘突影像精准定位中线。

五、目前常见训练方法简介

(一) 模拟训练

指导老师应用幻灯片讲解神经局部应用解剖,同时应用床旁超声在人体模型上实际操作演示神经图像,学员逐步建立解剖和超声影像的认知联系,并以小组分组形式轮流在模型上模拟操作,指导老师在旁指导。课后列出需考核的神经阻滞类别,复习后下次课前在模型上通过标准图像逐一考核过关。

(二) 其他训练

初学者可以利用超声穿刺模块 / 凝胶练习超声引导下的平面内或平面外穿刺技术,尝试穿刺针以不同进针点、不同角度进针的超声图像特点,提高穿刺操作技术。

六、相关知识测试题

1. 下列关于股神经阻滞的描述,**错误**的是

   A. 股神经主要来源于 $L_{2\sim4}$ 脊神经

   B. 股神经位于股动脉和股静脉的外侧

   C. 股神经可传递大腿前侧和内侧的感觉

   D. 当穿刺针位置合适时给予电刺激可以引起缝匠肌收缩,但不会产生膝关节运动

   E. 股神经是腰丛分支之一

2. 关于超声成像,**错误**的是

   A. 彩色多普勒有助于识别血流　　　　B. 彩色多普勒可用于检测血流方向

   C. 超声折返所用的时间与深度有关　　D. 穿刺针的口径与图像显影无关

   E. 能量多普勒检测血流的敏感度高于彩色多普勒

3. 超声下神经成像的频率范围是

   A. 2~15MHz　　　　　　　　　　　B. 2~15GHz

   C. 2~15kHz　　　　　　　　　　　 D. 2~15THz

   E. 15~25GHz

4. 下列**不属于**腰丛分支的是

   A. 股外侧皮神经　　　　　　　　　　B. 股后皮神经

   C. 生殖股神经　　　　　　　　　　　D. 闭孔神经

   E. 股神经

5. 腰丛的组成有

   A. 由 $L_{1\sim4}$ 脊神经前支组成,常有 T_{12} 和 L_5 脊神经分支参与

   B. 由 $L_{1\sim5}$ 脊神经前支组成

   C. 由 $L_{1\sim4}$ 脊神经后支组成,常有 T_{12} 和 L_5 脊神经分支参与

   D. 由 $L_{1\sim5}$ 脊神经前支组成,常有 T_{11} 和 T_{12} 脊神经分支参与

   E. 由 $L_{1\sim4}$ 脊神经后支组成,常有 T_{11} 和 T_{12} 脊神经分支参与

   答案:1. D　2. D　3. A　4. B　5. A

(段　彬)

推荐阅读资料

［1］哈季奇.外周神经阻滞与超声介入解剖.2 版.李泉,译.北京:北京大学医学出版社,2014.

［2］KARMAKAR M K, LI J W, KWOK W H, et al. Sonoanatomy relevant for lumbar plexus block in volunteers correlated with cross-sectional anatomic and magnetic resonance images. Reg Anesth Pain Med, 2013, 38 (5): 391-397.

［3］LIN J A, LU H T, CHEN T L. Ultrasound standard for lumbar plexus block. Br J Anaesth, 2014, 113 (1): 188-189.

［4］STRID J M C, SAUTER A R, ULLENSVANG K, et al. Ultrasound-guided lumbar plexus block in volunteers; a randomized controlled trial. Br J Anaesth, 2017, 118 (3): 430-438.

第五节　超声引导下股神经阻滞

一、概述

股神经是由 L_{2-4} 脊神经的前支组成,沿腰大肌外侧缘深面下降,经腹股沟韧带中点稍外侧进入股三角,在腹股沟韧带水平或以上水平分成数支。肌支支配髂腰肌、缝匠肌、耻骨肌和股四头肌;皮支分为两支,一支为股前皮神经,分布于大腿和膝关节前面的皮肤,另一支为股神经的终末支,即隐神经,分布于小腿内侧面和足背内侧缘的皮肤。腹股沟韧带在耻骨结节和髂前上棘之间,由内向外分别为股静脉、股动脉和股神经。

股神经阻滞是下肢手术中常用的一种麻醉、镇痛方法。它联合坐骨神经阻滞可以满足膝关节以下手术的术中镇痛要求,可以作为联合麻醉的一部分用于髋部手术的术中管理,还可以用于大腿部肌肉痉挛及膝关节疼痛的治疗。

二、超声引导下股神经阻滞操作规范流程

(一) 适应证

1. 髋部和股骨手术的辅助麻醉及术后镇痛。
2. 联合坐骨神经阻滞用于膝关节、小腿手术的麻醉和术后镇痛。
3. 股前内侧和小腿内侧皮肤感觉障碍或异常。
4. 耻骨肌、股四头肌、缝匠肌及内收肌群的疼痛痉挛、萎缩、麻痹等。
5. 膝关节中重度疼痛性疾病。
6. 小儿股骨干骨折复位。

(二) 禁忌证

1. 有局麻药过敏史。
2. 拟穿刺部位皮肤、软组织有感染。
3. 穿刺入路邻近部位有确诊或疑似的恶性肿瘤。
4. 注射同侧伴有股疝。
5. 显著的凝血功能障碍、影响凝血过程的血液系统疾病。
6. 原发或继发的外周神经系统疾病。

（三）操作前准备

1. 患者准备

（1）患者取平卧位，松开裤带，完整暴露腹股沟区，双下肢稍分开，足稍外旋。

（2）开放静脉通路，予以吸氧。

（3）监测心电图、无创血压、脉搏血氧饱和度。

（4）签署神经阻滞操作知情同意书。

2. 物品（器械）准备

（1）药品：0.25%~0.5% 罗哌卡因、生理盐水、肾上腺素、脂肪乳剂。

（2）超声机：8~14MHz 高频线阵探头，设置显示深度 3~5cm，备无菌保护套、耦合剂。

（3）络合碘、消毒棉签、无菌手套。

（4）1 支 20ml 注射器、1 根 22G 穿刺针（80~100mm）。

（5）气管插管工具。

3. 操作者准备

（1）核对患者信息，包括姓名、性别、年龄、主诉、手术部位。

（2）询问患者既往有无高血压和心、肺、脑疾病等病史，有无服用抗血小板药物、抗凝药物如阿司匹林、氯吡格雷等情况及有无出凝血异常疾病病史。

（3）询问有无局麻药过敏史。

（4）查看患者血常规、凝血功能、心电图及既往检查结果。

（5）明确患者有无神经阻滞区域麻醉禁忌证。

（6）确定患者已签署神经阻滞操作知情同意书。

（四）操作步骤

操作一般在全身麻醉前进行，对部分有认知功能障碍、合并严重心血管疾病的患者，可在全身麻醉诱导后进行神经阻滞。

1. 患者及仪器准备　患者取平卧位，进行拟穿刺区域的皮肤消毒，选择 8~14MHz 高频线阵探头涂抹耦合剂后套无菌保护套备用，声像图显示深度预设为 3~5cm（图 10-5-1）。

2. 确定目标穿刺切面　超声探头平行于腹股沟放置于腹股沟处，左右移动，寻找同时显示股动脉和股神经的切面，注意辨别腰肌及其筋膜、阔筋膜。股动脉的外侧、髂筋膜的深部是股神经。股神经呈高回声，类似三角形或椭圆形成串珠状（图 10-5-2）。股神经在髂筋膜的下方，髂腰肌的凹槽里，距离皮肤 2~5cm，内侧为股动脉和股静脉。

3. 穿刺注药　于大腿外侧、探头边缘外侧约 1cm 处进针，采用平面内穿刺技术，由外向内，朝向股神经，当针尖穿过髂筋膜时会有突破感。一旦观察到针尖靠近神经（在神经的上方、下方、外侧均可），回抽无血，推注 1~2ml 局麻药确认针尖位置是否合适，如果注射的局麻药没有在神经周围扩散，则需要重新调整针尖的位置，局麻药扩散满意后再注射 0.25%~0.5% 罗哌卡因 10~20ml。若股神经与周围筋膜包裹，则无明确的分界，也可在髂筋膜分界明显的部位以生理盐水进行水分离，剥出股神经后再注入局麻药。局麻药可以在股神经表面或股神经深面，只要局麻药在髂筋膜内靠近股神经扩散，任何一种进针路径均可（图 10-5-3、图 10-5-4）。

4. 术后注意事项　注药完成后，密切注意患者生命体征、意识的变化。

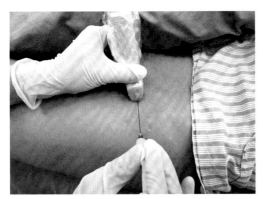

图 10-5-1 应用平面内穿刺技术完成腹股沟区
股神经阻滞时的探头位置和进针点

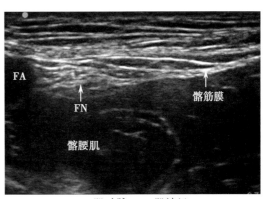

FA. 股动脉;FN. 股神经。

图 10-5-2 股三角处股神经的超声解剖

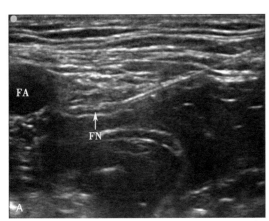

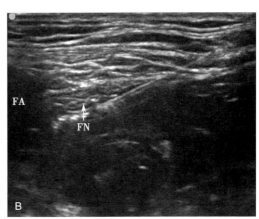

FA. 股动脉;FN. 股神经。

图 10-5-3 超声显示股神经阻滞时的进针路径
A. 穿刺针在股神经的表面注药;B. 穿刺针在股神经的深面注药。

(五)常见并发症及处理

1. 局麻药中毒 对仅出现头昏、头晕等症状者,予以吸氧,密切观察患者生命体征变化,上述症状常可自行消失。对出现抽搐、惊厥的患者,予以吸氧,维持血流动力学稳定,即刻静脉注射咪达唑仑 0.05~0.1mg/kg,必要时使用脂肪乳剂。对持续惊厥者,可予以肌松药。对出现心搏骤停者,立即进行心肺复苏。

2. 局部血肿 如损伤股动脉出现血肿,应及时进行有效压迫,对凝血功能正常的患者压迫数分钟后出血常会停止,血肿也可逐渐吸收。对有神经压迫症状的血肿,需行外科切开清除血肿。

3. 神经损伤 与传统盲探下的神经阻滞相比,超声引导下神经阻滞的神经损伤发生率

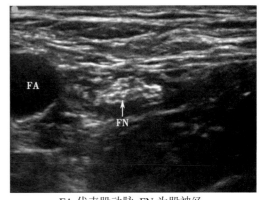

FA 代表股动脉;FN 为股神经。

图 10-5-4 超声图像显示注入局麻药后
局麻药将股神经包裹。

下降。如果在超声直视下发现神经束膜下或神经束内(很少见)注药,需及时停止注药。对于已经发生的神经损伤,因多为髓鞘损伤所致的神经传导功能障碍,为可逆损伤,可保守观察。若在预期的神经阻滞持续时间之后,仍存在明显感觉、运动功能异常,应及时进行影像学和神经电生理检查,进行神经学评估,以便决定是否需要行外科神经重建术。

(六) 操作注意事项

1. 尽量对清醒患者行区域麻醉,以便及时发现患者的异常反应。

2. 备齐急救物品,并放在方便取用的位置。

3. 操作过程中稳妥固定针头,每次注射前均需进行回抽,发现非目标部位的注射,及时停止操作,尤其要避免血管内注射和神经内注射。

(七) 相关知识

进行超声引导下平面内阻滞时,在进针过程中通过边进针边推注药液或生理盐水的方式判断针尖位置并及时调整,是保证针尖位置适当的一种有效方法,不必过分依赖神经刺激器,并非必须用神经刺激器引出运动反应才可注药。

股神经的位置容易辨别、周围结构层次清楚、解剖变异少。进行股神经阻滞的局麻药扩散并非必须包围神经,蓄积在股神经后外侧或其前方的局麻药往往也能产生满意的阻滞效果。

三、超声引导下股神经阻滞操作规范评分表

超声引导下股神经阻滞操作规范评分表见表 10-5-1。

表 10-5-1 超声引导下股神经阻滞操作规范评分表

项目	内容	分值	得分
操作前准备	核对患者信息,包括姓名、性别、年龄、主诉、手术部位	3	
	询问患者既往有无高血压和心、肺、脑疾病等病史	3	
	询问有无服用抗血小板药物、抗凝药物如阿司匹林、氯吡格雷等情况及有无出凝血异常疾病病史	3	
	询问有无局麻药过敏史	3	
	查看患者血常规、凝血功能、心电图及既往检查结果	3	
	明确患者有无神经阻滞区域麻醉禁忌证	3	
	确定患者已签署神经阻滞操作知情同意书	3	
	物品(器械)准备:确定超声机正常工作,选择合适的探头;监护设备、氧源及急救药品、用物准备妥当,方便随时取用	10	
操作过程	严格遵循无菌操作原则,操作者着装整洁,戴口罩、帽子	5	
	注药的切面目标结构显示清晰	10	
	进针位置和路径正确	10	
	首次注射生理盐水扩散满意	10	
	注药完毕后药液扩散满意	10	
	是否发生血管内注射	10	
	操作过程中患者生命体征平稳	10	
操作后事项	嘱患者穿刺部位 24 小时内保持干燥,密切观察患者生命体征,观察是否有神经损伤的表现	4	
总分		100	

四、常见操作错误及分析

1. 无菌观念不强　操作前皮肤消毒方法或范围错误,操作过程中无菌区和污染区混淆。

2. 操作手法不稳　对加压、滑行、旋转、倾斜四个超声操作的基本手法使用生疏,即使在进针前获得了较清晰的超声图像,进针过程中探头晃动影响关键结构显示。采用平面内穿刺技术进针时,还会出现针杆和针尖不能完整显示的情况。

3. 其他　操作过程中过度关注操作本身,疏于关注患者的基本情况(意识、呼吸、监护仪参数等)。

五、目前常用训练方法简介

对于注药部位为特定目标神经的神经阻滞,技能训练可在相应的模型上进行。股神经阻滞的注药点常会根据实际情况进行调整,且受操作者探头加压、扫查手法等影响较大,用模型无法很好地模拟实际操作情景。

基于上述特点,操作者对股神经周围结构解剖层次的把握就非常重要,初学者必须通过对正常人的超声检查,观察、总结该区域的图像特点,结合解剖教材的经典描述融会贯通,对股神经的局部区域解剖了然于胸。

蓝胶模型可用于初学者穿刺进针技术的训练。

六、相关知识测试题

1. 股神经来自

　　A. 腰丛　　　　　　　　B. 骶丛　　　　　　　　C. 胸神经

　　D. 颈丛　　　　　　　　E. 坐骨神经

2. 从解剖上看,在腹股沟水平,从外侧到内侧下列结构顺序排列正确的是

　　A. 股神经、股静脉、股动脉、闭孔神经

　　B. 股神经、股动脉、股静脉、闭孔神经

　　C. 股动脉、股静脉、股神经、闭孔神经

　　D. 股静脉、股动脉、股神经、闭孔神经

　　E. 股动脉、股神经、股静脉、闭孔神经

3. 关于局麻药中毒的叙述,**错误**的是

　　A. 常因局麻药误入血管引起

　　B. 引起循环抑制所需的血药浓度高于产生中枢神经系统抑制的浓度

　　C. 局麻药中毒的发生与误入血管有关,与局麻药用量无关

　　D. 患者发生酸中毒时对局麻药中毒的耐量减小

　　E. 体质较差的患者要酌情减量

4. 关于局麻药毒性反应,下列叙述**错误**的是

　　A. 毒性反应优先作用于神经系统

　　B. 毒性反应对血压的影响表现为血压下降

　　C. 毒性反应早期血压上升,心跳加快是中枢神经系统兴奋所致

　　D. 一旦发生抽搐,可导致呼吸和循环衰竭而致死

E. 发生轻度毒性反应时立即停药,中毒症状能自行消失

5. 股神经支配的肌肉**不包括**

    A. 小腿前群肌　　　　　　　　　　B. 缝匠肌

    C. 髂肌　　　　　　　　　　　　　　D. 耻骨肌

    E. 股四头肌

答案: 1. A　2. B　3. C　4. B　5. A

(张燕玲)

推荐阅读资料

[1] 邓小明,姚尚龙,于布为,等.现代麻醉学.5版.北京:人民卫生出版社,2021.

[2] 多米尼克·哈蒙,亨利·P.弗里泽尔,纳维普拉卡什·三都,等.麻醉超声诊断与介入技术.马浩男,李恒林,译.北京:北京大学医学出版社,2012.

[3] 黄宇光.周围神经阻滞.北京:人民卫生出版社,2012.

[4] 理查德 M. 皮诺.麻省总医院临床麻醉手册.9版.王俊科,马虹,张铁铮,译.北京:科学出版社,2018.

[5] 罗纳德·米勒,尼尔·科恩,拉斯·埃里克森,等.米勒麻醉学.9版.邓小明,黄宇光,李文志,译.北京:北京大学医学出版社,2021.

[6] 田玉科,梅伟.超声定位神经阻滞图谱.北京:人民卫生出版社,2011.

第六节　坐骨神经阻滞

一、概述

  坐骨神经阻滞广泛应用于临床,包括骨科下肢手术的麻醉及围手术期镇痛。其操作简单且易成功,适用于大腿后侧、膝部、小腿、跟腱和足部的手术。坐骨神经阻滞可完全阻滞膝以下小腿皮肤的感觉(除小腿内侧皮肤)。高位坐骨神经阻滞复合腰丛神经阻滞(腹股沟韧带上髂筋膜阻滞或股神经阻滞 + 闭孔神经阻滞 + 股外侧皮神经阻滞)可以完全阻滞整个下肢。坐骨神经阻滞一般需要超声引导或周围神经刺激器辅助下实施完成,较常用的坐骨神经阻滞包括周围神经刺激器引导经臀肌入路坐骨神经阻滞和超声引导腘窝坐骨神经阻滞。本节主要介绍经臀肌入路坐骨神经阻滞技术。

二、功能解剖

  坐骨神经由 L_4~S_1 脊神经组成。这些神经在骶骨前表面外侧形成骶丛,并在梨状肌前方汇合形成坐骨神经。它起始处宽 2cm,是人体内最粗大的神经。尽管坐骨神经被认为是骶丛的一条单独的终末支,但它是由两部分神经(胫神经和腓总神经)汇合在一个鞘中所组成。坐骨神经在大腿后方的走行大致呈一条直线,从腘窝顶点到坐骨结节和大转子顶点连线的中点。坐骨神经同时也发出许多关节(髋、膝)支和肌支。

  坐骨神经从梨状肌下的坐骨大孔穿出骨盆,并在股骨大转子和坐骨结节之间下行,沿髋关节外旋肌群(闭孔内肌、上下孖肌和股方肌)表面走行。坐骨神经的内侧伴行有股后皮神经和臀下动脉。若在较高位阻滞坐骨神经,其伴行的股后皮神经也可以被阻滞,从而可以进

行大腿后侧的手术。坐骨神经在较高位发出髋关节支并从髋关节囊后部穿入支配髋关节,有时这些分支也可直接发自骶丛。坐骨神经还发出肌支支配股二头肌、半腱肌、半膜肌及大收肌的坐骨头。坐骨神经在腘横纹上方 4~10cm 处分为胫神经和腓总神经,并各自继续下行。

15% 的人群坐骨神经在梨状肌水平就出现分支,可有 3 种解剖形态:①坐骨神经的两部分都穿过梨状肌;②只有腓总神经穿过梨状肌;③坐骨神经的一部分跨过梨状肌。坐骨神经的胫神经分支支配半腱肌、半膜肌、股二头肌长头和大收肌的坐骨头。在腿中部腓总神经分出两条分支:一条支配股二头肌短头;另一条支配膝关节囊后外侧。

高位坐骨神经阻滞的范围包括大腿后侧皮肤(阻滞了股后皮神经)、半腱肌、半膜肌、股二头肌、部分髋关节、膝关节及膝以下除外小腿内侧皮肤的所有区域。根据手术需求,可能需要联合腰丛神经阻滞、腹肌沟韧带上髂筋膜阻滞、隐神经或股神经阻滞,必要时甚至须联合闭孔神经阻滞,以覆盖整个手术区域或缓解止血带长时间的压迫不适。

三、坐骨神经阻滞操作规范流程

(一) 适应证

适用于大腿、膝部、小腿、跟腱和足部的手术(整个下肢手术,不包括髋关节置换术),必要时须联合腰丛、髂筋膜、股神经、隐神经、股外侧皮神经或闭孔神经阻滞。

(二) 禁忌证

1. 绝对禁忌证　局麻药过敏,注射部位有皮肤或深部组织感染、炎性病灶。
2. 相对禁忌证　意识不清或深度镇静,已有神经损伤,凝血功能异常,菌血症。

(三) 操作前准备

1. 患者准备
(1)完成心电图、血常规及凝血功能等常规检查。
(2)阻滞前应禁食 ≥6 小时,禁饮>2 小时。
(3)阻滞操作前开通静脉通路,连接监护仪,监测患者心电图、血压及血氧饱和度。
(4)签署麻醉知情同意书。
(5)若患者较紧张,可在连接完监护仪后使用静脉镇静镇痛药,如咪达唑仑、芬太尼或舒芬太尼,给予药物后进行面罩吸气,注意监测血氧饱和度,预防呼吸抑制导致的低氧血症。
(6)嘱患者松开裤带,取稍向前倾斜的半侧卧位,屈髋屈膝,阻滞侧下肢置于另一下肢上,以便观察引出的足或足趾运动反应。头部垫小枕。

2. 物品准备
(1)打开麻醉机,检查有无漏气,连接螺纹管和面罩。
(2)备好吸引器,打开负压,保证能正常使用。
(3)监护仪、氧气及急救药品(肾上腺素、脂肪乳等)。
(4)无菌铺巾或纱布包。
(5)1 支或 2 支装有局麻药的 20ml 注射器,根据局麻药的使用量准备。
(6)利多卡因及 5ml 或 10ml 注射器,用于局部浸润。
(7) 长 10cm 或 8cm 的 21G 或 22G 短斜面绝缘刺激针(若只用超声可准备长 8cm 或 10cm 的神经阻滞针和延长管,一定要足够长,确保针尖能到达神经的位置)。

(8)周围神经刺激器或超声机。

(9)无菌手套、记号笔。

(10)喉镜及带导丝的气管导管。

3. 操作者准备

(1)核对患者信息,包括姓名、性别、年龄、主诉。

(2)确认禁食、禁饮时间。

(3)询问患者既往有无高血压和心、肺、脑疾病等病史,有无服用抗血小板药物、抗凝药物如阿司匹林、氯吡格雷等情况及有无出凝血异常疾病病史。

(4)询问有无局麻药中毒、过敏史,其他药物过敏史,有无哮喘病史。

(5)查看患者血常规、凝血功能、心电图及既往检查结果。

(6)明确患者有无坐骨神经阻滞禁忌证。

(7)确定患者已签署麻醉知情同意书。

(四)操作步骤

1. 定位 大多数患者后路坐骨神经的体表标志易于辨认。但由于臀部的脂肪多,骨性凸起并不明显,因此需要了解一些正确的定位方法。用记号笔画出以下标志:①股骨大转子;②髂后上棘;③进针点在股骨大转子和髂后上棘连线中点垂线向足侧4cm处。在股骨大转子和髂后上棘之间画一条直线并标出该线中点。经中点垂直于该线画出另一条线,向患者足侧延伸4cm处即为进针点(图10-6-1)。

2. 操作技术 消毒皮肤3次后,局麻药进行皮下浸润。进针定位的手指应用力压住臀部以缩短皮肤到神经的距离。同时用手指绷紧皮肤,有助于更精准地进行阻滞。进行皮肤定位的手指在整个过程中不可移动。由于臀部皮肤和软组织极易滑动,所以即使定位手轻微移动也可使进针点的位置发生改变。神经刺激针垂直皮肤刺入,首先将神经刺激器的参数设定为1mA、1Hz或2Hz、0.1ms(图10-6-2),以便于观察穿刺针对臀肌的直接刺激和对坐骨神经刺激引起的足部抽动。

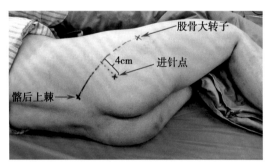

图 10-6-1 定位进针点

用记号笔于股骨大转子和髂后上棘处进行标记,并作连线,连线中点向足侧作垂线,垂线距中点4cm处即为进针点。

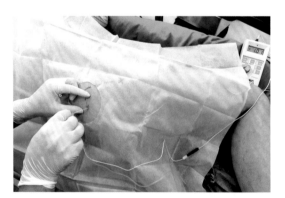

图 10-6-2 垂直进针,设置好神经刺激器参数

垂直皮肤进针,进针时手指绷紧皮肤,以缩短皮肤到神经之间的距离,设置神经刺激的电流强度为1mA,频率1Hz或2Hz,电流作用时间为0.1ms。

缓慢进针,首先观察到臀肌的抽动。如可观察到抽动,则提示针尖位置仍然太浅。一旦臀肌的抽动消失,继续缓慢进针,进而可观察到较强烈的坐骨神经刺激反应。足跖屈和屈趾或足内翻,提示针尖靠近胫神经,针尖在坐骨神经偏内侧;足背屈或足外翻,提示针尖靠近腓总神经,针尖在坐骨神经偏外侧(图10-6-3)。一旦观察到坐骨神经的刺激反应,逐渐减弱刺激电流的强度,直到0.3~0.5mA时仍可看到或触及运动反应。通常此时的进针深度为5~8cm。回抽无血后,缓慢注射15~30ml局麻药。可以单次给药,也可以分别引出足跖屈和足背屈后分别给药1次,分别阻滞坐骨神经的胫神经和腓总神经。注意每推注5ml药液应回抽1次,回抽无血再继续推注药液。若推注药液有阻力可退针1mm再继续推注,若仍有阻力应退针并冲洗针芯,确认针芯没有堵塞,再继续操作。

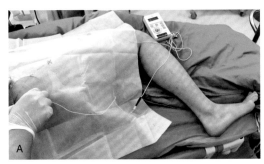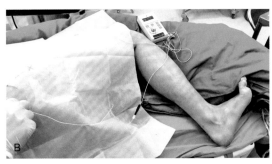

图10-6-3　神经刺激器刺激坐骨神经的腓总神经引起足背屈

神经刺激器针尖靠近腓总神经时,在0.49mA电流强度下可见足背屈(A、B),提示此时针尖已到达坐骨神经的腓总神经处,若电流强度小于0.3mA足背屈运动消失,而将电流再调大足背屈运动又出现,提示针尖与坐骨神经的距离在安全范围内,可直接推注药液。

(五) 并发症及处理

1. 感染　严格消毒,至少消毒3次。阻滞部位已有局部感染者禁止行神经阻滞操作。

2. 血肿　避免多次进针,尤其对于正在接受抗凝治疗的患者。

3. 误入血管　并不常见,避免进针过深(盆腔血管),注药前应回抽,每注射5ml药液回抽1次。

4. 局麻药中毒　由于注射部位靠近肌肉深层,局麻药有可能被迅速吸收,因此应避免使用大容量、高浓度、大剂量的局麻药。也有可能是针尖误入血管,导致血液中局麻药浓度快速升高。每次注射药液前应回抽,每注入5ml药液应回抽1次。

5. 神经损伤　坐骨神经易受机械损伤,坐骨神经阻滞操作应在神经刺激器或超声引导下进行,进针应缓慢,速度不能过快。若进针过程中患者自诉疼痛强烈,或注射药液时阻力异常大时,应当停止注药。在<0.2mA的电流强度下观察到神经刺激反应后,应退针,此时针尖可能已经在神经内,推药易损伤神经;在>0.3mA的电流强度下寻找神经刺激反应,再推注药液。

(六) 操作注意事项

若有坐骨神经的刺激反应后调小神经刺激器的电流强度至<0.2mA仍可看到或触及运动反应,可将针尖后退出少许直至运动反应消失,再调大电流强度至0.3~0.5mA时出现运动反应,则可注药。因为电流强度过小时仍能引出运动反应时提示针尖位置可能过深,可能已进入坐骨神经,此时注药会引起坐骨神经损伤。

(七) 相关知识

神经电刺激是在注射局麻药前定位神经的一种常用方法。区域阻滞中的神经电刺激通过电刺激针用低强度(＜1mA)、短时间(0.5~1s)的电流刺激(1~2Hz)来获得所需的运动反应(肌肉抽动或感觉异常)以定位周围神经或神经丛。目的是在相应神经附近注入一定量的局麻药来阻断神经传导,为手术提供感觉及运动阻滞及术后镇痛。神经电刺激的使用有助于避免发生神经束内注射并避免神经损伤。

神经电刺激是定位神经的一种方法,也可用来排除针尖进入神经(神经纤维束)。有研究证明,阻滞猪的坐骨神经时,用<0.2mA的电流强度引出运动反应会造成50%的标本发生炎性改变,而用0.3~0.5mA的电流强度引出运动反应时却未发生炎症反应。在锁骨上神经阻滞时发现,除非针尖进入神经,否则≤0.2mA的电流强度刺激是不会引发运动反应。根据实验和临床资料,如果电流强度<0.3mA时无运动反应,可以作为局麻药注射的安全指标。

四、坐骨神经阻滞操作规范评分表

坐骨神经阻滞操作规范评分表见表10-6-1。

表 10-6-1　坐骨神经阻滞操作规范评分表

项目	内容	分值	得分
操作前准备	核对患者信息,包括姓名、性别、年龄、主诉	2	
	询问禁食、禁饮情况	4	
	询问患者既往有无高血压和心、肺、脑疾病等病史	3	
	询问有无服用抗血小板药物,抗凝药物如阿司匹林、氯吡格雷等情况及有无出凝血异常疾病病史。询问有无麻醉药过敏史及哮喘史	4	
	查看患者血常规、凝血功能、心电图及既往检查结果	3	
	明确患者有无坐骨神经阻滞禁忌证	4	
	确定患者已签署麻醉知情同意书	3	
	物品(器械)准备:确认麻醉机、吸引器正常,监护设备、氧气及急救药品准备妥当。插管喉镜及带导丝的气管导管准备妥当	3	
操作过程	**定位**		
	记号笔标记出股骨大转子、髂后上棘,在两者间画一条直线,直线中点作垂线,垂线足侧4cm处标记为进针点	10	
	操作		
	局麻药皮下浸润,垂直于皮肤进针	3	
	神经刺激器的参数设定为1mA、1Hz或2Hz、0.1ms	3	
	可见臀肌抽动,继续进针,直至观察到坐骨神经刺激反应,逐渐减小电流至0.3~0.5mA,仍可见坐骨神经刺激反应	10	
	电流强度<0.3mA仍有坐骨神经刺激反应,提示进针过深,应适当退针	10	
	在0.3~0.5mA时见坐骨神经刺激反应后推注局麻药,若阻力过大,应将针尖后退1mm。若仍有阻力应退针并冲洗针芯,然后再次尝试	10	

续表

项目	内容	分值	得分
操作后事项	恢复平卧位,告知患者可能会出现下肢肌力减弱、皮肤麻木的感觉,为正常现象,不用太担心	3	
	嘱患者如有舌或唇周麻木、头晕头痛、耳鸣、视物模糊、眼球震颤、言语不清、肌肉震颤等须及时向医生汇报,观察患者是否有意识不清、惊厥、昏迷等局麻药中毒反应,监测生命体征	5	
总体评价	定位准确,操作过程流畅、熟练,阻滞效果良好	20	
总分		100	

五、常见操作错误及分析

1. 髂后上棘及股骨大转子定位不准确,致使进针点定位不准,进针引发不了坐骨神经刺激反应。

2. 进针太浅,只引发出臀肌局部抽动。或患者肥胖,针尖长度不够,无法引出坐骨神经刺激反应。

3. 针触到骨质,但未引发臀肌的局部抽动,主要是由于未能准确定位,应退针并重新定位。

4. 针触到骨质,但未引发坐骨神经的抽动。可能是由于进针过深,且进针角度偏外或偏内侧,此时应退针,向内或向外重新调整针尖的角度。

5. 进针太深(如8~10cm)未触及骨质,也未引发坐骨神经的抽动,可能是由于针已滑过坐骨切迹,此时应退针并略向上调整方向。

六、相关知识测试题

1. 下列选项中,**不属于**组成坐骨神经的神经根是
   A. L_3
   B. L_4
   C. L_5
   D. S_1
   E. S_2

2. 下列选项中,**不属于**坐骨神经支配的肌肉是
   A. 股四头肌
   B. 半腱肌
   C. 半膜肌
   D. 腓肠肌
   E. 上下孖肌

3. 坐骨神经走行中要经过以下几块肌肉表面,其中**不包括**
   A. 闭孔内肌
   B. 闭孔外肌
   C. 股方肌
   D. 上孖肌
   E. 下孖肌

4. 行坐骨神经阻滞前的准备**不包括**
   A. 签署麻醉知情同意书
   B. 连接监护仪

C. 准备气管插管等抢救设备　　　　D. 局麻药皮试

E. 局部皮肤消毒

5. 坐骨神经支配的皮肤感觉**不包括**

A. 足部　　　　　　　　　　　　　B. 外踝部

C. 小腿内侧　　　　　　　　　　　D. 小腿外侧

E. 足底部

答案: 1. A　2. A　3. B　4. D　5. C

（邹海盯）

推荐阅读资料

[1] 阿德米尔·哈季奇. 外周神经阻滞与超声介入解剖. 2版. 李泉, 译. 北京: 北京大学医学出版社, 2016.

[2] 雅克·E·切利. 周围神经阻滞彩色图谱. 3版. 夏燕飞, 徐鹏, 译. 北京: 人民军医出版社, 2014.

第七节　超声引导下筋膜间隙阻滞

一、概述

筋膜是人体由含胶原的疏松或致密的纤维结缔组织共同组成的软组织,它贯穿人体全身,可分为浅筋膜、深筋膜、肌肉相关的筋膜。在此所指的筋膜间隙阻滞,其目标是深筋膜间隙。深筋膜由多层结构组成,其主要作用是形成神经和血管的鞘,以包裹不同的器官。深筋膜是一个连续的潜在腔隙,全身各个区域的深筋膜间隙之间常有各种形式的互通。肌肉附着产生的张力或肌肉的收缩滑行常可导致筋膜间隙的移动。因此,在筋膜间隙中注入局麻药,药液将沿着阻力最小的路径主动或被动地通过筋膜间隙与周边间隙的交通进行扩散、蔓延,这样可以实现在距离目标神经较远的地方进行穿刺注药,也能产生对目标神经的理想阻滞效果。因此,筋膜间隙阻滞被认为是一种安全性更高的局麻药给药途径。

随着麻醉科可视化技术的普及,麻醉医生在超声引导下可以实现"看到哪,就阻滞到哪",甚至可以追踪局麻药的扩散途径和范围。近年来,越来越多的筋膜间隙阻滞出现,减少了相关神经阻滞的并发症,使得更多的患者获得良好的镇痛。另外,随着加快术后康复理念的推广及早期下床活动等相关策略,也使筋膜间隙阻滞成为提供持续区域镇痛的一种很好的选择。

目前临床上使用最多的筋膜间隙阻滞有前锯肌阻滞、竖脊肌阻滞、腹横筋膜阻滞、髂筋膜阻滞、腰方肌阻滞、收肌管阻滞等。本节以髂筋膜阻滞要点为例进行接受。

二、超声引导下筋膜间隙阻滞操作规范流程

(一) 适应证

1. 大腿前部和膝关节手术术中的辅助麻醉。

2. 髋部、大腿和膝关节的术后镇痛。

3. 下肢创伤患者急救的术前镇痛。

（二）禁忌证

1. 有局麻药过敏史。

2. 拟穿刺部位有感染。

3. 穿刺入路邻近部位有确诊或疑似的恶性肿瘤。

4. 显著的凝血功能障碍、影响凝血过程的血液系统疾病。

5. 原发或继发的外周神经系统疾病。

（三）操作前准备

1. 患者准备

（1）签署神经阻滞操作知情同意书。

（2）开放静脉通路，予以吸氧。

（3）监测心电图、无创血压、脉搏血氧饱和度。

（4）患者取平卧位，松开裤带，完整暴露腹股沟区。

2. 物品（器械）准备

（1）药品：0.2%~0.5% 罗哌卡因、生理盐水、肾上腺素、脂肪乳剂。

（2）超声机：选择 6~14MHz 高频线阵探头，设置显示深度为 3~5cm，备无菌保护套、耦合剂。

（3）络合碘、消毒棉签、无菌手套。

（4）2 支 20ml 注射器、1 支 10ml 注射器、1 根 22G 穿刺针（80~100mm）。

（5）气管插管工具。

3. 操作者准备

（1）核对患者信息，包括姓名、性别、年龄、主诉、手术部位。

（2）询问患者既往有无高血压和心、肺、脑疾病等病史，有无服用抗血小板药物、抗凝药物如阿司匹林、氯吡格雷等情况及有无出凝血异常疾病病史。

（3）询问有无局麻药过敏史。

（4）查看患者血常规、凝血功能、心电图及既往检查结果。

（5）明确患者有无神经阻滞区域麻醉禁忌证。

（6）确定患者已签署神经阻滞操作知情同意书。

（四）操作步骤

操作一般在全身麻醉前进行，对部分有认知功能障碍、合并严重心血管疾病的患者，可全身麻醉诱导后进行神经阻滞。

1. 患者及仪器准备 患者取平卧位，进行拟穿刺区域的皮肤消毒，选择 6~14MHz 高频线阵探头涂抹耦合剂后套无菌保护套备用，声像图显示深度预设为 3~5cm（图 10-7-1）。

2. 确定目标穿刺切面 超声探头平行于腹股沟放置于腹股沟中点处，左右移动，见股动脉后，于股动脉水平向外侧移动扫查，至同时显示股动脉、髂肌、髂筋膜的切面，优化图像质量，

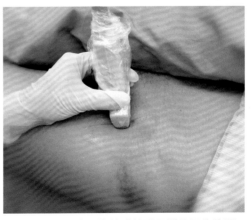

图 10-7-1 腹股沟处髂筋膜阻滞的探头位置

可行穿刺(图 10-7-2)。

3. 穿刺注药　于探头外侧约 0.5cm 处进针,采用平面内穿刺技术,针尖穿过阔筋膜和髂筋膜会有 2 次突破感(突破感也可不明显),于超声图像上则可见髂筋膜的折断现象,提示针尖进入髂筋膜下方,回抽无血后注射 2ml 生理盐水,确认针尖位置是否位于髂筋膜和髂腰肌肌外膜之间,注意避免肌膜下注药。如果针尖位置合适,再次确认回抽无血,注入 0.2%~0.5% 罗哌卡因 30~40ml,可见局麻药于髂筋膜从注射点处由内向外扩散,局麻药用量应根据患者全身情况进行

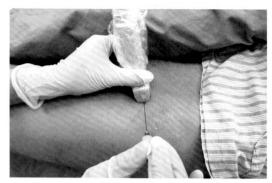

图 10-7-2　髂筋膜阻滞时的进针点
应用平面内穿刺技术完成腹股沟区髂筋膜阻滞时的探头位置和进针点。

调整,注药容量可根据注药时操作者对药液扩散情况的满意度进行调整。如果首次穿刺的针尖位置不满意,可在皮下朝内侧或外侧调整进针方向,重新获得满意的针尖位置(图 10-7-3、图 10-7-4)。

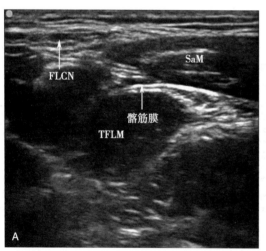

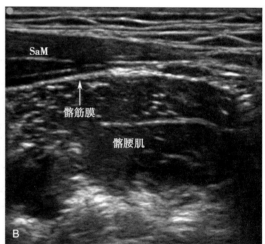

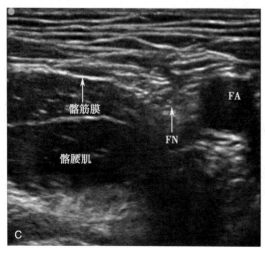

图 10-7-3　腹股沟区超声下髂筋膜的全景图
从髂前上棘到股动脉分为三等分,分别为外 1/3(A)、中间 1/3(B)、内 1/3(C)。从外到内依次为阔筋膜张肌(TFLM)、股外侧皮神经(FLCN)、缝匠肌(SaM)、髂腰肌、髂筋膜、股神经(FN)和股动脉(FA)。

4. 术后注意事项　注药完成后,密切关注患者生命体征、意识的变化。

（五）常见并发症及处理

1. 局麻药中毒　药物误注入血管,局麻药吸收过快,单次使用局麻药过量等可引起局麻药中毒。注药前应反复回抽,掌握药物的浓度、容量和注药速度。对仅出现头昏、头晕等症状者,予以吸氧,密切观察患者生命体征变化,上述症状常可自行消失。对出现抽搐、惊厥者,予以吸氧,维持血流动力学稳定,即刻静脉注射咪达唑仑 0.05~0.1mg/kg,必要时使用脂肪乳剂。对持续惊厥者,可予以肌松药。对出现心搏骤停者,立即进行心肺复苏。

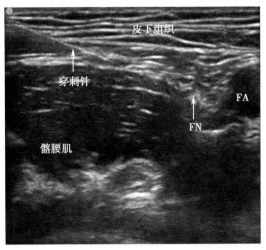

图 10-7-4　髂筋膜穿刺时针的路径

2. 局部血肿　如损伤血管出现血肿,应及时进行有效压迫,对凝血功能正常的患者压迫数分钟后出血常会停止,血肿可逐渐吸收。对有神经压迫症状的血肿,需外科切开清除血肿。

3. 神经损伤　与传统盲探下的神经阻滞相比,筋膜间隙阻滞的神经损伤发生率下降。如果超声显示神经束膜下或神经束内(很少见)有药物,需及时停止注药。对于已经发生的神经损伤,因多为髓鞘损伤所致的神经传导功能障碍,为可逆损伤,可保守观察。若在预期的神经阻滞持续时间后仍存在明显感觉、运动功能异常,应及时进行影像学和神经电生理检查进行神经学评估,以便决定是否需要行外科神经重建术。

（六）操作注意事项

1. 尽量在患者清醒时行区域麻醉,以便及时发现患者的异常反应。

2. 备齐急救物品,并置于方便取用的位置。

3. 操作过程中稳妥固定针头,每次注射前均需进行回抽,如发现非目标部位的注射,应及时停止操作,尤其要避免血管内注射和神经内注射。

（七）相关知识

在行筋膜阻滞时,需确定阻滞的目的,是术前的急救镇痛、术中的辅助麻醉还是用于术后镇痛。应根据不同的目的选择不同的局麻药配伍、浓度和剂量。由于筋膜间隙阻滞一般距离目标神经位置较远,阻滞时效较长,不用于单纯的麻醉方案首选。

三、超声引导下筋膜间隙阻滞操作规范评分表

超声引导下筋膜间隙阻滞操作规范评分表见表 10-7-1。

四、常见操作错误及分析

1. 无菌观念不强　操作前的皮肤消毒方法或消毒范围错误、操作过程中无菌区和污染区混淆。

表 10-7-1 超声引导下筋膜间隙阻滞操作规范评分表

项目	内容	分值	得分
操作前准备	核对患者信息,包括姓名、性别、年龄、主诉、手术部位	3	
	询问患者既往有无高血压和心、肺、脑疾病等病史	3	
	询问患者有无服用抗血小板药物,抗凝药物如阿司匹林、氯吡格雷等情况及有无出凝血异常疾病病史	3	
	询问患者有无局麻药过敏史	3	
	查看患者血常规、凝血功能、心电图及既往检查结果	3	
	明确患者有无神经阻滞区域麻醉禁忌证	3	
	确定患者已签署神经阻滞操作知情同意书	3	
	物品(器械)准备:确定超声机正常工作,选择合适的探头;监护设备、氧源及急救药品、用物准备妥当,方便随时取用	10	
操作过程	严格遵循无菌操作原则	5	
	注药的切面目标结构显示清晰	10	
	进针位置和路径正确	10	
	首次注射生理盐水扩散满意	10	
	注药完毕后药液扩散满意	10	
	是否发生血管内注射	10	
	操作过程中患者生命体征平稳	10	
操作后事项	嘱患者穿刺部位 24 小时内保持干燥,密切观察患者生命体征,观察是否有神经损伤的表现	4	
总分		100	

2. 操作手法不稳 对加压、滑行、旋转、倾斜四个超声操作的基本手法使用生疏,即使在进针前获得了较清晰的声像图,进针过程中探头晃动影响关键结构的显示。采用平面内穿刺技术进针时,还会出现针杆和针尖不能完整显示的情况。

3. 操作过程中 过度关注操作本身,疏于关注患者情况(意识、呼吸、监护仪参数等)。

五、目前常用训练方法简介

对于注药部位为特定目标神经的神经阻滞,技能训练可在相应的模型上进行练习。筋膜间隙阻滞的注药靶点一般不是局限的,常需要根据实时观察到的患者解剖结构进行调整,且筋膜结构属于软组织,其受操作者探头加压、扫查手法等影响较大,用模型无法很好地模拟实际操作情景。

基于上述特点,筋膜间隙阻滞对操作者的解剖知识要求更高,初学者必须通过对正常人的超声检查,观察、总结某一解剖区域的图像特点,结合解剖教材的经典描述融会贯通,熟悉即将行筋膜间隙阻滞的局部区域解剖。

蓝胶模型可用于初学者穿刺进针技术的训练。

六、相关知识测试题

1. 下列选项中,**不属于**腰丛的分支的是
   A. 髂腹下神经　　　　　　　　　　　B. 髂腹股沟神经
   C. 闭孔神经　　　　　　　　　　　　D. 坐骨神经
   E. 股神经

2. 对抗局麻药中毒性惊厥的药物首选
   A. 地西泮　　　　　　　　　　　　　B. 苯巴比妥钠
   C. 水合氯醛　　　　　　　　　　　　D. 硫喷妥钠
   E. 溴化物

3. 关于局麻药中毒的叙述,**错误**的是
   A. 常因局麻药误入血管引起
   B. 引起循环抑制所需的血药浓度高于产生中枢神经系统抑制的浓度
   C. 为预防局麻药中毒,一次用量不超过最大量
   D. 患者发生酸中毒时对局麻药中毒的耐量增大
   E. 体质较差的患者要酌情减量

4. 关于局麻药毒性反应,下列叙述**错误**的是
   A. 毒性反应主要作用于心血管系统
   B. 毒性反应对血压的影响是先升高后下降
   C. 毒性反应早期血压上升,心跳加快是中枢神经系统兴奋所致
   D. 一旦发生抽搐,可导致呼吸和循环衰竭而致死
   E. 发生轻度毒性反应时立即停药,中毒症状能自行消失

5. 腹横平面阻滞的注药部位是
   A. 腹直肌前期鞘下　　　　　　　　　B. 腹直肌后鞘下
   C. 腹外斜肌与腹内斜肌之间　　　　　D. 腹内斜肌与腹横肌之间
   E. 腹横肌下

答案:1. D　2. A　3. D　4. A　5. D

(张燕玲)

推荐阅读资料

［1］邓小明,姚尚龙,于布为,等.现代麻醉学.5版.北京:人民卫生出版社,2021.

［2］多米尼克·哈蒙,亨利·P.弗里泽尔,纳维普拉卡什三都.麻醉超声诊断与介入技术.马浩男,李恒林,译.北京:北京大学医学出版社,2012.

［3］黄宇光.周围神经阻滞.北京:人民卫生出版社,2012.

［4］理查德M.皮诺.麻省总医院临床麻醉手册.9版.王俊科,马虹,张铁铮,译.北京:科学出版社,2018.

［5］罗纳德·米勒,尼尔·科恩,拉斯·埃里克森,等.米勒麻醉学.9版.邓小明,黄宇光,李文志,译.北京:北京大学医学出版社,2021.

［6］田玉科,梅伟.超声定位神经阻滞图谱.北京:人民卫生出版社,2011.

第八节 超声引导下椎旁间隙阻滞

一、概述

椎旁间隙阻滞(paravertebral block,PVB)是将局麻药注射在脊神经从椎间孔走出部位(椎旁间隙)的局部麻醉技术,可产生同侧阻滞区域上下多个邻近节段的躯体神经和交感神经阻滞。PVB 与硬膜外间隙阻滞有相同的镇痛效果,且副作用和并发症更少。在传统的穿刺方法中,由于定位不准确,可能引起局部血肿、损伤神经、穿破胸膜等一系列问题,PVB 的效果难以保障,从而限制了在临床的应用。近年来由于超声影像学技术的发展,可视化操作下的 PVB 技术可以确定目标区域、实时引导、确认局麻药在目标区域的扩散,目前在围手术期和疼痛治疗中得到了广泛的应用。

二、超声引导下椎旁间隙阻滞操作规范流程

(一) 适应证

1. 胸部手术 胸椎旁间隙阻滞(thoracic paravertebral block,TPVB)常用于胸壁切口、胸壁引流部位和胸膜壁层的镇痛,如开胸手术、电视胸腔镜手术、乳腺手术、微创心脏手术等。

2. 腹部手术 可用于肾脏的手术、开腹和腹腔镜下胆囊切除术、阑尾切除术、腹股沟疝修补术等。腹部正中切口需要采用双侧 PVB,下腹部的切口通常需要采用上腰部 PVB。

3. 非手术治疗 常用于带状疱疹后神经痛、开胸后慢性疼痛、肋骨骨折、心绞痛、间皮瘤导致的疼痛等。

4. 交感神经阻滞 椎旁神经阻滞时注射局麻药会造成局部的交感神经阻滞,从而引起血压下降,但较由胸部硬膜外间隙阻滞引起的血压下降少见。TPVB 很少用于单纯阻滞交感神经,偶用于多汗症的治疗。

(二) 禁忌证

1. 穿刺部位感染或存在血肿。

2. 未确定的神经病变。

3. 重大凝血疾病。

4. 术后抗凝是持续阻滞的相对禁忌。

(三) 操作前准备

1. 患者准备

(1)术前检查:完善胸片、心电图、输血免疫全套,完善凝血相关检查。确认是否患有乙型肝炎、梅毒、艾滋病等传染性疾病。

(2)禁食:手术前应禁食 6~8 小时,禁饮 2 小时。

(3)体位:患者可采取侧卧位、坐位或俯卧位,一般取侧卧位,背部与床面垂直,头向前胸弯曲,双膝向腹部屈曲,躯干呈弓状,肩部放松前倾,与进行胸部硬膜外间隙阻滞的体位相似。

(4)患者心理准备:嘱患者不必过于紧张,保持安静,听从医生指示,有任何不适应及时告知医生。必要时给予小量静脉镇静镇痛药。

(5)签署知情同意书:患者本人或法定监护人或授权委托人签字。

(6)入室后:开放静脉通路,连接监护设备,如心电图、血压、指脉氧饱和度。

2. 物品(器械)准备

(1)操作物品:记号笔、消毒液(碘附、酒精)、无菌棉签、生理盐水、10ml 和 20ml 的注射器、延长管、无菌手套、一次性神经阻滞穿刺包。

(2)超声相关仪器:探头(对于较瘦的成年人和儿童可选用线阵高频探头,其他可选用凸阵低频探头)、无菌耦合剂、一次性无菌超声探头保护套,橡皮筋等。

(3)监护设备:监护仪(无创血压、脉搏血氧饱和度、心电图)、氧源、麻醉机、氧气面罩、鼻氧管。

(4)药品:准备好局麻药罗哌卡因(常用 0.25%~0.5% 的浓度)及阿托品、肾上腺素等急救药品。

3. 操作者准备

(1)核对患者信息:包括姓名、性别、年龄、主诉、诊断。

(2)再次确认患者禁食、禁饮时间。

(3)询问患者既往有无高血压和心、肺、脑疾病等病史,有无服用抗血小板药物、抗凝药物如阿司匹林、氯吡格雷等及有无出凝血异常疾病病史。

(4)询问有无麻醉药物过敏史。

(5)查看患者血常规、凝血功能、胸片、心电图及输血免疫相关检查结果。

(6)确定已签署操作相关知情同意书。

(四)操作步骤

1. 操作方法 超声引导穿刺有两种方法,即平面内穿刺技术和平面外穿刺技术,可以分别通过长轴或短轴切面进行观察。使用长轴切面时,整个穿刺针均可见;使用短轴切面时,只能见到穿刺针尖、神经或组织的横切面。可以综合使用 PART 手法获得满意的图像,即加压(pressure,P)、追踪(alignment,A)、旋转(rotation,R)、倾斜(tilting,T)。下文将对长轴平面内穿刺技术和短轴平面外穿刺技术进行描述。

2. 长轴平面内穿刺技术 做好相关准备后确认正确的脊髓水平,可从 C_7 棘突、肩胛下角(T_7)或第 12 肋开始定位。如目标区域深度小于 5cm,则选用高频线阵探头(10~15MHz);如目标区域深度大于 5cm,则选用低频凸阵探头。将超声探头与相应节段的肋骨平行放置,肋骨声像图为一条弧形强回声带及其后方声影,胸膜呈强回声,可随呼吸滑动。平行于肋骨水平滑动探头直到显示肋骨、肋骨内缘与横突连接,肋骨内缘与横突连接处表现为肋骨与横突之间的轻微下陷。找到目标区域后,保持探头位置不变,将穿刺针从探头的外侧距离探头 1cm 左右刺入,平行于超声平面向目标区域进针,在超声的引导下调整进针角度和方向,使穿刺针向内侧推进直至横突,穿刺针应置于强回声凸起的横突深处。穿刺针到达目标区域后回抽无血液及脑脊液后再注入局麻药,可先注射 1~2ml 局麻药以辨识针尖位置,每推入5ml 药液回抽 1 次,防止穿刺针前端误认入血管或穿破胸膜。给药的同时观察胸膜移动及药液扩散情况,注药后胸膜下压是穿刺成功的标志,药物总量 10~20ml。单次注药后还可以置入硬膜外导管,置入深度为超过针尖 3cm,退出穿刺针并妥善固定导管。见图 10-8-1。

3. 短轴平面外穿刺技术 确定合适的脊髓水平并选择合适的探头。将超声探头平行于脊柱,置于目标节段,调整探头使对应的穿刺节段位于探头的中点处,获得清晰的图像后,以探头中点处为穿刺点垂直进针,进针深度为皮肤至胸膜的深度。针尖达到目标区域后回抽,如无血液及脑脊液则注入 10~20ml 局麻药,每推入 5ml 药液回抽 1 次,防止穿刺针前端误入血管或穿破胸膜。在超声下观察药液向头足两端扩散,注药后胸膜下压是穿刺成功的标志。注药成功后可置入硬膜外导管,置入深度为超过针尖 3cm,退出穿刺针并妥善固定导管。见图 10-8-2。

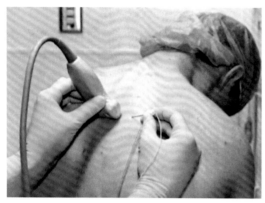

图 10-8-1 坐位长轴平面内穿刺技术示意图

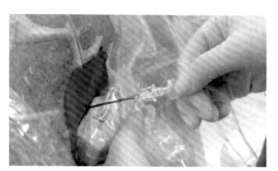

图 10-8-2 短轴平面外穿刺技术示意图

(五) 并发症及处理

1. 感染 整个操作过程应严格无菌操作,若穿刺点有感染视为禁忌证。

2. 穿刺部位血肿 应避免多次穿刺,尤其是接受抗凝治疗的患者。

3. 局麻药中毒 把握药物安全剂量,个体化给药,同时注药前及每注入 5ml 局麻药应回抽,无血液及脑脊液方可继续注药。

4. 神经损伤 熟悉目标区域的神经解剖,如果患者注药时出现疼痛、退缩反应则应及时停止注射。

5. 全脊麻 避免向脊柱内侧进针,注药前及每注射 5ml 局麻药均应回抽,无血液及脑脊液则可继续注射,注意观察患者的生命体征,若患者出现呼吸及心搏骤停应及时处理。

6. 术后椎旁肌肉疼痛 使用细针穿刺,避免在肌肉内注入过多局麻药,导致肌肉张力过高,引起肌肉坏死。

7. 气胸 穿刺时应注意进针深度和进针角度,如有置管,应妥善固定,避免导管尖端误穿入胸膜。

(六) 操作注意事项

1. 对于脊柱侧弯、肺气肿、胸部手术术后、休克及血流动力学不稳定患者需慎用椎旁间隙阻滞技术,此类患者会增加操作的危险性,增加并发症的发生率。

2. 胸部手术如需术后镇痛可沿穿刺针置入导管,并且应妥善固定导管,连接镇痛泵前可用注射器回抽,避免导管尖端误入血管、胸膜或脑脊液,必要时可行 X 线检查确认导管位置。

3. 局麻药可向头侧或足侧扩散,有出现霍纳综合征及上下肢感觉改变的可能,多为一次性注入大量局麻药引起,因此对于手术范围较大的患者,可实施多节段小剂量注射。

4. 如有留置导管连接术后镇痛泵,有发生延迟性气胸的可能性,因此术后应注意监护与观察。

(七) 相关知识

1. 解剖

(1)局部解剖:胸椎棘突呈叠瓦状,棘突比同椎体的横突低一个节段,即上一节段棘突和下一节段横突在一个平面上,胸段椎旁间隙(图 10-8-3)为胸膜、椎体和肋骨颈之间的楔形区域,椎旁间隙内含丰富的脂肪组织,肋间神经、脊神经后支、肋间血管、交通支和交感链亦走行于其中,胸段椎旁间隙后壁为肋横突上韧带,肋横突上韧带位于肋骨颈上缘和上一椎体横突下缘之间。由于肋骨颈的位置较横突深,因此肋横突上韧带的走行总是呈足侧深而头侧表浅的斜坡形。椎旁间隙前外侧壁为壁层胸膜和胸内筋膜,内侧壁为椎体、椎间孔和椎间盘外侧。椎旁间隙向外与肋间隙相通,向内与椎管腔相通,向上、向下与邻近节段椎旁间隙相通,仅在 T_{12} 水平被腰大肌隔断。

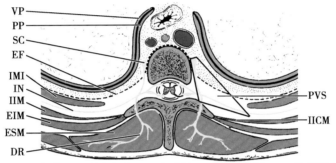

VP. 脏层胸膜;PP. 壁层胸膜;SC. 交感链;EF. 胸内筋膜;IMI. 肋间最内肌;IN. 肋间神经;IIM. 肋间内肌;EIM. 肋间外肌;ESM. 竖脊肌;DR. 背侧支;PVS. 椎旁间隙;IICM. 肋间内膜(是肋横突上韧带向外的延伸)。

图 10-8-3 胸段椎旁间隙解剖示意图

(2)超声解剖:肋骨、横突、胸膜是超声下重要的标志,呈高回声。超声下肋横突上韧带为高回声亮线,位于两横突之间,或是肋骨颈和其上一横突之间,呈头侧高、足侧低的斜坡形。胸椎的关节突前后重叠,腰椎的关节突左右相对,超声上显示是一平线。肋横突上韧带、椎体及胸膜之间的三角形区域即为目标区域。探头长轴沿肋间走行方向作斜轴位切面扫查时,肋间平面和肋骨平面的声像图见图 10-8-4。

2. 局麻药的扩散 通常单个间隙阻滞能够扩散至 3 个水平节段,对于手术范围较广的患者,可实施多节段小剂量注射。椎旁单次注射给药和经导管连续给药的药液分布呈现三种扩散模式:①向上下沿椎旁间隙扩散;②在注射节段内成大片云状分布;③沿肋间隙向两侧扩散。单节段注射大量局麻药(超过 20ml)可能导致局麻药误入血管、进入硬膜外间隙、引起霍纳综合征或导致上下肢感觉的改变,因此不推荐使用。

3. 局麻药的选择 主要应考虑局麻药的起效时间和作用维持时间。一般可选用中效或长效的局麻药,中效局麻药常用的有利多卡因;长效局麻药常用的有罗哌卡因或布比卡因,二者均可产生感觉与运动阻滞分离的效果,但由于布比卡因存在一定的心脏毒性,临床应用受到了限制,而罗哌卡因更为安全也更加常用。

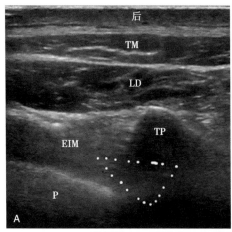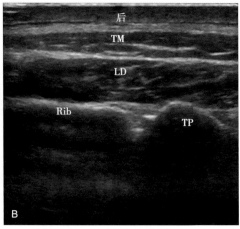

LD. 背阔肌；TM. 斜方肌；TP. 横突；EIM. 肋间外肌；Rib. 肋骨；P. 胸膜。

图 10-8-4 肋间平面和肋骨平面超声图

A. 肋间平面超声图，三角形区域为目标区域；B. 肋骨平面超声图。

三、超声引导下椎旁间隙阻滞操作规范评分表

超声引导下椎旁间隙阻滞操作规范评分表见表 10-8-1。

表 10-8-1 超声引导下椎旁间隙阻滞操作规范评分表

项目	内容	分值	得分
操作前准备	核对患者信息，包括姓名、性别、年龄、诊断	2	
	完整询问患者既往史(有无高血压、冠心病、脑血管疾病、神经系统疾病病史，有无服用抗血小板、抗凝药物及有无出凝血异常疾病病史、有无麻醉药物过敏史)	5	
	查看患者血常规、凝血功能、心电图及既往检查结果	3	
	明确患者有无椎旁间隙阻滞禁忌证	2	
	向患者及家属交代椎旁间隙阻滞的目的、并发症并签署操作知情同意书	3	
	物品(器械)：超声机、耦合剂、监护设备、氧气及急救药品、一次性神经阻滞穿刺包、局麻药、生理盐水	5	
	操作者着装整洁、戴口罩、帽子	2	
操作过程	遵循无菌操作原则(消毒顺序和范围、铺无菌单、戴无菌手套、配药无菌操作和正确使用一次性无菌超声保护套)	10	
	抽药前核对药名，正确配制药物浓度	3	
	正确使用超声引导(正确选择探头及摆放超声探头位置、正确握持超声探头、优化超声图像)	10	
	准确定位椎旁间隙并正确描述超声显像中各组织名称	15	
	进针角度和进针方向正确，正确调整探头和穿刺针的位置关系，进针过程中，针尖始终可见	10	
	注药前和注药过程中回抽	5	
	注药过程中严密观察患者生命体征	5	
总体评价	操作熟练、流畅，穿刺顺利，置管成功，阻滞效果良好	20	
总分		100	

四、常见操作错误及分析

1. 超声下无法正确找到目标区域　操作者对超声下各组织结构特点不够熟悉,或超声机设置不当,或某些肥胖患者、老年患者本身显像欠佳。

2. 注药阻力异常、置管困难　正常时,向椎旁间隙注药的阻力与硬膜外相当。若无阻力,说明穿刺针穿破胸膜进入胸腔;若压力过高,可使局麻药通过椎间孔进入硬膜外间隙。

3. 局麻药注入血管或脑脊液　注药前未回抽,针尖位置错误而未能及时发现。注药前应充分回抽并在超声下观察局麻药的扩散。

五、目前常用训练方法简介

(一) 模拟训练

可使用椎旁间隙阻滞的模型进行训练,该模型模拟了标准化人体,取侧卧位,背部与床面垂直,头向前胸弯曲,双膝向腹部屈曲,躯干呈弓状,胸部组织结构准确、体表标志明显,有完整胸椎、腰椎及胸膜结构,主要用于医学院校、医院对医学生及医务人员进行椎旁穿刺模拟训练及技能考核。

(二) 虚拟训练

虚拟训练器通过模拟椎旁间隙阻滞操作环境,使椎旁间隙阻滞学习过程可视化,并具备可参与性,可使学员能更好地学习椎旁间隙阻滞操作技能。

六、相关知识测试题

1. 患者,女,65 岁。因"车祸致右侧胸部多处肋骨骨折"入院。既往有心脏病病史,具体用药不详。以下术前镇痛方案最佳的是

    A. 右侧椎旁间隙阻滞   B. 硬膜外镇痛

    C. 静脉镇痛   D. 臂丛神经阻滞

    E. 腹横筋膜平面阻滞

2. 在超声下进行椎旁间隙阻滞,**不能**观察到的结构是

    A. 胸膜   B. 肋横突上韧带

    C. 肋间神经   D. 肋骨

    E. 横突

3. 下列选项中,**不属于**椎旁间隙阻滞并发症的是

    A. 气胸   B. 感染

    C. 椎管内麻醉   D. 截瘫

    E. 穿刺部位血肿

4. 患者,女,40 岁。在注射麻醉药的过程中出现了呼吸、心搏骤停。以下措施**错误**的是

    A. 面罩加压给氧,必要时可行气管插管控制呼吸

    B. 更换另外一种局麻药进行注射

    C. 立即行胸外心脏按压

    D. 立即停止注射麻醉药

    E. 肾上腺素 1mg 静脉推注

5. 下列选项中,**不属于**超声引导椎旁间隙阻滞可以用到的技术的是

A. 神经刺激器

B. 短轴平面内穿刺技术

C. 短轴平面外穿刺技术

D. 长轴平面内穿刺技术

E. PART 手法

答案:1. A 2. C 3. D 4. B 5. B

(李志坚)

推荐阅读资料

［1］邓小明,姚尚龙,于布为,等.现代麻醉学.5 版.北京:人民卫生出版社,2021.

［2］多米尼克·哈蒙,亨利·P.弗里泽尔,纳维普拉卡什·三都.麻醉超声诊断与介入技术.马浩男,李恒林,译.北京:北京大学医学出版社,2012.

［3］黄宇光.周围神经阻滞.北京:人民卫生出版社,2012.

［4］理查德 M.皮诺.麻省总医院临床麻醉手册.9 版.王俊科,马虹,张铁铮,译.北京:科学出版社,2018.

［5］罗纳德·米勒,尼尔·科恩,拉斯·埃里克森,等.米勒麻醉学.9 版.邓小明,黄宇光,李文志,译.北京:北京大学医学出版社,2021.

［6］田玉科,梅伟.超声定位神经阻滞图谱.北京:人民卫生出版社,2011.

［7］中华医学会麻醉学分会超声学组.围术期超声培训指南.临床麻醉学杂志,2020,36 (8): 1-6.

第十一章

椎管内神经阻滞操作技能

第一节　蛛网膜下腔神经阻滞

一、概述

蛛网膜下腔神经阻滞是将局麻药注入蛛网膜下腔,使脊神经根、背根神经节及脊髓表面产生不同程度的阻滞,一般称为脊髓麻醉(spinal anesthesia),又因穿刺点在腰部俗称腰椎麻醉(简称"腰麻"),至今已有近百年的历史。大量的临床实践证明,只要病例选择得当,用药合理,操作准确,蛛网膜下腔神经阻滞不失为一种简单易行、行之有效的麻醉方法,适用于下腹部以下部位的手术,尤其是下肢手术。

二、蛛网膜下腔神经阻滞操作规范流程

(一) 适应证

1. 下腹部手术　如阑尾切除术、疝修补术。

2. 盆腔手术　包括一些妇产科及泌尿外科手术,如子宫及附件切除术、膀胱手术、下尿道手术及开放性前列腺切除术等。

3. 肛门及会阴部手术　如痔切除术、肛瘘切除术、直肠息肉摘除术、前庭大腺囊肿摘除术、阴茎及睾丸切除术等。

4. 下肢手术　如下肢骨、血管、截肢及皮肤移植等手术。

(二) 禁忌证

1. 休克。

2. 穿刺部位有感染。

3. 凝血功能异常。

4. 中枢神经系统疾病。

5. 脊椎外伤、严重腰背部疼痛、不明原因脊神经压迫症状及脊椎严重畸形。

6. 全身性严重感染。

(三) 操作前准备

1. 患者准备

(1)心理准备:对患者说明操作方法、目的、可能产生的正常反应,操作中可能出现的感

受及可能发生的副作用,以减轻患者焦虑。

(2)完善检查:完善术前检查,尤其凝血功能及血小板数量、功能检查。若发现禁忌证,应延缓操作。

(3)签署知情同意书:患者本人或法定监护人或授权委托人签字。

(4)常规术前禁饮、禁食。

(5)入室后:给予吸氧,连接多功能监护仪监测心电图、脉搏血氧饱和度和无创血压,开通静脉通路并适当补液。

2. 物品准备

(1)穿刺相关物品:一次性蛛网膜下腔穿刺包或腰-硬联合神经阻滞包、皮肤消毒液、胶带。

(2)药品准备:局麻药(利多卡因、罗哌卡因)、10% 葡萄糖注射液(配重比重溶液时使用)、注射用生理盐水及急救药品(包括阿托品、麻黄碱、去甲肾上腺素、肾上腺素、20% 脂肪乳等)。

(3)监护设备、麻醉机和氧气、气管插管用品、呼吸囊、面罩。

3. 操作者准备

(1)核对患者信息:包括患者姓名、性别、年龄、主诉、住院号等。

(2)询问病史:有无高血压、冠心病、脑血管疾病、神经系统疾病病史;有无服用抗血小板、抗凝药物及有无出凝血异常疾病病史;有无麻醉药物过敏史。

(3)查看检查结果:血常规、凝血功能、心电图及既往检查结果。

(4)确认禁食、禁饮时间。

(5)明确患者有无蛛网膜下腔神经阻滞的禁忌证。

(6)知情同意书:确定患者已签署知情同意书。

(7)严格遵循无菌操作原则,穿工作服,戴口罩和帽子,不能佩戴首饰。

(四) 操作步骤

1. 摆放穿刺体位　蛛网膜下腔穿刺体位(图11-1-1)一般可取侧卧位或坐位,以前者最常用。

(1)侧卧位:患者取左侧卧位或右侧卧位(使用重比重溶液时,手术侧在下;使用轻比重溶液时,手术侧在上),背部靠近手术台边缘,与台面垂直,头部垫一薄枕,低头下颌尽量靠近胸骨,双手抱膝使双腿屈曲贴近腹部,腰背部屈曲后弓,使棘突间隙尽量增宽。

(2)坐位:患者坐于手术台上,臀部靠近手术台边缘,与台面垂直,双足踏于足凳,双臂置于膝上,低头,弯腰,肩背部稍向前倾,使棘突间隙尽量张开,助手协助扶持患者保持体位不变。

2. 确定穿刺间隙及消毒

(1)以两侧髂嵴的最高点做连线,与脊柱中轴相交处即为 L_4 棘突或 L_{3-4} 棘突间隙,上移一个间隙即 L_{2-3} 棘突间隙。

(2)操作者洗手、戴无菌手套。

(3)在助手协助下打开一次性穿刺包,以穿刺点为中心,从头侧至足侧、从中心至外侧依次消毒,每一次消毒范围需覆盖前一次的1/3,共消毒3次,消毒范围应上至肩胛下角,下至尾椎,两侧至腋后线。

(4)消毒后穿刺点处铺无菌孔巾或无菌单。

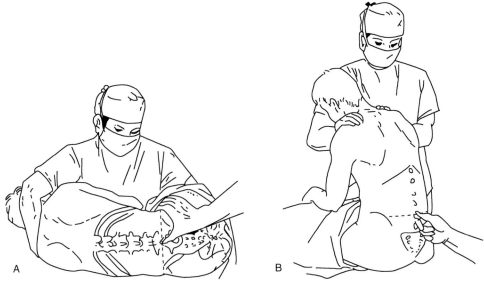

图 11-1-1　蛛网膜下腔穿刺体位
A. 侧卧位；B. 坐位。

3. 配制局麻药

(1)局麻药物安剖瓶口严格消毒,抽药前与助手仔细核对药名和有效期。

(2)无菌注射器接过滤器抽取局麻药并再次核对,按需配制穿刺点浸润局麻药(1% 利多卡因)和蛛网膜下腔神经阻滞局麻药(0.5% 罗哌卡因 3ml),放置在无菌穿刺包中待用。

4. 穿刺方法

(1)常用的蛛网膜下腔穿刺术有正中入路和旁侧入路两种穿刺路径。

正中入路:选用棘突间隙中点为穿刺点,用左手拇指、示指固定穿刺点皮肤,用 1% 利多卡因逐层进行浸润麻醉,随后将穿刺针与患者背部垂直,针尖稍向头侧作缓慢刺入,并仔细体会针尖处的阻力变化。当针尖穿过黄韧带时,有阻力突然消失落空感,继续推进常有第二个落空感,提示已穿破硬膜与蛛网膜而进入蛛网膜下腔。如果进针较快,常对黄韧带和硬膜一并刺穿,则往往只有一次落空感。

旁侧入路:于棘突间隙中点旁开 1.5cm 处作局部麻醉浸润。穿刺针与皮肤约成 75° 对准棘突间孔刺入,避开棘上及棘间韧带,经黄韧带及硬脊膜而到达蛛网膜下腔。

(2)针尖进入蛛网膜下腔后,拔出针芯即有脑脊液流出,随即注入 0.5% 罗哌卡因 3ml,注射速度为 1ml/5s。

(3)如未见脑脊液流出,可旋转针杆 180° 或用注射器缓慢抽吸。经上述处理仍无脑脊液流出者,应重新穿刺。穿刺时如遇骨质,应改变进针方向,避免损伤骨质。

(4)注药完成后立即拔出穿刺针,穿刺点贴膜。

(5)将患者摆成平卧位,采用针刺等方法测量神经阻滞平面,根据影响蛛网膜下腔神经阻滞平面的因素调节阻滞平面。

5. 医患交流　穿刺过程中应耐心告知患者如何摆放体位及穿刺过程中的感受,并适当进行安慰,以消除患者焦虑,取得其配合。

（五）术中并发症及处理

1. 血压下降和心率减慢

（1）原因：蛛网膜下腔神经阻滞平面超过 T_4 后，常出现血压下降，多数于注药后 15~30 分钟发生，同时伴心率减慢，严重者可因脑供血不足而出现恶心呕吐、面色苍白、躁动不安等症状。这类患者血压下降主要是由于交感神经节前神经纤维被阻滞，使小动脉扩张，周围血管阻力下降，加之血液淤积于外周血管系统，静脉回心血量减少，心排血量下降所致。心率减慢是由于交感神经部分被阻滞，迷走神经呈相对亢进所致。血压下降的程度主要取决于阻滞平面的高低，但与患者心血管功能代偿状态及是否伴有高血压、血容量不足或酸中毒等情况有密切关系。

（2）处理：首先考虑补充血容量，如果无效可给予适量血管活性药物（去氧肾上腺素、去甲肾上腺素或麻黄碱等），直到血压回升为止。对心率缓慢者可考虑静脉注射阿托品 0.25~0.3mg 以降低迷走神经张力。

2. 呼吸抑制

（1）原因：因胸段脊神经阻滞引起肋间肌麻痹，可出现呼吸抑制，表现为胸式呼吸微弱，腹式呼吸增强，严重时患者潮气量减少，咳嗽无力，不能发声，甚至发绀。

（2）处理：应迅速给予有效吸氧。如果发生全脊麻而引起呼吸停止、血压骤降或心搏骤停，应立即施行气管插管、人工呼吸、维持循环等措施进行抢救。

3. 恶心呕吐

（1）原因：血压骤降，脑供血骤减，兴奋呕吐中枢；迷走神经功能亢进，胃肠蠕动增加；手术牵拉内脏。

（2）处理：一旦出现恶心呕吐，应检查是否有麻醉平面过高及血压下降，并采取相应措施；或暂停手术以减少迷走刺激；或施行内脏神经阻滞。一般多能取得良好效果。若仍不能消除呕吐，可考虑使用异丙嗪或氟哌利多等药物镇吐。

（六）术后并发症及处理

1. 头痛

（1）原因：脑脊液漏出引起的颅内低压、化学性刺激等。

（2）处理：硬膜外注入 5% 葡萄糖液 10~25ml，输液以增加脑脊液的生成，辅以对症治疗（包括平卧、针灸疗法及镇痛药）。

2. 尿潴留

（1）原因：膀胱麻痹导致过度胀满；手术刺激；不习惯卧位排尿。

（2）处理：去除手术刺激，改变排尿体位；较长时间手术应术前留置导尿管，以避免发生膀胱无力；针灸治疗；发生膀胱无力时，可留置导尿管进行潮式引流，约 1 周膀胱收缩功能恢复后再拔除尿管。

3. 神经并发症 主要包括脑神经受累、假性脑脊膜炎、粘连性蛛网膜炎、马尾神经综合征、脊髓炎。

（1）原因：局麻药的组织毒性，意外带入有害物质及穿刺损伤。

（2）处理：应尽量避免反复穿刺，同时尽量选取毒性作用小的局麻药。若发生神经并发症，应根据具体情况酌情处理。

（七）操作注意事项

1. 穿刺点成人为 $L_{2\sim3}$ 及以下间隙,儿童为 $L_{3\sim4}$ 及以下间隙,穿刺间隙过高有损伤脊髓的可能。

2. 多次穿刺而仍未能成功者,应改换间隙另行穿刺。

3. 在神经阻滞平面固定前尽快调整好阻滞平面。

4. 严格无菌操作。

5. 操作过程中应多次与患者沟通,取得其理解和配合。

（八）相关知识

1. 连续蛛网膜下腔神经阻滞　蛛网膜下腔神经阻滞起效快、效果确切,但因麻醉剂作用时间所限常不能满足较长时间手术要求。曾有研究尝试采用类似硬膜外穿刺置管方法,通过穿刺针内孔向蛛网膜下腔置入微导管进行连续蛛网膜下腔神经阻滞(continuous spinal anesthesia),但由于穿刺针拔出后使脑脊液自针孔大量漏出导致麻醉后头痛(post dural puncture headache,PDPH)及马尾综合征发生率增加,从而临床应用并不广泛。连续蛛网膜下腔神经阻滞的优点是可以在患者恢复平卧体位后通过蛛网膜下隙导管分次给予小剂量局麻药,以达到准确调节阻滞平面的目的,减少了体位变动和麻醉平面过高对循环的影响,或局麻药用量不足导致的平面过低,适用于老年和循环状况不稳定的患者。同时新的内针芯导管弥补了原有微导管的不足,由于其采用内针芯,导管与硬脊膜间不存在间隙,大大减少了由于脑脊液外漏引起的 PDPH 的发生率。虽然连续蛛网膜下腔神经阻滞具有麻醉效果确切、血流动力学平稳、副作用少等优点,但其操作技术和无菌条件要求相对较高,否则容易出现蛛网膜下腔感染等严重并发症,临床上必须加以重视。

2. 影响蛛网膜下腔神经阻滞平面的因素　蛛网膜下腔神经阻滞平面是指局麻药注入蛛网膜下腔以后被阻滞的脊神经最高水平。一般以躯体皮肤痛觉消失的相应脊神经节段表示。局麻药注入蛛网膜下腔后,需在短时间内主动调节和控制阻滞平面达到手术所需的范围,但又要避免平面过高。这不仅关系到麻醉成败,且与患者安危有密切关系,是蛛网膜下腔神经阻滞操作技术中最重要的环节。

影响蛛网膜下腔神经阻滞平面的因素很多,患者因素包括年龄、身高、体重、性别、腹内压、脊柱的解剖结构、体位,穿刺技术的因素包括穿刺点、针尖方向、麻醉药注射速度和抽液加药注射,脑脊液因素包括脑脊液的组成、循环状况、容量、压力、密度,局麻药因素包括比重、体积、浓度、注入量和辅助用的血管收缩药等。如果麻醉药的配制方法和剂量已经确定,则穿刺部位、患者体位、注药速度和针口斜面方向就成为影响麻醉平面重要因素。

(1)穿刺部位:脊柱有四个生理曲度,仰卧位时,L_3 最高,T_6 最低。如果经 $L_{2\sim3}$ 间隙穿刺注药,患者转为仰卧后,药物将沿着脊柱的坡度向胸段移动,使麻醉平面偏高;如果在 $L_{3\sim4}$ 或 $L_{4\sim5}$ 间隙穿刺,患者仰卧后,大部分药液向骶段方向移动,骶部及下肢麻醉较好,麻醉平面偏低,因此于腹部手术时,穿刺点宜选用 $L_{2\sim3}$ 间隙;于下肢或会阴肛门部手术时,穿刺点不宜超过 $L_{3\sim4}$ 间隙。

(2)患者体位和局麻药比重:是调节麻醉平面的两个重要因素,重比重药向低处流动,轻比重药向高处流动。注药后一般应在 5~10 分钟内调节患者体位,以获得所需麻醉平面,超过此时限,因药物已与脊神经充分结合,调节体位的作用就会无效。

(3)注药速度:一般而言,注射的速度愈快,麻醉范围愈广;相反,注射速度愈慢,药物愈集中,麻醉范围愈小。一般以每 5 秒注入 1ml 药液为宜,但利多卡因容易扩散,注射速度应适当减慢。鞍区麻醉时,注射速度可减至每 30s 注入 1ml,以使药物集中于骶部。

(4)穿刺针斜口方向:对麻醉药扩散和平面的调节也有一定影响。斜口方向向头侧,麻醉平面易升高;反之,麻醉平面不易上升。

三、蛛网膜下腔神经阻滞操作规范评分表

蛛网膜下腔神经阻滞操作规范评分表见表 11-1-1。

表 11-1-1 蛛网膜下腔神经阻滞操作规范评分表

项目	内容	分值	得分
操作前准备	核对患者姓名、性别、年龄、诊断、住院号等信息	2	
	询问患者既往有无高血压、冠心病、脑血管疾病、神经系统疾病病史及麻醉药物过敏史	2	
	询问有无服用抗血小板、抗凝药物及出凝血异常疾病病史	2	
	查看患者血常规、凝血功能、心电图等检查结果	2	
	明确患者有无蛛网膜下腔神经阻滞禁忌证	2	
	确定患者已签署知情同意书	2	
	确定患者常规术前禁饮、禁食	2	
	入室后给予面罩吸氧,连接心电监护,进行脉搏血氧饱和度、无创血压监测,开放静脉通路	2	
	穿刺相关物品、麻醉药品、急救物品、监护仪器、麻醉机准备齐全	2	
	严格遵循无菌操作原则,穿工作服,戴口罩和帽子,不能佩戴首饰	2	
操作过程	正确摆放患者体位(侧卧位或坐位)	4	
	正确定位穿刺点	4	
	检查穿刺包完整性及有效期后打开穿刺包	4	
	洗手并戴无菌手套	4	
	消毒顺序及范围正确	4	
	严格按照无菌操作	4	
	抽药前后核对药名和有效期	4	
	正确配制药物浓度,做好药物标识	4	
	检查穿刺器械是否完好可用,导管及穿刺针是否通畅	4	
	穿刺流程正确(根据穿刺过程顺利程度、动作熟练程度、是否成功等酌情扣分)	16	
	注药过程中严密观察患者生命体征	4	
	测量和调整神经阻滞平面	4	
	神经阻滞效果满意	4	
	整个操作过程中注意与患者进行沟通和交流	4	

续表

项目	内容	分值	得分
操作后事项	严密监测患者生命体征	3	
	及时发现并发症并积极处理	3	
	告知患者术后注意事项	3	
	医疗垃圾分类正确	3	
总分		100	

四、常见操作错误及分析

1. 突破感明显却无脑脊液流出　针尖可能处于硬膜外间隙,有时针已穿入蛛网膜下腔,但无脑脊液流出,或流速很慢,可能是由于针孔贴在马尾或其他组织上,此时可调整针尖方向,观察脑脊液是否流出。如穿刺针不能前进,亦无脑脊液流出,需考虑穿刺过深可能。

2. 回抽见血性液体　可能是穿刺针误入血管,应重新穿刺。进针时不能用力过猛,以防止刺破椎管内静脉丛而出血,或刺到椎管对侧的骨膜,增加不必要的损伤。

3. 反复穿刺同一间隙　穿刺困难者可改换间隙,或更换体位(坐位)。对于重度肥胖患者,可在超声定位下行穿刺操作。

五、目前常用训练方法简介

蛛网膜下腔神经阻滞可以采用椎管内神经阻滞穿刺模型进行训练,其优点是仿真度高,解剖结构真实,操作手感与真实操作相近。

六、相关知识测试题

1. 患者,男,65岁。术前心电图正常,在蛛网膜下腔神经阻滞下行疝修补术,麻醉平面达 T_4。患者出现心率减慢的主要原因可能是
　　A. 支配心脏交感神经节前纤维阻滞　　B. 血压下降
　　C. 右心房压下降　　D. 窦弓反射
　　E. 肾上腺素神经纤维阻滞

2. 蛛网膜下腔神经阻滞最常见的并发症是
　　A. 尿潴留　　B. 脊髓炎
　　C. 头痛　　D. 马尾综合征
　　E. 粘连性蛛网膜炎

3. 影响蛛网膜下腔神经阻滞麻醉平面的因素中**最不重要**的是
　　A. 局麻药体积　　B. 穿刺间隙
　　C. 患者体位　　D. 患者体重
　　E. 局麻药比重

4. 下列选项中,**不属于**蛛网膜下腔神经阻滞时发生恶心呕吐的主要诱因的是
　　A. 胃肠蠕动增加　　B. 电解质紊乱

C. 胆汁反流入胃　　　　　　　　D. 低血压

E. 手术牵拉内脏

5. 下列选项中,**不属于**蛛网膜下腔神经阻滞禁忌证的是

A. 中枢神经系统疾病　　　　　　B. 全身性严重感染

C. 休克　　　　　　　　　　　　D. 止血功能异常

E. 肥胖

答案:1. A　2. C　3. D　4. B　5. E

（汪赛赢）

推荐阅读资料

［1］邓小明,姚尚龙,于布为,等.现代麻醉学.5版.北京:人民卫生出版社,2021.

［2］郭曲练,姚尚龙.临床麻醉学.4版.北京:人民卫生出版社,2016.

［3］谭冠先,郭曲练,黄文起.椎管内麻醉学.北京:人民卫生出版社,2011.

第二节　硬膜外间隙神经阻滞

一、概述

将局麻药注入硬脊膜外间隙,可逆性阻滞脊神经根,使其支配的区域产生暂时性麻痹,称为硬膜外间隙神经阻滞,简称为硬膜外阻滞。根据给药方式硬膜外阻滞分为单次法和连续法两种。单次法指穿刺后将预定的局麻药单次全部注入硬膜外间隙产生神经阻滞作用。此法可控性差,作用时间短,易发生严重并发症和麻醉意外,已很少应用。连续法是通过穿刺针在硬膜外间隙置入和留置导管,根据病情、手术范围和时间,分次给药,使神经阻滞时间得以延长,并发症明显减少。连续硬膜外阻滞已成为临床上常用的麻醉和镇痛方法。

二、硬膜外间隙神经阻滞操作规范流程

(一) 适应证

1. 外科手术　用于除头部以外身体部位的手术,但从安全方面考虑,主要用于腹部及以下的手术,包括泌尿、妇产及下肢手术,适用于蛛网膜下腔神经阻滞的手术,也可采用硬膜外阻滞。

2. 镇痛　包括产科镇痛、术后镇痛及一些慢性疼痛的镇痛。

(二) 禁忌证

1. 低血容量。

2. 穿刺部位感染。

3. 未经控制的全身感染,败血症。

4. 凝血功能障碍。

5. 严重休克和呼吸困难。

6. 患者术前合并神经病变。

7. 有严重脊柱病变及畸形。

(三) 操作前准备

1. **心理准备**　对患者说明操作方法、目的、可能产生的正常反应,操作中可能出现的感受及可能发生的副作用,减轻患者焦虑。

2. **完善检查**　完善术前检查,尤其凝血功能及血小板数量、功能检查。若发现禁忌证,应延缓操作。

3. **签署知情同意书**　患者本人或法定监护人或授权委托人签字。

4. **常规术前禁饮、禁食。**

5. **入室后**　给予吸氧,连接多功能监护仪监测心电图、脉搏血氧饱和度和无创血压,开通静脉通路并适当补液。

6. **物品准备**

(1)穿刺相关物品:一次性硬膜外神经阻滞穿刺包、皮肤消毒液、胶带。

(2)药品准备:局麻药物(利多卡因、罗哌卡因)、注射用生理盐水及急救药品(包括阿托品、麻黄碱、去甲肾上腺素、肾上腺素、20% 脂肪乳等)。

(3)监护设备、麻醉机和氧气、气管插管用品、呼吸囊、面罩。

7. **操作者准备**

(1)核对患者信息:包括患者姓名、性别、年龄、主诉等。

(2)询问病史:有无高血压、冠心病、脑血管疾病、神经系统疾病病史;有无服用抗血小板、抗凝药物及有无出凝血异常疾病病史;有无麻醉药物过敏史。

(3)查看检查结果:血常规、凝血功能、心电图及既往检查结果。

(4)确认禁食、禁饮时间。

(5)明确患者有无硬膜外阻滞的禁忌证。

(6)知情同意书:确定患者已签署知情同意书。

(7)严格遵循无菌操作原则,穿工作服、戴口罩和帽子,不能佩戴首饰。

(四) 操作步骤

1. **选择穿刺体位**　穿刺体位有侧卧位和坐位两种(图 11-2-1),临床上主要采用侧卧位。

(1)侧卧位:患者侧卧,背部靠近手术台边缘,与台面垂直,头部垫一薄枕,低头,下颌尽量靠近胸骨,双手抱膝使双腿屈曲贴近腹部,腰背部屈曲后弓,使棘突间隙尽量增宽。

(2)坐位:患者坐于手术台上,臀部靠近手术台边缘,与台面垂直,双脚踏于凳上,双臂置于膝上,低头,弯腰,肩背部稍向前倾,使棘突间隙尽量张开,助手协助扶持患者保持体位不变。

2. **确定穿刺部位**　摆好患者体位后,根据病变部位和手术切口选择所需穿刺间隙及进针点的位置,并进行标记。一般取支配手术范围中央相应棘突间隙,确定棘突间隙可以参考体表解剖标志,常用体表解剖标志为 C_7 棘突,两肩胛冈内侧缘连线相交于 T_3 棘突,两侧肩胛下角连线相交于 T_7 棘突,两侧髂嵴最高点连线相交于 L_4 棘突或 L_{3-4} 棘突间隙。通常上腹部手术穿刺部位在 T_{8-10} 棘突间隙,中腹部手术在 T_{9-11} 棘突间隙,下腹部手术在 $T_{12}\sim L_2$ 棘突间隙,下肢手术在 L_{3-4} 棘突间隙,会阴部手术在 L_{4-5} 棘突间隙。

3. **皮肤消毒**　操作者戴无菌手套,对穿刺部位皮肤消毒 3 次,消毒范围以穿刺点为中心至少 15cm,下次消毒范围不应超出前次的消毒范围,消毒后穿刺点处铺无菌孔巾或无菌单。

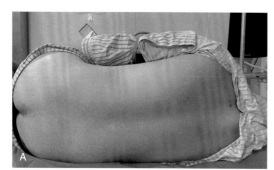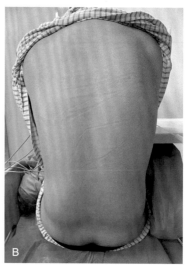

图 11-2-1　硬膜外阻滞穿刺体位

A. 侧卧位；B. 坐位。

4. 选取硬膜外穿刺入路　硬膜外穿刺入路分为直入法和旁入法两种。

（1）直入法：用 1% 利多卡因在穿刺点处作皮内和皮下、棘上韧带和棘间韧带的逐层浸润麻醉。先用 15G 锐针刺破皮肤，再将硬膜外穿刺针沿针眼刺入，操作者左手拇指、示指固定穿刺部位的皮肤，保持穿刺针在棘突间隙中点，右手以持锥子手势持硬膜穿刺针，于患者背部垂直进针，将硬膜外穿刺针刺入至棘上韧带，再改用双手持针操作：左手拇指、示指和中指捏住针体，手背轻靠于患者背部，右手示指、中指夹住针体，拇指置于针尾，依据穿刺部位棘突倾斜度调节进针角度，仔细体会进针过程的阻力变化，穿刺至黄韧带时阻力增加，有韧带感。当穿透黄韧带时有阻力骤然消失感（落空感），提示进入硬膜外间隙。

（2）旁入法：进针点在棘突间隙中点旁开 1.5cm，穿刺针与皮肤成 75°，进针方向对准棘突间孔刺入，经皮肤、皮下组织、黄韧带进入硬膜外间隙，操作手法同直入法。旁入法可避开棘上韧带及棘间韧带，特别适用于韧带钙化的老年患者或脊椎畸形或棘突间隙不清楚的肥胖患者。

5. 确定穿刺针达硬膜外间隙　当穿刺针抵达黄韧带时，根据阻力突然消失、负压出现及无脑脊液流出等现象，可判断穿刺针进入硬膜外间隙（图 11-2-2）。

（1）阻力突然消失法：穿刺针抵达黄韧带时，将针芯取下，连接盛有生理盐水和一个小气泡的 5ml 注射器，推动注射器芯，如有回弹感，同时气泡被压缩，液体不能注入，表明针尖抵达黄韧带。然后左手拇指和示指捏住针体，右手示指和中指夹持注射器后部，拇指置于注射器尾端，缓慢进针，反复推动注射器芯试探阻力，当穿刺针进入硬膜外间隙时，注射器内阻力突然消失，有落空感，同时注液和注气毫无阻力，提示穿刺针已进入硬膜外间隙，轻轻回抽无脑脊液及血液，便可进一步确定穿刺针进入硬膜外间隙。

（2）悬滴法和毛细玻管法：悬滴法是指当穿刺针抵达黄韧带时，拔出穿刺针针芯，在针蒂上悬挂一滴生理盐水，然后继续缓慢进针，当针尖穿透黄韧带进入硬膜外间隙时，可见悬滴被吸入。悬滴法中附在穿刺针尾部的水滴在穿刺操作时容易脱落，影响判断，可改为毛细玻管法，即在针蒂上插入一个有小段液体的玻璃接管，当针尖进入硬膜外间隙时，玻璃接管内液体可被吸入，并随呼吸而波动，此法操作和观察负压更方便。

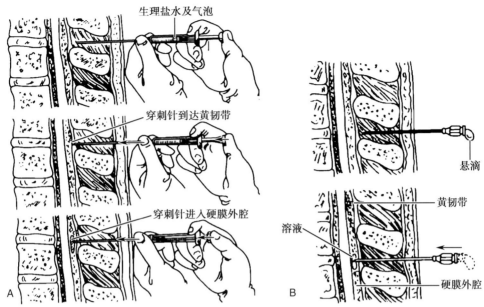

生理盐水及气泡

穿刺针到达黄韧带

穿刺针进入硬膜外腔

A

悬滴

黄韧带

溶液

硬膜外腔

B

图 11-2-2　判断穿刺针进入硬膜外间隙

A. 阻力突然消失法；B. 悬滴法。

6. 硬膜外间隙置管　确定针尖已进入硬膜外间隙后，即可经针蒂插入硬膜外导管。

(1)计算皮肤到硬膜外间隙距离：穿刺针全长减去针蒂到皮肤的距离即可获得。

(2)置入硬膜外导管：操作者以左手背贴于患者背部，以拇指和示指固定针蒂，其余三指夹住导管尾端，用右手持导管头端，经针蒂插入针腔，进至 10cm 处稍有阻力，表示导管已到达针尖斜口，稍用力推进，导管即可滑入硬膜外间隙，继续缓慢插入 3~5cm，至导管的 15cm 刻度处停止。

(3)退出硬膜外穿刺针：拔针时左手退针，右手同时将导管向硬膜外间隙送入，以防将导管带出。

(4)调整导管在硬膜外的长度：如插入过长，可轻轻将导管向外拉至预定的刻度。

(5)再次判断导管位置：导管尾端接上注射器，注入少许生理盐水，应无阻力，回抽无血液或脑脊液，表示导管通畅，位置正确，即可固定导管。

7. 硬膜外间隙注入局麻药　穿刺置管成功后，硬膜外注药前轻轻回抽观察有无脑脊液或血液，再注入试验剂量局麻药，排除误入蛛网膜下腔和硬膜外血管的可能。观察 5~10 分钟后，如无蛛网膜下腔神经阻滞征象及局麻药全身毒性反应，可每隔 5 分钟注入 3~5ml 局麻药，直至阻滞范围满足手术要求为止。

8. 检测硬膜外阻滞平面　当硬膜外间隙注入预定量局麻药后，可使用针刺法或酒精棉球法检测硬膜外麻醉阻滞平面。

(1)针刺法：用较粗钝的针头，以针尖压凹皮肤测试痛觉，阻滞区域痛觉减退或消失、非阻滞区痛觉正常，其交界面为阻滞平面。检测时不可过于用力，亦不可快速针刺，以免刺破皮肤引起出血并增加患者的痛苦。

(2)酒精棉球法：用酒精棉球接触阻滞区皮肤，阻滞区域冷感觉减退以致消失，而非阻滞区能感觉到酒精的凉爽。

（五）硬膜外阻滞并发症及处理

1. 穿刺针或导管误入血管 硬膜外间隙有丰富的血管丛,可发生穿刺针或导管误入血管,尤其是足月妊娠者。预防措施:应从正中入路置管,导管材质不要太硬,导管前端不要过于尖锐;导管放置后注射局麻药前应轻轻回抽,验证有无血液。

2. 全脊麻 硬膜外阻滞时,穿刺针或硬膜外导管误入蛛网膜下腔未能及时发现,使原应注入硬膜外间隙的局麻药注入蛛网膜下腔,产生广泛的脊神经阻滞,称为全脊麻。临床表现为注药后迅速出现低血压、肌无力、意识丧失及呼吸停止。预防措施:正确操作,防止穿破硬膜;注入全量局麻药前先回抽确认无脑脊液,并注入试验剂量,观察 5~10 分钟有无脊麻表现;改变体位后若需再次注药,应再次注入试验剂量。

3. 异常广泛阻滞 是指在硬膜外间隙注入常规剂量局麻药后出现广泛脊神经阻滞。临床表现为缓慢发生的广泛阻滞,阻滞范围仍为节段性,常表现为严重的呼吸、循环衰竭。预防措施:硬膜外间隙先注入试验剂量;对于腹内压高、椎管狭窄等患者,由于硬膜外间隙容积减少,局麻药用量应减少至正常人用量的 1/3~1/2。

4. 硬膜外血肿 穿刺针或置入的导管损伤血管后,如果患者存在凝血功能异常,或正在使用抗凝、溶栓药物治疗则易发生硬膜外血肿。临床表现为开始时背痛,短时间后出现肌无力及括约肌功能障碍,最后发展至完全瘫痪。预防措施:穿刺及置管时操作轻柔,避免反复穿刺;对凝血功能障碍及正在进行抗凝治疗的患者,应避免硬膜外阻滞。

5. 感染 硬膜外间隙感染包括穿刺部位的浅表感染和深部组织的严重感染。前者表现为局部组织红肿和脓肿,经常伴有全身发热,后者包括蛛网膜炎、脑膜炎和脓肿,表现为脑膜炎或脓肿形成所致的神经症状和脊髓压迫症状。预防措施:整个麻醉过程应严格遵循无菌操作原则;未经治疗的全身感染患者不建议使用硬膜外阻滞。

6. 局麻药全身中毒反应 主要表现为中枢神经系统和心血管系统毒性。中枢神经系统初期表现为患者焦虑不安和感觉异常,进而出现面肌痉挛和全身抽搐,最终发展为中枢神经系统抑制和昏迷。心血管系统初期表现为心动过速和高血压,末期表现为心律失常、低血压和心肌收缩功能抑制。预防措施:麻醉前给予苯二氮䓬类药物可以降低惊厥发生率;注入局麻药前应回抽;先注入试验剂量;小剂量分多次给药。

7. 神经机械性损伤 包括穿刺针或导管造成的直接损伤及硬膜内或硬膜外占位造成的间接损伤。临床表现为穿刺时有感觉异常和注药时出现疼痛,感觉或运动神经阻滞时间延长,范围变广,运动或感觉神经阻滞的再发。预防措施:穿刺时伴有明显感觉异常或疼痛,应立即撤回穿刺针,对凝血功能异常患者避免实施硬膜外神经阻滞;严格无菌操作;有椎管内占位或神经病变患者,避免实施硬膜外阻滞。

（六）操作注意事项

1. 严格掌握适应证,穿刺操作严格遵循无菌操作原则,并按照操作规范实施。

2. 根据手术范围选择正确棘突间隙和穿刺点。

3. 硬膜外穿刺前局部麻醉必须完善,否则疼痛可引起背肌紧张,增加穿刺难度。

4. 硬膜外穿刺是一种盲探性操作,黄韧带厚度个体差异显著,穿刺时应谨慎轻巧,认真体会穿刺入路的层次。

5. 穿刺或置管过程中患者有肢体感觉异常或疼痛时,应立即停止操作,退出穿刺针或导管重新穿刺置管。

6. 硬膜外置管遇到阻力需重新置管时,必须将导管连同穿刺针一并拔出,否则有针尖斜口割断导管的危险。

7. 硬膜外穿刺成功后,应首先注射试验量局麻药,观察一段时间确认没有误入蛛网膜下腔而产生全脊麻。

8. 硬膜外阻滞患者一旦出现突发性异常症状,如严重呼吸困难、循环虚脱和全脊麻现象,应立即实施抢救(包括气管插管等)。

(七) 相关知识

1. 骶管阻滞　是经骶裂孔穿刺,将局麻药注射于骶管腔以阻滞骶脊神经,是硬膜外阻滞的一种方法,适用于直肠、会阴肛门部手术,也可用于婴幼儿及学龄前儿童的腹部手术。

2. 硬膜外阻滞用药　根据使用目的、手术种类、手术时间、患者年龄和体质等情况,选择不同种类、不同浓度的局麻药。硬膜外阻滞常用的局麻药有利多卡因、布比卡因、罗哌卡因和丁卡因。各药的具体用法见表11-2-1。

表 11-2-1　硬膜外阻滞常用麻醉药及其浓度、作用时间和单次最大剂量

药名	起效时间 /min	维持时间 /min	常用浓度 /%	单次最大剂量 /mg
利多卡因	8~12	90~120	1.5~2	400
布比卡因	10~20	180~350	0.25~0.75	225
罗哌卡因	5~15	180~350	0.5-0.75	150
丁卡因	15~20	90~180	0.2~0.3	100

三、硬膜外间隙神经阻滞操作规范评分表

硬膜外阻滞操作规范评分表见表11-2-2。

表 11-2-2　硬膜外阻滞操作规范评分表

项目	内容	评分	得分
操作前准备	核对患者信息,包括姓名、性别、年龄、住院号、病区病床、诊断、拟施行的手术、麻醉方式	3	
	确认禁食、禁饮时间	3	
	询问患者既往有无高血压和心、肺、脑疾病等病史,有无服用抗血小板药物、抗凝药物如阿司匹林、氯吡格雷等情况及有无出凝血异常疾病病史	4	
	询问有无麻醉药物过敏史	3	
	查看患者血常规、凝血功能、心电图及既往检查结果	3	
	明确患者有无禁忌证	3	
	确定患者已签署麻醉知情同意书	3	
	物品(器械)准备:一次性硬膜外阻滞包、局麻药、注射用生理盐水、监护设备、麻醉机和氧气、气管插管用品、呼吸囊、面罩及急救药品(包括阿托品、麻黄碱、去甲肾上腺素、肾上腺素、20% 脂肪乳等)	5	
	穿工作服,戴口罩和帽子	3	

项目	内容	评分	得分
操作过程	**摆放穿刺体位**		
	侧卧位:患者侧卧,臀部和肩部与台面垂直,双腿屈曲贴近腹部,腰背部屈曲后弓,使脊柱后弯	4	
	确定穿刺部位		
	根据病变部位和手术切口选择所需棘突间隙	3	
	参考体表解剖标志确定棘突间隙	3	
	确定穿刺间隙及进针点的位置,并进行标记	3	
	皮肤消毒		
	常规消毒 3 次	2	
	消毒范围上至肩胛下角,下至尾椎,两侧至腋后线	2	
	下一次消毒范围以穿刺点为中心至少 15cm	2	
	消毒后穿刺点处铺无菌孔巾或无菌单	2	
	选取硬膜外穿刺入路		
	直入法:0.5% 利多卡因局部麻醉,15G 锐针破皮,硬膜外穿刺针沿针眼刺入	2	
	左手固定穿刺部位的皮肤,右手持硬膜外穿刺针,与患者背部垂直进针至棘上韧带	3	
	改用双手持针操作,左手拇指、示指和中指捏住针体,手背靠在患者背部,右手示指和中指夹住针体,拇指置于针尾,依据棘突倾斜度成一定角度缓慢进针至黄韧带	5	
	确定穿刺针达硬膜外间隙		
	阻力突然消失法	3	
	悬滴法	3	
	毛细玻管法	3	
	硬膜外间隙置管		
	计算皮肤到硬膜外间隙距离	2	
	置入硬膜外导管	2	
	退出硬膜外穿刺针	2	
	再次判断导管位置	2	
	硬膜外间隙注入局麻药		
	接注射器轻轻回抽观察有无脑脊液或血液	2	
	注入试验剂量	2	
	观察 5~10 分钟,无蛛网膜下腔神经阻滞及局麻药全身毒性反应,每隔 5 分钟注入 3~5ml 局麻药,直至阻滞范围满足手术要求	2	
	检测硬膜外阻滞平面		
	针刺法	3	
	酒精棉球法	3	

项目	内容	评分	得分
操作后事项	严密监测患者生命体征	4	
	积极处理患者不适	3	
	警惕全脊麻和局麻药毒性反应	3	
	总分	100	

四、常见操作错误及分析

1. 穿破硬膜　初学者对穿刺层次感体会不深,或操作时粗暴进针都容易发生穿破硬膜的情况。每次硬膜外穿刺操作应认真对待,应按照正规操作规程施行,操作轻巧,穿刺困难时及时改变穿刺方法。

2. 导管折断　当导管尖端越过穿刺针斜面后遇到阻力不能继续置入时,如果仅将导管拔出,穿刺针针尖斜面可切断进入硬膜外间隙的导管;当拔管遇到困难时,若强力拔出会拉断导管。当导管尖端越过穿刺针斜面后不能继续进入时,正确的处理方法是将穿刺针连同导管一并退出,然后再穿刺;出现拔管困难时,应嘱患者处于原来穿刺时的体位,缓慢拔管。

3. 穿破胸膜　进行胸椎穿刺时,如果穿刺针偏离脊椎中线过多,穿刺针进针过深,可能刺破胸膜,产生气胸或纵隔气肿。

五、目前常用训练方法简介

(一) 模型训练

简易硬膜外穿刺模型:该模型可直视硬膜外穿刺的各个层次,包括皮肤、皮下组织、棘上韧带、棘间韧带、黄韧带、硬膜外间隙,有助于直观了解硬膜外穿刺的路径;模型采用不同材料制作上述组织,能帮助初学者体会到穿刺层次感;模型也能够进行气泡压缩试验和毛细管负压试验,有助于初学者判断是否穿刺到达硬膜外间隙。

(二) 其他训练

目前常用的硬膜外阻滞穿刺方法是根据患者的解剖定位决定穿刺间隙,并通过间接证据或主观感觉来判断椎管内穿刺或置管是否到位。然而因个体解剖结构的变异或退化及主观感觉的不准确,该方法常出现阻滞不全、失败甚至引起严重的并发症。通过超声引导下硬膜外阻滞可以准确辨别锥体水平、棘突、棘突间隙和旁正中间隙,有助于识别最合适的进针位置和估算皮肤至硬脊膜的距离,因此初学者可在麻醉操作时通过超声扫查脊柱来预判穿刺的困难程度,引导穿刺点定位,指导穿刺方向和角度。

六、相关知识测试题

1. 硬膜外穿刺时,直入法穿刺针经过的穿刺路径依次为
   A. 皮肤、皮下组织、棘上韧带、棘间韧带、黄韧带
   B. 皮肤、皮下组织、棘上韧带、黄韧带、棘间韧带

C. 皮肤、皮下组织、黄韧带、棘上韧带、棘间韧带

D. 皮肤、皮下组织、棘间韧带、黄韧带、棘上韧带

E. 皮肤、皮下组织、棘上韧带、棘间韧带、黄韧带、硬脊膜

2. 进行硬膜外穿刺定位棘突间隙时,两肩胛下角连线为

A. T_5 棘突 　　　　　　　　　　　　　　B. T_6 棘突

C. T_7 棘突 　　　　　　　　　　　　　　D. T_8 棘突

E. T_9 棘突

3. 下列选项中,**不属于**硬膜外阻滞并发症的是

A. 局麻药毒性反应 　　　　　　　　　　　B. 硬膜外血肿

C. 硬膜外感染 　　　　　　　　　　　　　D. 尿潴留

E. 全脊麻

4. 行连续硬膜外麻醉,留置在硬膜外间隙的导管适宜长度为

A. 1~2cm 　　　　　　　　　　　　　　　B. 2~3cm

C. 3~5cm 　　　　　　　　　　　　　　　D. 5~7cm

E. 7~8cm

5. 行上腹部手术选择的硬膜外穿刺棘突间隙为

A. $T_{5~6}$ 棘突 　　　　　　　　　　　　B. $T_{8~9}$ 棘突

C. $T_{11~12}$ 棘突 　　　　　　　　　　　D. $L_{1~2}$ 棘突

E. $L_{3~4}$ 棘突

答案: 1. A　2. C　3. D　4. C　5. B

(朱海燕)

推荐阅读资料

[1] 郭曲练,姚尚龙.临床麻醉学.4版.北京:人民卫生出版社,2016.

[2] 盛卓人,王俊科.实用临床麻醉学.北京:科学出版社,2009.

[3] 谭冠先,郭曲练,黄文起.椎管内麻醉学.北京:人民卫生出版社,2011.

[4] 邓小明,姚尚龙,于布为,等.现代麻醉学.5版.北京:人民卫生出版社,2021.

第三节　腰 - 硬联合神经阻滞

一、概述

腰 - 硬联合神经阻滞或称为联合蛛网膜下腔与硬膜外间隙麻醉(combined spinal and epidural anesthesia,CSEA)复合了蛛网膜下腔神经阻滞与硬膜外间隙阻滞两种技术。与单纯硬膜外间隙阻滞相比,该技术既有脊髓麻醉局麻药用量小、起效迅速、效果肯定等优势,又具备硬膜外间隙阻滞可连续性、便于控制平面和用于术后自控镇痛的优点。在过去的几十年中,此项技术不断得到改进,目前应用越来越普遍。

二、腰 - 硬联合神经阻滞操作规范流程

腰 - 硬联合神经阻滞（视频）

(一) 适应证

1. 分娩镇痛、剖宫产。

2. 下腹部及盆腔手术。

3. 肛门及会阴部手术。

4. 下肢手术。

(二) 禁忌证

1. 休克患者绝对禁用。

2. 穿刺部位有感染。

3. 凝血功能异常。

4. 中枢神经系统疾病。

5. 脊椎外伤、严重腰背部疼痛、不明原因脊神经压迫症状及脊椎严重畸形。

6. 全身性严重感染。

(三) 操作前准备

1. 患者准备

(1)心理准备：向患者说明操作方法、目的、可能产生的正常反应，操作中可能出现的感受及可能发生的副作用，减轻患者焦虑。

(2)完善检查：完善术前检查，尤其凝血功能及血小板数量、功能检查。若发现禁忌证，应延缓操作。

(3)签署知情同意书：患者本人或法定监护人或授权委托人签字。

(4)常规术前禁饮、禁食。

(5)入室后：给予吸氧，连接多功能监护仪监测心电图、脉搏血氧饱和度和无创血压，开通静脉通路并适当补液。

2. 物品(器械)准备

(1)穿刺相关物品：一次性腰 - 硬联合神经阻滞包、皮肤消毒液、胶带。

(2)药品准备：局麻药(利多卡因、罗哌卡因)、10% 葡萄糖注射液(配重比重溶液时使用)、注射用生理盐水及急救药品(包括阿托品、麻黄碱、去甲肾上腺素、肾上腺素、20% 脂肪乳等)。

(3)监护设备、麻醉机和氧气、气管插管用品、呼吸囊、面罩。

3. 操作者准备

(1)核对患者信息：包括患者姓名、性别、年龄、主诉、住院号等。

(2)询问病史：有无高血压、冠心病、脑血管疾病、神经系统疾病病史；有无服用抗血小板、抗凝药物及有无出凝血异常疾病病史；有无麻醉药物过敏史。

(3)查看检查结果：血常规、凝血功能、心电图及既往检查结果。

(4)确认禁食、禁饮时间。

(5)明确患者有无腰 - 硬联合神经阻滞的禁忌证。

(6)知情同意书：确定患者已签署知情同意书。

(7)严格遵循无菌操作原则，穿工作服，戴口罩和帽子，不能佩戴首饰。

（四）操作步骤

1. 体位　有两种体位，即侧卧位和坐位，下面以侧卧位为例。患者取左侧卧位或右侧卧位（使用重比重的溶液时，手术侧在下；使用轻比重的溶液时，手术侧在上），两手抱膝，大腿尽量贴近腹壁。头向胸部屈曲，使腰背部向后弓成弧形，背部与床面垂直，平齐手术床边缘。

2. 确定穿刺点及消毒

（1）在两侧髂嵴的最高点做连线，与脊柱中轴相交处即为 L_4 棘突或 $L_{3~4}$ 棘突间隙，上移一个间隙即 $L_{2~3}$ 棘突间隙。

（2）操作者手消毒，穿无菌衣，戴无菌手套。

（3）在助手协助下打开无菌穿刺包，以穿刺点为中心，从头侧至足侧、从中心至外侧依次消毒，每次消毒范围需覆盖前次的 1/3，共消毒 3 次，消毒范围应上至肩胛下角，下至尾椎，两侧至腋后线。

（4）消毒后穿刺点处铺无菌孔巾或无菌单。

3. 配药

（1）局麻药安剖瓶口严格消毒，抽药前与助手仔细核对。

（2）无菌注射器接过滤器抽取局麻药并再次核对，放于无菌穿刺包中待用。

4. 穿刺方法

（1）多选择正中入路，老年人棘上韧带钙化、脊柱弯曲受限可选择旁正中入路、侧入路。

（2）于穿刺点 1% 利多卡因局部逐层浸润麻醉，注射器针头破皮。

（3）将硬膜外穿刺针头斜面平行于脊柱中轴线进针，进针至黄韧带时将穿刺针旋转 90°。

（4）突破黄韧带进入硬膜外间隙（用阻力突然消失法或悬滴法确认是否进入硬膜外间隙，注意勿注入空气）。

（5）经硬膜外穿刺针置入蛛网膜下腔穿刺针，后者穿破硬脊膜时多有轻微突破感，此时拔出蛛网膜下腔穿刺针针芯后有脑脊液缓慢流出。经蛛网膜下腔穿刺针注入麻醉用药后，拔出蛛网膜下腔穿刺针。

（6）经硬膜外穿刺针置入硬膜外导管，留置 3~4cm，连接注射器轻轻回抽确定无血液或脑脊液，退出硬膜外穿刺针，妥善固定导管。

5. 医患交流　穿刺过程中应耐心告知患者如何摆放体位及穿刺过程中的感受，并适当进行安慰，以消除患者焦虑，取得其配合。

（五）并发症及处理

1. 低血压和心动过缓　较常见，通常由于交感神经阻滞引起体循环血管阻力降低和回心血量减少；T_4 以上高平面阻滞，阻断心脏交感神经纤维（节前心脏加速纤维起源于 $T_{1~5}$），心率反射性减慢，血管扩张，右心房的静脉回心血量减少，通过代偿性减慢心率来启动心房的牵张感受器反应。处理措施：①吸氧，加快输液速度，实施剖宫产患者取左侧倾斜 30° 体位等；②使用血管活性药物，如麻黄碱、去甲肾上腺素等；③严重心动过缓者，静脉推注阿托品；④出现严重低血压或心动过缓，常用血管活性药物，无反应时可静脉推注小剂量肾上腺素；⑤发生心搏骤停者立即实施心肺复苏。

2. 呼吸抑制　严重呼吸抑制较少见，通常由于高平面阻滞、高浓度局麻药或合并使用抑制呼吸的镇痛药和镇静药引起。处理措施：①严密监测阻滞平面，早期发现并及时治疗呼吸功能不全;②阻滞平面在颈段以下,膈肌功能未受累,给予吸氧,并密切监测;③伴有低氧血症、高碳酸血症者,采取面罩辅助通气,必要时建立人工气道。

3. 恶心呕吐　常见并发症,通常由于低血压造成脑血流减少,呕吐中枢兴奋;迷走神经亢进,胃肠道蠕动增加引起。处理措施:吸氧,患者头偏向一侧,防止误吸,使用血管活性药物纠正低血压。

4. 尿潴留　原因是局麻药阻滞 S_{2-4} 神经根,膀胱逼尿肌功能减弱导致排尿功能被抑制。处理措施:留置导尿管直至阻滞作用消失。

5. 局麻药中毒　多见于局麻药误入血管或用量过大引起中枢神经系统及心血管系统毒性反应。处理措施:①吸氧、镇静,必要时给予肌松药进行气管插管;②给予血管活性药物纠正低血压;③必要时使用肾上腺素;④ 20% 脂肪乳 100ml 静脉注射(2 分钟),然后150ml 静脉滴注 15 分钟,总量小于 4mg/kg;⑤出现心搏骤停者立即实施心肺复苏。

6. 寒战　使用空气加温仪给患者加温;静脉注射曲马朵。

7. 硬脊膜穿破后导致头痛　卧床休息,补液,口服镇痛药;硬膜外间隙充填法(沿原穿刺点行硬膜外间隙穿刺,穿刺针达到硬膜外间隙后,以 1ml/3s 的速度注入无菌自体血10~20ml 或 6% 中分子量右旋糖酐 15~20ml)。

8. 其他　全脊麻、马尾综合征、椎管内血肿或感染、腰背痛、皮肤瘙痒等根据情况给予酌情处理。

(六) 操作注意事项

1. 严格遵循无菌操作原则,尽量要求患者摆成标准穿刺体位。

2. 操作轻柔谨慎,仔细观察穿刺深度,预防硬膜外穿刺针穿破硬脊膜。

3. 蛛网膜下腔穿刺针突破硬脊膜后如有脑脊液缓慢流出,建议将蛛网膜下腔穿刺针再进入一点。

4. 硬膜外穿刺针针头斜面开始穿刺时与脊柱中轴平行,至黄韧带再旋转 90°。

5. 硬膜外间隙置管不宜过长,留置 3~4cm 即可;置管不顺需重新穿刺时,导管和硬膜外穿刺针需同时退出。

6. 硬膜外间隙使用局麻药前先给予试验剂量。

7. 蛛网膜下腔穿刺时,如患者出现一过性感觉异常,则需退针重新穿刺。

三、腰 - 硬联合神经阻滞操作规范评分表

腰 - 硬联合神经阻滞操作规范评分表见表 11-3-1。

表 11-3-1　腰 - 硬联合神经阻滞操作规范评分表

项目	内容	分值	得分
操作前准备	核对患者姓名、性别、年龄、诊断、住院号等	2	
	询问患者既往有无高血压、冠心病、脑血管疾病、神经系统疾病病史及麻醉药物过敏史	2	
	询问有无服用抗血小板、抗凝药物及出凝血异常疾病病史	2	
	查看患者血常规、凝血功能、心电图等既往检查结果	2	

续表

项目	内容	分值	得分
操作前准备	明确患者有无腰 - 硬联合神经阻滞禁忌证	2	
	确定患者已签署知情同意书	2	
	确定患者常规术前禁饮、禁食	2	
	入室后给予面罩吸氧,连接心电监护,进行脉搏血氧饱和度、无创血压监测,开放静脉通路	2	
	穿刺相关物品、麻醉药品、急救物品、监护仪器、麻醉机准备齐全	2	
	严格遵循无菌操作原则,穿工作服、戴口罩和帽子,不能佩戴首饰	2	
操作过程	正确摆放患者体位(侧卧位或坐位)	4	
	正确定位穿刺点	4	
	检查穿刺包完整性及有效期后打开穿刺包	4	
	洗手并戴无菌手套	4	
	消毒顺序及范围正确	4	
	严格按照无菌操作	4	
	抽药前后核对药名和有效期	4	
	正确配制药物浓度,做好药物标识	4	
	检查穿刺器械是否完好可用,导管及穿刺针是否通畅	4	
	穿刺流程正确(根据穿刺过程顺利程度,动作熟练程度,是否成功等酌情扣分)	16	
	注药过程中严密观察患者生命体征	4	
	测量和调整神经阻滞平面	4	
	神经阻滞效果满意	4	
	整个操作过程中注意进行医患沟通和交流	4	
操作后事项	严密监测患者生命体征	3	
	及时发现并发症并积极处理	3	
	告知患者术后注意事项	3	
	医疗垃圾分类正确	3	
总分		100	

四、常见操作错误及分析

蛛网膜下腔注射后,应密切监测患者是否有预期的阻滞征象。即使无任何正式的测试,自主神经系统阻滞的表现(如血压下降,伴或不伴代偿性心动过速)也能提供蛛网膜下腔滞开始起效的早期线索。如自主神经反应、运动或感觉阻滞的发展慢于预期,应警惕蛛网膜下腔阻滞不足或失败的可能。虽然通常情况下蛛网膜下腔阻滞起效迅速,但不排除在某些患者阻滞的起效可能比较缓慢,在开始手术或假定失败之前,应预留出观察时间。如果鞘内注射 15 分钟后,阻滞未起效或无法满足手术要求,则需要另外的麻醉方式干预。蛛网膜下腔阻滞可能出现的失败、可能的原因及建议解决方案如下。

1. 无阻滞效果 可能原因为局麻药未注入蛛网膜下腔、局麻药本身有问题。处理措施:观察 20 分钟后,重复蛛网膜下腔穿刺注射或直接改为全身麻醉。

2. 实际阻滞平面低于手术需要的阻滞平面 可能原因为局麻药在注射过程中未全部进入蛛网膜下腔(如针头 - 注射器连接处渗漏;硬脑膜桥接于蛛网膜下腔穿刺针开口,导致一部分局麻药进入硬膜外间隙等)、腰椎穿刺点选择过低或解剖异常阻碍局麻药的扩散。处理措施:静脉给予镇静镇痛药物。

3. 单侧阻滞 可能是患者体位或解剖异常导致。处理措施:改变体位,使局麻药向对侧扩散;对于下肢阻滞,阻滞的手术侧也满足要求,需告知手术医生患者另一侧下肢未被阻滞;更改麻醉方式。

4. 阻滞不全 通常原因是局麻药剂量不足。处理措施:静脉使用镇静镇痛药物;更改为全身麻醉。

5. 阻滞持续时间不足 通常由局麻药剂量不足引起。处理措施:静脉使用镇静镇痛药物;更改为全身麻醉。

五、目前常用训练方法简介

(一)模型训练

腰 - 硬联合神经阻滞可以采用椎管内神经阻滞穿刺模型进行训练,其优点是肤质仿真度高,解剖结构真实,操作手感与真实操作相近。

(二)临床操作训练

经过理论学习及模型训练并考核通过后,进入临床实践阶段,规定需完成腰 - 硬联合神经阻滞相应病例数,定期考核,达到完全、规范、流畅地掌握腰 - 硬联合神经阻滞。

六、相关知识测试题

1. 蛛网膜下腔神经阻滞后可能出现尿潴留,是由于阻滞的神经节段范围为
   A. $L_{3\sim4}$
   B. $L_5\sim S_1$
   C. $S_{1\sim2}$
   D. $S_{2\sim4}$
   E. $S_{3\sim5}$

2. 下列选项中,适合行蛛网膜下腔神经阻滞的是
   A. 异位妊娠伴失血性休克
   B. 胸壁结核病灶清除
   C. 子宫肌瘤伴贫血,血红蛋白 9g/L
   D. 巨大卵巢囊肿切除
   E. 腓骨骨折伴腰椎脓肿

3. 下列选项中,**不属于**蛛网膜下腔神经阻滞并发症的是
   A. 低血压
   B. 全脊麻
   C. 尿潴留
   D. 头痛
   E. 马尾综合征

4. 成人蛛网膜下腔神经阻滞应选择的穿刺点为
   A. L_1 以下间隙
   B. L_2 以下间隙

    C. L_3 以下间隙   D. L_4 以下间隙

    E. L_5 以下间隙

5. 连续硬膜外间隙阻滞,硬膜外导管的置入最佳长度为

    A. 1~2cm   B. 2~3cm

    C. 3~5cm   D. 5~7cm

    E. 7~8cm

答案:1. D   2. C   3. B   4. B   5. C

(李 津 郭曲练)

推荐阅读资料

[1] 邓小明,姚尚龙,于布为,等. 现代麻醉学. 5 版. 北京:人民卫生出版社,2021.

[2] DOO A R, SHIN Y S, CHOI J W, et al. Failed dural puncture during needle-through-needle combined spinal-epidural anesthesia: a case series. J Pain Res, 2019, 12: 1615-1619.

第十二章

围手术期输血相关操作技能

第一节　急性等容血液稀释技术

一、概述

急性等容量血液稀释（acute normovolaemic haemodilution，ANH）是指在麻醉诱导前或诱导后进行采血，同时补充等效容量的晶体液或胶体液，使血液稀释，同时又得到相当数量的自体血。在手术必要的时候再将采集的自体血回输，以达到不输异体血或少输异体血的目的。其优点是：①减少了异体血输注相关并发症的发生率；②由于术中丢失的是稀释后的血液，所以降低了术中红细胞的丢失量；③为患者提供了新鲜的、富含血小板和凝血因子的全血；④节约费用等。

二、急性等容血液稀释技术操作规范流程

(一) 适应证

1. 适用于出血量较大的手术　预计手术出血量大于 800ml 或人体血量的 20%。

2. 已证实能从 ANH 中获益的手术类型

(1) 根治性前列腺切除术。

(2) 髋关节和膝关节置换术。

(3) 无心脏病的老年患者手术。

(4) 心胸外科手术。

(5) 血管手术。

(6) 脊柱手术。

(7) 肝脏切除术等。

3. 稀有血型患者行重大手术。

(二) 禁忌证

1. 绝对禁忌证

(1) 贫血：血细胞比容（hematocrit，HCT）<30%，或血红蛋白（hemoglobin，Hb）<110g/L。

(2) 低蛋白血症：血浆白蛋白低于 25g/L 时即可出现全身性水肿。如再进行血液稀释，必然使水肿加重，甚至发生急性肺水肿。

(3)凝血功能障碍。

(4)严重的脓毒症。

(5)急性呼吸功能不全。

(6)急性无尿性肾功能不全。

(7)创伤后的失血性休克。

2. 相对禁忌证

(1)老年人或小儿:70岁以上老年人重要器官存在退行性改变,功能减退,机体代偿能力下降,中度以上的血液稀释可使重要器官发生缺血性损害。但这一禁忌为相对的,老年人一般情况好,无其他禁忌,在条件成熟的医院仍可进行血液稀释。小儿体重小,固有血容量少,不适合血液稀释。

(2)严重冠状动脉疾病的患者应仔细评估ANH的风险和益处。

(3)有轻度肾脏、呼吸系统疾病或充血性心脏病的患者在实施ANH前需要进行良好的临床评估。

(三)操作前准备

1. 患者准备

(1)术前准备完善,无ANH禁忌证。

(2)签署《自体血采集和回输知情同意书》。

2. 物品(器械)准备

(1)多功能监护设备(可以监测直接动脉、静脉压力)。

(2)围手术期输注的液体,包括晶体液和胶体液。

(3)中心静脉穿刺包、桡动脉穿刺针(20G)、静脉穿刺针(16G以上)。

(4)装有抗凝剂的标准采血袋(柠檬酸-磷酸葡萄糖腺苷)。

(5)电子秤、血液暂存冰箱等。

3. 操作者准备

(1)穿工作服,戴口罩和帽子。

(2)核对患者基本信息及《自体血采集和回输知情同意书》签署情况。

(3)对患者的全身情况进行综合评估。

(4)制订NAH方案,计算采血量,确定补液方案。

(四)操作步骤

1. 穿刺时机选择

(1)最佳时机是麻醉完成后手术开始前实施ANH,也可以在手术出血前的任何时间进行。

(2)采血前应完成动脉穿刺置管测压(20G穿刺针),中心静脉穿刺置管(16G以上导管)及外周静脉的穿刺置管(16G以上穿刺针)。

2. 采血通路选择

(1)中心静脉:首选中心静脉导管为采血通路。通过外周静脉置管补液,动脉置管用于监测血压。

(2)动脉:亦可选用动脉置管为采血通路,缺点是不能直接动脉测压,可能需要再选择一路动脉穿刺置管测压。

(3)外周静脉:由于采血速度较慢,一般不推荐。

3. 采血过程

(1)将采血袋连接到采血通路上并尽量放低,利用重力的作用引流血液。

(2)将采血袋放于电子秤上,通过称重监测采血量(1g≈1ml)。

(3)采血过程中应轻柔晃动采血袋,以使血液和抗凝剂混匀。

(4)采血完成后夹毕采血袋的采血口,或用热熔机封口。

(5)采血过程中及采血后应对患者进行液体补充。

(6)监测血细胞比容和血浆乳酸值。

4. 标记采血袋 采血袋应标注以下信息。

(1)患者信息,包括姓名、性别、年龄、住院号等。

(2)采血量、采血时间和地点。

(3)用醒目的红字标注:"未检测血液,仅用于自体输注"。

(4)采集多袋血时应按先后顺序标注序号。

5. 储存采血袋 可以选择以下方式储存自体血。

(1)在手术间中室温保存不能超过 8 小时。

(2)在手术间室温(20℃)保存超过 4 小时后,应转移到冰箱6℃保存。

(3)在手术间室温(20℃)保存超过 6 小时后,应转移到冰箱0℃保存。

6. 自体血回输

(1)一旦手术出血期结束,或有早期临床症状出现,回收的自体血将以常规方式缓慢输回患者体内。

(2)通常按照与收集相反的顺序输血。第一袋收集的自体血中血红蛋白水平最高且血小板最多,因此最后输注。

(3)尽量将所采集的血液全部回输。

(五)并发症及处理

1. 血流动力学改变 血液采集速度过快(<15 分钟)会出现血压下降和 / 或心动过速。冠心病患者在 NAH 中可能由于低血容量而诱发心肌缺血。处理措施:①注意控制采血速度,及时补充液体;②根据患者的情况加强监测,早期发现和处理心血管系统并发症。

2. 凝(止)血功能异常 很少见。对于计划进行中度至重度血液稀释(750~1 500ml 或更多)的病例,麻醉小组应预见到凝血功能障碍发生的可能。以羟乙基淀粉为置换液的中重度血液稀释,除了影响血小板功能外(止血功能),还对凝血因子产生负面影响。处理措施:①监测血栓弹力图(thromboelastography,TEG),当采血量>1 500ml 时检测 TEG,之后酌情复测;②控制羟乙基淀粉的输注量(1 000~2 000ml);③从收集的自体血中分离和回输一部分富含血小板血浆和少血小板血浆。

3. 容量过负荷 在自体血回输的过程中可能出现容量过负荷。处理措施:①加强血流动力学监测;②合理补液,避免液体输注过多;③给予利尿剂,如静脉注射呋塞米 0.5~2mg/kg。

(六)操作注意事项

1. 整个采血过程应严格遵循无菌操作原则,避免血液污染。

2. 为避免血液凝固,采血的速度不应过慢,每 4~10 分钟采血 450ml,不应超过 15 分钟;采血过程中应经常轻柔地摇动采血袋,使抗凝剂和血液充分混合,建议每次 45 秒。使用自动设备时也要注意血液和抗凝剂的混合效果。血袋在储存过程中不需要摇动。

3. 血浆乳酸值应维持在 2mg/L 以下。若血浆乳酸值升高或血流动力学不稳定,应进行液体补充,甚至回输自体血。

4. 冷藏后的血液中血小板功能会下降。

（七）相关知识

1. 采血量的计算

（1）采血量取决于患者的初始血红蛋白、术中估计的失血量及患者的血流动力学状态,建议最大采血量 2 000ml。

（2）常用计算公式:$BV=EBV(HCTi-HCTt)/HCTave$。BV（blood volemia）是采血量,EBV（estimated blood volemia）是预计血容量,HCTi（initial hematocrit）是初始红细胞比容;HCTt（target hematocrit）是稀释后的目标红细胞比容,HCTave（average hematocrit）是初始红细胞比容（HCTi）和目标红细胞比容（HCTt）的算术平均值。平均 EBV 在成年女性是 65ml/kg,成年男性是 70ml/kg。

2. 采血过程中的液体补充

（1）采血过程中,维持患者正常的血容量是基本原则。补液量应依据患者的年龄、体型、身体状况、血流动力学状态和采血量等而定。

（2）采集第一袋自体血（400~500ml）不需要给患者补充液体,之后采血的同时应补充液体,按照采血量和晶体液量 1:3 的比例,或采血量和胶体液量 1:1 的比例输注。

三、急性等容血液稀释技术操作规范评分表

ANH 技术操作规范评分表见表 12-1-1。

表 12-1-1 急性等容血液稀释技术（ANH）操作规范评分表

项目	内容	分值	得分
操作前准备	操作者穿工作服,戴口罩和帽子	4	
	核对患者信息,包括姓名、性别、年龄、住院号	4	
	对患者的全身情况进行综合评估,无 ANH 禁忌证	4	
	制订 NAH 方案,计算采血量,确定补液方案	4	
	确定患者已签署知情同意书	4	
	物品（器械）准备:多功能监护设备（可以直接监测动脉、静脉压力）;围手术期输注的液体:晶体液和胶体液;中心静脉穿刺包、桡动脉穿刺针（20G）、静脉穿刺针（16G 以上）、装有抗凝剂的标准采血袋、电子秤、血液暂存冰箱等。	4	
操作过程	**穿刺时机选择**		
	最佳时机是麻醉完成后手术开始前实施 ANH,也可以在手术出血前的任何时间进行	4	
	采血前应完成动脉穿刺置管测压,中心静脉穿刺置管及外周静脉的穿刺置管	4	

续表

项目	内容	分值	得分
操作过程	**采血通路的选择**	4	
	中心静脉:首选中心静脉导管为采血通路,通过外周静脉置管补液,动脉置管用于监测血压		
	动脉:亦可选用动脉置管为采血通路,但需要再选择一路动脉穿刺置管测压		
	采血过程		
	将采血袋连接于采血通路上并尽量放低,利用重力作用引流血液	4	
	将采血袋放于电子秤上,通过称重监测采血量(1g≈1ml)	4	
	采血过程中应轻柔晃动采血袋,以使血液和抗凝剂混匀	4	
	采血完成后夹毕采血袋的采血口,或用热熔机封口	4	
	采血过程中及采血后应对患者进行液体补充	4	
	监测血流动力学、血细胞比容和血浆乳酸值	4	
	标记采血袋		
	患者信息:姓名、性别、年龄、住院号等	4	
	采血量、采血时间和地点	4	
	用醒目的红字标注:"未检测血液,仅用于自体输注"	4	
	按采集先后顺序为采血袋标注序号	4	
	储存采血袋(三种方式选其一)	4	
	在手术间中室温保存不能超过 8 小时		
	在手术间室温(20℃)保存超过 4 小时后,应转到冰箱 6℃保存		
	在手术间室温(20℃)保存超过 6 小时后,应转到冰箱 0℃保存		
	自体血回输		
	一旦手术出血期结束,或有早期临床症状出现,回收的自体血将以常规方式缓慢地输回患者体内	4	
	通常按照与收集相反的顺序输血。第一袋收集的自体血中血红蛋白水平最高且血小板最多,因此最后输注	4	
	尽量将所采集的血液全部回输	4	
操作注意事项	为避免血液凝固,注意采血速度;采血过程中应经常轻柔地摇动采血袋,使抗凝剂和血液充分混合	4	
	整个采血过程应严格遵循无菌操作原则,避免血液污染	4	
总分		100	

四、相关知识测试题

1. 下列选项中,**不属于** NAH 的适应证的是
　　A. 预计手术出血量大于 800ml
　　B. 预计手术出血量大于人体血量的 20%
　　C. Hb>110g/L 的手术患者
　　D. 稀有血型患者行重大手术
　　E. 因宗教信仰而拒绝异体输血者

2. 下列选项中,**不属于** NAH 的禁忌证的是

    A. Hb<110g/L   B. 血浆白蛋白 <35g/L

    C. 凝血功能障碍   D. 严重的脓毒症

    E. 急性无尿性肾功能不全

3. 为避免血细胞的破坏,采血通路的穿刺针最小是

    A. 24G   B. 22G

    C. 20G   D. 18G

    E. 16G

4. 关于人体血液总量,以下说法**错误**的是

    A. 成年女性平均 60ml/kg   B. 成年肥胖女性 55ml/kg

    C. 成年男性平均 70ml/kg   D. 成年肥胖男性 65ml/kg

    E. 足月新生儿 90ml/kg

5. 采集的自体血在手术间中室温保存最多**不能超过**

    A. 4 小时   B. 5 小时

    C. 6 小时   D. 8 小时

    E. 10 小时

答案:1. C 2. B 3. C 4. D 5. D

(李云丽)

推荐阅读资料

[1] 邓小明,姚尚龙,于布为.现代麻醉学.5 版.北京:人民卫生出版社,2021.

[2] ARAÚJO L M T D, GARCIA L V. Acute normovolemic hemodilution: a practical approach. Open J Anesthesiol, 2013, 3 (1): 38-43.

[3] MATOT I, SCHEININ O, JURIM O, et al. Effectiveness of acute normovolemic hemodilution to minimize allogenic blood transfusion in major liver resections. Anesthesiology, 2002, 97: 794-800.

[4] MURRAY D. Acute normovolemic hemodilution. Eur Spine J, 2004, 13 (Suppl 1): S72-S75.

[5] ORIANI G, PAVESI M, ORIANI A, et al. Acute normovolemic hemodilution. Transfus Apher Sci, 2011, 45 (3): 269-274.

第二节　手术区血液回收技术

一、概述

血液回收技术是指使用血液回收装置,将患者体腔积血、手术失血及术后引流血液进行回收、抗凝、洗涤等处理,然后回输给患者。血液回收技术分为洗涤法与非洗涤法。非洗涤法血液回收技术只是将血液回收、抗凝后回输,但仍有可能导致红细胞破坏、凝血功能障碍、微血栓形成、血液污染等。洗涤法血液回收技术是将混有抗凝剂(肝素或柠檬酸钠)的术区血经初步过滤后回收至过滤储血器,到达一定量后,再经血液回收罐离心,分离出来的红细胞经生理盐水洗涤,浓缩注入集血袋中保存,并根据需要回输。

此外,在术区自体血回收的基础上,采用两步离心技术,制备富含血小板的血浆,可以解决因血小板缺乏而导致的凝血功能障碍。手术出血不可避免,在尚无更好的血液替代品(基因合成红细胞)出现之前,改善手术操作、血液稀释技术及积极使用自体血回收技术仍然是减少异体输血的主要措施。

二、手术区血液回收技术操作规范流程

(一) 适应证

1. 创伤性外科手术、外(战)伤出血,如大血管损失、肝破裂、脾破裂、脊柱外伤闭合性骨折出血、大出血抢救。

2. 心脏、血管外科手术。

3. 骨科手术(全髋关节置换、脊柱手术、脊柱融合、畸形矫正等)。

4. 器官移植手术(心脏、肝脏等移植)。

5. 神经外科手术。

6. 普通外科、泌尿外科、妇产科大出血手术。

7. 可谨慎用于特殊的产科患者(胎盘疾病、预计出血量大),应用时需采用单独吸引管道回收血液,并于回输时使用白细胞滤器。当 Rh 阴性血型产妇使用自体血回输后,建议监测母体血液中胎儿红细胞含量。

总之,对预计成人失血量大于 500ml(或大于全身总血量的 10%)及体重大于 10kg 的儿童失血量大于 8ml/kg(或大于全身总血量的 10%),应考虑采集血液用于潜在的血液回收("仅采集"模式)。对潜在恶性肿瘤、感染的外科手术及产科手术建议使用血液回收时,应向患者说明其潜在的风险和益处,征得其同意,并考虑使用白细胞滤器。

(二) 禁忌证

血液回收无绝对禁忌证;但血液有肠道内容物、感染或肿瘤细胞,存在潜在污染时,应被视为相对禁忌证,这取决于污染的可能性及严重程度。在这些情况下,应对血液回收的风险和收益进行评估。

相对禁忌证:①血液流出血管外超过 6 小时;②怀疑流出的血液含有癌细胞;③怀疑流出的血液被细菌、粪便等污染;④流出的血液严重溶血;⑤与白细胞滤器联合使用时,可适当放宽使用适应证。

(三) 操作前准备

1. 复习病史,完善相关检查,制订方案。

2. 签署《自体输血知情同意书》。

3. 回收式自体输血设备及配套材料。

4. 药品准备:肝素注射液(1.25 万 U/ 支),生理盐水(500ml/ 瓶,3 000ml/ 袋)。

5. 监测设备。

(四) 操作步骤

操作规程分为设备安装和回收血处理两大步骤。设备安装分为安装储血器和连接 A&A 管路,以及安装离心杯 / 离心盘两步。回收血处理又分为分离、洗涤、回输等步骤。根据储血器内回收血量,确定是否需要实施自体血回输技术,在难以确定是否有足量血液可以进行离心洗涤等处理时,可以先"只进行收集",即只安装储血器并进行血液回收,若

有足量的回收血液则组装其余的一次性耗材(离心杯 / 离心盘等)进行分离、洗涤和回输。图 12-2-1 为自体血回收仪的工作示意图。

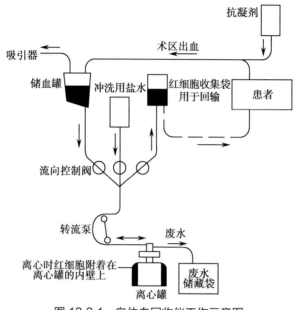

图 12-2-1　自体血回收仪工作示意图

1. 设备安装

(1)机器自检:开机,仪器检测系统自动对重要部件进行检测,检测通过后进入正常工作程序,处于待用状态。

(2)安装储血器:在不知预期失血量的情况下回收或机器到达之前开始紧急回收,应先安装储血器。

(3)连接 A&A 管路:通过无菌方法将灭菌 A&A 管路送入无菌区,再从无菌区接过 A&A 管路一端,与抗凝剂和储血器正确连接。

(4)负压:吸引管与真空源和储血器连接,打开真空源,将负压调至 120~150mmHg,最小可接受流速。

(5)配制肝素盐水(2.5 万 U/500ml 生理盐水),抗凝液 100~200ml 用于预充管路,为红细胞提供初始的生理环境,再将手术区血液吸入储血器,将滴速调至肝素与回收血之比为 1 : 5~1 : 7。

2. 回收血处理

(1)按照操作说明安装离心杯 / 离心盘,连接生理盐水冲洗液和废液收集袋。

(2)分离:将回收血由储血器注入旋转的离心杯 / 离心盘,离心杯的运行速度可影响最终洗涤自体红细胞比容,应尽量选用自动模式。旋转的离心杯将回收血分为上、中、下三层,上层为最轻的血浆和杂质成分,下层为浓缩红细胞,中间为棕黄层,含血小板和白细胞。

(3)洗涤:仪器设有血层探测装置,一旦杯中血层达到一定要求,则进入洗涤阶段。生理盐水进入旋转的离心泵,通过底层红细胞将废弃物(抗凝剂、细胞碎片、游离血红蛋白、血浆等)排入废液袋。

（4）回输：洗涤结束，将洗涤红细胞与生理盐水混合通过进液管泵入血袋准备回输给患者（处理好的血液应做好最低限度的患者标识，并尽早输给患者，室温放置时间不超过 4 小时）。

3. 拆卸 关闭各管路后再拆卸管路和一次性耗材并按照医疗垃圾处理。

（五）并发症及处理

1. 出血倾向 临床实施的自体血回输大多仅进行了红细胞回收。如患者发生大量失血（>3 000ml），只进行自体血回输，将可能导致凝血因子和血小板的缺乏，所以应注意监测凝血功能，适时合理输入新鲜冰冻血浆、血小板或凝血因子。

2. 抗凝剂的意外输入 如果使用肝素化的生理盐水作为抗凝液，应检查活化凝血时间（active clotting time，ACT）或活化部分凝血活酶时间（activated partial thromboplastin time，APTT），如果时间延长（如 ACT>125 秒），可给予鱼精蛋白进行中和。肝素盐水的另一种替代品是柠檬酸钠，但可能会导致低钙血症，应在血气监测下补充钙剂。

3. 血红蛋白血症 术区血因负压吸引、过滤、离心等原因导致红细胞受到不同程度的破坏，造成溶血，血浆游离血红蛋白升高，但因溶血导致肾功能损害者甚少。所以回收时应注意控制负压值，避免离心过度，并注意监测尿量。

4. 高氯性酸中毒 血液回收、清洗和回输时使用了大量的生理盐水，可能导致高氯性代谢性酸中毒，甚至低钙、低镁血症。所以使用回收血液时，应注意监测电解质的变化，及时调整，并可用平衡盐液代替生理盐水。

此外，若自体血回收应用在感染、肿瘤外科手术或产科手术时，还有可能导致细菌、羊水污染血液及肿瘤细胞扩散，所以在此类患者使用时，应权衡利弊，并告知患者或家属相应风险，加用白细胞滤器及使用抗生素等措施进行预防。

（六）操作流程注意事项

1. 装机时应注意无菌操作。

2. 抗凝剂预冲后，按照 15~20d/min 的速度滴注备用，并根据术区出血量调整肝素的滴速，肝素和出血量按 1∶5~1∶7 比例进行回收；并根据实际情况每 5~10 分钟摇动储血罐，使抗凝剂和血液充分混匀。

3. 回收术区血时负压吸引器的负压值应控制在 20kPa 以内，以免负压过高使破坏红细胞的比例增加。

4. 心血管等手术患者在全身肝素化后应及时停止使用抗凝剂，用鱼精蛋白中和后再恢复使用抗凝剂。

5. 操作未完成时勿按"松夹键"，出现任何意外情况时按"停止键"。

三、手术区血液回收技术操作规范评分表

手术区血液回收技术操作规范评分表见表 12-2-1。

表 12-2-1 手术区血液回收技术操作规范评分表

项目	内容	分值	得分
操作前准备	复习病史，签署《自体输血知情同意书》	5	
	耗材：过滤储血器、血液回收罐、血液回收管路	3	

续表

项目	内容	分值	得分
操作前准备	设备：血液回收主机、负压吸引装置	3	
	其他：冲洗液、肝素、生理盐水及止血钳	3	
操作过程	开机自检	3	
	安装储血器和连接 A&A 管路	5	
	安装离心杯/离心盘	5	
	负压连接	3	
	配制肝素抗凝剂(2.5 万 U/500ml 生理盐水)	10	
	回收：抗凝液 100~200ml 进行管路预充，抗凝液与回收血比例为 1:5~1:7	10	
	分离：按"进血键"，将抗凝原血泵入旋转的离心杯/离心盘进行分离	10	
	洗涤：按"清洗"键，生理盐水进入旋转的离心泵，通过底层红细胞将废弃物(抗凝剂、细胞碎片、游离血红蛋白、血浆等)排入废液袋，液体清亮无血细胞时即清洗完成	10	
	回输：按"排空"键，将处理好的血液泵入血液收集袋，连接输血器，将处理好的血液回输给患者	10	
	总结：按"总结"键，屏幕显示整个处理过程	5	
操作后事项	拆卸：关闭各管路，按"松夹"键后拆卸各管路和一次性耗材并按照医疗垃圾处理	10	
	注意监测患者生命体征及凝血功能等指标变化	5	
总分		100	

四、常见操作错误及分析

1. 离心杯漏血　在使用回收机时，若发现离心杯有漏血现象，应立即按"停止"键，切忌关电源，因为离心机在减速时只有在"停止"键的机械制动下才能尽快停止转动，否则依靠惯性离心机需要很长时间才能自然停止转动。在离心机停止转动后，立即打开井盖，用蒸馏水沿井壁清洗血迹。待清洗液颜色洁净后再清洗并擦抹干离心井，更换新回收管路重新操作。

2. 泵管与三通管连接脱落　因排空时血袋处阻断夹未打开，造成管道内压力过大导致崩断泵管与三通管连接而漏血，或泵管安装疏松，在滚压泵运转中管中部落底，被泵块毛刺划破而漏血等。应立即按"停止"键，擦干血迹后更换耗材。

3. "爆杯"：①离心杯安装不妥，固定不严密，离心时杯体破裂；②抗凝不足，形成微血栓并堵塞离心杯管腔，导致离心杯破裂，即"爆杯"。一旦发生"爆杯"，则弃用系统内全部回收血。为此，必须正确安装离心杯，在回收血液时充分抗凝，根据回收速度调整抗凝量。

五、相关知识测试题

1. 下列选项中，有关肝素和枸橼酸钠应用中的注意事项**错误**的是
    A. 红细胞回收时，可以使用肝素或枸橼酸钠抗凝

  B. 血小板回收时,可以使用肝素或枸橼酸钠抗凝

  C. 抗凝血酶Ⅲ缺乏的患者,肝素的抗凝作用受阻,应使用枸橼酸钠抗凝

  D. 洗涤液为哈特曼氏(Hartmann's)液时不可同时以枸橼酸钠抗凝

  E. 红细胞回收时,可以使用枸橼酸钠抗凝

2. 下列选项中,关于自体血回输技术说法正确的是

  A. 抗凝剂越多越好

  B. 经过血液回收处理的红细胞长、短期体内生存率均有明显缩短

  C. 产科与肿瘤患者,在使用自体血回收技术时推荐应用白细胞过滤器

  D. 使用自体血回输的患者不需要备血

  E. 血液回收处理时,冲洗的越多越好

3. 下列选项中,有关提高操作过程中的红细胞回收率,说法**错误**的是

  A. 为保证最大的回收量,负压值越大越好

  B. 吸引器头应置于血层之下,避免吸引时空气与血液的大量混合导致红细胞的破坏

  C. 选用单腔、宽头吸引器可减少对红细胞的破坏

  D. 采用纱布洗涤

  E. 血液回收时,低负压吸引可减少红细胞破坏,负压值以 120~150mmHg 为宜

4. 自体回收血的保存要求,**错误**的是

  A. 原血在常温下放置不宜超过 6 小时

  B. 制备好的血液常温下不超过 4 小时

  C. 制备好的血液原则上不离开患者,并应做好最低限度标识,尽早回输

  D. 原血在常温下放置不宜超过 24 小时

  E. 制备好的血液低温(1~6℃)下放置不宜超过 24 小时

5. 以下自体血回输技术的禁忌证,**错误**的是

  A. 没有绝对的禁忌证

  B. 血液流出血管外超过 6 小时,应作为相对禁忌证

  C. 怀疑流出的血液含有癌细胞,或被细菌、粪便等污染应权衡使用自体血回收技术的利弊,并告知家属

  D. 与白细胞滤器联合使用时,不可放宽使用适应证

  E. 产科与肿瘤手术使用自体血回输技术时,应加用白细胞过滤器

  答案:1. B 2. C 3. A 4. D 5. D

(陈明华)

推荐阅读资料

[1] 邓小明,姚尚龙,于布为. 现代麻醉学. 5 版. 北京:人民卫生出版社,2021.

[2] 阮晓岚,李胜,孟详喻,等. 弥散性血管内凝血诊疗现状:ISTH/SSC 最新共识解读. 中国循证医学杂志,2015,15(9):993-999.

[3] 王丽华,赵砚丽,陈伯銮. 回收式自体输血的研究概况及进展. 国外医学·麻醉学与复苏分册,2004,25(5):308-311.

[4] ESPER S A, WATERS J W. Intra-operative cell salvage: a fresh look at the indications and contraindica-

tions. Blood Transfus, 2011, 9 (2): 139-147.

［5］ KLEIN A A, BAILEY C R, CHARLTON A J, et al. Association of anaesthetists guidelines: cell salvage for peri-operative blood conservation 2018. Anaesthesia, 2018, 73 (9): 1141-1150.

第三节　快速输血输液系统操作规范

一、概述

快速输血输液系统包括自动加压快速输血输液装置、外部挤压式输液装置、内部充气式输液装置、人工加压输液装置四种类型,是普通输血输液方式不能满足临床需求时的干预手段,可用于各种原因导致的血容量不足,亦可用于难以维持循环稳定的重症患者。

自动加压快速输血输液装置的主要原理是使用电机驱动注射器或注射装置活塞,或使用充气装置给输血输液管路加压,然后通过反馈电路控制电机来调节活塞压力或直接调控输血输液管路压力以控制输注速度,从而实现快速补液。该类装置功能强大、流速控制精确,主要包括加压装置、自动加压装置及控制系统三部分。该装置极限输注速度可超过1 000ml/min,并具备液体加温和空气、堵塞、排空等报警功能,适用于院前及院内急救、手术中心、重症加强护理病房(intensive care unit, ICU)及冠心病监护病房(coronary care unit, CCU)等重症科室。

二、快速输血输液系统操作规范流程

(一) 适应证

1. 各种原因引起的严重血容量不足,需尽快纠正低血容量,如外伤、手术或食管静脉曲张破裂导致的大出血等。

2. 过敏性休克、脓毒血症等危重症。

(二) 禁忌证

1. 心肺功能不全。

2. 加温输注有风险或需特殊输注技术的血制品,如冷沉淀、血小板等。

(三) 操作前准备

1. 患者准备

(1)评估患者生命体征和全身状况,统计出血量。

(2)核查输血指征及输血史。

(3)确定输血或补液的种类、数量。

2. 物品(器械)准备　检查所选用的自动加压快速输血输液装置,确定其功能正常,准备好防治输血过敏的抢救药品及器械。

3. 操作者准备

(1)核对患者信息,包括姓名、性别、年龄、住院号。

(2)核查患者有无高血压和心、肺、脑疾病等病史;有无对输注液体过敏史;有无出凝血异常疾病病史。

(3)操作前洗手、戴手套。

（四）操作步骤

1. 安装运行自动加压快速输血输液装置

（1）接通电源、开机,确定机器能正常运行。

（2）将输注管路与血制品或晶体液和胶体液对接,正确安装到快速输血输液装置并设定所需输注速度、温度。

（3）检查患者的接受输注部位,确保畅通并观察局部皮肤及血管。

（4）按照所选用的自动加压快速输血输液装置的操作指南运行机器。

2. 输血后处理

（1）保留储血袋 2 小时。

（2）正确拆除一次性耗材。

（3）观察是否有输血反应。

（五）并发症及处理

1. 供应氧能力降低　输入保存 7 日以上的库存血,所有患者均出现氧解离曲线左移,一般要持续 24 小时以上,且左移程度与输血量及库血贮存的时间相关。

2. 出血倾向　大量输血后的出血倾向非常多见,这是一个多因素诱发的事件,主要与输血总量、低血压及低灌注持续时间有关。

3. 稀释性血小板减少症　血小板在库存血贮存条件下破坏很快,4℃条件下保存 6 小时后血小板活力下降到原来的 50%~70%,24~48 小时以后其活力仅保存 5%~10%。

4. 凝血因子 Ⅴ 和凝血因子 Ⅷ 的水平降低　除了凝血因子 Ⅴ 和凝血因子 Ⅷ 外,大部分凝血因子在库存血中较稳定。故大量输注库存血会导致这两个因子的稀释。有研究表明,正常情况下,5%~20% 凝血因子 Ⅴ 和 30% 的凝血因子 Ⅷ 即可满足外科手术凝血的需要。

5. 弥散性血管内凝血（DIC）及急性溶血反应。

6. 枸橼酸中毒　枸橼酸中毒并非枸橼酸离子本身的毒性,而是枸橼酸与钙离子结合引发低钙血症的相关症状,包括低血压、脉压减小、心脏舒张末期容量增加、中心静脉压（CVP）升高等,需及时稳定血钙水平。

7. 其他　大量输血后酸碱平衡紊乱、低体温、高钾血症及低钙血症等并发症较为常见,需严密监测、及时纠正。

（六）操作注意事项

1. 查对制度执行不严格。

2. 输注的室温放置血液时间过久。

3. 不正确的血液加温方法　大量输血、输注冷冻血浆需要加温时,采用不规范的加温方法,如将血袋放入热水、使用微波炉或水箱加热,都可能因温度过高导致血细胞破坏发生溶血。

4. 不正确的加压输血　使用较小的针头为患者建立静脉通路输血;输血速度过慢或为大出血患者输血时人工挤压输血管管道导致溶血。

（七）相关知识

快速输血输液系统的输注速度取决于四个因素:①血管内留置针的直径;②血管内留置针的长度;③输注液体的黏度;④留置针两端的压力差。综合以上因素后,快速输血输液系统的人体输注速度晶体液可以达到 1 000~1 500ml/min。临床输液途径有:①静脉内输液；②动脉内输液；③骨髓输液；④其他，如肌内输液、皮下输液、腹腔输液。另外，有研究发现，严重失血性休克时使用快速加压输血输液系统通过股动脉输注与经由颈外静脉相比，在预防肺水肿方面更具优势。

三、快速输血输液系统操作规范评分表

快速输血输液系统操作规范评分表见表 12-3-1。

表 12-3-1　快速输血输液系统操作规范评分表

项目	内容	分值	得分
操作前准备	核对患者信息：姓名、性别、年龄、住院号、原始血型单、交叉核对临床用的输血单	6	
	核查患者有无高血压、心脏病、血液病等病史	6	
	核查患者有无禁忌	6	
	查看患者血常规、凝血功能、心电图等检查结果	6	
	确定患者已签署输血同意书	6	
	物品（器械）准备：防治输血过敏的抢救药品及急救设备	6	
操作过程	接通电源、开机、设置各功能键	8	
	将储液袋与机器对接，去除整个输液路径的空气	8	
	评估患者全身情况，观察输注部位的局部皮肤和血管	8	
	测试空气报警、温度报警、循环液体不足报警等功能是否正常	8	
	正确启动、运行系统观察患者是否出现输血反应	8	
操作后事项	保留血袋	8	
	正确拆除一次性耗材	8	
	再次评估患者生命体征、观察是否出现输血反应	8	
总分		100	

四、相关知识测试题

1. 临床上常用的快速输血输液系统或技术包括
   A. 自动加压快速输血输液装置　　　　B. 外部挤压式输液装置
   C. 内部充气式输液装置　　　　　　　D. 人工加压输液
   E. 以上都是
2. 影响快速输血输液系统输注速度的因素有
   A. 血管内留置针的直径　　　　　　　B. 血管内留置针的长度
   C. 输注液体的黏度　　　　　　　　　D. 留置针两端的压力差
   E. 以上都是
3. 临床使用的输液途径有

A. 静脉内输液

B. 动脉内输液

C. 骨髓输液

D. 其他,如肌肉内输液、皮下输液、腹腔输液

E. 以上都是

4. 临床输血的最主要目的是

A. 抗感染

B. 补充和维持血容量

C. 补充和维持胶体渗透压

D. 纠正凝血功能障碍

E. 提高血红蛋白水平

5. 患者,男,70岁,体重60kg,贫血。因创伤出血,血红蛋白为60g/L。如果要将该患者血红蛋白提高到目标值100g/L,需要输注200ml全血制备的红细胞制品的量是

A. 5 单位

B. 6 单位

C. 7 单位

D. 8 单位

E. 9 单位

答案:1. E　2. E　3. E　4. E　5. C

(张良彬)

推荐阅读资料

［1］邓小明,姚尚龙,于布为. 现代麻醉学. 5 版. 北京:人民卫生出版社,2021.

［2］刘素芳,王雅丽. 外科手术中大量快速输血并发症原因分析. 齐鲁护理杂志,2013, 19 (2): 58-60.

［3］种银保,赵安,刘九零,等. 适宜现场和院前急救便携智能输血输液装置的研究现状与进展. 医疗卫生装备,2010, 31 (12): 35-36.

第十三章

疼痛治疗操作技能

第一节　超声引导下痛点注射治疗

一、概述

痛点注射治疗(trigger point injection)是疼痛科常用的一种治疗手段,通常采用局麻药、激素类药、维生素类药等对软组织局部有压痛处进行注射以减轻或消除疼痛的一种方法,包括肌筋膜痛点注射治疗、滑囊炎和腱鞘炎注射治疗、骨膜和软骨膜痛点注射治疗及肌腱-骨附着点注射治疗等。

二、超声引导下痛点注射治疗操作规范流程

(一) 适应证

肌筋膜炎、滑囊炎、腱鞘炎、肋软骨炎、棘上韧带炎、骨骺炎、脊椎小关节紊乱症、关节扭/挫伤、外伤性骨化性肌炎、颞下颌关节紊乱综合征、L_3横突综合征、肩周炎、肩部撞击综合征、跟痛症、网球肘(肱骨外上髁炎)、高尔夫球肘(肱骨内上髁炎)、桡管综合征、跖管综合征、椎体及四肢各关节骨质增生等。

(二) 禁忌证

1. 严重凝血功能障碍。
2. 全身性感染或注射部位感染。
3. 对注射药物任一成分过敏。
4. 细菌性炎症、局部骨结核和肿瘤等。

(三) 操作前准备

1. 患者准备

(1)术前签署治疗同意书。

(2)穿刺点区域备皮。

(3)建立外周静脉输液通路。

2. 物品(器械)准备

(1)30~80mm、25G穿刺针。

(2)10ml注射器。

(3) 无菌包、无菌单及消毒液。

(4) 彩色多普勒超声机。

(5) 监护仪器:心电图机,无创血压、脉搏血氧饱和度监测仪。

(6) 急救物品:氧气面罩、鼻导管、呼吸机、紧急气道开放设备(开口器、吸引器、喉镜、气管导管、喉罩等)。

3. 药物准备

(1) 局麻药(利多卡因、罗哌卡因等)。

(2) 激素类药(倍他米松、地塞米松、甲泼尼龙等)。

(3) 维生素类药等。

(四) 操作步骤

1. 肌筋膜痛点注射治疗

(1) 术前签署治疗同意书,询问有无注射治疗禁忌证。

(2) 建立外周静脉输液通路。

(3) 患者可取坐位、仰卧位、俯卧位或侧卧位,利于操作即可。

(4) 触诊定位方法:包括平滑式、钳捏式和深部触诊法。

1) 平滑式触诊:手指反复推动局部软组织,寻找肌肉结节或肌肉中紧张带,患者可出现按压痛和牵涉痛。主要用于浅表的肌肉,如斜方肌、股直肌、掌长肌等的触诊。

2) 钳捏式触诊:用拇指与其他手指钳捏住局部软组织,以前后推动的方式寻找其中的结节和紧张带。主要用于体表游离缘肌肉触发点的定位,如大圆肌、胸大肌外侧缘的触发点。

3) 深部触诊法:将手指置于注射部位皮肤表面,向深部施加压力,引出局部压痛和牵涉痛,主要用于体内深层肌肉触发点的定位,如腰大肌、臀中肌等触发点。

(5) 穿刺与注药:确定进针点后注射利多卡因局部浸润麻醉,根据不同部位垂直或倾斜进针,到达目标部位后,回抽无血,无异常感觉,注入药液 3~5ml。

(6) 评估:注射治疗后患者局部压痛一般会减轻,如无明显减轻,应考虑注射位置不正确。

2. 超声引导下滑囊注射治疗(肩峰下 - 三角肌下滑囊)

(1) 术前签署治疗同意书,询问有无注射治疗禁忌证。

(2) 建立外周静脉输液通路。

(3) 患者可取坐位或仰卧位,将双手置于身体两侧(图 13-1-1)。

(4) 超声定位:将高频线阵探头以冠状面置于肩峰外侧端,并稍向肩胛骨倾斜(图 13-1-2),进行超声检查,识别肩峰下 - 三角肌下滑囊,该结构表现为三角肌和肩峰下、冈上肌肌腱上方的一层薄的低回声(图 13-1-3)。

(5) 穿刺与注药:确定进针点后注射利多卡因局部浸润麻醉,超声引导下平面内穿刺法由外侧向内侧进针,到达肩峰下 - 三角肌下滑囊后,推注药液,可观察到药液在滑囊内弥散(图 13-1-4)。

(6) 评估:注射治疗后患者局部压痛和肩关节活动疼痛会减轻,如无明显减轻,应考虑注射位置不正确。

3. 超声引导下腱鞘注射治疗(肱二头肌长头肌肌腱腱鞘)

(1) 术前签署治疗同意书,询问有无注射治疗禁忌证。

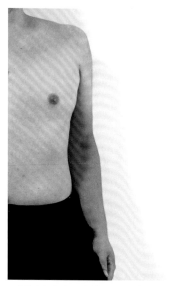

图 13-1-1　肩峰下 - 三角肌下滑囊
注射治疗患者体位

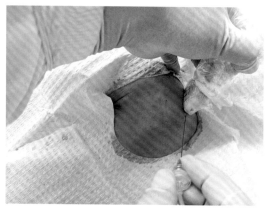

图 13-1-2　超声探头长轴切面平面内穿刺法进行
肩峰下 - 三角肌下滑囊注射

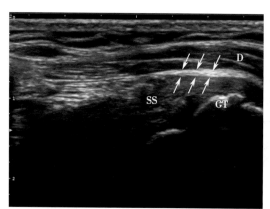

SS. 冈上肌；D. 三角肌；GT. 肱骨大结节。

图 13-1-3　肩峰下 - 三角肌下滑囊（箭头）
超声长轴切面

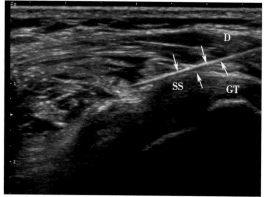

SS. 冈上肌；D. 三角肌；GT. 肱骨大结节。

图 13-1-4　长轴平面内穿刺法肩峰下 - 三角肌下
滑囊注射治疗的声像图

箭头示针尖进入肩峰下 - 三角肌下滑囊。

（2）建立外周静脉输液通路。

（3）患者取坐位，屈肘 90°，掌心向上，手臂置于同侧大腿；也可取仰卧位，手臂中立，掌心向上（图 13-1-5）。

（4）超声定位：触诊肱骨结节间沟，将高频线阵探头横向置于结节间沟，进行超声检查（图 13-1-6）。超声下可见高回声的椭圆形结构的肱二头肌肌腱，肱横韧带位于肱二头肌长头肌肌腱上方，穿刺靶点为肱二头肌肌腱与腱鞘之间的间隙（图 13-1-7）。

（5）穿刺与注药：确定进针点后注射利多卡因局部浸润麻醉，超声引导下平面内穿刺法由外侧向内侧进针，到达肱二头肌肌腱与腱鞘之间的间隙后，推注药液 3ml，可观察到药液在腱鞘内弥散（图 13-1-8）。

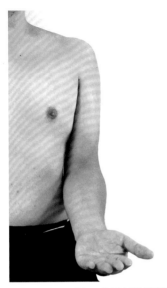

图 13-1-5　肱二头肌长头肌腱腱鞘注射治疗患者体位

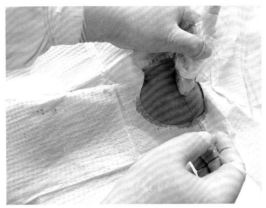

图 13-1-6　超声探头短轴切面平面内穿刺法进行肱二头肌长头肌肌腱腱鞘注射

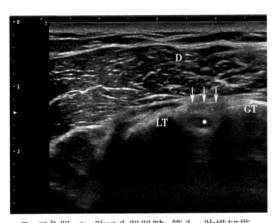

D. 三角肌；＊. 肱二头肌肌腱；箭头 . 肱横韧带。

图 13-1-7　超声探头短轴切面

肱二头肌长头近端位于肱骨大结节（GT）和小结节（LT）之间。

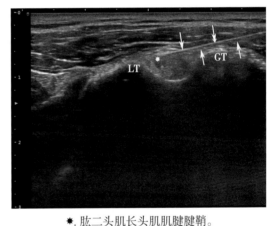

＊. 肱二头肌长头肌肌腱腱鞘。

图 13-1-8　短轴切面平面内穿刺法进行肱二头肌长头肌肌腱腱鞘注射

箭头示针尖进入肱二头肌长头肌肌腱腱鞘。

（6）评估：注射治疗后患者肱骨结节间沟处压痛和肩关节外展活动疼痛会减轻，如无明显减轻，应考虑注射位置不正确。

（五）并发症及处理

1. 出血　阻滞后立即局部按压 5~10 分钟或注射后用冰袋冷敷 20 分钟可减轻操作后疼痛及出血。

2. 感染　应严格按照无菌操作要求，必要时使用抗生素。

3. 局麻药毒性反应或过敏反应　局麻药误入血管会引起局麻药毒性反应，少数出现过敏反应或超敏反应。因此，注药前必须回抽，若发生过敏反应，立即停止给药，给予肾上腺素等抗过敏处理。

4. 晕针 立即停止操作,将患者抬至空气流通处或给予吸氧,坐位患者立即改为平卧位,并安慰患者,一般数分钟后即可自行缓解,对于个别严重患者应做好应急措施,准备好急救药物,以防意外发生。

5. 血管损伤 穿刺针可致静脉或动脉出血。静脉出血一般问题不大。但动脉出血可能较多,应立即停止治疗并拔出穿刺针,手指压迫 10 分钟。观察 5~10 分钟可考虑重新治疗。

6. 神经损伤 尽量在超声引导下进行操作,一旦患者出现麻木感或放电样异常感觉,应停止进针,改变穿刺方向。

(六) 操作注意事项

1. 诊断和定位要准确,否则治疗无明显效果。
2. 治疗过程中注意无菌操作,避免出现局部感染。
3. 穿刺时应轻柔、反复回抽,避免神经、血管或其他组织损伤。
4. 胸背部及腰腹部操作需谨慎,切勿损伤胸膜和腹膜。
5. 局麻药过敏可致呼吸及心搏骤停,治疗室需配置监护和抢救设备。

三、超声引导下痛点注射治疗操作规范评分表

超声引导下痛点注射治疗操作规范评分表见表 13-1-1。

表 13-1-1 超声引导下痛点注射治疗操作规范评分表

项目	内容	分值	得分
操作前准备	签署治疗同意书	3	
	核对患者信息	2	
	询问既往史	2	
	询问有无严重出血异常疾病病史	2	
	治疗前核查	2	
	合适的体位	4	
	生命体征监护(必要时)	2	
操作过程	准确定位痛点并标记穿刺点	5	
	消毒铺巾	2	
	超声下显示穿刺路径	5	
	局部麻醉	3	
	选择合适的穿刺针	3	
	超声引导下穿刺	2	
	根据超声调整进针方向	5	
	超声引导下确定到达靶点	10	
	反复回抽后注射治疗药物	10	
	拔除穿刺针,穿刺点压迫止血	5	

续表

项目	内容	分值	得分
操作后事项	观察生命体征	3	
	评估疼痛缓解程度(完全缓解为满分,部分缓解减15分,未缓解不得分)	30	
总分		100	

四、常见操作错误及分析

1. 注射操作不规范　痛点注射是临床上最常用的治疗疼痛的方法之一,其操作虽属于"小技术",但治疗效果可能截然不同,正确、规范的操作可获得良好的效果,而不正确、不规范的操作会导致合并症或效果不良。注药深度与效果有密切关系,若仅注射到皮下且皮肤隆起时,则治疗无效,最好注药到筋膜间隙。操作过程中必要时在超声引导下穿刺,可以提高疗效。

2. 血管内注射　操作者注药前未回抽或未能分辨出超声显示的血管结构,造成血管内注射。

3. 穿刺损伤血管或神经　阻滞部位有较多血管或神经,操作者未使用超声或使用不熟练,未分辨清楚结构,使穿刺时损伤血管或神经,导致局部血肿或神经损伤。

4. 感染　未严格遵循无菌操作原则造成感染。

五、相关知识测试题

1. 下列选项中,属于痛点注射的定位方法的是
   A. 平滑式触诊 　　　　　　　　B. 十字法
   C. 钳捏式触诊 　　　　　　　　D. 深部触诊
   E. 连线法

2. 下列选项中,属于痛点注射治疗适应证的是
   A. 神经根性疼痛 　　　　　　　B. 肌筋膜炎
   C. 三角肌下滑囊炎 　　　　　　D. 棘上韧带炎
   E. 肋软骨炎

3. 下列选项中,**不属于**痛点注射治疗操作注意事项的是
   A. 诊断和定位要准确
   B. 治疗过程中注意无菌操作
   C. 穿刺时应轻柔、不需要回抽
   D. 胸背部及腰腹部操作需谨慎,勿损伤胸膜和腹膜
   E. 治疗室需配置监护和抢救设备

4. 下列选项中,属于痛点注射潜在并发症的是
   A. 出血 　　　　　　　　　　　B. 感染
   C. 气胸 　　　　　　　　　　　D. 腹腔脏器损伤
   E. 过敏反应

5. 超声引导下肱二头肌长头肌肌腱腱鞘注射治疗的体位是

    A. 站立位   B. 侧卧位

    C. 坐位   D. 俯卧位

    E. 仰卧位

答案： 1. ACD   2. BCDE   3. C   4. ABCDE   5. CE

（罗剑刚）

推荐阅读资料

［1］郭政，王国年，熊源长，等.疼痛诊疗学.4版.北京：人民卫生出版社，2016.

［2］杰拉德·马兰加，肯尼斯·莫特纳.超声引导下肌骨介入治疗.卢漫，崔立刚，郑元义，译.北京：科学出版社，2017.

［3］PRECERUTTIM, GARIONI E, MADONIA L, et al. US anatomy of the shoulder: pictorial essay. J Ultrasound, 2010, 13 (4): 179-187.

第二节　影像引导下选择性颈、腰神经根阻滞治疗

一、概述

选择性神经根阻滞（selective nerve root block, SNRB）是指在影像设备引导下，对可能引起神经根痛的病变神经根进行穿刺阻滞的微创技术，具有诊断和治疗的双重作用。1971年，Macnab 首先报道了在 X 线透视引导下使用对比剂显示神经根走行并注射利多卡因进行麻醉的方法。近年来，随着影像引导设备的快速发展，SNRB 逐渐在临床开展。

二、影像引导下选择性颈、腰神经根阻滞治疗操作规范流程

(一) 适应证

1. 神经根性疼痛，包括颈、腰椎间盘突出所致的神经根性疼痛。

2. 需要术前精确定位手术节段，影像学检查有多节段异常。

3. 颈、腰椎术后出现了难以解释的复杂性疼痛。

(二) 禁忌证

1. 凝血功能障碍［国际标准化比率（international normalized ratio, INR）>1.5 和／或血小板数<5 万个 /mm³］。

2. 有全身性感染或穿刺点皮肤感染。

3. 对所注射药物任一成分严重过敏。

4. 妊娠。

(三) 操作前准备

1. 患者准备

(1)术前签署治疗同意书。

(2)评估患者上、下肢肌力，以便与治疗后肌力比较。

(3)穿刺点区域备皮。

(4)建立外周静脉输液通路。

2. 物品(器械)准备

(1)22G、长 3.5inch(1inch=2.54cm)的脊柱穿刺针用于颈神经根阻滞。

(2)22G、长 6inch 的脊柱穿刺针用于腰神经根阻滞。

(3)5ml 注射器。

(4)对比剂碘海醇。

(5)无菌包及无菌单。

(6)C 型臂、CT、数字减影血管造影(DSA)或 CT 机。

(7)铅衣及射线防护屏。

3. 药物准备

(1)诊断性混合注射药物:不含防腐剂的 1% 盐酸利多卡因 0.5ml 或 0.25% 盐酸罗哌卡因 0.5ml。

(2)治疗性混合注射药物:除上述诊断性混合注射药物外还有复方倍他米松注射液 1ml。

所有药物均不加肾上腺素注射液,因为使用局麻药剂量很小,不需要收缩血管、延缓药物吸收,使用后反而有导致头面部血管痉挛的危险。

(四) 操作步骤

1. 颈段脊神经根阻滞

(1)术前签署治疗同意书,评估患者上肢肌力。

(2)建立外周静脉输液通路。

(3)颈椎 SNRB 可以选择 DSA 或 CT 引导下穿刺,但颈前外侧的穿刺入路毗邻颈动脉鞘、椎动脉、臂丛神经等结构,穿刺风险较大,建议 CT 引导下穿刺更安全。

(4)患者侧卧于 CT 扫描床,患侧在上,头下或 / 颈下垫薄枕可使患者舒适,颈部保持中立位或稍向对侧轻度屈曲以利于暴露注射侧的椎间孔位置。

(5)定位:进行颈椎 SNRB 穿刺前可采用以下两种不同的定位方法。

1)定位栅格法:在颈部皮肤消毒前,将 X 线下显影的定位格栅沿颈部自然弧度固定于患侧皮肤,其中心部位位于预计穿刺的靶神经根孔的皮肤投影点。行 CT 数字定位像扫描(层厚约 1mm)范围自靶椎间孔的上位椎体上缘至靶椎间孔的下位椎体下缘,CT 轴位观察进针点和神经根的穿刺路径,并尽量使其保持在椎动脉的后方。观察格栅、靶椎间孔及椎动脉的相对位置以制订靶神经根穿刺的最理想入路途径,在皮肤表面标记穿刺点位置。之后取走定位格栅,行颈部皮肤常规消毒并铺无菌单。

2)金属圆片定位法:应用可固定的小金属圆片替代定位格栅行穿刺点定位。CT 定位方法同上,移开金属圆片,在皮肤表面标记穿刺点。

(6)穿刺:一旦确定最佳进针点,注射利多卡因局部浸润麻醉,将 22G、长 3.5inch 的带针芯脊柱穿刺针自皮肤向靶椎间孔区域进针,CT 实时监控下调整穿刺针的进针方向,穿刺针朝向上关节突方向缓慢进针,尽量避开椎动脉。穿刺针触及上关节突骨质或进入椎间孔区域时,重新 CT 扫描以进一步明确穿刺针针尖位置。然后稍向后退穿刺针,调节针尖方向,使其朝向椎间孔后部,然后缓慢地推进,直至患者出现放射性的异常感觉。

(7)造影及注药:当针尖触及神经根时,患者主诉神经根分布区域放射性剧痛。疼痛范围应与病变范围一致,否则需要更改穿刺的靶神经根,以明确准确的病变神经根。取出穿刺针针芯后连接 5ml 注射器反复回抽以确定针尖未在血管或脑脊液内,随后注射非离子型对比剂 0.2~0.5ml 以确定针尖位置。如果确定是颈神经根鞘内而不是神经根组织内注射,可以将诊断性或治疗性药液缓慢注射至神经根鞘。神经根阻滞用于诊断时用药尽可能少,使之作用于单独的神经根,注入的药物量过多时,药物可能扩散到硬膜外间隙,不仅神经根被阻滞而且也容易出现硬膜外间隙阻滞。每次神经根注射的混合药液不宜超过 2ml。

(8)评估:当穿刺诱发出根性疼痛时应询问患者疼痛的分布区域。如果患者描述穿刺诱发的疼痛区域符合或覆盖原来的疼痛范围,则认为此疼痛反应符合阻滞要求;如果穿刺诱发的疼痛区域与患者原先的典型疼痛完全不一致,则应取消此神经根的注射,应选择另一神经根平面行 SNRB;如果患者不能完全肯定诱发的疼痛区域与平时疼痛范围是否一致,可考虑此神经根注射,手术后根据疼痛缓解的情况再次评估,以决定下一步的治疗计划。

2. 腰段脊神经根阻滞

(1)术前签署治疗同意书,评估患者下肢肌力。

(2)建立外周静脉输液通路。

(3)患者俯卧位于手术台,腹下垫薄枕使腰椎向背侧突出,以利于操作。

(4)L_{1-4} 神经根阻滞在 C 型臂下能够较方便地定位,L_5 神经根在 C 型臂定位时进针路线可能被髂嵴完全阻挡,故针对不同的腰椎节段,脊神经根阻滞 C 型臂引导有不同的方法。

(5)定位

1)L_{1-4} 神经根阻滞:将 C 型臂图像增强器置于患者上方,向患侧神经根方向旋转球管使 X 线呈倾斜角度投照腰椎影像,以显示"苏格兰狗"的图像,此时调节球管头足位方向使靶神经根椎体的上终板前后缘重叠呈线状,继续旋转 C 型臂球管直至靶神经根椎体的上关节突尖端("苏格兰狗"的耳朵)位于椎体上终板前后缘的中点。神经根正常走行于椎弓根("苏格兰狗"的眼睛)正下方数毫米处和椎体下缘上方 1~2mm 处,此处为穿刺的靶点位置。

2)L_5 神经根阻滞:在标准位置上,L_5 神经根穿刺的进针路线可能被较高的髂嵴遮挡。此时球管尽量于头侧倾斜并向患侧旋转,暴露由 L_5 横突下缘、S_1 上关节突和髂嵴内缘形成的三角形窗口,这种情况下穿刺针可以从内侧到外侧进针,针尖通过髂嵴内侧和椎弓根下方到达靶神经根。

(6)穿刺:确定进针点后注射利多卡因局部浸润麻醉,将 22G、长 6inch 的带针芯腰椎穿刺针自皮肤向靶椎间孔区域进针,穿刺针平行于 X 线投射方向,实时监控下调整穿刺针的进针方向,使穿刺针朝向椎弓根外下侧方向直至诱发神经根疼痛。如果穿刺针抵达椎体骨质无神经根疼痛,应将穿刺针稍退后数毫米然后调整方向继续穿刺直至诱发出神经根性疼痛。

(7)造影和注药:当针尖触及神经根时,患者主诉神经根分布区域放射性剧痛。疼痛范围应与病变范围一致。取出穿刺针针芯后连接 5ml 注射器反复回抽以确定针尖未在血管或脑脊液内,随后注射非离子型对比剂 0.5~1ml 以确定针尖位置并判断神经根显影情况,神经根显影清楚且回抽无血和脑脊液后将诊断性或治疗性药液缓慢注射至神经根鞘。

(8)评估:当穿刺诱发出根性疼痛时应询问患者疼痛的分布区域。如果患者描述穿刺诱发的疼痛区域符合或覆盖原来的疼痛范围,则认为此疼痛反应符合阻滞要求;如果穿刺诱发的疼痛区域与患者原先的疼痛范围完全不一致,则应取消此神经根的注射,选择另一神经根平面行 SNRB；如果患者不能完全肯定诱发的疼痛区域与平时疼痛范围是否一致，可考虑此神经根注射，术后根据疼痛缓解的情况再次评估以决定下一步的治疗计划。

（五）并发症及处理

1. 出血　手术过程中可能损伤颈部或腰部的血管引起局部出血。应治疗前了解患者的血小板及凝血功能等情况，穿刺时应轻柔，避免反复操作。

2. 感染　消毒不严格或穿刺过程中忽略无菌操作可能引起局部感染，严重者可能造成硬膜外或蛛网膜下腔感染。手术过程中应注意无菌操作，必要时预防性应用抗生素。

3. 硬膜外间隙阻滞　穿刺位置不正确或穿刺针进入过深、局部注射的药物剂量过大使药物进入硬膜外间隙等可引起硬膜外间隙阻滞。应在影像学引导下确定穿刺进针路线和靶点，诊断或治疗的药物剂量一般不超过 3ml。

4. 蛛网膜下腔神经阻滞　穿刺进针过深或注射治疗药物前未反复回抽观察有无脑脊液流出可能造成蛛网膜下腔神经阻滞，导致全脊麻。应该影像学引导下确定穿刺进针路线和靶点，注射治疗药物前反复回抽防止药物进入蛛网膜下腔。

5. 对有关药物的过敏反应　患者可能对注射的相关药物过敏而出现过敏反应。治疗操作前应准备抗过敏药物及心肺复苏设备。注射治疗药物及注射后注意观察患者的皮肤有无红斑、皮疹，密切注意呼吸道是否通畅及生命体征是否平稳。

6. 腰段神经根阻滞损伤 Adamkiewcz 动脉　腰段神经根阻滞时可能损伤 Adamkiewcz 动脉引起局部出血。在行上腰段的 SNRB 时应尽量在椎弓根外下方实施操作，以避免损伤经过椎间孔中上部的血管。

（六）操作注意事项

1. 手术过程中注意无菌操作，避免出现硬膜外或局部感染。

2. 穿刺过程中可能出现神经根疼痛、疼痛加剧等情况，术前应与患者充分沟通。

3. 穿刺时应轻柔、反复回抽，避免神经根、血管或硬膜外组织损伤。

4. 注射治疗药物前反复回抽，防止药物进入血液或蛛网膜下腔，导致血管栓塞或全脊麻。

5. 诊断或治疗的药物剂量一般不超过 3ml，过大的药物剂量使药物进入硬膜外间隙，导致疗效差，且不能准确判断疼痛来源的病变神经根。

6. Adamkiewcz 动脉是来自主动脉的节段支，经 $T_7 \sim L_4$ 的任一椎间孔进入椎管，负责下 2/3 脊髓的血液供应。通常情况下 Adamkiewcz 动脉紧靠 $T_9 \sim L_1$ 后根节经椎间孔进入椎管，在行上腰段的 SNRB 时应尽量在椎弓根外下方实施操作，以避免损伤经过椎间孔中上部的血管。

7. 手术后注意观察患者的生命体征，24 小时内有专人看护。

8. SNRB 治疗后患者常感到在被注射的神经分布区域有麻木感，此症状可持续数小时至 1 日。亦有可能出现运动神经纤维阻滞而导致暂时性肌力减弱，患者治疗当日应避免进行需要运用阻滞侧肌肉的肌力和协调的工作，直至阻滞侧肌力完全恢复。

三、影像引导下选择性颈、腰神经根阻滞治疗操作规范评分表

影像引导下选择性颈、腰神经根阻滞治疗操作规范评分表见表 13-2-1。

表 13-2-1 影像引导下选择性颈、腰神经根阻滞治疗操作规范评分表

项目	内容	分值	得分
手术前准备	签署治疗同意书	3	
	核对患者信息	2	
	询问既往史	2	
	询问有无出凝血异常疾病病史	2	
	手术前核查	2	
	合适的体位	3	
	生命体征监护	2	
手术过程	标记穿刺点	3	
	消毒铺巾	2	
	操作 C 型臂或 CT 确定穿刺路径	10	
	局部麻醉	2	
	选择合适的穿刺针	5	
	影像引导下穿刺	5	
	根据影像调整进针方向	12	
	影像引导下确定到达靶神经根	12	
	注射对比剂使神经根显影	12	
	反复回抽后注射诊断性或治疗性药液	5	
	拔出穿刺针,穿刺点压迫止血	3	
术后处理	观察生命体征	3	
	观察上、下肢肌力或协调能力	5	
	评估疼痛缓解程度	5	
总分		100	

四、相关知识测试题

1. 下列选项中,**不属于**选择性神经根阻滞治疗的适应证的是
   A. 神经根性疼痛
   B. 盘源性腰痛
   C. 神经查体不能明确具体椎体节段
   D. 影像学检查有多节段异常,需要术前精确定位手术节段
   E. 颈、腰椎术后患者出现难以解释的复杂性疼痛

2. 颈段选择性神经根阻滞更合适的影像学引导手段是
   A. C 型臂　　　　　　　　　　　B. DSA
   C. 超声　　　　　　　　　　　　D. CT
   E. MRI

3. 腰段选择性神经根阻滞的穿刺靶点在椎弓根的方向是

    A. 12 点   B. 3 点

    C. 6 点   D. 9 点

    E. 椎弓根中心位置

4. 选择性神经根阻滞术可以选用的影像学引导手段是

    A. C 型臂   B. DSA

    C. 超声   D. CT

    E. MRI

5. 下列选项中,属于选择性神经根阻滞的潜在并发症的是

    A. 出血   B. 感染

    C. 硬膜外阻滞   D. 全脊麻

    E. 过敏反应

答案:1. B   2. D   3. C   4. ABCD   5. ABCDE

(白念岳)

推荐阅读资料

[1] BOSE K, BALASUBRAMANIAM P. Nerve root canals of the lumbar spine. Spine, 1984, 9 (1): 16-18.

[2] HOUTEN J K, ERRICO T J. Paraplegia after lumbosacral nerve root block: report of three cases. Spine J, 2002, 2 (1): 70-75.

[3] MACNAB I. Negative disc exploration. An analysis of the causes of nerve-root involvement in sixty-eight patients. J Bone Joint Surg Am, 1971, 53 (5): 891-903.

[4] MCMILLAN MR, CRUMPTON C. Cortical blindness and neurologic injury complicating cervical transforaminal injection for cervical radiculopathy. Anesthesiology, 2003, 99 (2): 509-511.

[5] SASSO R C, MACADAEG K, NORDMANN D, et al. Selective nerve root injections can predict surgical outcome for lumbar and cervical radiculopathy: comparison to magnetic resonance imaging. J Spinal Disord Tech, 2005, 18 (6): 471-478.

[6] TAKASE K, SAWAMURA Y, IGARASHI K, et al. Demonstration of the artery of Adamkiewicz at multidetector row helical CT. Radiology, 2002, 223 (1): 39-45.

第三节 影像引导下枕大、枕小神经阻滞治疗

一、概述

枕神经阻滞包括枕大神经阻滞和枕小神经阻滞,是指通过注入含或不含糖皮质激素的局麻药或神经毁损药,达到阻滞或封闭枕大神经和枕小神经的方法,常用于不同类型的慢性原发性头痛的诊断和治疗及枕大神经、枕小神经区域手术麻醉。由于常规方法依靠解剖标志进行定位,使定位不准确,且枕大神经周围毗邻椎动脉、椎管及脊神经等重要解剖结构,常导致疗效欠佳且可能出现出血、损伤神经等并发症。随着超声技术的快速发展,为枕神经的精确定位提供了技术基础,影像引导下(主要为超声)枕神经阻滞术较盲穿阻滞在治疗枕神经疼痛患者时安全性更高,治疗效果更好。

二、解剖及穿刺点体表定位

1. 解剖　枕大神经是由 C_2 神经后内侧支及 C_3 神经后内侧支的小分支发出的感觉神经纤维共同组成。经寰枢关节后侧出椎管,绕过头下斜肌外缘,分布于头皮后部靠中线的区域。

枕小神经则来自 C_2 和 C_3 前支浅丛神经,沿胸锁乳突肌向后上方走行,分布于枕外侧皮肤、耳郭后部及乳突皮肤。

2. 穿刺点体表定位　沿发际取乳突和枕骨大粗隆连线上均分三等分的两点即为枕大神经、枕小神经的穿刺点;或在上项线水平触及枕动脉搏动,在枕动脉内侧即为枕大神经穿刺点,同时上项线水平、枕大神经向外旁开 2cm、乳突后方沿胸锁乳突肌附着区后缘处为枕小神经穿刺点。

三、影像引导下枕大、枕小神经阻滞治疗操作规范流程

(一) 适应证

1. 原发性头痛　包括偏头痛、丛集性头痛、慢性每日头痛、持续性半侧颅痛、新发每日持续头痛。

2. 继发性头痛　包括颈源性头痛、创伤后头痛、硬膜穿刺后头痛。

3. 其他　①枕神经分布区带状疱疹和带状疱疹后遗神经痛;②枕神经痛;③枕部肌筋膜疼痛综合征;④枕大神经、枕小神经区域手术头皮麻醉。

(二) 禁忌证

1. 穿刺部位感染、血肿。

2. 局麻药过敏。

3. 开颅术后颅骨缺损。

(三) 操作前准备

1. 患者准备

(1)心理准备:向患者说明治疗方法、目的、可能产生的正常反应、术中可能出现的感受及可能发生的副作用,减轻患者焦虑。

(2)完善检查:凝血功能检查,冠心病患者术前心电图检查,若发现禁忌证,应延缓操作。

(3)知情同意:签署有创操作知情同意书。

(4)操作前监测:入室后给予面罩吸氧,连接心电监护,进行脉搏血氧饱和度、无创血压监测。

(5)备皮:为了便于超声显像,扫查区域最好先备皮。

(6)体位:根据阻滞部位摆放患者体位,体位摆放以患者舒适和医生操作方便为原则。

(7)体表标记:根据穿刺点周围的体表标识,在患者皮肤上用记号笔进行标记。

(8)消毒:严格按照无菌操作原则进行消毒铺巾,消毒范围足够。

2. 物品(器械)准备

(1)超声相关设备:显示器、高频线阵探头(频率 10~12MHz)、无菌耦合剂、一次性无菌超声探头保护套。

(2)穿刺相关物品:注射器(5~10ml)、穿刺针(25G,38mm)、一次性无菌穿刺包、消毒棉

签、皮肤消毒液。

（3）药品准备：1%~2% 利多卡因、0.25%~0.5% 布比卡因、类固醇激素（地塞米松、倍他米松、曲安奈德、甲泼尼龙等）。

（4）监护仪器：心电图机，无创血压、脉搏血氧饱和度监测设备。

（5）急救物品：呼吸机、紧急气道开放设备（开口器、吸引器、喉镜、气管导管、喉罩等）、氧气面罩、鼻导管。

3. 操作者准备

（1）核对信息：包括患者姓名、性别、年龄、主诉。

（2）病史：询问患者既往有无高血压、冠心病、脑血管疾病、神经系统疾病病史，有无服用抗血小板、抗凝药物及有无出凝血异常疾病病史。

（3）过敏史：询问患者有无麻醉药物过敏史。

（4）辅助检查：查看患者血常规、凝血功能、心电图结果及既往检查结果。

（5）明确患者有无枕神经阻滞禁忌证。

（6）确定患者已签署知情同意书。

（四）操作步骤

1. 枕大神经近端阻滞法　枕大神经穿行于头下斜肌和头半棘肌之间的部位为阻滞点，即枕大神经从椎管穿出后的第一卡压处。患者取俯卧位，头稍向前屈曲。将超声探头置于皮肤表面，探头内侧端指向 C_2 的棘突，外侧端指向 C_1 的横突（图 13-3-1A），以获得枕大神经的最佳横断面声像图。局部消毒，采用平面内穿刺法进针，直至针尖到达头半棘肌与头下斜肌之间筋膜层（图 13-3-1B），回抽无血，注射局麻药，退针并压迫穿刺部位。

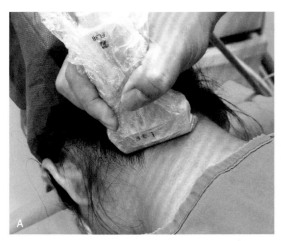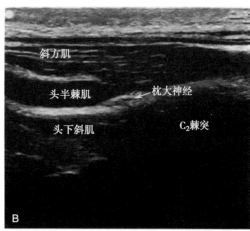

图 13-3-1　枕大神经近端阻滞法

A. 探头内侧端指向 C_2 的棘突，外侧端指向 C_1 的横突，以获得枕大神经的最佳横断面超声视图；

B. 枕大神经超声短轴图像，枕大神经（箭头）位于头半棘肌与头下斜肌之间的筋膜层，穿刺针针尖到达头半棘肌与头下斜肌之间筋膜层，回抽无血，注射局麻药。

2. 枕大神经远端阻滞法　以枕大神经穿行于上斜方肌部位为阻滞点，也就是枕大神经从椎管穿出后的第二卡压处。患者取俯卧位，头稍向前屈曲。将超声探头置于后枕项线皮肤表面（图 13-3-2A），可见枕动脉搏动声像图，彩色多普勒超声有助于发现枕动脉，枕大神经紧靠枕动脉,且位于动脉内侧(图13-3-2B)。超声影像上可以观察到圆形或卵圆形低回声的类似血管组织,但其不易被探头压扁。采用平面内穿刺法进针,直至针尖接近枕骨骨膜,回抽无血,注射局麻药,退针并压迫穿刺部位。

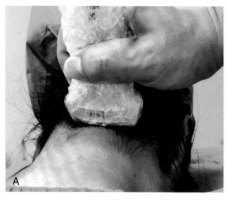
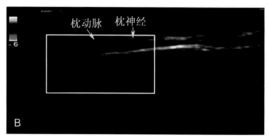

图 13-3-2 枕大神经远端阻滞法

A.枕大神经远端阻滞时超声探头放置的位置;B.彩色多普勒超声确认枕动脉与枕大神经。

3. 枕小神经阻滞法 患者取侧卧或仰卧位,头转向对侧,将超声探头置于胸锁乳突肌后外侧(图13-3-3A),采用横向扫查并沿头足方向滑动。枕小神经表现为低回声椭圆形结构,走行于胸锁乳突肌和肩胛提肌之间的筋膜层(图13-3-3B)。沿枕小神经的中心追踪到其连接耳大神经和颈丛剩余部分的位置加以确认。采用平面内穿刺法,回抽无血,注射局麻药,退针并压迫穿刺部位。

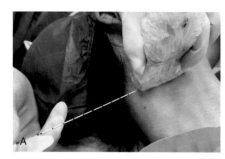
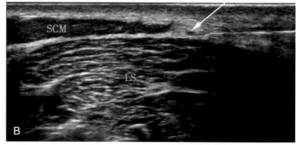

图 13-3-3 枕小神经阻滞法

A.枕小神经超声探头摆放位置;B.枕小神经阻滞超声横断面,枕小神经(箭头)
行走于胸锁乳突肌(SCM)和肩胛提肌(LS)之间的筋膜层。

(五)并发症及处理

1. 与局麻药有关的并发症 药物误入血管会引起局麻药毒性反应,少数患者出现过敏反应或超敏反应。因此,注药前必须回抽,若发生过敏反应,应立即停止给药,给予肾上腺素等抗过敏处理。

2. 阻滞后血肿和淤血 头皮血运丰富,并有两根神经接近动脉,使得阻滞后血肿和淤血发生率增加。接受抗凝治疗、凝血功能障碍的患者容易发生局部血肿。因此,阻滞后立即局部按压 5~10 分钟或注射后用冰袋冷敷 20 分钟可减轻操作后的疼痛及出血。对于接受抗凝治疗或凝血功能障碍的患者,在病情允许的情况下,可暂停抗凝治疗,或采用25G或27G的注射针仍可进行安全操作。

3. 误入枕骨大孔 操作时须谨慎,避免疏忽造成穿刺针误入枕骨大孔。在此区域局麻药一旦进入蛛网膜下腔会立即导致全脊麻。

4. 晕厥或血管迷走神经反射 对于以往发生过晕厥或血管迷走神经反射的患者须谨慎使用枕大神经和枕小神经阻滞,避免发生血管迷走神经反射。对于先兆晕厥或晕厥患者,如必须使用,在可行的情况下,采用仰卧位进行神经阻滞;用罗哌卡因代替利多卡因;减少麻醉药物的用量;治疗结束后,使患者保持仰卧位,防止体位变化引起晕厥。

5. 麻醉药物颅内扩散 对于开颅术后颅骨缺损患者,禁止使用枕大神经和枕小神经阻滞,防止麻醉药物的颅内扩散。

6. 心血管事件 老年患者易发生高血压、低血压等心血管不良事件,主要是由于情绪紧张,且局麻药物对循环系统具有一定影响。因此,应降低麻醉药物用量,避免使用5%利多卡因,限制单次阻滞的神经数量。

7. 其他 脱发、皮肤萎缩等。故应避免使用糖皮质激素。

(六) 操作注意事项

1. 操作前 神经阻滞操作前,需学习有关枕神经阻滞的理论知识,包括枕神经阻滞的适应证、禁忌证;熟悉枕神经及毗邻结构的解剖,掌握枕神经阻滞的并发症及预防处理措施。

2. 操作中 操作过程中,动作轻柔,仔细分辨超声下影像结构,缓慢进针。注药前必须回抽,可先注入试验剂量的麻醉药,或少量多次注药。

3. 操作后 阻滞后立即局部按压5~10分钟或注射后用冰袋冷敷20分钟可减轻操作后的疼痛及出血。

(七) 相关知识

1. CT引导下C_2神经根阻滞 因枕大神经、枕小神经来源于C_2、C_3神经根,故在C_{2-3}神经根阻滞也可以取得枕神经阻滞的效果。患者取俯卧位,其前额置于枕头上使头部保持中立位,标记C_2水平并获得预期的C_2神经孔图像。计算出合适的进针点,进针部位应避开颈动脉和颈静脉。通常针与矢状面的角度为10°~45°(与操作台的角度为45°~80°)。将皮肤消毒,皮肤及皮下组织麻醉后,置入部分脊椎穿刺针(22G,10cm),使用CT扫描仪最小曝光量获得初始图像,然后通过间歇CT成像技术调整进针方向并向神经孔后部推进。采用多切面技术,每次采集6张图像,切面厚度为3mm,可以显示进针的整个过程和周围解剖结构。针尖的最佳水平位置是在C_1与C_2的后弓之间,C_2侧块的下侧面后方。针尖的最佳注射位置为神经孔后外缘,当针尖到达目标位置时患者会描述疼痛再现。此时注入0.5ml 1∶1混合的碘帕醇和0.75%布比卡因。注入后,再次采集6张图像,显示出对比剂的分布。当对比剂分布合适时,用1ml布比卡因进行神经根阻滞,退针,局部按压,观察。

2. X线引导下C_2/C_3神经根阻滞 患者取侧卧位,阻滞侧向上,同侧颈部皮肤消毒并铺无菌巾。获得前后位(anteroposterior position,AP)X线视图,以确定与注射目标相关的骨性解剖结构。随后进行斜位成像,以显示沿其整个长度朝向神经孔的最佳轨迹,方向朝向前外侧平面。嘱患者穿刺前不能随意移动。对皮肤和浅表组织进行麻醉,置入25G脊椎穿刺针,在连续X线图像的引导下,将穿刺针推进到上关节突前半部分,距离神经孔背侧边缘后部至少 1 针宽度。在 AP 视图中评估插入深度,随后返回斜位视图,调整针头,使其与上关节突前表面相差 2~3mm。返回 AP,小幅度推进穿刺针,直到针尖与关节柱的中线相对,一旦针尖接触到该标志,则针尖需要在其头足径的中点处重新定位,直至神经孔的后方,并在 AP 视图中确认针尖的深度。当针尖推进到神经孔内时,可能接触到脊神经或腹侧支,从而引起严重的神经根疼痛或强烈的感觉异常,此时应略微撤回针头。

　　确认最终的针尖位置,斜位片上针尖在神经孔的后方,AP 片上针尖在神经孔内(图 13-3-4A)。在实时透视下,注入少量非离子型对比剂。对比剂扩散显示出神经孔中的脊神经并进入外侧硬膜外间隙,表明针尖放置正确(图 13-3-4B)。回抽无血后,注射 0.5~2ml 0.25% 布比卡因,退针,局部按压,观察患者 15~20 分钟。

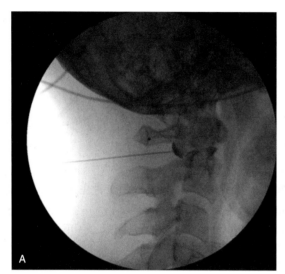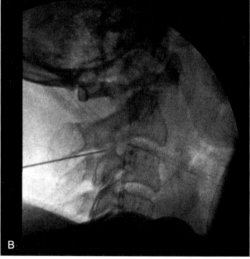

图 13-3-4　X 线引导下 C_2/C_3 神经根阻滞
A. X 线引导下 C_2 神经根阻滞;B. X 线引导下 C_3 神经根阻滞。

四、超声引导下枕大、枕小神经阻滞治疗操作规范核查表

　　表 13-3-1 为超声引导下枕大、枕小神经阻滞治疗操作规范的核查表。核查表中,如每一条项目完全正确,则在"是"的一列打"√";如完全不正确或部分不正确,在"否"的一列打"×"。根据"是"的数目评分,一个"是"为 1 分,满分 20 分。

表 13-3-1　超声引导下枕大、枕小神经阻滞治疗操作规范核查表

项目	内容	是	否
操作前准备	核对患者信息(包括姓名、性别、年龄、主诉和诊断)		
	询问患者既往史(有无高血压、冠心病、脑血管疾病、神经系统疾病病史,有无服用抗血小板、抗凝药物及有无出血异常疾病病史及有无麻醉药物过敏史)		
	查看患者血常规、凝血功能、心电图及既往检查结果		
	明确患者有无枕神经阻滞禁忌证		

项目	内容	是	否
操作前准备	确定患者已签署知情同意书		
	入室后给予面罩吸氧,连接心电监护,进行脉搏血氧饱和度、无创血压监测		
	物品(器械)的准备:超声相关设备、穿刺相关物品、药品准备、监护仪器、急救物品准备齐全		
操作过程	遵循无菌操作原则(消毒顺序和范围、铺无菌单、戴无菌手套、抽药无菌操作和正确使用一次性无菌超声保护套)		
	抽药前核对药名、药物配制浓度		
	正确使用超声(初始深度设置正确、超声探头位置摆放正确)		
	准确定位神经并正确描述超声显像中各个组织名称		
	进针角度和进针方向正确		
	注药前和注药过程中回抽		
	注药过程中严密观察患者生命体征		
	人文关怀		
操作后事项	阻滞效果完善		
	阻滞后没有出现淤血或血肿		
	没有误入枕骨大孔		
	未出现全脊麻		
	向患者交代术后注意事项		
总分			

五、常见操作错误及分析

1. "打错边" 罕见,但往往会带来严重后果。最常见的原因是医生疲劳、分神、熟练程度不够、人员变动等个人因素,此外,操作者与患者沟通不足及操作前标记点不够清晰或不进行标记等均可造成。为避免此情况的发生,操作者应做到核对充分、准确标记、操作前再次确认。

2. 神经损伤 尽管目前神经定位相关技术设备及培训已显著进步,但术后神经症状仍是患者、麻醉科、外科医师共同关注的问题。可能是由于未仔细辨认神经结构,尤其是神经鞘的结构,或操作者过分追求药液"包绕"目标神经造成神经内/神经束膜内注射,或未注意针尖位置造成穿刺针直接损伤神经;高血压、糖尿病、吸烟是神经损伤的三个独立危险因素。

3. 阻滞毗邻神经 由于操作者未熟练掌握解剖结构,未分辨清楚目标神经,阻滞毗邻神经。

4. 血管内注射 操作者未分辨清楚超声下血管与神经结构或注药前未回抽,造成血管内注射。

5. 穿刺损伤血管 阻滞部位血供丰富,操作者使用超声不熟练,未分辨清楚结构,造成穿刺损伤血管,形成局部血肿。

6. 未严格遵循无菌操作原则造成感染。

六、目前常用训练方法简介

(一) 模拟训练

超声引导下神经阻滞治疗的关键在于操作者对超声的掌握能力,可采取分小组床旁超声技术学习(Workshop)培训法:指导老师应用幻灯片讲解神经局部解剖(图 13-3-5),同时应用床旁超声通过体模演示神经图像。小组成员逐步建立解剖和超声影像的空间联系,并轮流在体模上进行模拟操作,老师在旁进行讲解、指导。课后对讲课相关内容以调查问卷的形式进行反馈,可取得良好的效果。

(二) 其他训练

初学者可以利用超声穿刺模块/凝胶练习超声引导下平面内或平面外穿刺技术;亦可以在实践操作中连接神经刺激器,通过引出目标神经支配区异常感觉或引起目标肌肉颤动,从而提高穿刺的准确度。

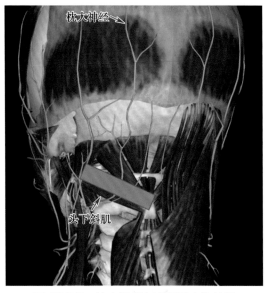

图 13-3-5　枕大神经与颈部肌肉的关系

枕大神经与颈部肌肉的关系,蓝条为枕大神经阻滞超声探头摆放位置。

七、相关知识测试题

1. 枕神经阻滞最常见的并发症是

　　A. 全脊麻 　　　　　　　　　　　B. 局麻药中毒

　　C. 穿刺部位一过性出血 　　　　　D. 穿刺部位感染

　　E. 药物过敏

2. 患者,男,45 岁。行超声引导下左侧枕大神经阻滞。操作过程中患者诉头晕,寒战,监护显示血压下降,心率减慢。此时以下处理**错误**的是

　　A. 立即停止给药 　　　　　　　　B. 吸氧

　　C. 给予地西泮或咪达唑仑 　　　　D. 给予抗过敏治疗

　　E. 给予麻黄碱、阿托品治疗

3. 下列选项中,**不属于**枕神经阻滞适应证的是

　　A. 原发性头痛

　　B. 颈型颈椎病

　　C. 枕神经区域手术麻醉

　　D. 枕神经区域带状疱疹及带状疱疹后遗神经痛

　　E. 颈源性偏头痛

4. 超声引导下枕大神经阻滞,可以获得枕大神经最佳横断面超声视图的探头摆放方法为

　　A. 将超声探头内侧端指向 C_2 的棘突,探头外侧端指向 C_1 的横突

　　B. 将超声探头内侧端指向 C_1 的中央,探头外侧端指向 C_2 的横突

　　C. 将超声探头内侧端指向 C_2 的棘突,探头外侧端指向 C_3 横突

　　D. 将超声探头内侧端指向 C_3 棘突,探头外侧端指向 C_2 的横突

　　E. 将超声探头放置于胸锁乳突肌后外侧缘

5. 下列选项中,有关枕大神经阻滞的叙述**错误**的是

　　A. 枕大神经是由第 2 颈神经后支构成的混合神经

　　B. 可用于肌紧张性头痛的治疗

　　C. 阻滞治疗时患者常取坐位

　　D. 刺入点选枕骨隆突外侧 5cm 处

　　E. 神经阻滞局麻药多选 1%~2% 的利多卡因

答案: 1. D　2. D　3. B　4. A　5. D

(杨　勇)

推荐阅读资料

[1] 刘庆,刘延青,张英,等.枕神经阻滞疗法的中国专家共识(2019版).实用疼痛学杂志,2019,15(5): 322-331.

[2] 史蒂文·D.沃尔德曼.疼痛介入治疗图谱.刘国凯,吴安石,译.3版.北京:北京大学医学出版社, 2015.

[3] NAROUZE S N. Interventional management of head and face pain. Berlin: Springer, 2014.

[4] Gray A T. Atlas of ultrasound-guided regional anesthesia. 3rd ed. Philadelphia: Elsevier, 2019.

[5] FINIELS P J, BATIFOL D. The treatment of occipital neuralgia: review of 111 cases. Neuro-chirurgie, 2016, 62 (5): 233-240.

[6] WOLTER T, MOHADJER M, BERLIS A, et al. Cervical CT-guided, selective nerve root blocks: improved safety by dorsal approach: fig 1. AJNR Am J Neuroradiol, 2009, 30 (2): 336-337.

[7] HOUSE L M, BARRETTE K, MATTIE R, et al. Cervical epidural steroid injection. Phys Med Rehabil Clin N Am, 2018, 29 (1): 1-17.

[8] CHAZEN J L, EBANI E J, VIRK M, et al. CT-guided block and radiofrequency ablation of the C_2 dorsal root ganglion for cervicogenic headache. AJNR Am J Neuroradiol, 2019, 40 (8): 1433-1436.

[9] WAGNER A L. CT fluoroscopic-guided cervical nerve root blocks. Am J Neuroradiol, 2005, 26 (1): 43.

[10] KAPOOR V, ROTHFUS W E, GRAHOVAC S Z, et al. Refractory occipital neuralgia: preoperative assessment with CT-guided nerve block prior to dorsal cervical rhizotomy. AJNR Am J Neuroradiol, 2003, 24 (10): 2105-2110.

第四节　影像引导下腹腔神经丛阻滞治疗

一、概述

　　上腹部及后背部的疼痛主要源于腹腔脏器的神经反射,在腹腔神经丛水平阻断感受伤害的神经冲动,可以有效地控制来自腹腔脏器的疼痛。腹腔神经丛阻滞术(neurolytic celiac plexus block,NCPB)是通过直接阻断来自内脏的交感传入神经通路,解除或缓解上腹部顽固性疼痛的有效方法之一。随着影像和穿刺技术的进步,经皮影像引导下 NCPB 得到推广应

用,且穿刺并发症减少,止痛效果进一步提高。经皮影像引导下 NCPB 不仅可治疗上腹部血管痉挛痛和晚期癌痛,如晚期胰腺癌、晚期肝癌或其他上腹部晚期肿瘤,也可对盆腔及下腹部晚期癌痛行下腹下神经丛及盆腔神经丛阻滞,有效率可达 80%~94%。NCPB 的副作用通常短暂且轻微,严重副作用极为罕见,不仅解除了患者的痛苦,还极大地增强了患者的生活信心及提高与疾病做斗争的勇气,提高了患者的生活质量,值得推广应用。当晚期肿瘤患者因无法行根治术只行剖腹探查或姑息性治疗时,建议同时行 NCPB;如果晚期肿瘤诊断明确且不能通过手术进行有效治疗者,建议在影像学引导下行 NCPB。

二、影像引导下腹腔神经丛阻滞治疗操作规范流程

(一) 适应证

1. 上腹部原发或转移性肿瘤(胃、胰、肝、胆等上腹部脏器)引起的内脏疼痛。

2. 腹腔血管痉挛性疼痛。

3. 腹部手术后内脏痛。

4. 良性内脏神经痛,如慢性胰腺炎、克罗恩病等引起的上腹部持续性疼痛。

5. 其他不明原因的内脏痛,只要硬膜外阻滞范围在 $T_{5\sim10}$ 神经支配区域感觉消失或明显减轻的疼痛,均可用 NCPB。

(二) 禁忌证

1. 绝对禁忌证

(1)凝血功能障碍、有出血倾向。

(2)全身状态过于衰竭,或合并严重心肺疾病如严重心律失常、心肌梗死活动期、重度心力衰竭、哮喘、呼吸衰竭不能平卧,无法耐受手术。

(3)穿刺部位有感染。

2. 相对禁忌证

(1)大量腹水、腹腔压力高。

(2)胸腰段脊柱严重畸形。

(3)心肺功能不全、严重高血压。

(三) 操作前准备

1. 患者准备

(1)常规检查:术前完善血常规、凝血功能、肝肾功能、电解质检,完善心电图、肺部 X 线或 CT 检查。腹部 CT 检查了解腹部情况,如有无胸腔积液、腹水、椎间盘是否有钙化,以及椎体前缘骨质增生情况,腹部大血管周围结构。

(2)出凝血时间:患者凝血时间正常,血小板计数>80 000/ml。

(3)术前谈话:向患者和 / 或家属说明治疗过程、疗效及可能出现的并发症,签署 NCPB 知情同意书。

(4)确定患者近期无服用抗血小板药物及抗凝药物如阿司匹林、氯吡格雷、利伐沙班等,如患者有服用抗血小板药物、抗凝药物,应根据抗血小板药物和抗凝药物使用情况进行停药或调整用药。

(5)术前建立静脉通路,对体质极差、血压偏低者,术前、术中应补液,预防和处理术中、术后出现的低血压反应。

（6）术前俯卧或侧卧位姿势训练。

2. 物品（器械）准备

（1）手术用物准备：包括无菌性穿刺包，皮肤消毒液，22~20G、长 15cm 穿刺针，5ml、10ml、20ml 注射器，生理盐水，局麻药（利多卡因、罗哌卡因），静脉延长管，无水乙醇。

（2）对比剂：尽量使用非离子型对比剂，如无非离子型对比剂，术前患者需做碘过敏试验，围手术期应做好抗碘过敏抢救准备。

（3）NCPB 相关设备正常：包括影像设备（X 线透视机或 CT 机）、心电监护仪及抢救设备（呼吸机；紧急气道开放设备，如开口器、吸引器、喉镜、气管导管、喉罩等）等。

3. 操作者准备

（1）根据患者腹部 CT 检查结果，术前确定穿刺体位、穿刺点位置、途径、角度及深度。

（2）明确患者无 NCPB 禁忌证，确定患者已签署知情同意书。

（3）入室后核对患者信息，包括姓名、性别、年龄、疼痛部位、手术部位及名称。

（4）询问患者有无药物过敏史。

（5）在 X 线引导操作下需穿戴防护铅衣、铅围脖、铅帽，准备铅防护屏。

（四）操作步骤

1. 调试好影像设备、监护仪，使其处于备用状态。

2. 患者术前常规建立静脉通路，静脉滴注林格液扩容，连接监护仪监测如血压、心电图、血氧饱和度等，必要时可行有创动脉血压监测。

3. 患者一般为俯卧位，腹部垫薄枕防止脊柱前凸。如为侧卧位，不能俯卧，应腹部垫圆枕，并固定患者体位。

4. 最常用的入路方式为膈脚前的 NCPB，穿刺点一般选择后背部第 12 肋下缘，L_1 棘突水平面，距脊柱中线 5~7cm。

5. 穿刺步骤

（1）X 线透视引导下双针法穿刺：X 线透视下确定 T_{12}~L_1 间隙水平，脊柱中线旁开 5~7cm，常规消毒皮肤，铺无菌巾，1% 利多卡因皮下逐层浸润麻醉，透视引导下用 22~20G、长 15cm 的细穿刺针向前内上方穿刺，首先将针与中线呈 45° 并向头侧倾斜，以保证针尖能够与 L_1 椎体接触。当针尖接触到椎体并确认深度后，将针回撤至皮下组织，并重新调整进针角度（向中线呈 60°）以使针尖能够滑过 L_1 椎体外侧面，最终左侧针尖应位于主动脉正侧偏前方，右侧针尖位于主动脉前外侧方（图 13-4-1）。此种主动脉旁膈脚前针尖位置可减少药物蔓延至腰脊神经根的概率。将针芯撤出，观察针管内有无血液、脑脊液或尿液流出。向两支针管分别注入少量对比剂，观察其分布。

（2）CT 引导下单针经主动脉穿刺：肿瘤或淋巴结肿大位于主动脉两旁，限制了药物从外侧向中线扩散。单针经主动脉穿刺技术可将针直接插入腹腔神经节区域，与双针动脉旁穿刺技术路径类似。但该技术可能导致主动脉损伤及腹膜后出血，需使用较细的单针，同时术前需仔细阅读 CT 片，如果有血管钙化、斑块则不宜采用该方法。单针经主动脉穿刺针目标为经过 L_1 椎体前外侧面。如果接触到 L_1 椎体，则将针后退至皮下组织调整针尖方向。逐渐插入套针直到主动脉后间隙。当针尖接触到主动脉后壁时可通过针尖感受到主动脉传出的搏动。针尖穿过主动脉壁的感觉类似于穿过橡皮块。撤出针芯时可见动脉血流证明针尖位于主动脉腔内。重新插入针芯并继续进针直至主动脉前壁，此时操作者可再次感受到进针时的阻力。当针尖穿过前壁时可有落空感,提示此时针尖位于主动脉前脂肪结缔组织及腹腔神经丛内,应用盐水注射可有阻力消失感(图 13-4-2)。注入少量对比剂进行确认,在后前位上对比剂应位于中线,并且更易集中于主动脉前外侧区域,侧位可见对比剂主要位于 T_{12}~L_2 主动脉前方,有时可见搏动。

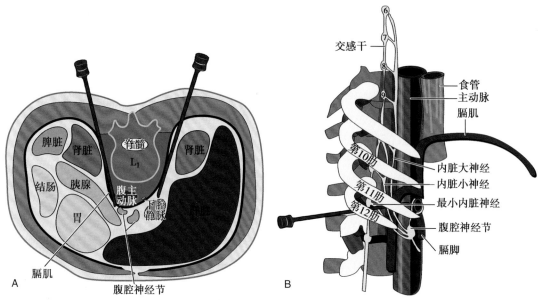

图 13-4-1 X 线透视引导下双针法穿刺针针尖位置
使针尖能够滑过 L_1 椎体外侧面,最终正位(A)和侧位(B)可见左侧针尖应位于
主动脉正侧偏前方,右侧针尖位于主动脉前外侧方。

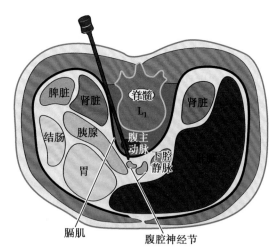

图 13-4-2 CT 引导下单针经主动脉穿刺针针尖位置
此时针尖位于主动脉前脂肪结缔组织及腹腔神经丛内,
应用盐水注射可有阻力消失感。

(3)CT 引导下双针法穿刺:在 T_{12}~L_1 横断扫描,层厚 5mm,预选并标记最佳进针点和进针方向,避开腹部脏器,测量进针深度。穿刺点一般为 T_{12} 棘突下缘,中线向外旁开左约 4cm、右约 6cm 处,用 20~22G、长 15cm 的细穿刺针按照拟定路线双侧穿刺,CT 扫描核实针尖位置(图 13-4-1),确定进针位置正确,抽吸无回血后,注入 2ml 对比剂,再行 CT 扫描,可见对比剂分布于主动脉周围。

6. 注射局麻药、毁损药 每侧缓慢注射 0.5% 罗哌卡因和对比剂 8~10ml,如患者无不适,X 线透视或 CT 显示腹主动脉前方扩散满意,药物未向椎管内弥散,则每侧再注入 99% 无水乙醇 8~10ml。

7. 退针 注射药物后,X 线透视或 CT 显示药物在腹主动脉前方扩散满意,且患者疼痛缓解,无异常不适,观察 5~10 分钟,注射完毕后边退针边注入生理盐水或局部麻醉药 2~5ml,以防拔针时针管内无水乙醇流出,损伤腰脊神经或刺激椎间盘产生烧灼疼痛感。

8. 注药结束 复查对比剂扩散情况,询问患者疼痛缓解情况,观察患者生命体征。

(五) 不良反应及并发症

1. 穿刺过程中常见的并发症

(1)出血:主要因患者合并凝血功能障碍,或穿刺方向不正确,刺破腹主动脉或肾血管。

(2)脏器损伤:肾脏损伤,表现为血尿;损伤膈肌或肺组织可导致气胸、血气胸。

(3)低血压:注入局麻药后血压降低,注入无水乙醇后更明显,15~20 分钟达到最低。

(4)醉酒(一过性乙醇中毒):为无水乙醇入血后的反应,多见于饮酒量少或无饮酒经历者。

(5)局麻药毒性反应:多见于局麻药用量过大、注入血管及恶病质患者局麻药耐量降低患者。

(6)注射部位疼痛:注射无水乙醇时,可出现注射部位一过性疼痛。

2. 术后并发症

(1)肠道功能紊乱:可出现腹痛、腹泻、腹胀,数日后可自行消失。

(2)直立性低血压:1 周内可出现坐位或立位时低血压。

(3)非治疗目的神经阻滞:局麻药或无水乙醇扩散引起腹腔神经丛之外的神经阻滞,表现出相应症状。

(4)截瘫:为最严重的并发症,可能为无水乙醇向椎管内弥散,损伤腰段脊髓供血动脉,导致单侧肢体麻痹、瘫痪。

(六) 手术操作注意事项

1. 术者术前需熟悉腹腔神经丛解剖结构,熟练掌握经皮影像引导下腹腔神经丛阻滞术(NCPB)的操作流程,包括影像设备的调试,手术适应证、禁忌证,熟练掌握影像引导下进针技巧,轻柔操作,避免暴力穿刺和进针。

2. 操作过程中影像引导下缓慢进针,避免损伤邻近组织,保证穿刺针与水平面角度精准,时刻确定穿刺针针尖位置,使针尖恰好滑过椎体侧缘到达椎体前方 0.5~1.0cm。避免在此处反复操作,以免引起局部出血及损伤脏器或血管。穿刺过程中应避免穿刺针堵塞,带盐水穿刺测试阻力过程可能会出现假阴性结果。

3. 针尖到位后临时固定,在确定其位置后,各项操作避免牵拉,嘱患者保持固定体位,避免针尖移位。

4. 应保证在 X 线透视或 CT 等影像设备引导下穿刺,使神经破坏性阻滞的安全性进一步提高。术前应充分向患者和 / 或家属说明诊断、预期疗效、原有其他器质性疾病在治疗期间可能加重、可能发生的不良反应及并发症等，并解答患者和 / 或家属提出的问题。应备有相关的手术同意书，列明上述事项，在患者和 / 或家属充分理解的基础上，履行签字手续确认后方可手术。未经患者和 / 或家属书面同意，不应进行神经破坏性阻滞。

5. 术后管理

（1）术后俯卧 60 分钟，避免乙醇向椎管扩散。

（2）术后扩容，卧床休息 12 小时，避免直立性低血压。

（3）严密观察生命体征，注意观察双下肢运动、感觉和大小便情况。

（七）相关知识

1. 内脏神经阻滞　腹腔神经丛接受来自大、小、最小内脏神经的节前神经供应。内脏大神经起源于 $T_{5\sim10}$ 神经根，与交感干相伴行，并穿过膈脚进入腹腔，终止于腹腔神经节；内脏小神经走行与内脏大神经相似，但起源于 T_{10}、T_{11}；内脏最小神经起源于 T_{12} 并穿过膈肌，也终止于腹腔神经节。单纯的内脏神经阻滞仅需针对节前神经进行阻滞，该阻滞术可能对腹腔神经丛阻滞难治性的一部分患者有用。内脏神经（visceral nerve）所占空间很小，前界由后纵隔构成，外侧为胸膜，胸膜与脊柱后侧相连，椎体是其内侧界，膈脚位于这些神经的尾侧，而实际上这些神经穿过膈脚（图 13-4-3）。

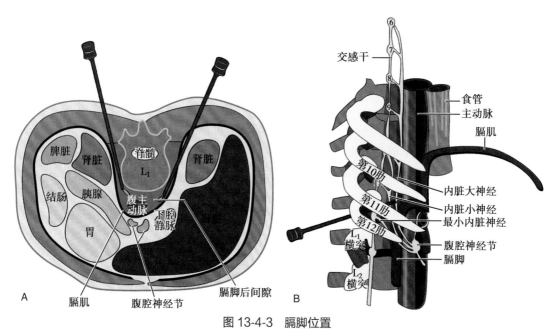

图 13-4-3　膈脚位置

横断面（A）和矢状面（B）均可见膈脚位于神经的尾侧，而实际上这些神经穿过膈脚。

神经阻滞术时由于针尖位于膈脚后方，因此造成神经损害的概率增加，包括腰神经根损伤及由此引起的髋部屈肌肌力减弱和下肢麻木。行膈脚前方穿刺的技术如经膈脚路径、经主动脉路径的内脏神经阻滞术可降低此并发症的发生。因与胸膜腔位置邻近，行内脏神经阻滞术时如果针尖方向过于偏向头侧或前方可能引起气胸。如果针尖方向过于偏向外侧，则很可能造成肾脏及输尿管损伤。注射药物前应分别通过两个穿刺针注入少量对比剂，观察其分布。

2. 腹腔神经丛解剖 腹腔神经丛位于膈肌下的后腹膜内,围绕在从腹主动脉上部发出的肾动脉及肠系膜上动脉起始部。腹腔神经丛的主要组成部分是位于腹主动脉起始部两侧的左右腹腔神经节,后者由形态、大小各异的 1~4 个扁平的神经节构成。神经节之间有许多交通支相联络,进入腹腔神经丛而终止。腹腔神经丛向周围发出许多分支,形如太阳的光芒,因而腹腔神经丛也称"太阳丛"。

腹腔神经丛接受来自大、小、最小内脏神经的节前神经,同时也有迷走神经纤维的加入。起自肝、胃、肠、脾、大网膜等上腹部脏器的向心性交感神经纤维也经腹腔神经丛进入脊髓后根。腹腔神经丛发出的分支经许多副丛如膈神经丛、肝神经丛、胃神经丛、肾神经丛、肾上腺神经丛、腹主动脉神经丛、肠系膜上动脉神经丛、肠系膜下动脉神经丛等支配大部分腹腔脏器。

腹腔神经丛上端起始于 T_{12},覆盖 L_1 前方,下端止于 L_2 下缘,其中心部位是 L_1。由于它位于疏松组织内,所以容易被局麻药阻滞。

3. 目前临床应用的影像设备

(1)X 线透视:优点是影像清晰、直观、整体感强、能动态观察且价格低廉。缺点是其为二维图像,缺乏立体定位,需要操作者有立体空间感;X 线造影只显示骨质结构,不能显示是否穿刺到器官,也无法判断针尖在 L_1 椎体前方的确切位置及距离,无法了解注射药物的实际扩散范围。

(2)超声:优点是可通过示波屏观察针尖到达穿刺点及注射的过程,动态观察神经破坏剂在体内弥散的情况,并较清晰显示腹主动脉、腹腔干和肠系膜上动脉等血管结构;引导穿刺具有多切面、立体定位及经济简捷的特点;可在床旁进行,不需要造影剂帮助,对造影剂过敏的患者较为适用。缺点是整体观差,探头的位置变化大,对术者超声技术水平及操作经验要求较高。

(3)CT:优点是影像清晰、定位准确,可准确显示针尖的精确位置及其与周围结构的毗邻关系,可避免损伤重要器官和解剖结构,准确观察药物在体内的弥散情况;减少术者放射线的暴露。缺点是患者必须保持不适体位较长时间且不能移动,进针时无法持续引导,操作复杂,费用较高。

(4)超声内镜(echoendoscope):经食管或胃行腹腔神经丛阻滞。优点是穿刺距离近、定位准确、损伤和并发症少,操作相对简单,患者痛苦小。缺点是操作较复杂,需通过 EUS 行经胃穿刺腹腔神经丛。

三、影像引导下腹腔神经丛阻滞治疗操作规范评分表

影像引导下的腹腔神经丛阻滞治疗操作规范评分表见表 13-4-1。根据患者疼痛程度,疗效评价分为0~Ⅲ级。0级:无效;Ⅰ级:疼痛改善,但仍需一定量的止痛药;Ⅱ级:疼痛明显缓解,偶用或少用止痛药;Ⅲ级:疼痛消失,不需止痛药。

四、常见操作错误及分析

1. 定位的准确性 针尖位置正确与否直接关系到疗效,特别是有些患者骨质疏松、有腰椎移行,间隙判断不准确。

表 13-4-1　影像引导下腹腔神经丛阻滞治疗操作规范评分表

项目	内容	分值	得分
操作前准备	核对患者信息,包括姓名、性别、年龄、主诉	2	
	询问患者既往有无高血压、冠心病、脑血管疾病、神经系统疾病病史	2	
	有无服用抗血小板、抗凝药物及有无出凝血异常疾病病史	2	
	询问患者有无药物过敏史(特别是碘剂)	2	
	查看患者相关检查结果	2	
	明确患者有无腹腔神经丛阻滞禁忌证	2	
	确定患者视觉模拟评分法(visual analogue scale, VAS)评分	2	
	确定患者已签署知情同意书	2	
	物品(器械)的准备:穿刺相关物品、药品准备、监护仪器、急救物品准备齐全,X 线机或 CT 机	2	
	入室后连接心电监护,进行脉搏血氧饱和度、无创血压监测	2	
操作过程	正确摆放患者体位	3	
	洗手消毒是否正确	3	
	消毒顺序、范围是否正确	3	
	铺无菌单是否正确	3	
	戴无菌手套是否正确	3	
	椎体定位	3	
	进针角度、方向是否正确	3	
	穿刺过程阻力测试	3	
	注射对比剂剂量	3	
	注射局麻药	3	
	注射无水乙醇	3	
	药物弥散判断	3	
	退针时是否注射生理盐水	3	
	注药过程中是否严密观察患者生命体征	3	
	退针后压迫止血	3	
操作后事项	是否询问患者不适感	5	
	是否观察患者生命体征变化	5	
	阻滞后疼痛评分	10	
	向患者交代术后注意事项	10	
	是否下达术后医嘱	5	
总分		100	

2. 药物的弥散情况　与针尖位置和药物阻滞剂量有关。如阻滞药物弥散好,阻滞彻底,则疗效佳,反之疗效差。但是患者对药物耐受程度不同,应根据患者情况选择注射的药物剂量。

3. 患者的病情及病程　疾病分期越晚,腹腔神经丛阻滞的止痛效果越差。阻滞前无明显肿瘤转移者,可取得良好疗效;出现局部或远处转移,但未引起躯体痛者,不影响阻滞术治疗效果。

五、目前常用训练方法及简介

(一) 模型训练

应用解剖模型演示神经、血管图像,小组成员建立解剖和影像的空间联系思维,指导教师在旁进行讲解,课后对讲课相关内容以调查问卷的形式进行反馈。

(二) 虚拟训练

可在相应软件中进行模拟操作训练。

(三) 其他训练

穿刺针的方向、深度控制训练。

六、相关知识测试题

1. 构成腹腔神经丛的神经有
    A. 迷走神经前干
    B. 迷走神经后干
    C. 内脏大神经
    D. 内脏小神经
    E. 上腰段椎旁交感神经节分支

2. 下列选项中,属于腹腔神经丛阻滞术常见并发症的是
    A. 局部疼痛
    B. 直立性低血压
    C. 腹泻
    D. 永久性截瘫
    E. 局麻药中毒

3. 下列选项中,属于腹腔神经丛阻滞的绝对禁忌证的是
    A. 凝血功能障碍、有出血倾向患者
    B. 全身状态过于衰竭,或合并严重心肺疾病
    C. 注射部位有感染的患者
    D. 患者不能配合
    E. 局麻药中毒

4. 下列选项中,属于腹腔神经丛阻滞适应证的是
    A. 上腹部原发或转移性肿瘤(胃、胰、肝、胆等上腹部脏器)引起的内脏疼痛
    B. 腹腔血管痉挛性疼痛
    C. 腹部手术后内脏痛
    D. 良性内脏神经痛,如慢性胰腺炎、克罗恩病等引起的上腹部持续性疼痛
    E. 下肢血管缺血性疼痛

5. 腹腔神经丛阻滞术通常选择的椎间隙是
    A. $T_{10\sim11}$
    B. $T_{11\sim12}$
    C. $T_{12}\sim L_1$
    D. $L_{1\sim2}$
    E. $L_{2\sim3}$

答案: 1. BCD　2. ABC　3. ABCD　4. ABCD　5. C

(杨胜辉)

推荐阅读资料

KAMBADAKONE A, THABET A, GERVAIS D A, et al. CT-guided celiac plexus neurolysis: a review of anatomy, indications, technique, and tips for successful treatment. Radiographics, 2011, 31 (6): 1599-1621.

第五节　超声引导下三叉神经阻滞治疗

一、概述

三叉神经是第Ⅴ对脑神经,其名称起源于它的 3 条分支,即眼支(Ⅴ1)、上颌支(Ⅴ2)、下颌支(Ⅴ3)。眼支和上颌支仅由感觉纤维组成,而下颌支既有感觉纤维又有运动纤维。三叉神经以单神经根的形式穿出一侧脑桥,向脑桥前侧方走行并形成半月神经节(也称三叉神经节),该神经节位于颅窝中间的 Meckel 囊内。舟形的半月神经节浸于脑脊液中,硬膜环绕其周围。

三叉神经三条感觉分支出自半月神经节前方的凸出部分,眼支、上颌支、下颌支及一条经卵圆孔离开颅窝中间的细小运动神经根与下颌支感觉纤维融合成下颌神经。三叉神经感觉纤维提供轻触觉、本体感觉和伤害感觉传入功能,而下颌支的运动纤维提供咀嚼肌、下颌舌骨肌、二腹肌前腹、鼓膜张肌、腭帆张肌的传出神经支配功能。下颌神经负责轻触觉、本体感觉及该神经支配区域的痛觉、温觉,而不传导味觉。味觉由鼓索传导。

三叉神经眼支经眶上裂离开颅窝并传导头顶、前额、上眼睑、眼结膜和角膜,以及除鼻翼、鼻黏膜、额窦、硬膜及一些颅内血管、外鼻的大部分感觉信息。三叉神经上颌支经圆孔离开颅窝并传导下眼睑、面颊、鼻翼、上唇、上牙列、齿龈、鼻黏膜、上腭、咽室顶、上颌窦、筛窦、蝶窦、部分脑膜的感觉传入信息。三叉神经下颌支经卵圆孔离开颅窝并传导下唇、牙列及齿龈下部、下颚(除下颌角由 C_2、C_3 支配)、部分外耳及部分脑膜的感觉信息。该神经也传导舌体前 2/3 的背侧及口腔相关黏膜的感觉信息。

常见的三叉神经阻滞术包括上颌神经阻滞、下颌神经阻滞、眶上神经阻滞、眶下神经阻滞及颏神经阻滞,主要应用于术后镇痛、牙关紧闭、三叉神经痛、非典型面痛、三叉神经分布区内癌痛和带状疱疹疼痛的诊断与治疗。

超声引导下神经阻滞能够清晰显示神经周围软组织、实时追踪进针深度、及时调整进针角度、观察注射液的扩散,从而提高神经阻滞技术的质量并降低并发症及副作用的发生。此外,超声引导具有操作简便、无射线暴露、可及时发现解剖变异等优点,具有很高的应用价值,临床应用也越来越广泛。

二、超声引导下三叉神经阻滞治疗操作规范流程

(一)适应证

1. 原发性三叉神经痛的治疗。

2. 三叉神经带状疱疹和带状疱疹后神经痛的治疗。

3. 三叉神经支配区手术的麻醉与术后镇痛。

4. 头面部疼痛的诊断与鉴别诊断(诊断性三叉神经阻滞)。

5. 判断三叉神经毁损后的疗效(预后判定性三叉神经阻滞)。

（二）禁忌证

1. 局部感染。

2. 有严重出血倾向。

3. 全身情况极差，不能耐受阻滞治疗。

（三）操作前准备

1. 患者准备

（1）完善检查：常规 40 岁以上应术前测血压，60 岁以上术前完善心电图检查。有高血压、冠心病和心律失常者，术前测血压及心电图检查；若发现禁忌证，应暂缓治疗。

（2）签署知情同意书：患者本人或法定监护人或授权委托人签字。

（3）心理准备：操作前应向患者做好解释工作，消除其恐惧感，术前应提前告知患者穿刺过程可能会出现的异常感觉，嘱其术中尽量勿动，切忌突然大幅度运动。

2. 物品（器械）准备

（1）穿刺相关物品：超声机、高频线阵探头。

（2）监护仪器及抢救设备：监护设备、氧气及急救药品准备妥当。

（3）药品准备：阻滞麻醉时常用 1% 利多卡因 +0.375% 罗哌卡因，疼痛治疗时常用 0.2% 罗哌卡因或 0.25% 布比卡因或 0.5%~1% 利多卡因 + 甲钴胺 500~1 000μg+ 长效糖皮质激素如复方倍他米松 1ml；5ml 或 10ml 注射器。

3. 操作者准备

（1）核对患者信息：包括患者姓名、性别、年龄、主诉。

（2）询问病史：询问患者既往有无高血压和心、肺、脑疾病等病史；有无服用抗血小板药物及抗凝药物如阿司匹林、氯吡格雷等的情况；有无出凝血异常疾病病史。

（3）有无麻醉药物过敏史。

（4）查看检查结果：查看患者血常规、凝血功能、心电图及既往检查结果。

（5）明确患者有无禁忌证。

（6）签署知情同意书：确定患者已签署有创操作知情同意书。

（四）操作步骤

1. 眶上神经阻滞

（1）将超声探头横向置于眼眶上缘顶部，由头侧向足侧轻微移动，额骨表面声像图表现为一边界清楚的高回声亮线，亮线的中断即为骨骼的不连续，提示此处为眶上孔的位置。

（2）对眶上孔部位皮肤消毒。将小型直头或弯头高频超声探头置于证实的眶上孔位置的截面，缓慢移动探头直至图像出现间断，彩色多普勒超声可以帮助确定眶上动脉的位置。

（3）神经及动脉血管位置确定后，在实时超声图像引导下采用平面外穿刺技术，在超声探头下缘中部刺入穿刺针，向前推进直至神经，穿刺针最终到达靠近底层骨膜的位置。穿刺针不应进入眶上孔，如果误入，应将穿刺针退出并稍改变方向再行穿刺。

（4）注射前，应使用纱布片轻轻按压上眼睑及眶上组织部位，以避免注射药液扩散至上述位置。常规仔细回抽后，可于神经周围注射 2ml 药物。

（5）为避免眼眶周围血肿，术后持续按压一段时间。

2. 眶下神经阻滞

（1）通过触诊确定患侧眶下孔的位置，通常在中线旁开约 2.5cm 处。

（2）对眶下孔部位皮肤消毒。将小探头置于预先确定的眶下孔对应皮肤处，缓慢从中线向一侧移动，直到声像图显示眶边缘的不连续影。可应用彩色多普勒来辨别眶下动脉，其与眶下神经伴行一同穿出于眶下孔。

（3）眶下动脉和神经定位好后，在实时超声影像引导下应用平面内穿刺技术，将穿刺针刺入，并朝神经方向进针，进针至针尖接近下方的骨膜。针尖不应进入眶下孔，如果误入，应将穿刺针退出并稍改变方向再行穿刺。

（4）注射药液前，用纱布轻压下眼睑及眶下组织处，以阻止药液渗入这些部位。注药前轻轻回抽，如无血液，则注射 2ml 药液。

（5）为避免眼眶周围血肿和瘀斑，术后持续按压一段时间。

3. 颏神经阻滞

（1）患者取仰卧位，通过触诊确定患侧颏孔的位置，通常在中线旁开约 2.5cm 处、第 2 前臼齿下方能触及颏孔。

（2）将探头横向置于下颌骨下缘，由足侧向头侧缓慢扫查，下颌骨成像时，由一清晰的高回声亮线变为高回声中出现低回声区域，低回声处即为颏孔的位置。通过彩色超声多普勒可观察到与神经伴行的相应动脉，有助于进一步确认位置的准确性。

（3）对颏孔周围的皮肤消毒，将小型探头置于预先识别的颏孔处，缓慢从足端向头端移动，直到观察到下颌骨的超声影像中断处。对于大部分患者，应用彩色多普勒可帮助确认下牙槽动脉分支颏支，它伴随颏神经一同穿出于颏孔。

（4）颏神经和颏动脉确认后，在实时超声影像引导下，采用平面外穿刺技术将穿刺针小心朝颏神经的方向进针。穿刺针不应进入颏孔，如果误入，应将穿刺针退出并稍改变方向再行穿刺。穿刺到位后轻轻回抽注射器，如无血液，则注射 2ml 药液。

（5）注射完毕后，持续按压注射部位，以防血肿和瘀斑形成。

4. 选择性上颌神经阻滞

（1）患者取仰卧位，颈椎位于中线。通过要求患者张口、闭口数次，同时触及耳道前方稍靠内的区域确认下颌骨冠突切迹的位置。

（2）对冠突切迹处皮肤消毒，将探头直接置于冠突切迹的横断面，可见弯曲的骨性下颌骨髁状突及其下方下颌角的声影，颞下颌关节应明显出现在图像的后部。

（3）在超声实时引导下，采用平面外穿刺技术在颧弓下直接刺入冠突切迹中间，进针直至触及翼突外侧板。当触及翼突外侧板时，稍微退针、更改方向对准瞳孔直至滑过翼突外侧板的前上缘进入翼腭裂并靠近上颌神经。此时应告知患者可能会引出的异常感觉。

（4）仔细回抽无误后，缓慢注入 4~5ml 药液。

（5）注射完毕后，持续按压注射部位，以防血肿和瘀斑形成。

5. 选择性下颌神经阻滞　除穿刺针触及翼突外侧板时，稍微退针、更改方向对准乳突直到滑过翼突外侧板的后下缘并靠近下颌神经，其余同"选择性上颌神经阻滞"。

6. 非选择性三叉神经阻滞

（1）患者取仰卧位，颈椎位于中线。要求患者张口、闭口数次同时触及耳道前方稍靠内的区域来确认下颌骨的冠突切迹。冠突切迹一经确认，即要求患者放松、保持适当的张口状态。

（2）对冠突切迹处皮肤消毒,超声探头直接置于冠突切迹的横断面,沿弯曲的骨性下颌骨髁状突及其下方下颌角的声影,颞下颌关节应明显出现在图像的后部。

（3）在超声实时引导下,使用穿刺针以平面外穿刺技术在颧弓下直接刺入冠突切迹,进针直至触及翼突外侧板。当触及翼突外侧板时,稍退针以远离骨膜。

（4）仔细回抽无误后,缓慢注入药液约 5ml。

（5）注射完毕后,持续按压注射部位,以防血肿和瘀斑形成。

（五）并发症及处理

1. 局麻药中毒　三叉神经周围区域血管众多,因此应精确计算局麻药的安全给药剂量,尤其是行双侧阻滞术时。

2. 血肿　由于三叉神经紧邻血管区,无法完全避免阻滞后瘀血及血肿的形成。注射后应立即按压阻滞部位,减轻此类出血的风险,冰敷 20 分钟对减轻患者疼痛及出血有明显效果。

3. 感染　注意术前排除局部和全身感染,术中严格无菌操作,术后保持局部干燥、勿污染。早期发现感染对避免包括中枢神经系统感染在内的潜在致命后遗症至关重要。一旦出现感染,应用抗生素治疗。

（六）操作注意事项

1. 在进行超声引导下三叉神经阻滞前,需学习有关超声引导下阻滞的相关理论,包括三叉神经阻滞的适应证、禁忌证等,熟悉超声机的使用以获得清晰的图像;熟悉三叉神经及其周围的解剖结构。

2. 操作过程中应严格无菌操作,以免感染。

3. 消毒时需避免消毒液流入眼内。

4. 超声下识别和避开眶上动脉、眶下动脉、颏动脉、上颌动脉等重要结构。

5. 时刻注意针尖所在位置,以免误伤重要结构或误将药物注入血管。

6. 注药时,先回抽无血后再注射少量药液,明确药液扩散部位,正确后再分次注入剩余药液,注药过程中反复回抽。

7. 注药完毕、拔针后立即局部压迫。

8. 整个过程及术后 30 分钟注意观察患者情况,如有异常,立即处理。

（七）相关知识

1. 三叉神经阻滞术对缓解三叉神经及其分支相关的急性带状疱疹感染的继发性疼痛尤其有效,此类病情一般情况下推荐使用三叉神经阻滞治疗。使用醋酸铝溶液浸泡患处能够加快疱疹病变部位结痂,使患者感觉更加舒适。处理过程中应避免醋酸铝溶液溅入患者眼内。

2. 发生于三叉神经第 1 支的急性带状疱疹病变通常首先出现鼻尖水疱(典型的阳性 Hutchinson 样病变),常提示可能发生严重的疱疹病毒感染所导致的眼部神经并发症,如青光眼和角膜炎。

3. 由于颏神经在出颏孔处呈锐角向上分布,故此处易于受损和嵌压。曾有报道,因麻醉面罩扣压过紧而造成压迫性颏神经病变。

4. 颞下窝是上颌骨骨体和颧骨后方的不规则间隙,其内含有翼内肌、翼外肌、下颌神经、上颌动脉等结构。前壁为上颌骨骨体和颧骨,内壁为翼突外侧板,外壁为下颌支,顶壁为蝶骨大翼颞下面,下壁与后壁空缺。超声能清晰地显示下颌骨髁突、冠突及翼突外侧板和翼外肌。超声引导下上颌神经和 / 或下颌神经阻滞时,需识别这些结构。

5. 三叉神经分布区域的创伤、肿瘤、感染都能引起三叉神经神经痛的症状。术前应诊断清楚。

6. 三叉神经阻滞也可在 X 线、CT 引导下进行。

三、超声引导下三叉神经阻滞治疗操作规范评分表

超声引导下三叉神经阻滞治疗操作规范评分表见表 13-5-1。

表 13-5-1　超声引导下三叉神经阻滞治疗操作规范评分表

项目	内容	分值	得分
操作前准备	核对患者信息,包括姓名、性别、年龄、主诉	2	
	询问有无麻醉药物过敏史	2	
	询问患者既往有无高血压和心、肺、脑疾病等病史	3	
	询问有无服用抗血小板药物,抗凝药物如阿司匹林、氯吡格雷等情况及有无出凝血异常疾病病史	3	
	查看患者血常规、凝血功能、心电图及既往检查结果	5	
	明确患者有无三叉神经阻滞的禁忌证	3	
	确定患者已签署知情同意书	3	
	物品(器械)准备:确定超声机正常;图像采集系统操作正常。监护设备、氧气及急救药品、阻滞药准备妥当	5	
操作过程	超声探头选择	2	
	预览局部解剖结构	3	
	选择穿刺路径	5	
	消毒	3	
	显示穿刺针针尖	5	
	穿刺到达靶点	10	
	回抽	3	
	预注少量药液观察是否到位	3	
	反复回抽	2	
	注药后影像显示药液到位	10	
	拔针后局部压迫	3	
操作后事项	向患者简要介绍阻滞情况	2	
	向患者交代术后注意事项,如观察是否有肿胀、呼吸困难等情况,保持穿刺部位干燥、勿污染	2	
	整理超声机等	1	
总体评价	操作熟练、流畅,穿刺顺利,阻滞效果良好	20	
总分		100	

四、常见操作错误及分析

1. 操作过程未严格无菌操作　无菌意识不强,术中操作时手眼配合不协调,无菌区被污染。

2. 消毒液进入患者眼内　消毒液不宜过多,时刻注意防范。一旦进入患者眼内,立即擦干眼外消毒液,生理盐水冲洗眼球。

3. 穿刺过程中损伤动脉,形成瘀斑和血肿　穿刺前应在彩色多普勒超声下识别动脉位置,穿刺过程中在实时超声图像引导下避开动脉,保证动脉不在穿刺路径。拔针后应局部压迫。

4. 局麻药中毒　未仔细计算麻醉药剂量,未识别血管,未反复回抽。应仔细计算麻醉药剂量,识别血管,反复回抽,仔细观察患者反应。一旦出现局麻药中毒反应,应立即停止注药,予以监护、吸氧、输液并给予镇静药物等对症处理,心搏骤停按照心肺复苏处理。

五、目前常用训练方法及简介

(一) 模型训练

超声引导下介入治疗(ultrasound guided interventional therapy,UGIP)培训过程中的两个常见错误:①在向目标穿刺过程中不能观察到穿刺针;②超声探头移动推进中不能观察到穿刺针。超声体模是一种模拟工具,它除了模拟穿刺针的外观和穿刺感外,还能模拟包括触觉组织和人体皮肤的压缩性在内的几种人体组织的特性。UGIP 体模通过改善穿刺针调控技术解决一些患者关心的安全问题,通过提高超声引导下穿刺针针尖的可视性,可减轻医生对患者进行 UGIP 的心理压力。在模拟假体上进行超声引导下穿刺针针尖可视性训练有助于提高在压力小、风险低的条件下进行 UGIP 所需的全项技能。

目前,有低保真度体模和高保真度体模。低保真度体模耐用性差,而且提供的超声成像保真度有局限性。高保真度体模有超声引导的区域麻醉体模(U-GRASP)互动工具,可使培训人员掌握穿刺针可视化技能,可以模拟穿刺针到达超声引导目标并成功达到神经刺激时的肢体活动。此外,当神经阻滞成功时,体模还能通过启动蜂鸣器发出声音并点亮发光二极管提供反馈,对目标穿刺针进针错误和操控技能评估,并可用这些数据进行评分和跟踪UGIP 培训,可提高 UGIP 的效果。

(二) 虚拟训练

最近,开发了几种与常用于外科培训相似的虚拟式三维和四维 UGIP 假体。用于 UGIP的一些超声设备提供了多媒体工具,便于 UGIP 的学习。这些设备可以使用预设图像数据库和典型的手术视频,以及选择术式时可以利用的解剖学横断面,提供实时、现有的高品质参考资料和图像判读支持。

(三) 其他训练:导师指导下的培训

即使具有足够的解剖知识及生成"典型"横断面解剖图像的能力,通常也不足以在任何情况下使穿刺针充分可视。尽管有人倾向于为非放射专业医生制订一些简单的培训方法,但研究表明,由于在穿刺针治疗的同时还要进行仪器操作,因此需要进行专门的培训。美国区域麻醉和疼痛治疗协会与欧洲区域麻醉和疼痛治疗联合委员会建议,局部麻醉注射连同穿刺针路径的可视化是进行 UGIP 必须掌握的 4 项重要技能之一,其他 3 项技能分别为了解设备操作、图像优化和图像解释。为了更加熟练地掌握这4项专业技能，从业者要在导师的指导和监督下进行完整的培训，包括医学继续教育。为了提高熟练进行 UGIP 所需的技能，对患者进行 UGIP 前，从业者须通过自己和同事，以及模型和体模上进行超声描记。

六、相关知识测试题

1. 脑神经中,三叉神经属于
   A. 第Ⅲ对
   B. 第Ⅳ对
   C. 第Ⅴ对
   D. 第Ⅵ对
   E. 第Ⅷ对

2. 三叉神经分支中,包含运动神经纤维的是
   A. 眼神经
   B. 上颌神经
   C. 下颌神经
   D. 上颌神经和下颌神经
   E. 额神经

3. 三叉神经阻滞最常见的并发症是
   A. 血肿与瘀斑
   B. 感染
   C. 局麻药中毒
   D. 眼心反射
   E. 失明

4. 上颌神经阻滞时,针尖触及翼突外侧板后应调整的进针方向为
   A. 前上
   B. 前下
   C. 后上
   D. 后下
   E. 向后

5. 下颌神经**不负责**传导的感觉是
   A. 轻触觉
   B. 本体感觉
   C. 痛、温觉
   D. 味觉
   E. 温觉

   答案:1. C 2. C 3. A 4. A 5. D

（邹定全）

推荐阅读资料

［1］陈雪飘,左明明,刘金锋.超声引导技术在三叉神经阻滞中的应用.中国疼痛医学杂志,2017,23 (8): 598-601.

［2］史蒂文·D.沃尔德曼.超声引导下疼痛注射技术图解.马辉,许华,译.上海:上海科学技术出版社, 2016.

［3］桑陌·N.那罗兹.超声引导下疼痛介入治疗图谱.倪家骧,武百山,译.天津:天津科技翻译出版有限公司,2016.

第六节　超声引导下星状神经节阻滞治疗

一、概述

星状神经节(stellate ganglion,SG)也称颈胸神经节,是颈下神经节和第一胸神经节融合而成的一种交感神经节。SG 外形是一个较大的椭圆形结构(约 2.5cm × 1cm × 0.5cm),与脊髓长轴平行;它通常位于 C_7~T_1 水平骨性结构前方 0.5cm,软组织和颈长肌将其与骨性结构分开。其前方是锁骨下动脉和椎动脉,后方是 C_7 横突基底部、第 1 肋骨颈和椎前筋膜,内后侧为颈长肌,外侧是斜角肌群,前下方是胸膜顶和肺尖;其他毗邻的重要结构有气管、食管、甲状腺和甲状腺下动脉、喉返神经、膈神经和臂丛神经等。

SG 的节前纤维起自 T_{1-2},其发出的分支包括:①灰交通支至 C_7、C_8 和 T_1,随臂丛分布于血管、汗腺、骨和关节等;②颈下心神经沿锁骨下动脉后方和气管前方下行,分布于主动脉弓,加入心深丛;③较大的椎动脉神经沿椎动脉后侧上行,与椎动脉前侧的节后纤维共同形成椎动脉丛,并沿椎动脉、基底动脉至大脑后动脉,并与颈内动脉丛汇合;④锁骨下动脉丛由SG 发出的分支包绕锁骨下动脉所形成,并延伸到达腋动脉的第一段。

因此,阻滞 SG 可致其分布区域的交感神经纤维支配的心血管运动、腺体分泌、肌肉紧张、支气管收缩及痛觉传导受到抑制,可用来治疗头颈部、上肢、肩部、心脏和肺部的疾病。自 20 世纪 20 年代星状神经节阻滞术(stellate ganglion block,SGB)广泛应用于临床以来,其已经成为疼痛治疗领域的一项基本技能。然而,由于 SG 毗邻重要结构,若不遵循操作规范,可致严重并发症。

二、超声引导下星状神经节阻滞治疗操作规范流程

(一) 适应证

SGB 主要用于诊断和治疗与交感神经功能相关区域的血管病变、交感系统病变、灼性神经痛和带状疱疹等病变。

(1)复杂性区域疼痛综合征(CRPS)Ⅰ型和Ⅱ型的诊断和治疗。

(2)膝状神经节病变。

(3)头面部、颈部、胸部和上肢的带状疱疹或带状疱疹后遗神经痛。

(4)上肢血管病,包括雷诺病、血栓闭塞性脉管炎、动脉栓塞、糖尿病血管病变等。

(5)急性的药物误注射入动脉内。

(6)上肢冻伤。

(7)顽固性心绞痛。

(8)上肢幻肢痛、残肢痛。

(9)脑血管痉挛等脑血管病变。

(10)上肢的多汗症。

(11)乳腺癌或 Pancoast 肿瘤压迫引起的颈交感征等。

(12)头痛,如偏头痛、丛集性头痛等。

(13)其他,如突发性耳聋、视网膜动脉痉挛、更年期综合征等。

（二）禁忌证

（1）局部感染。

（2）抗凝治疗 / 凝血功能障碍。

（3）对侧气胸或肺叶切除。

（4）近期发生的急性心肌梗死。

（5）青光眼（相对禁忌证）。

（6）房室传导阻滞（相对禁忌证）。

（三）操作前准备

1. 患者准备

（1）完善检查：常规 40 岁以上应术前测血压,60 岁以上术前完善心电图检查；有高血压、冠心病和心律失常者,术前测血压及心电图检查；若发现禁忌证,应暂缓治疗。

（2）签署知情同意书：签署有创操作知情同意书。

（3）心理准备：操作前应向患者做好解释工作,消除其恐惧感,嘱其平静呼吸、勿做吞咽动作,操作中尽量保持静止,切忌突然大幅度运动。

（4）摆放患者体位：嘱患者松开衣领口,肩下垫薄枕,下颌放松,充分暴露颈部。

2. 物品（器械）准备

（1）穿刺相关物品：超声机、高频线阵探头。

（2）监护仪器及抢救设备：监护设备、氧气及急救药品准备妥当。

（3）药品的准备：0.2% 罗哌卡因或 0.25% 布比卡因或 0.5%~1% 利多卡因、5ml 注射器。

3. 操作者准备

（1）核对患者信息：包括患者姓名、性别、年龄、主诉。

（2）询问病史：询问患者既往有无高血压和心、肺、脑疾病等病史；有无服用抗血小板药物及抗凝药物如阿司匹林、氯吡格雷等情况；有无出凝血异常疾病病史。

（3）核实患者有无麻醉药物过敏史。

（4）查看检查结果：查看患者血常规、凝血功能、心电图及既往检查结果。

（5）明确患者有无禁忌证。

（6）签署知情同意书：确定患者已签署有创操作知情同意书。

（四）操作步骤

研究表明,C_6 横突与 C_7 横突水平 SGB 效果相当,而 C_6 水平阻滞并发症更少,而目前 SGB 最常使用超声引导,故本节仅介绍超声引导下 C_6 水平 SGB 操作方法。

1. 气管沟旁前路法　患者去枕平卧,保持头部中立位或侧卧位,并将薄枕垫于双肩下,使颈部处于轻度过伸位,口微张,以使颈前肌群放松。采用高频线阵探头横断面扫查显示 C_6 横突前结节,并观察确定甲状腺、颈动脉鞘、椎动脉、甲状腺下动脉、气管和食管等结构。向外侧尽可能推开颈动脉鞘,消毒颈部皮肤,用 5ml 注射器针头在气管旁沟采用平面外穿刺方法进针,在连续超声引导下避开颈动脉和其他重要的血管。针尖经甲状腺外侧缘进入颈长肌表面的椎前筋膜,回抽无血液、脑脊液或气体后,即可缓慢注入药物,注意多次回抽。退出穿刺针,按压穿刺部位,防止血肿和淤血的形成。

2. 侧入法　患者仰卧,肩下垫枕,充分暴露颈部和下颌。嘱患者口微张,头稍偏向对侧。使用高频线阵探头,横向置于环状软骨水平颈前患侧,显示甲状腺、颈动脉、颈内静脉、

C$_6$横突及其驼峰状横突前结节、颈长肌。再用彩色多普勒仔细扫查选择的平面,以确定甲状腺下动脉是否在穿刺路径。颈长肌筋膜的前方即为交感神经和星状神经节(GS),此处为穿刺针针尖到达的靶点。消毒颈部皮肤,用平面内穿刺方法,在连续超声引导下经过颈内静脉后方穿刺到达颈长肌筋膜表面,同时避开颈动脉和其他重要的血管。当穿刺针接近颈长肌筋膜表面,轻轻回抽后,在实时超声图像监测下注入少量药液,观察颈长肌前方筋膜间隙的膨胀。如果发现药液进入肌肉或肌肉与横突之间,轻轻退回针尖,反复此操作,直至针尖到达满意的位置。在实时超声图像监测下缓慢注入 5ml 阻滞液,注意多次回抽。退出穿刺针,按压穿刺部位,防止血肿和淤血的形成。

注药后 5 分钟内患者出现少汗或无汗、瞳孔缩小和上睑下垂的霍纳综合征,则表明阻滞成功。

(五) 并发症及处理

1. 感染 很少见。注意术前排除局部和全身感染,术中严格无菌操作,术后保持局部干燥、勿污染。一旦出现感染,应用抗生素治疗。

2. 出血和血肿 损伤颈动脉、椎动脉和甲状腺下动脉可引起出血或形成血肿,大的血肿常会有生命危险,如咽后壁血肿可压迫气管引起呼吸窘迫。注意术前排除凝血功能明显异常,术中识别、避开血管,拔针后局部压迫,以预防大的血肿形成;一旦出现血肿压迫气管,应密切观察、监测、吸氧、药物止血,必要时积极切开排血,甚至气管切开。

3. 气胸 注意超声下识别、避开胸膜顶结构,术后注意观察患者呼吸情况。一旦出现气胸表现,应密切观察、监测、吸氧、拍胸片,必要时行胸腔闭式引流。

4. 喉返神经阻滞或损伤 通常持续时间较为短暂,几小时后可消失,如持续声音嘶哑可能有喉返神经损伤;若患者存在异物感,通常是由于阻滞了喉上神经的外支或喉返神经。注意声音嘶哑时勿进食进饮,以免发生呛咳。如持续声音嘶哑,可给予糖皮质激素、神经营养药、脱水药等。

5. 膈神经阻滞或损伤 行 SGB 的患者均会出现膈神经阻滞,因此对于严重的慢性阻塞性肺疾病(COPD)、对侧肺切除或对侧膈肌瘫痪时不可行 SGB;同时也不主张同时行双侧 SGB。膈神经阻滞一般会自动缓解。

6. 部分或完全臂丛神经阻滞 可出现同侧上肢麻木无力,一般会自动缓解。

7. 高位椎管内注射 将药液误注入硬膜外、硬膜下或蛛网膜下腔,引起血压下降、心动过缓、呼吸抑制、意识丧失和昏迷。一旦出现,应立即进行监护、吸氧、输液,使用血管活性药物,辅助呼吸甚至气管插管控制呼吸等对症处理。

8. 药液误注入血管 如椎动脉,即使量很少,患者即刻就可出现抽搐,甚至心搏骤停。一旦出现,应立即停止注药,予以监护、吸氧、输液,给予镇静药物等对症处理,心搏骤停者按照心肺复苏处理。

9. 气管和食管损伤 相对少见,一旦出现,应给予抗生素,进行营养支持、手术等处理。

10. 对循环的影响 既可因患者紧张而引起血压上升,又可因颈动脉体的减压反射而引起血压下降;患者出现气胸、高位椎管内阻滞、相邻结构的损伤也可引起血流动力学改变。出现以上异常后应对症处理。

（六）操作注意事项

1. 在进行超声引导下 SGB 操作前,需学习有关超声引导下神经阻滞的相关理论,包括 SGB 的适应证、禁忌证等,熟悉超声机的使用以获得清晰的图像;熟悉 SG 及其周围的解剖结构。

2. 操作过程严格无菌操作,以免感染。

3. 超声下识别和避开甲状腺下动脉和颈动脉、椎动脉、甲状腺、气管、食管、胸膜顶等重要结构。

4. 时刻注意针尖所在位置,以免误伤重要结构或将药物误注入血管或椎管。

5. 注药时,先回抽无血液、无空气、无脑脊液后再注少量药液,仔细观察药液扩散部位,正确后再分次注入剩余药液,注药过程中反复回抽。

6. 注药完毕、拔针后立即局部压迫。

7. 整个过程及术后 30 分钟注意观察患者。如有异常,立即处理。

（七）相关知识

临床上常用的 SGB 穿刺方法有盲穿法、X 线和超声引导下 SGB。

盲穿法作为经典的穿刺方法已经应用了很多年,通常是在 C_6 水平穿刺和注射局麻药物。盲穿法通常可分为侧入路和气管旁入路（前入路）两种。侧入路适用于肥胖、颈短或颈椎融合手术后解剖结构不清晰的患者;气管旁入路则更广泛地应用于临床,通常以环状软骨作为 C_6 的外部解剖定位标志,在颈动脉的内侧进针,当针尖触及 C_6 横突前结节时,回撤 1~5mm,回吸无血液、脑脊液和空气,即可注射药物。但盲穿法也存在不足:① C_6 横突前结节非常小,其头端到尾端的距离仅为 6mm,针尖很容易滑过此结节而穿刺到椎动脉;②会产生各种相关的并发症,如药物误注射入血管内、血肿形成和暂时性喉返神经麻痹等。

X 线引导下 SGB 通常有 C 臂和 CT 引导下穿刺两种方式。穿刺方法与盲穿法类似,不同之处在于 X 线引导下可以精确识别 C_6 横突前结节,提高穿刺的精确性。C 臂引导下穿刺相对于盲穿法而言,虽可减少一些并发症的发生,但对于胸膜和肺仍有损伤的可能性,尤其对合并有肺气肿的患者在 C_7 水平穿刺时;CT 引导下穿刺可提供更高的图像分辨率,并可精确计划穿刺路径,其并发症发生率仅 1.7%。两种方式的缺陷在于 X 线下不能完全鉴别位于颈长肌和椎前筋膜间的组织间隙,且血管结构（颈动脉、椎动脉和甲状腺下动脉）和软组织结构（甲状腺和食管）在 X 线下并不能清晰可见,存在穿刺损伤的风险。

1995 年 Kapral 等首先报道了超声引导下 SGB。近年来随着现代超声技术发展,较小的周围神经及其分支可被更清晰地观察到,因此超声引导下 SGB 得以广泛应用。动态实时超声的优点为对于监测和引导穿刺针的定位和给药情况观察更为精确;与前两种穿刺方法相比较,其定位更精确,局麻药的用量更少（5ml）,霍纳综合征出现更快,操作安全性也更高,极大地提高了穿刺的成功率。此外,避免了操作者和患者接触射线,可直接观察到肌肉、肌腱、韧带、神经、血管和骨骼表面,避免损伤重要的组织结构,如血管、可能存在的食管憩室、甲状腺、气管等。缺点是相对耗时,对于骨和深层组织观察有限。

有关超声引导下 SGB 最优穿刺入路目前尚未达成共识,但临床上多选用侧入路方式。

三、超声引导下星状神经节阻滞治疗操作规范评分表

超声引导下 SGB 治疗操作规范评分表见表 13-6-1。

表 13-6-1 超声引导下星状神经节阻滞治疗操作规范评分表

项目	内容	分值	得分
操作前准备	核对患者信息,包括姓名、性别、年龄、主诉	2	
	询问有无麻醉药物过敏史	2	
	询问患者既往有无高血压和心、肺、脑疾病等病史	3	
	询问有无服用抗血小板药物,抗凝药物如阿司匹林、氯吡格雷等情况及有无出凝血异常疾病病史	3	
	查看患者血常规、凝血功能、心电图及既往检查结果	5	
	明确患者有无星状神经节阻滞的禁忌证	3	
	确定患者已签署知情同意书	3	
	物品(器械)准备:确定超声机正常;图像采集系统操作正常。监护设备、氧气及急救药品、阻滞药准备妥当	5	
	肩下垫薄枕	2	
	口微张	1	
	头稍偏向对侧	1	
操作过程	超声探头选择	2	
	预览局部解剖结构	3	
	选择穿刺路径	5	
	消毒	3	
	显示穿刺针针尖	5	
	穿刺到达靶点	10	
	回抽	3	
	预注少量药液观察是否到位	3	
	反复回抽	2	
	注药后影像显示药液到位	10	
	拔针后局部压迫	3	
操作后事项	向患者简要介绍阻滞情况	2	
	向患者交代术后注意事项,如观察是否有肿胀、呼吸困难等情况,如有声音嘶哑暂勿进食、进饮,保持穿刺部位干燥、勿污染	3	
	整理超声机等	1	
总体评价	操作熟练、流畅,穿刺顺利,阻滞效果良好	15	
总分		100	

四、常见操作错误及分析

1. 操作过程未严格遵循无菌操作原则　无菌意识不够强,术中操作时手眼配合不够好,无菌区被污染。

2. 药液进入肌肉或进入肌肉与横突之间　原因是未准确识别穿刺针针尖位置,未将穿刺针穿刺至正确位置。应在实时超声图像监测下观察针尖是否到达颈长肌表面,即先注入少量药液,观察颈长肌前方筋膜间隙的膨胀。如果观察到药液进入肌肉或进入肌肉与横突之间,应轻轻退回针尖,反复此操作,直到针尖到达满意的位置。

3. 穿刺过程中损伤甲状腺下动脉和颈动脉,形成瘀斑和血肿　穿刺前应通过彩色多普勒超声识别动脉位置,穿刺过程中实时超声引导下避开动脉,使动脉不在穿刺路径。拔针后应局部压迫。

4. 损伤椎动脉　原因是穿刺针位于两个相邻椎体的横突之间。应在超声下识别 C_6 椎体横突,在椎体横突前结节水平穿刺。

5. 麻醉药误入硬膜外间隙、硬膜下腔或蛛网膜下腔　原因是穿刺针太靠后、靠内。

6. 其他　如果穿刺针太往下,有可能会导致气胸。如果穿刺针太靠内,可引起喉返神经阻滞,引起声音嘶哑和吞咽困难,以及吞咽时的异物感。

五、目前常用训练方法及简介

同本章第五节相关内容。

六、相关知识测试题

1. 星状神经节的组成是

    A. 颈上神经节,颈中神经节

    B. 颈中神经节,颈下神经节

    C. 颈下神经节,第一胸神经节

    D. 颈上神经节,颈中神经节,颈下神经节,第一胸神经节

    E. 中神经节,颈下神经节第一胸神经节

2. 下列选项中,**不属于**星状神经节阻滞的适应证的是

    A. 头面部带状疱疹　　　　　　　　B. 下肢动脉闭塞

    C. 上肢血管疾病　　　　　　　　　D. 头痛

    E. 胸部 CRPS

3. 考虑到安全性与有效性,星状神经节阻滞通常选用的阻滞水平是

    A. C_4 横突前　　　　　　　　　　B. C_5 横突前

    C. C_6 横突前　　　　　　　　　　D. C_7 横突前

    E. T_1 横突前

4. 下列选项中,**不属于**星状神经节阻滞时常见的并发症的是

    A. 出血与血肿　　　　　　　　　　B. 气胸

    C. 声音嘶哑　　　　　　　　　　　D. 恶性高热

    E. 局麻药中毒

5. 星状神经节阻滞时,霍纳综合征的表现通常**不包括**

    A. 面部少汗或无汗　　　　　　　B. 瞳孔缩小

    C. 面部多汗　　　　　　　　　　D. 上睑下垂

    E. 上肢温度升高

  答案:1. C　2. B　3. C　4. D　5. C

(邹定全)

推荐阅读资料

[1] 卢光,易晓斌,陶蔚,等.星状神经节阻滞技术的临床应用.中国疼痛医学杂志,2015,21(1):56-59,63.

[2] 桑陌·N.那罗兹.超声引导下疼痛介入治疗图谱.倪家骧,武百山,译.天津:天津科技翻译出版有限公司,2016.

[3] 史蒂文·D.沃尔德曼.超声引导下疼痛注射技术图解.马辉,许华,译.上海:上海科学技术出版社,2016.

第七节　影像引导下关节腔注射治疗

一、概述

关节腔穿刺注射术是疼痛科常用一种方法,主要用于诊断和治疗。诊断性注射主要是在关节腔内注入适量的对比剂,用 X 线或 CT 进一步检查以明确诊断。治疗性注射主要是指在关节腔内注射治疗性药物用于治疗各种关节炎性疾病和缓解疼痛症状、改善关节功能。同时,关节腔内注射治疗性药物还有诊断性治疗的作用。诊断性注射可以确定疼痛的来源,在可能引起疼痛的关节腔注射较少剂量局麻药,如果疼痛减轻,并且功能恢复,表明该关节即为疼痛的发生部位。常用的治疗性药物包括糖皮质激素和局麻药,糖皮质激素有抗炎的作用,关节腔内注射糖皮质激素可以降低前列腺素 E(prostaglandin E,PGE)水平,达到缓解疼痛、减轻症状和改善关节功能的作用。局麻药能够及时镇痛和确认准确的注射位置,因此常与糖皮质激素联合应用。

超声能够分辨肌肉、韧带、血管、骨骼表面等,在超声引导下,关节腔注射的成功率和治疗效果明显高于盲穿和 X 线引导穿刺。因此,超声引导下关节腔注射为首选。

二、影像引导下关节腔注射治疗操作规范流程

(一) 适应证

1. 感染性关节炎、关节肿胀。

2. 关节创伤,关节积液、积血。

3. 骨性关节炎、关节积液。

4. 关节腔药物注射治疗。

5. 不明原因的关节积液。

(二) 禁忌证

1. 穿刺部位皮肤破溃、有感染等。

2. 有凝血功能障碍、出血性疾病等。

3. 严重的糖尿病,且血糖控制不好。

4. 非关节感染患者、发热,有其他部位感染病灶。

（三）操作前准备

1. 患者准备

（1）术前与患者和/或其家属谈话,重点说明关节腔穿刺的目的、简要过程、风险和可能的并发症、费用等,并签署关节腔穿刺注射知情同意书。

（2）治疗前可完善 MRI 或 CT 检查,超声引导下穿刺前可结合其他影像学检查进行分析。

（3）术前检查血常规、凝血功能等指标。

（4）根据不同的穿刺部位,嘱患者摆好相应体位,暴露穿刺部位。

2. 物品准备

（1）超声设备:彩色多普勒超声机,并带有一次性无菌超声保护套。

（2）穿刺针:最常用 21G 穿刺注射针,也可以使用 18G 或 16G 穿刺针。

（3）延长导管。

（4）药品:2% 利多卡因注射液、减轻滑膜增生和炎性渗出的糖皮质激素类药物(如曲安奈德、泼尼松等)、生理盐水等。

（5）抢救仪器及药物:如监护仪、除颤器、抢救车(包括常规急救药物、呼吸球囊等)。

（6）无菌用品:神经阻滞穿刺包或一次性使用无菌包,不同规格注射器、络合碘等。

3. 操作者准备

（1）核对患者信息:包括患者姓名、性别、年龄、主诉。

（2）询问病史:患者有无服用抗血小板药物,抗凝药物如阿司匹林、氯吡格雷等情况;有无出凝血异常疾病病史;有无过敏史;是否有糖尿病病史,如有,明确血糖控制情况及最近一次血糖检查结果。

（3）查看检查结果:血常规、凝血功能、心电图及既往检查结果。

（4）明确患者有无关节腔穿刺禁忌证。

（5）确定患者已签署知情同意书,并详细向其介绍关节腔穿刺注射可能的并发症,强调穿刺后可能出现短暂的疼痛加重等情况。

（四）操作步骤

1. 体位 患者取平卧位、侧卧位、俯卧位或坐位,可采用靠垫协助固定体位。

2. 选择穿刺路径 二维超声检查观察关节腔的部位、形态、大小和回声,测定积液量。彩色多普勒显示关节腔内结构及其周围血管情况,必要时采用能量多普勒观察血供,进行综合判定,对适合超声穿刺注射治疗者,确定穿刺路径,避开周围较大血管、神经等重要结构,将选择穿刺点在体表进行标记。

3. 穿刺点消毒及麻醉 对穿刺部位进行常规消毒铺巾。采用无菌消毒膜或一次性超声保护套包裹超声探头。使用穿刺引导装置者,正确安装穿刺引导架。再次经彩色多普勒超声引导确定进针路径,在进针点处采用 2% 盐酸利多卡因行局部麻醉。

4. 超声引导下治疗术 在超声引导下,穿刺针进入靶目标区,拔出针芯。对于积液、脓肿,应先抽出积液或脓液,并使用生理盐水反复冲洗,全部抽出后,再注入相应的治疗药物;对于慢性骨关节炎患者,可先抽取关节液,再注射治疗药物。之后拔出穿刺针,再次消毒并压迫穿刺点。

(1)肩关节腔穿刺术:肩关节是人体活动度最大的关节,构成关节的软骨、肌腱、韧带等慢性损伤、关节腔与滑膜等肩关节周围炎是产生肩关节疼痛的主要原因。肩关节腔穿刺术的主要方法包括前路法、后路法和肩峰下滑囊法。

1)前路法:患者取仰卧位,上臂稍外旋。将超声探头平行于肩胛下肌腱的长轴,置于盂肱关节前方,采取平面内穿刺技术,在肩胛下肌和关节软骨之间或前盂唇和关节软骨之间进针,如果刺中肱骨头的软骨,则后退2~5mm,针尖稍向内、向上倾斜,进入关节腔,抽出关节液后,缓慢注入治疗药物。注射完成后,拔针,加压包扎穿刺部位。

2)后路法:患者取坐位或侧卧位,上臂内收。将超声探头置于肩峰下,平行于冈下肌肌腱,置于盂肱关节后方。采用平面内穿刺技术,由后外侧向内侧进针,穿刺针从肱骨头与盂唇之间直接进入关节腔,抽出关节液后,缓慢注入治疗药物。注射完成后,拔针,加压包扎穿刺部位。

3)尖峰下滑囊法:患者取坐位,患侧肘关节屈曲,肩关节后伸,呈"摸钱包"姿势,以便更好地展露肩峰下滑囊。将超声探头置于肩峰外侧下方,定位位于三角肌与冈上肌肌腱之间的滑囊,直接穿刺进入。缓慢注入治疗药物。注射完成后,拔针,加压包扎穿刺部位。

(2)髋关节腔穿刺术:患者取仰卧位,髋关节稍外展外旋,以缓和局部关节囊的紧张并使髂腰肌肌腱在中心移出预期的进针路径。将超声探头平行于股骨颈置于腹股沟韧带下方、股动脉外侧。采取平面内穿刺技术,由外下向内上进针。穿刺针小心穿过皮肤、肌肉及髂股韧带、关节囊进入关节腔,缓慢注射药物。若注射时阻力很大,可能是针尖位于关节囊韧带或肌腱内,可以继续缓慢进针直至针尖完全进入关节腔。缓慢注入治疗药物。注射完成后,拔针,加压包扎穿刺部位。

(3)膝关节腔穿刺术:患者取仰卧位,膝关节下可垫高,关节稍屈曲。术者可坐于患侧操作。采用线阵高频探头,扫查时应在髌骨上区域横向移动探头,探查股四头肌肌腱与股骨之间的髌上囊。如果髌上囊内存在积液,则可观察到低回声区域。采用平面内穿刺技术,在髌骨上缘进针,穿过皮肤和皮下组织,通过关节囊到达关节腔。缓慢注入治疗药物。注射完成后,拔针,加压包扎穿刺部位。

(4)骶髂关节腔穿刺术:患者取俯卧位,髋关节下可垫薄枕,使用低频凸阵探头。将探头横向置于骶骨正中嵴,向外侧缓慢移动,直至髂骨内侧缘出现,骶髂关节即位于骶骨外侧缘与髂骨内侧缘之间。采用平面外穿刺技术,距离探头下方1cm处由头端向足端进针,或采用平面内穿刺技术,由内侧向外侧进针,针尖进入骶髂关节间隙,回抽后缓慢注药。注射完成后,拔针,加压包扎穿刺部位。

5. 术后观察及随访 治疗后局部按压30分钟,观察无特殊不适后患者可离开。建议于治疗后第1周、1个月和3个月分别进行超声检查随访。

6. 疗效评价 对于疼痛者多采用疼痛评分法;对于囊肿、积液、积脓,采用超声或其他影像学(如MRI)等评估;对于肌腱、韧带急慢性损伤,采用超声和临床疗效联合评估方法。

(五) 并发症及处理

1. 穿刺部位血肿或关节积血 常见原因是患者存在凝血功能障碍或穿刺时血管损伤。采用超声实时引导,清晰显示靶目标,采用多普勒血流显像,多数情况下使用较细的21G穿刺针,可降低此类并发症发生。

2. 气胸 肩关节治疗时可出现,常见于穿刺时方向不正确或穿刺针显示不清且进针太深,刺穿胸膜所致。穿刺前应熟悉解剖结构,避免穿刺过深或位置不正确。多数情况下气体量少,可自行吸收,不需特殊处理。若气胸严重,可行胸腔闭式引流或胸外科手术治疗。

3. 局部疼痛　穿刺时及穿刺后轻微疼痛,一般患者都可以忍受。操作时应动作轻柔,避免暴力操作。

4. 关节腔感染　常见原因是穿刺部位合并感染、患者有严重糖尿病、全身感染等。应严格执行无菌操作,若穿刺部位局部有感染,待感染控制后再行穿刺注射。

5. 关节软骨损伤　常见于穿刺位置不正确或进针过深。应实时超声引导,避免穿刺过深和暴力操作。

(六) 操作注意事项

1. 操作前　在进行超声引导下关节腔穿刺注射前,熟练掌握各个关节的解剖,避免损伤关节内结构。

2. 穿刺时　若碰到骨质,则需要退针并调整穿刺方向。针尖进入关节腔后,动作要轻柔,尽量不要伤及关节软骨。

3. 药物注射时　如注射阻力过大,常是因为针尖位于肌腱或韧带内,此时需要继续缓慢进针,直至针尖完全进入关节腔。

4. 无菌操作原则　关节腔操作需要严格执行无菌操作,避免关节腔感染。

(七) 相关知识

关节腔注射常用药物有透明质酸、糖皮质激素、局麻药、富血小板血浆(PRP)、医用臭氧。

1. 透明质酸　是细胞外基质的主要成分,是一种由氨基葡萄糖组成的多糖,主要分布于关节软骨、滑液、皮肤和房水中,可以调节生物化学过程,发挥关节支持和润滑的作用。透明质酸治疗骨关节炎的作用机制主要为防止关节软骨降解、抑制软骨细胞凋亡、维持软骨细胞代谢、刺激内源性透明质酸形成、增加关节滑液黏性,发挥关节软骨保护作用;抑制金属蛋白酶活性发挥抗炎作用。还可以缓解关节疼痛。

2. 糖皮质激素　具有很强的抗炎和抗过敏作用,关节腔内注射糖皮质激可使关节腔PGE 水平下降,达到缓解疼痛、改善症状和关节功能的作用。常用的药物有地塞米松、曲安奈德、倍他米松、泼尼松、甲泼尼龙等。不同药物的效应和作用持续时间差别较大,长效药物发生并发症的危险性略高于短效药物。一般根据药物用量和关节腔的容量稀释 2~5 倍后注射入关节腔。有学者建议,较大的关节可以选用长效药物,小关节可选用短效药物。对糖尿病、活动性消化性溃疡、结核病、感染性炎症等患者,糖皮质激素应慎用或禁用。

3. 局麻药　局麻药能够即时镇痛和确认精确的注射位置,因此常与糖皮质激素联合应用。利多卡因、罗哌卡因和布比卡因都是常用的局麻药,布比卡因脂质体作为更长效的局麻药,逐渐在慢性关节疼痛治疗中被广泛应用。

4. PRP　含有高浓度的生长因子,如血小板衍生生长因子(PDGF)、转化生长因子 β (TGF-β)、血管内皮生长因子(VEGF)、类胰岛素生长因子(IGF)、表皮生长因子(EGF)等。PRP 可以刺激间充质干细胞的增殖与分化,促进其分泌形成细胞外基质。PRP 治疗骨关节炎,除减少炎症因子的释放和缓解疼痛症状外,还能调节关节局部微环境,促进软骨分化和软骨基质的修复。

5. 医用臭氧　臭氧是具有不稳定化学特性的强氧化剂,它由三个氧原子组成,具有强氧化、消毒、杀菌、抗炎、免疫调节和镇痛效果。氧和臭氧的混合气体,即医用臭氧,注入关节腔后可产生大量活性氧和脂质过氧化物,从而改善细胞氧供和代谢,促进多种细胞因子生成,从而减轻关节炎症,改善关节功能。关节腔内常用医用臭氧浓度为 $30\mu g/ml$ 左右,可以很好地减轻关节疼痛,改善关节运动功能,同时副作用也最小。

三、超声引导下关节腔注射治疗操作规范评分表

超声引导下关节腔注射治疗操作规范评分表见表13-7-1。

表 13-7-1 超声引导下关节腔注射治疗操作规范评分表

项目	内容	分值	得分
操作前准备	核对患者信息,包括姓名、性别、年龄、主诉	3	
	询问糖尿病病史情况	2	
	询问有无服用抗血小板药物,抗凝药物如阿司匹林、氯吡格雷等情况及有无出凝血异常疾病病史	2	
	查看患者血常规、凝血功能和既往检查结果	5	
	明确患者有无关节腔注射禁忌证	5	
	向患者交代操作的目的、操作过程及可能出现的风险,并签署知情同意书	5	
	物品(器械)准备:确定超声设备正常;所需所有物品已准备好(穿刺针、药物、延长管、络合碘、无菌穿刺包、注射器)。监护仪、除颤器、抢救车准备妥当	7(缺一项扣1分)	
	自身准备:穿工作服、手卫生、戴口罩和帽子	2	
操作过程	体位:对不同关节腔穿刺,能正确选择合适的体位	5	
	穿刺点定位:能正确选择合适的穿刺点	2	
	能正确消毒铺巾,包括消毒范围(直径约15cm)	5	
	打开无菌穿刺包,戴无菌手套	3	
	检查穿刺包内物品是否齐全,穿刺针是否通畅,铺无菌孔巾	3	
	超声探头接无菌保护套	5	
	超声探头能正确放置在相应关节腔穿刺部位,并显示关节腔	5	
	能正确识别超声下关节腔结构	10	
	顺利进针至关节腔,并注射药物	5	
	拔针,盖无菌纱布,压迫2~3分钟	3	
	穿刺点再次消毒后,无菌纱布覆盖	3	
操作后事项	整理用物,手卫生	2	
	向患者交代穿刺后注意事项,注意预防感染,穿刺后疼痛加剧等情况	3	
	观察患者有无不良反应,如头晕、恶心呕吐等情况	5	
整体评价	操作过程流畅	5	
	人文关怀良好	5	
总分		100	

四、常见操作错误及分析

1. 穿刺针未能进入关节腔　因未准确了解关节腔的解剖结构,未将穿刺针准确穿刺入关节腔,或操作者不熟悉超声的使用,不能在超声下识别穿刺针的具体位置等。

2. 操作时穿刺针反复触碰关节软骨　在操作过程中由于操作技术欠熟练、穿刺角度欠佳,或患者欠合作,或穿刺时动作粗暴、观察不完整等引起。

3. 穿刺时进入血管　在超声下未能准确识别血管,或不能正确使用超声导致穿刺针直接刺入血管,造成血管损伤及血肿等。

4. 注射穿刺后未观察患者情况　由于操作者未意识到关节腔注射后的不良反应,未仔细观察患者注射后的情况。

五、目前常用训练方法及简介

(一) 模型训练

目前常用的关节腔穿刺模型包括肩关节腔穿刺模型、肘关节腔穿刺模型、腕关节腔穿刺模型、髋关节腔穿刺模型、膝关节腔穿刺模型、踝关节腔穿刺模型,均可用于进行关节腔内穿刺注射的练习。优点是可以反复进行训练,缺点是变化较少,不能体现各种不同病变的情况,仅适合做穿刺操作流程的训练。

(二) 虚拟训练

虚拟系统以医学影像数据为基础,构建虚拟的人体器官模型,可以保证解剖结构的正确性。同时,采用先进的实时渲染技术,可以清晰虚拟显示穿刺针在关节腔内的行进方向。在使用过程中,模拟患者可给予相应的触觉反馈,使操作更为真实,加深了使用者对操作的感觉体会。

(三) 其他训练

可以用离体动物模型(猪关节)训练。

六、相关知识测试题

1. 下列选项中,**不属于**关节腔穿刺目的的是
   A. 关节液细菌培养　　　　　　B. 关节液引流减压
   C. 关节液注射免疫抑制剂　　　D. 关节腔注射激素
   E. 关节液常规检查
2. 下列关节腔内注射药物中,具有保护关节、减轻炎症作用的是
   A. 糖皮质激素　　　　　　　　B. 玻璃酸钠
   C. 生理盐水　　　　　　　　　D. 灭菌用水
   E. 利多卡因
3. 关节腔穿刺可能会出现的并发症有
   A. 关节腔内感染　　　　　　　B. 关节腔内注射激素会出现面部潮红
   C. 关节腔内穿刺会导致肢体瘫痪　D. 关节腔内注射激素可能会导致糖尿病
   E. 关节腔穿刺会造成关节坏死

4. 下列选项中,**不属于**关节腔穿刺禁忌证的是

　　A. 被穿刺关节周围有疖肿

　　B. 被穿刺关节周围有皮肤破损

　　C. 免疫力低下、严重体弱的患者不能耐受穿刺

　　D. 儿童或老年人

　　E. 有出血性疾病或有严重出血倾向的疾病

5. 患者,男,72 岁。因肩关节疼痛行超声引导下肩关节腔内注射术,术后患者出现头晕、大汗淋漓。下列处理**不恰当**的是

　　A. 让患者直接回家　　　　　　　　B. 心电监护

　　C. 吸氧　　　　　　　　　　　　　D. 测量血糖

　　E. 建立静脉通路,继续观察

　　答案:1. E　2. A　3. A　4. D　5. A

(欧　鹏)

推荐阅读资料

[1] 刘国凯,吴安石. 疼痛介入治疗图谱. 3 版. 北京:北京大学医学出版社,2015.

[2] 何晓峰. 臭氧治疗的临床应用. 北京:科学出版社,2009.